# Manuelle Medizin
# Therapie

3., überarbeitete und erweiterte Auflage

# Manuelle Medizin
## Therapie

Jiří Dvořák, Václav Dvořák, Werner Schneider,
Hans Spring, Thomas Tritschler

unter Mitarbeit von H. Baumgartner, D. Bühler, B. Dejung,
W. Gilliar, T. Graf-Baumann, M. M. Panjabi, M. Psczolla,
W. Trautmann, B. Terrier, R. Weissmann

3., überarbeitete und erweiterte Auflage
232 meist farbige Abbildungen

1997
Georg Thieme Verlag Stuttgart · New York

Prof. Dr. med. Jiří Dvořák
FMH für Neurologie
Chefarzt der Neurologischen Abteilung
Wilhelm Schulthess Klinik
CH-8008 Zürich

Dr. med. Václav Dvořák
Praxis für innere und manuelle Medizin
Leiter der medizinischen Trainingstherapie
CH-7402 Bonaduz

Dr. med. Werner Schneider
FMH für physikalische Medizin und Rehabilitation
speziell Rheumaerkrankungen
Chefarzt der Thurgauer Klinik für Rehabilitation
St. Katharinental
CH-8253 Diessenhofen

Dr. med. Hans Spring
FMH für physikalische Medizin und Rehabilitation
speziell Rheumaerkrankungen
Med. Direktor und Chefarzt
Rheuma- und Rehabilitationsklinik Leukerbad
CH-3954 Leukerbad

Thomas Tritschler
Leiter der Physiotherapieschule
Kantonsspital
CH-8208 Schaffhausen

1. Auflage 1986
2. Auflage 1989
1. englische Auflage 1990

CIP-Titelaufnahme der Deutschen Bibliothek

*Manuelle Medizin*: Therapie / Jifií Dvořák...
3., überarb. und erweit. Aufl. – Stuttgart; New York:
Thieme, 1997
Engl. Ausg. u.d.T.: Manual medicine
NE: Jifií Dvofiák, Werner Schneider, [Mitverf.]

**Wichtiger Hinweis:** Medizin als Wissenschaft ist ständig m Fluß Forschung und klinische Erfahrung erweitern unsere Kenntnisse, insbesondere was Behandlung und medikamentöse Therapie anbelangt. Soweit in diesem Werk eine Dosierung oder eine Applikation erwähnt wird, darf der Leser zwar darauf vertrauen, daß Autoren, Herausgeber und Verlag größte Mühe darauf verwandt haben, daß diese Angabe genau dem **Wissensstand bei Fertigstellung des Werkes** entspricht. Dennoch ist jeder Benützer aufgefordert, die Beipackzette der verwendeten Präparate zu prüfen, um in eigener Verantwortung festzustellen, ob die dort gegebene Empfehlung für Dosierungen oder die Beachtung von Kontraindikationen gegenüber der Angabe in diesem Buch abweicht. Das gilt besonders bei selten verwendeten oder neu auf den Markt gebrachten Präparaten und bei denjenigen, die vom Bundesgesundheitsamt (BGA) in ihrer Anwendbarkeit eingeschränkt worden sind.


Rüdigerstraße 14
D-70469 Stuttgart
Printed in Germany
Satz: nach von den Autoren gelieferten Daten
Gestaltung: Caluori Werbegrafik,
CH-7402 Bonaduz
Druck: K. Grammlich. Pliezhausen

ISBN 3-13-682403-2 1 2 3 4 5 6

# Vorwort

Seit Erscheinen der ersten Auflage vor 10 Jahren haben die Autoren an einer Weiterentwicklung der Methode gearbeitet. Die manuelle Medizin hat in der Zwischenzeit eine breite Anerkennung in der medizinischen Versorgung gefunden. An zahlreichen Universitäten bestehen Lehrangebote für Studenten. In der Schweiz und in Deutschland ist die manuelle Medizin in die Weiterbildungsordnungen integriert.

Im klinischen Alltag sind die manuelle Diagnostik und die Therapie bei der Erkennung und Behandlung funktioneller Störungen des Bewegungssystems zur Routine geworden. Qualitätssichernde Maßnahmen wie die laufende kritische Analyse der Wirksamkeit, die Dokumentation von Zwischenfällen, die Erfahrungen aus klinischen, randomisierten Studien und nicht zuletzt die Kostennutzenanalyse haben dazu beigetragen, daß die manuelle Medizin zu einer der wissenschaftlich gesicherten Behandlungsverfahren bei ausgewählten Erkrankungen am Bewegungssystem geworden ist.

Wir haben diese Neuauflage vollständig überarbeitet und dabei alle wichtigen Ergebnisse aus der eigenen Forschung und der Auswertung internationaler Veröffentlichungen integriert. Eine wesentliche Neuerung bedeutet das biomechanische Konzept der manuellen Behandlungstechniken, das zum besseren Verständnis, aber auch zum Erkennen der Grenzen dieser Methoden beitragen soll. Die Auswahl der wirksamen, risikoarmen Verfahren der manuellen Therapie werden in einem dreidimensionalen, klinischen Modell dargestellt wobei stets vom Leitsymptom des Patienten ausgegangen wird, dem Schmerz. Dies soll nicht als Indikationsliste verstanden werden sondern die Beziehung zwischen den klinischen Schmerzsyndromen und den neuro-orthopädischen und manual-medizinischen Befunden aufzeigen.

Die manual-medizinischen Behandlungstechniken wurden durch Dr. B. Dejung aus Winterthur, Schweiz sowie D. Bühler und R. Weissmann um die Triggerpunktbehandlungen ergänzt. Dabei wurde konsequent darauf geachtet, daß nur jene Techniken in die neue Auflage aufgenommen wurden, die auch im praktischen ärztlichen Alltag angewendet werden.
Für die neue Auflage haben wir als Co-Autoren Prof. T. Graf-Baumann und Dr. M. Psczolla von der Deutschen Gesellschaft für Manuelle Medizin (FAC) eingeladen, um Grundsätzliches zur Qualitätssicherung, zur Aufklärung und Dokumentation in der manuellen Medizin bzw. zur Weiterbildung und Bedeutung der manuellen Medizin in der gesundheitlichen Versorgung in Deutschland beizutragen. Dies wird vergleichend ergänzt mit Hilfe von entsprechenden Darstellungen der Situation in der Schweiz durch den Sekretär der Schweizerischen Ärztegesellschaft für manuelle Medizin Herrn Dr. B. Terrier. Den Autoren ist sehr daran gelegen, daß die verschiedenen Schulen für manuelle Medizin im deutschsprachigen Raum bei den Grundlagen eine weitestgehende Übereinstimmung erreichen, um in der Zukunft die Aus- und Weiterbildung ebenso durchgängig darstellen zu können wie die wissenschaftliche Diskussion zur Grundlagenforschung und Klinik.

Wir schätzen es sehr, daß die kompetenten Mitautoren ihre Beiträge in so hervorragender Weise für die neue Auflage bearbeitet haben. Abschließend sei darauf hingewiesen, daß wir konsequent auf die moderne digitale Technik umgestellt und als Autoren versucht haben, diese neue Auflage von der Idee bis zum definitiven Layout zu gestalten. Ziel war es, den Inhalt so praxisnah wie möglich darzustellen.

Unser besonderer Dank gebührt Herrn A. MENGE vom Thieme-Verlag, der von Anfang an ohne Skepsis und mit großer Begeisterung für unsere innovativen Ansätze diesen im wissenschaftlichen Verlagswesen nicht gerade üblichen Weg mit uns gegangen ist.
Dank gebührt auch Herrn A. LÜTSCHER, Leiter der Abteilung Dokumentation und Fotolabor der Schulthess Klinik in Zürich, sowie den wissenschaftlichen Mitarbeitern von Yale, New Haven und der Ochsner Klinik in New Orleans, Dr. J. ANNTINES und M. MACIAS. Sie haben uns in die Welt des Desktop Publishing eingeführt. Danken möchten wir auch Herrn J. CALUORI aus Bonaduz, der als Grafiker die Koordination dieses Projektes übernommen hat.
Es würde uns als Autoren freuen, wenn diese Neuauflage einen Beitrag zur weiteren Integration der manuellen Therapie in die Schulmedizin leistet, gleichzeitig aber auch dazu anhält, die Grenzen der manuellen Medizin zu respektieren und nicht dem Gefühl der therapeutischen Omnipotenz zu verfallen, was unser Freund und Mitarbeiter T. GRAF-BAUMANN stets betont.

Zürich, Januar 1997 DIE AUTOREN

# Inhaltsverzeichnis

## 1 Manuelle Therapie: Konzept, Wirkungsmechanismen



## 2 Auswahl der erfolgversprechenden risikoarmen Therapiemodalitäten

# Manuelle Therapie: Konzept, Wirkungsmechanismen

1

Die manuelle Medizin bereichert und ergänzt die Allgemeinmedizin, die physikalische Medizin, die konservative Orthopädie, die neurologische und rheumatologische Rehabilitation. Wegen der bekannten und nicht zu unterschätzenden Risiken bei Mobilisationstechniken mit Impuls (klassische Manipulation durch Ärzte, Osteopathen und Chiropraktoren) im Bereiche des Achsenorganes muß diese Therapieform gesondert betrachtet werden. Die Manipulationen der Wirbelsäule sind den entsprechend weitergebildeten Ärzten, außerhalb Deutschlands auch den sog. Osteopathen und Chiropraktoren, vorbehalten, sofern diese die Genehmigung zur Ausübung ihres Berufes haben. Es ist Aufgabe und Pflicht des Arztes, mögliche absolute und relative Kontraindikationen zur Manualtherapie zu erkennen. Der manualtherapeutisch weitergebildete Physiotherapeut ist nicht legitimiert, solche Behandlungen durchzuführen, da sie einen Heileingriff im rechtlichen Sinne darstellen, also einen Eingriff in die körperliche Integrität des Patienten. Ohne dessen Einwilligung, nach entsprechender Aufklärung, würde dies in Deutschland und in der Schweiz den strafrechtlichen Tatbestand der Körperverletzung erfüllen. Der Heileingriff setzt voraus, daß der Therapeut auch die Kontraindikationen kennt. Die Indikationsstellung für eine Manipulation an der Wirbelsäule, insbesondere an der Halswirbelsäule, setzt fundierte klinische Kenntnisse voraus. Häufig müssen zusätzliche Untersuchungen durchgeführt werden, z.B. Röntgenuntersuchungen, Laborabklärungen u.a.m. Hingegen bedeuten mobilisierende Behandlungen ohne Anwendung einer Impulstechnik eine nennenswerte Bereicherung der üblichen physiotherapeutischen Verfahren. Für beide sind exakte biomechanische, anatomische und neurophysiologische Kenntnisse des Bewegungssystems Voraussetzung. Die manuelle Therapie machte in den letzten Jahrzehnten enorme Entwicklungen durch, nicht zuletzt durch das Engagement der europäischen Ärzteschaft für diese neue therapeutische Methode sowie durch die Anerkennung bzw. die Gleichstellung der amerikanischen Osteopathen mit den Ärzten. Die manuelle Therapie der fünfziger und sechziger Jahre in Europa stützte sich auf die Techniken von John Menell und der in den Vereinigten Staaten ausgebildeten Chiropraktoren.

Diese klassischen Manipulationen (oder Mobilisationen mit Impuls) wurden im Volksmund und bei der eher skeptisch oder ablehnend reagierenden Ärzteschaft als „Knacken, Einrenken“ bezeichnet. Dennoch suchen immer mehr an Rückenschmerzen leidende Patienten Chiropraktoren und manualmedizinisch tätige Ärzte auf, um von ihren funktionellen Beschwerden befreit zu werden, um so mehr, als die Euphorie der ausschließlich myotonolytischen und analgetischen Behandlungen bei den Ärzten und den Patienten abzuklingen begann. Zwar ist die Wirksamkeit der manuellen Therapie durch kontrollierte Doppelblindstudien bislang nicht ausreichend bewiesen, doch bestehen viele Hinweise dafür, daß die manuelle Therapie die schmerzhaften Exazerbationen der funktionellen Störungen am Bewegungsapparat und somit auch die dadurch bedingte Arbeitsunfähigkeit maßgeblich verkürzen kann. In der Schweiz gehen jährlich 1,5 Millionen Arbeitstage wegen Rückenschmerzen verloren. Die Rückenschmerzen oder degenerativen Veränderungen der Wirbelsäule stehen an zweiter Stelle der Ursachen einer partiellen oder vollständigen Invalidität in der Schweiz. In Deutschland leiden 80% der Bevölkerung unter Rückenschmerzen, ein Drittel der Bevölkerung zwischen 35 und 50 Jahren leidet an chronischen Rückenschmerzen. Ein Drittel aller Fehlzeiten sind auf Muskel- und Skeletterkrankungen zurückzuführen. Rückenleiden sind eine der häufigsten Gründe für Frührentengewährung. In den siebziger und vor allem den achtziger Jahren begann die manuelle Medizin ihre Erfolge und Mißerfolge zu analysieren und nach neurophysiologischen Mechanismen zur Erklärung der Wirkung der manuellen Therapie zu suchen. Die „eingeklemmte Schublade“, die „Subluxation“ und ähnliche Beschreibungen waren für die Sprache der exakten Wissenschaften nicht akzeptabel. Mit der steigenden Zahl der ärztlich durchgeführten Manipulationen wurde ebenfalls deutlich, daß zwar die Patientenbeschwerden unmittelbar gelindert werden konnten, die Rezidivhäufigkeit konnte jedoch nicht beeinflußt werden. Als neurophysiologische Erklärung wird die präsynaptische Hemmung der nozizeptiven Afferenzen im Bereich der Hinterhörner des Rückenmarks durch massive Reizung der Mechanorezeptoren (Manipulation) angenommen. Aufgrund der Ergebnisse von vier experimentellen Studien wird für diese Hemmung eine Freisetzung von Enkephalinen verantwortlich gemacht. Ob bei der klassischen Manipulation ein eingeklemmtes Meniskoid (z.B. im Bereich der Halswirbelsäule) befreit oder durch die gezielten Rotationsgriffe der Nucleus pulposus verlagert wird und dadurch eine Entlastung der Wirbelbogengelenke und der Nervenwurzeln entsteht, kann nicht abschließend beantwortet werden. Wie weit der intradiskale Druck während der Manipulation ansteigt, ist ebenfalls noch unbekannt.

In diesem Zusammenhang rückten folgende Fragen in den Vordergrund:

- Wie oft kann eine Manipulation an der Wirbelsäule durchgeführt werden?
- Können die Rezidive mit geeigneten Maßnahmen verhütet werden?

Auch wenn keine dieser Fragen abschließend beantwortet werden kann, ist es offensichtlich, daß die Wiederherstellung der muskulären Balance eine wichtige Rolle bei der Verhütung von Rezidiven spielt. Die Dehnung der verkürzten tonischen sowie die Kräftigung der abgeschwächten phasischen Muskelgruppen einschließlich der Instruktionen zum Selbsttraining (Heimprogramm) wurden zum festen Bestandteil der manuellen Therapie.

Die Rehabilitation des Bewegungssystems hat eine Erweiterung durch die Trainingstherapie zur körperlichen Leistungssteigerung, dem Reconditioning, erfahren. Die Trainingstherapie befaßt sich mit der Verbesserung der Beweglichkeit, Kraft, Ausdauer und Koordination.

Die Auseinandersetzung mit den möglichen nachteiligen Folgen oder gar den ernsthaften Komplikationen einer manuellen Therapie war Anlaß, die klassischen Grifftechniken zu modifizieren. Dank des Kontaktes zu den ärztlichen Osteopathen in den USA wurden auch in den europäischen Schulen die mobilisierenden Techniken ohne Impuls in das Behandlungskonzept eingebaut. Bei den mobilisierenden Techniken ohne Impuls wird eine Dehnung von nicht kontraktilen Strukturen (Bändern und Gelenkskapseln) angestrebt. Es ist denkbar, daß der Nucleus pulposus durch diese Mobilisation ebenfalls verlagert werden kann. Der Trend, das Bewegungssystem als neuromuskuloskelettales System anzusehen, schlug sich ebenfalls im Konzept der manuellen Therapie nieder. Die neuromuskuläre Therapie (NMT), welche die reflektorischen Mechanismen der postisometrischen Relaxation der Agonisten und die der reziproken Hemmung der Antagonisten ausnützt, und bei welcher der Patient zum aktiven Partner der Behandlung wird, hat ihren Platz in der modernen manuellen Therapie gefunden.

Die Komplexität der gestörten Bewegungsabläufe, ob am Achsenorgan oder an den Extremitäten, bedarf differenzierter Therapie, gestützt auf das Verständnis der Biomechanik und der funktionellen Anatomie.

## 1.1 Begriffsbestimmungen

### 1.1.1 Bewegungsarten

**Anguläre Bewegungen**

Die physiologische, aktive und passive Bewegung in einem Gelenk und Wirbelsäulensegment stellt immer eine Roll-Gleit-Bewegung dar. Die Architektur des Gelenkes und die Anordnung von Bändern und Muskeln bestimmen die Richtung und das Ausmaß dieser Roll-Gleit-Bewegung (1.1).

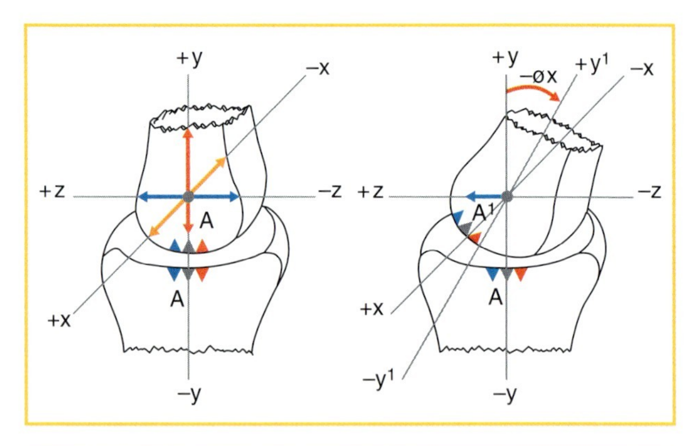


1.1 *Roll-Gleit-Bewegungen:*
+y = Traktion  −y = Kompression
+x, −x = Laterales Gleiten
+z, −z = Ventrodorsales Gleiten
A→ A1 = Gleiten
+y→y1 = −øx = Rollen (Rotation um x-Achse)

Entsprechend dem Dreikoordinatensystem findet in jedem Gelenk eine Rotation um die drei Hauptachsen x, y, z statt.

| | | | |
|---|---|---|---|
| – | Flexion, Extension | = | Rotation um x-Achse |
| – | Inklination (C0 - C2) | = | Rotation um x-Achse |
| – | Reklination (C0 - C2) | = | Rotation um x-Achse |
| – | Rotation | = | Rotation um y-Achse |
| – | Lateralflexion | = | Rotation um z-Achse |
| – | Abduktion, Adduktion | = | Rotation um z-Achse |
| – | Elevation, Depression | = | Rotation um z-Achse |

Das Rollen wird durch die Form der Gelenke und die Anordnung von Sehnen, Bändern und Muskeln definiert. Damit beim Gleiten der innere Widerstand klein ist, weist der gesunde Knorpel einen kleinen Reibungskoeffizienten auf.

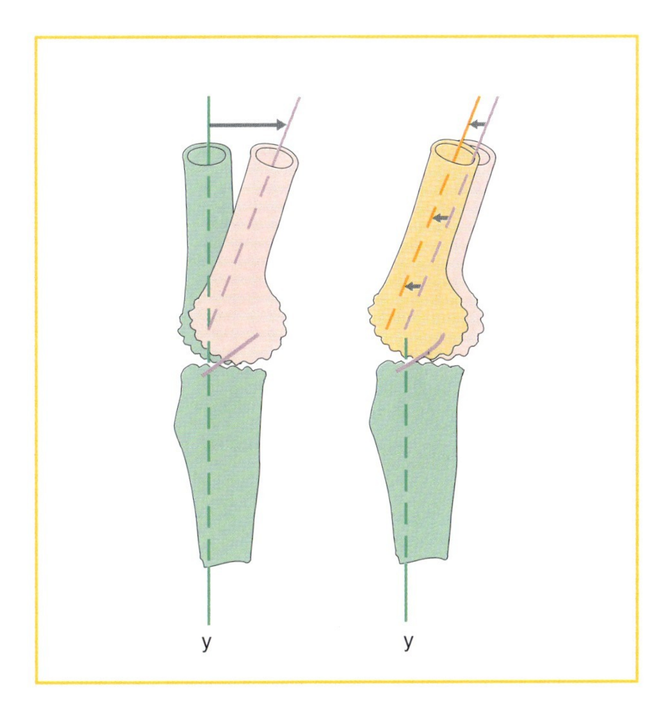


1.2 *Reibungskoeffizient*

**Ausgangsstellung:** Reibungskoeffizient R ist bei Knorpelveränderungen erhöht

**Phase 1:** Start der angulären Bewegung. Es findet eine reine Rollbewegung wegen hohem Reibungswiderstand statt.

**Phase 2:** Bei Weiterführen der angulären Bewegung kommt es dann zu einer ruckartigen, schnellen Gleitbewegung, bei der die Anspannung der Sehnen größer als der Reibungswiderstand ist.

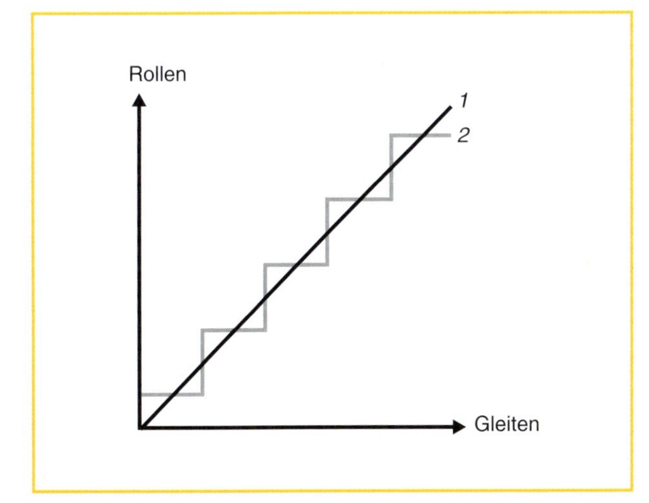


1.3 *Gelenkgeräusche*

*1* Rollgleiten bei normalen Gelenkverhältnissen

*2* Rollgleiten bei degenerativen und entzündlichen Gekenkveränderungen

Bei arthrotischen Veränderungen nimmt der Reibungswiderstand zwischen den degenerierten Gelenkflächen massiv zu (1.2), was zu einem diskontinuierlichen Ablauf des Roll-Gleitens führt (1.3). Mechanisch beansprucht dies vermehrt die das Roll-Gleiten führenden Sehnen und Bänder.

**Translatorische Bewegungen**

In einem Gelenk oder einem Wirbelsäulensegment können passive translatorisch-lineare Bewegungen durchgeführt werden.

Das Ausmaß der translatorischen Bewegung korreliert mit der angulären Beweglichkeit. Eine herabgesetzte anguläre Beweglichkeit ist immer mit einer verminderten translatorischen Beweglichkeit verbunden und umgekehrt (1.4).

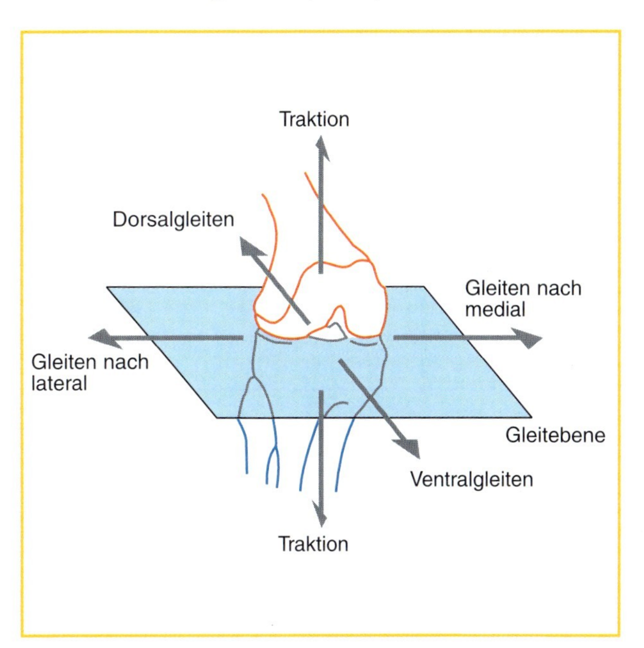


1.4 *Translatorische Bewegungen*

**Gelenkspiel**

Als Gelenkspiel (joint play) wird die Summe der translatorischen Bewegungen, die innerhalb der Neutralzone möglich sind, bezeichnet. Die klinische Untersuchung des Gelenkspiels setzt Fertigkeiten des Untersuchers voraus. Ein reduziertes Gelenkspiel ist mit einer verminderten angulären Beweglichkeit verbunden. Ein vergrößertes Gelenkspiel ist der klinische Ausdruck der Instabilität eines Segmentes oder eines Gelenkes. Ein vergrößertes Gelenkspiel kann sowohl bei verminderter, bei normaler als auch bei vergrößerter angulärer Beweglichkeit auftreten.

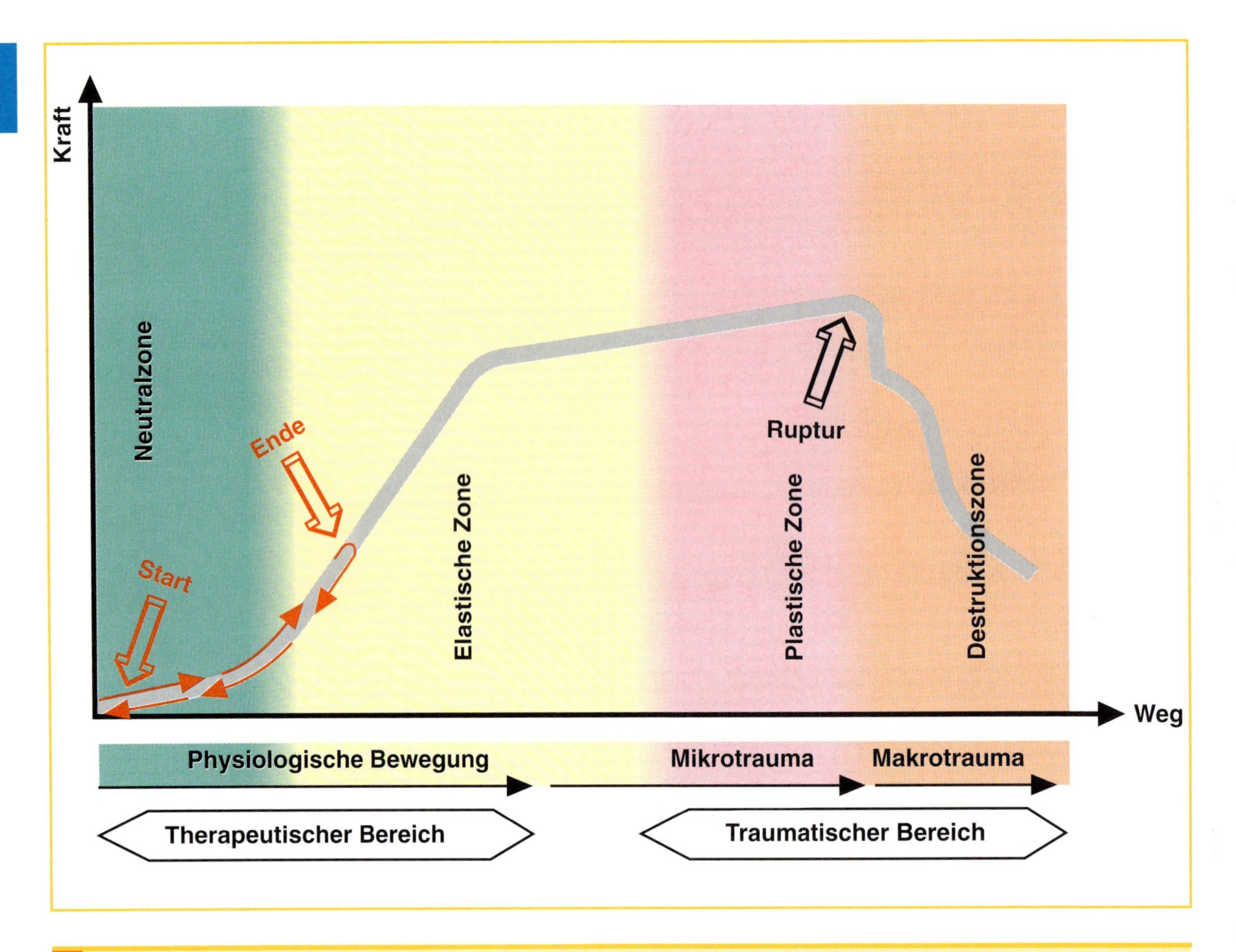


1.5 *Weg-Kraftdiagramm der Gelenk- und Segment-Bewegung (Rollgleiten und Translation)*

## 1.1.2 Mechanische Belastung elastischer Strukturen der Gelenke und Wirbelsäulensegmente

Die Widerstands- und Kraftkurven der Gelenk- und Segmentbewegungen beinhalten verschiedene mechanische Widerstandsstufen, die dem Ausmaß der Belastung, den Gelenkstrukturen, wie Bändern und Gelenkkapseln, sowie inneren Reibungswiderständen zuzuordnen sind (1.5, 1.6).

**Weg-Kraft-Kurve**

Der Verlauf ist von vielen Faktoren abhängig:
- Architektur des Gelenkes/Segmentes
- mechanische Eigenschaften der Sehnen,
- Gelenkskapseln und Bänder
- Bewegungsart und Bewegungsrichtung

Die Breite der einzelnen Zonen kann stark variieren. Sie ist abhängig von der
- Form der Gelenke und Segmente
- Bewegungsrichtung.

**Neutralzone**

Der innere Widerstand für anguläre und translatorische Bewegungen ist äußerst gering: bis 2% des maximalen Widerstandes am Ende der elastischen Zone (Panjabi, 1992).

**Elastische Zone**

Die elastischen Strukturen von Gelenk und Segment kommen mit zunehmender Bewegung unter ebenfalls zunehmende Spannung. Diese ist verantwortlich für die Steuerung des Roll-Gleitens. Bei der Roll-Bewegung werden Sehnen und Bänder angespannt. Diese Spannung zentriert die Gelenkpartner durch Gleitbewegungen neu (Panjabi, 1992).

Werden elastische Strukturen verstärkt mechanisch belastet, dehnen sie sich bis zu einer bestimmten Länge mit linearer Spannungszunahme aus und ziehen sich bei Entlastung wieder vollständig auf die ursprüngliche Länge zusammen.

**Plastische Zone**
Wenn die materialspezifischen Verlängerungsmöglichkeiten mit rein elastischem Verhalten der Sehnen und Bänder ausgeschöpft sind, ist jede weiterführende Bewegung mit einem Mikrotrauma der elastischen Strukturen verbunden. In der plastischen Zone werden also Bänder, Sehnen, Bandscheiben und Muskeln überdehnt, wobei die Makroanatomie noch erhalten bleibt.

**Destruktionszone**
Eine zunehmende Belastung von Sehnen und Bändern in der plastischen Zone führt letztlich zu einer Materialzerstörung: Partialrisse oder vollständige Rupturen treten ein. Ein Seil reißt bei dynamisch raschen Bewegungen unter geringerer Krafteinwirkung als bei dynamisch langsamen Belastungen.

**Null-Kraft-Grenze (NKG)**
Der Übergang von der Neutral- zur elastischen Zone wird als Null-Kraft-Grenze bezeichnet. Die inneren Widerstandskräfte entsprechen 2% der Widerstandskräfte gegen anguläre und translatorische Bewegungen im Verhältnis zu den Widerstandskräften am Ende der elastischen Zone (1.6, 1.7).

**Physiologische Grenze (PhG)**
Die physiologische Grenze liegt innerhalb der elastischen Zone. Bei Bewegungen bis zur physiologischen Grenze werden die Strukturen elastisch verformt, was keine Änderung der Neutralzone zur Folge hat (1.6, 1.7).

**Anatomische Grenze (AG)**
Die anatomische Grenze liegt im Übergangsbereich zwischen elastischer und plastischer Zone. Bis zur anatomischen Grenze gehende passive Bewegungen laufen noch ohne Mikrotraumata ab. Darüber hinausgehende Bewegungen hingegen haben in der plastischen Zone mindestens ein Mikrotrauma zur Folge (1.6, 1.7).

**Aktuelle physiologische Grenze (APhG)**
Die aktuelle physiologische Grenze entspricht der Bewegungsgrenze bei pathologischer Gelenksbeweglichkeit (Hypo- oder Hypermobilität), die ohne erneutes Auftreten von Mikro- oder Makrotraumata erreicht werden kann (1.6, 1.7).

**Pathologische Grenze (PG)**
Durch ossäre und/oder Weichteilveränderungen bedingte Einschränkung des Bewegungsanschlages (1.6).

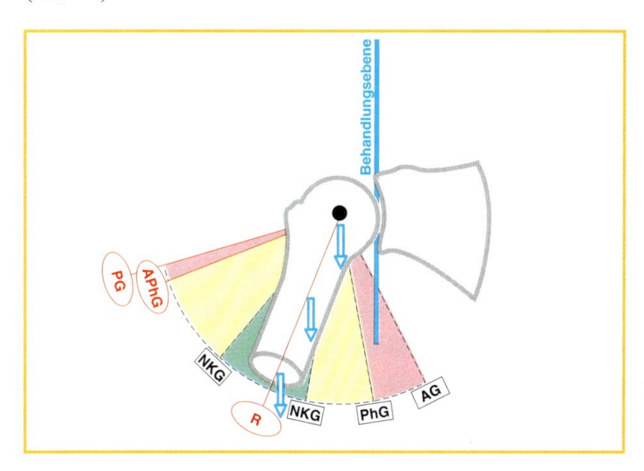


1.6 *Bewegungsgrenzen*
APhG = Aktuelle physiologische Grenze
PG = Pathologische Grenze

**Ruhestellung (R)**
Die Ruhestellung eines Gelenkes oder Wirbelsäulensegmentes ist jene Stellung, in der das Gelenkspiel am größten ist. Pathologische Veränderungen der Gelenke und der Muskulatur haben eine Änderung der Ruhestellung zur Folge. Die Ruhestellung ist überdies jene Stellung, bei welcher das Gelenkvolumen am größten ist. In der Regel ist die Ruhestellung durch die geringste Schmerzintensität gekennzeichnet (1.6, 1.7).

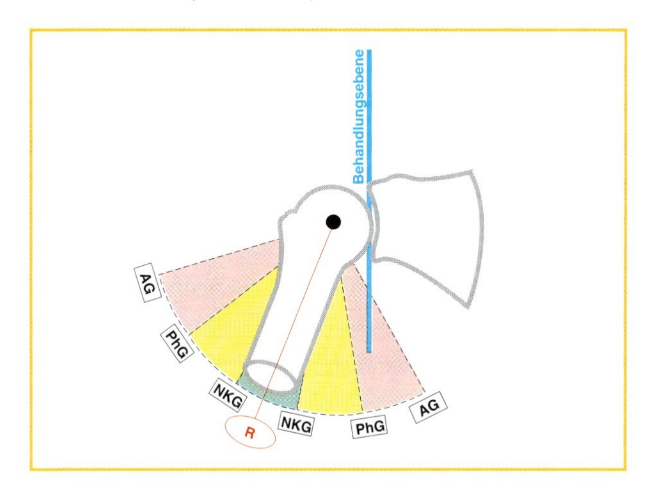


1.7 *Bewegungsgrenzen*
R = Ruhestellung
NKG = Null-Kraft-Grenze
PhG = Physiologische Grenze
AG = Anatomische Grenze

## 1.1.3 Behandlungsebene des Wirbelsäulensegmentes und des peripheren Gelenkes

Die Behandlungsebene steht senkrecht zur Traktionsrichtung. In der Behandlungsebene werden Gleitmobilisationen unter Berücksichtigung der Konvex- und Konkavregel durchgeführt.

**Verriegelte Stellung**
Die verriegelte Stellung eines Gelenkes oder Wirbelsäulensegmentes ist die, in der das Gelenkspiel am kleinsten ist. Die Stabilität des Gelenkes ist hier am größten.

**Konvexregel**
Bezieht sich auf diejenigen Gelenke, bei denen der distale Gelenkpartner eine konvexe Gelenkfläche aufweist. Bei einer artikulär bedingten Einschränkung der angulären Beweglichkeit wird die Mobilisation ohne Impuls in der Gleitebene in der der eingeschränkten Beweglichkeit entgegengesetzten Richtung ausgeführt (1.8).

**Konkavregel**
Bezieht sich auf diejenigen Gelenke, bei denen der distale Gelenkpartner eine konkave Gelenkfläche aufweist. Bei einer artikulär bedingten Einschränkung der angulären Beweglichkeit wird die Mobilisation ohne Impuls in der Gleitebene in der der eingeschränkten Beweglichkeit gleichen Richtung ausgeführt (1.9).

**Weggewinn**
Ausgehend von der pathologischen Bewegungsgrenze zu Beginn der Behandlung handelt es sich um einen Gewinn an angulärer Beweglichkeit infolge Muskeldehnung. Bei zwei- oder mehrgelenkigen Muskeln kann es günstig sein, wenn man über das eine Gelenk dehnt und den Weggewinn am zweiten, bei der Dehnung fixierten Gelenk zwischen den einzelnen Dehnungsschritten realisiert (1.10).

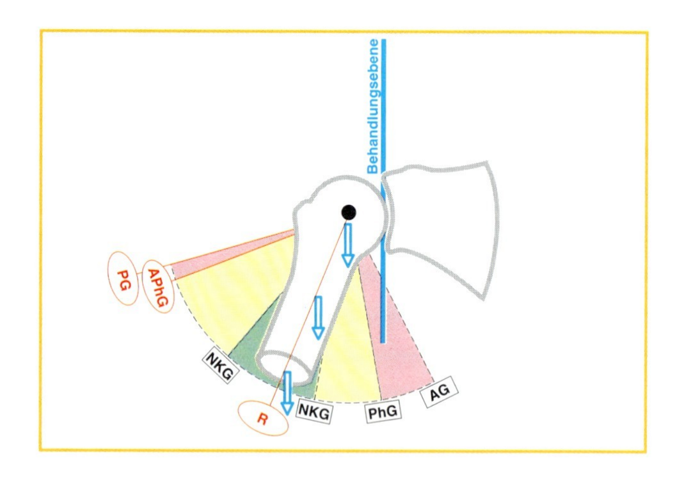


1.8 *Konvexregel*

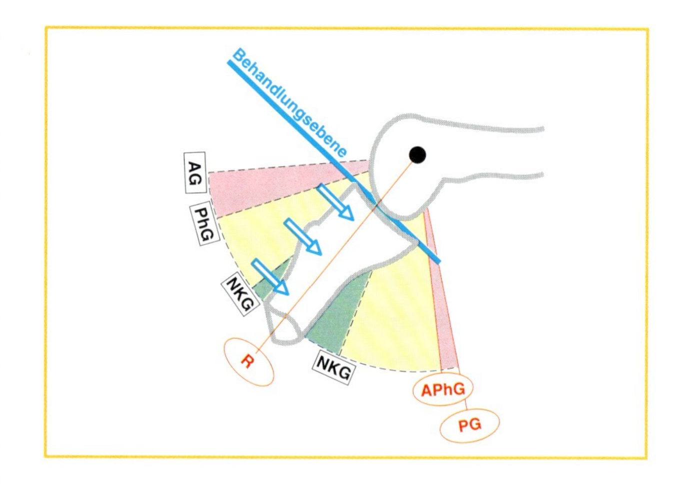


1.9 *Konkavregel*

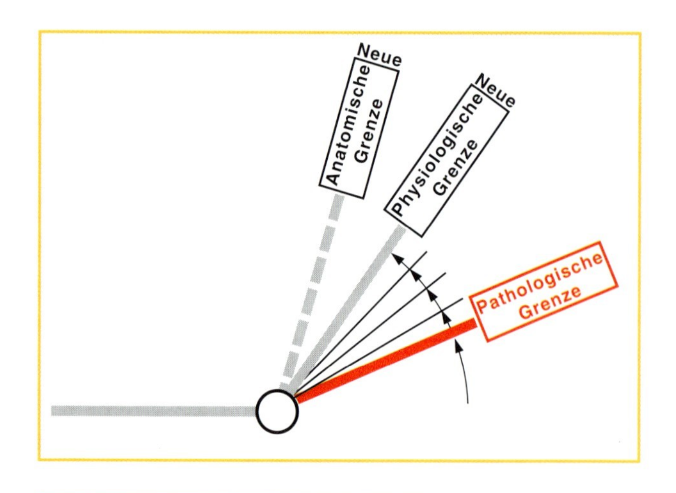


1.10 *Weggewinn*

**Provokationstest**

Durch gezielte mechanische Beanspruchung einzelner Anteile des Bewegungsapparates können nozizeptive Reaktionen ausgelöst werden. Diese können sich in einer qualitativen und quantitativen Änderung des Schmerzes und/oder des Muskeltonus sowie in vegetativen Reaktionen äußern. Klinische Manifestation ist der Befund einer Irritationszone. Als Indikator einer segmentalen Dysfunktion reagiert eine Irritationszone mit Abnahme oder Zunahme ihrer Intensität und Qualität. Neben der differentialdiagnostischen Bedeutung ist die Reaktion der Irritationszone auf die Provokationsprüfung von ausschlaggebender therapeutischer Bedeutung (1.11a, 1.11b).

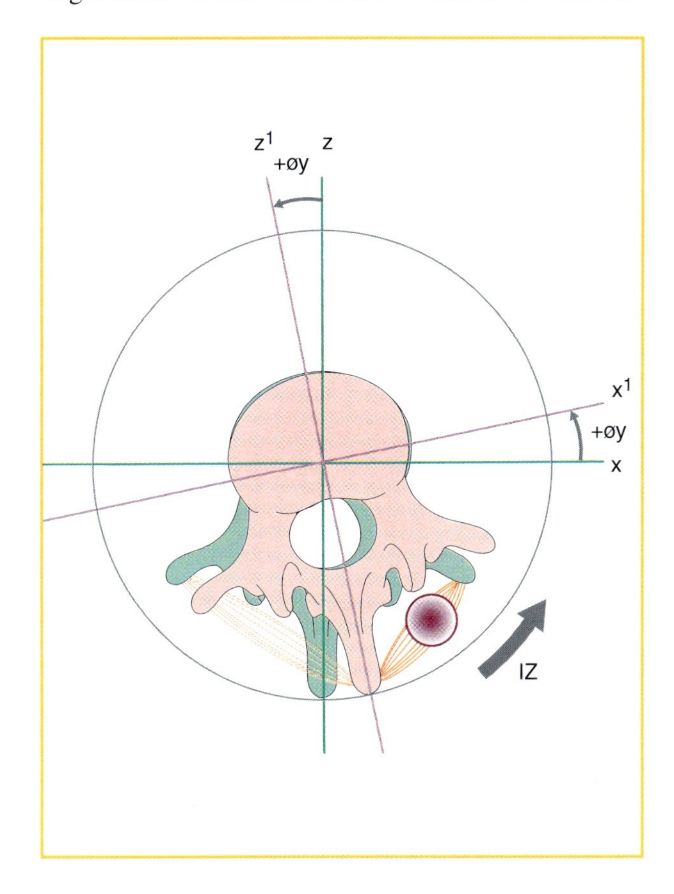


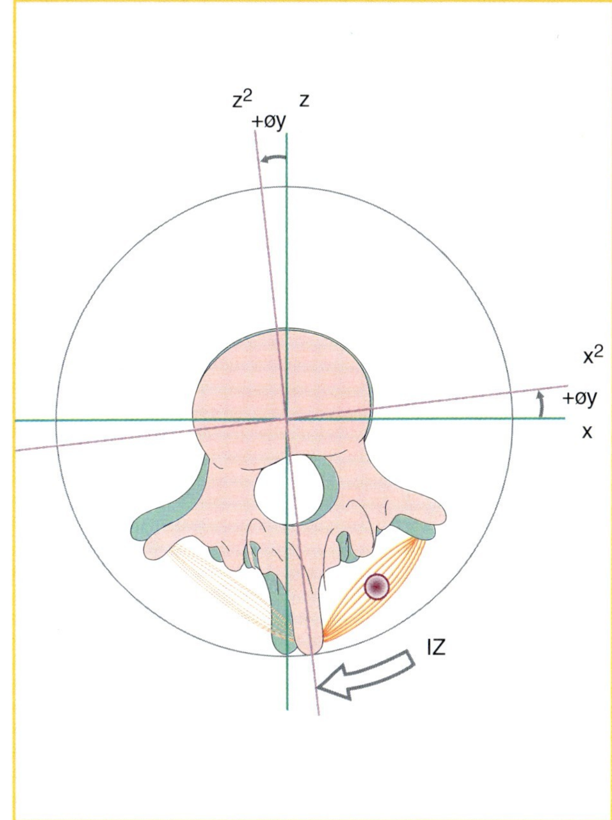


1.11a *Provokationstest*

| | | |
|---|---|---|
| $x^1$, $z^1$ | = | pathologische Bewegungsgrenze für die Rotation des kranialen Wirbels nach rechts |
| +øy | = | pathologische Rotation des kranialen Wirbels nach links als Ausdruck der funktionellen Fehlstellung infolge Verkürzung der Links-Rotationsantagonisten |
| IZ | = | Irritationszone |
| rot | = | verkürzter M. rotator brevis rechts (Links-Rotationsagonist = Rechts-Rotationsantagonist) |
| (Pfeil) | = | Zunahme der IZ durch Vergrößerung der Linksrotation des kranialen Wirbels |

1.11b *Provokationstest*

| | | |
|---|---|---|
| $x^2$, $z^2$ | = | neue pathologische Bewegungsgrenze durch passive Rotation des kranialen Wirbels nach rechts/Probebehandlung NMT 1, 2, 3, MMO, MMI |
| IZ | = | Irritationszone |
| rot | = | verkürzter M. rotator brevis rechts (Rechts-Rotationsantagonist) |
| (Pfeil) | = | Abnahme der IZ durch passive Rechtsrotation des kranialen Wirbels |

### 1.1.4 Klinische Korrelation dieser biomechanischen Grundlagen

Panjabi (1994) und Grob (1993) konnten in vitro zeigen, daß eine Instabilität immer mit einer Vergrößerung der Neutralzone zusammenhängt. Eine Vergrößerung der Neutralzone kann mit einer Hypermobilität – also Vergrößerung der angulären und translatorischen Beweglichkeit – einhergehen. Es ist aber auch durchaus möglich, daß eine vergrößerte Neutralzone mit einer verminderten angulären Beweglichkeit einhergeht: Bei einer fortgeschrittenen Spondylose ist z.B. die segmentale anguläre Beweglichkeit vermindert, und es kann gleichzeitig eine Vergrößerung der Neutralzone bestehen, hervorgerufen durch Elastizitätsverlust der entsprechenden Strukturen. Gerade bei HWS-Akzelerationstraumen bei vorbestehenden Spondylosen kann die traumatische Überdehnung der Gewebe bis in die plastische Zone oder gar Destruktionszone zu einer Vergrößerung der Neutralzone führen, mit konsekutiven klinischen Instabilitätszeichen: Der gestörte Roll-Gleit-Mechanismus führt zu stakkatoartig auftretenden mechanischen Belastungsspitzen von Bändern und Kapseln. Da diese als Rezeptororgane bei der Bewegungs- und Tonussteuerung eine wesentliche Rolle spielen, werden so die nozizeptiven Reaktionen ebenso wie fehlerhafte Bewegungsmuster und muskuläre Dysbalancen induziert.

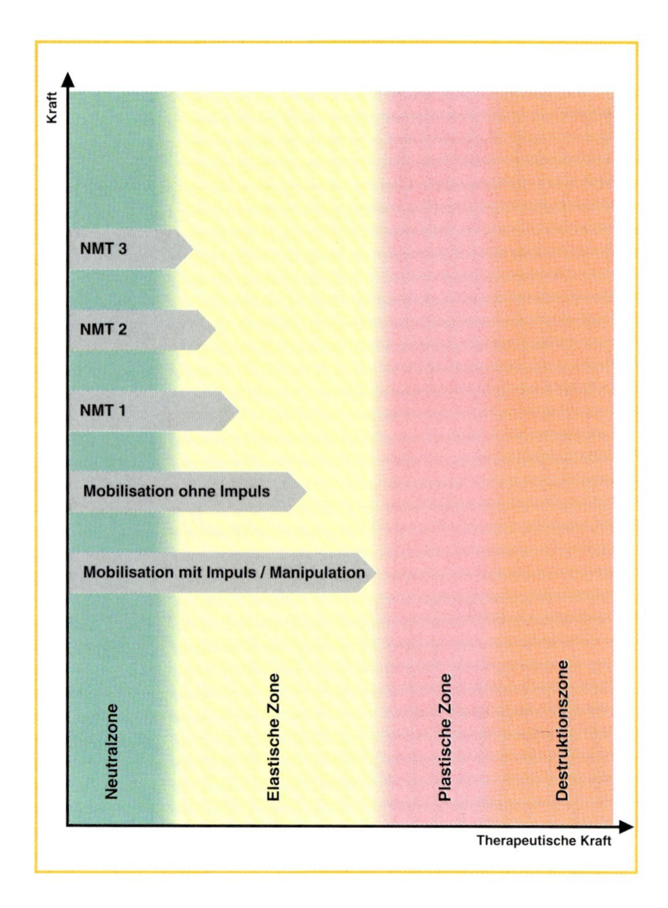


1.12 *Mobilisation und Manipulationskräfte*

### 1.1.5 Konsequenzen des biomechanischen Modelles für die therapeutischen Modalitäten

Die manuelle Therapie arbeitet aus biomechanischer Sicht in der Neutralzone und in der elastischen Zone (1.12).
Je nach Situation kann eine Vergrößerung und/oder Wiederherstellung des Gelenkspiels und der angulären Beweglichkeit ein wesentliches Therapieziel darstellen. Überschreiten die in der manuellen Therapie eingesetzten Kräfte die anatomischen Grenzen, tritt eine strukturelle Schädigung der Gewebe ein, welche durchaus dem Begriff des Unfalles entspricht (ungewollt, von außen, plötzlich). In bestimmten klinischen Situationen kann eine Therapie bis in die plastische Zone notwendig sein. Zum Beispiel bei der Mobilisation von Gelenken mit und ohne Narkose. Eine Mobilisation der Wirbelsäulensegmente in die plastische Zone kann wegen der Gefahr des Makrotraumas nie ein therapeutisches Ziel sein (1.13).

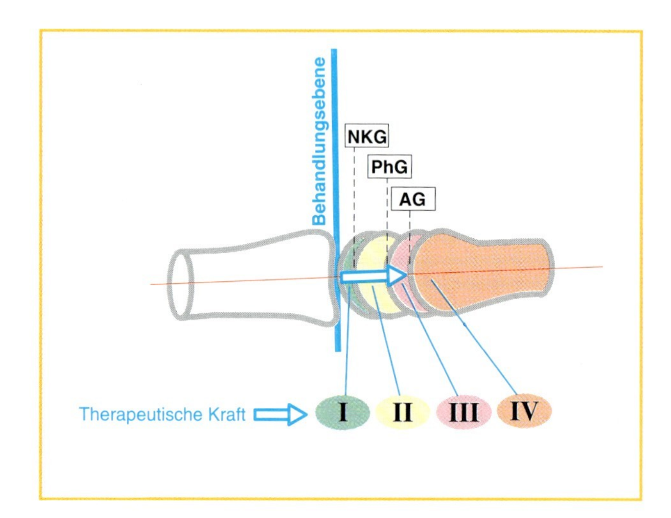


1.13 *Mobilisations - und Manipulationskräfte*
Therapeutische Kraft I bis NKG
Therapeutische Kraft II bis PhG
Therapeutische Kraft III bis AG
Therapeutische Kraft IV über AG

## 1.1.6 Gefahrenpotential der manuellen Therapie aus biomechanischer Sicht

**Einfluß der Geschwindigkeit der applizierten Mobilisationskraft auf das Therapierisiko**

Bei Mobilisationen mit Impuls, die mit der gleichen Kraft wie bei Mobilisationen ohne Impuls durchgeführt werden, muß aufgrund des Reißverhaltens von Sehnen bei dynamisch raschen Testbelastungen angenommen werden, daß es bei Mobilisationen mit Impuls (MMI) schon bei geringeren Kräften zu irreversiblen Schädigungen kommt als bei Mobilisationen ohne Impuls (MOI). Als weiterer wichtiger Faktor kommt in dieser Beziehung das weitgehende Fehlen von Schutzreflexen bei MMI dazu, da die Geschwindigkeit des Eingriffes den Aufbau eines diese Behandlung an sich störenden Schutzreflexes verhindert, so daß bei Mobilisationen mit Impuls mit schon relativ geringen Kräften die Destruktionszone erreicht werden kann.

**Einfluß der therapeutischen Kraft auf das Therapierisiko**

Eine traumatisierende Bewegung über die anatomische Grenze hinaus kann zu einem Mikrotrauma führen (1.14). Dies hat zur Folge, daß
- die Neutralzone vergrößert ist
- die Qualität des Rollgleitens verändert ist.

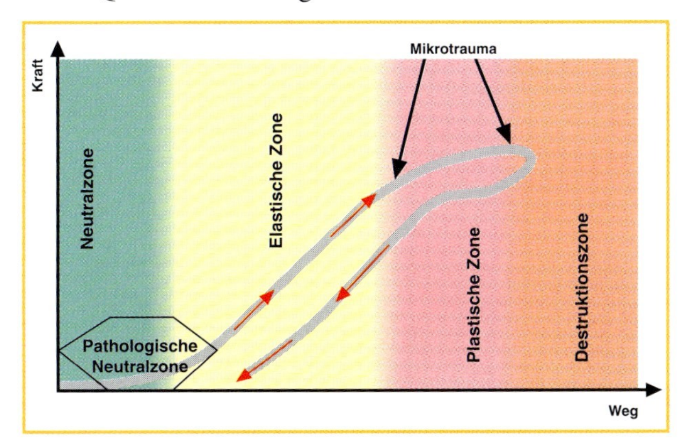


1.14 Mikrotrauma

Eine traumatisierende Bewegung über die anatomische Grenze hinaus kann auch zu einem Makrotrauma führen (1.15). Diese Zerreißung von elastischen Strukturen des Gelenkes oder des Segmentes hat zur Folge, daß
- Die Neutralzone vergrößert ist
- Ersatzstrukturen die Gelenkkapsel oder Muskulatur und/oder der Weichteilmantel das Gelenk oder Segment stabilisieren.

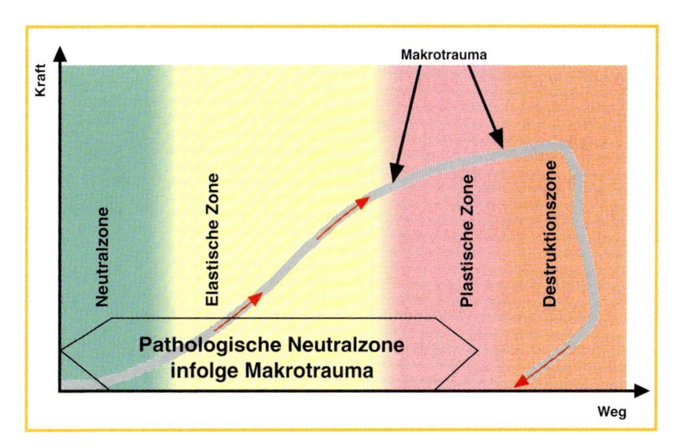


1.15 Makrotrauma

**Einfluß degenerativer Veränderungen von elastischen Strukturen auf das Therapierisiko**

Degenerativ veränderte elastische Strukturen sind weniger reißfest. Dadurch werden die elastische und die plastische Zone schmäler. Dies bedeutet, daß bei degenerativen Veränderungen mit angepaßter, reduzierter Mobilisations- und Manipulationskraft behandelt werden muß, um sicherzustellen, daß die „neue" anatomische Grenze nicht überschritten wird (1.16).

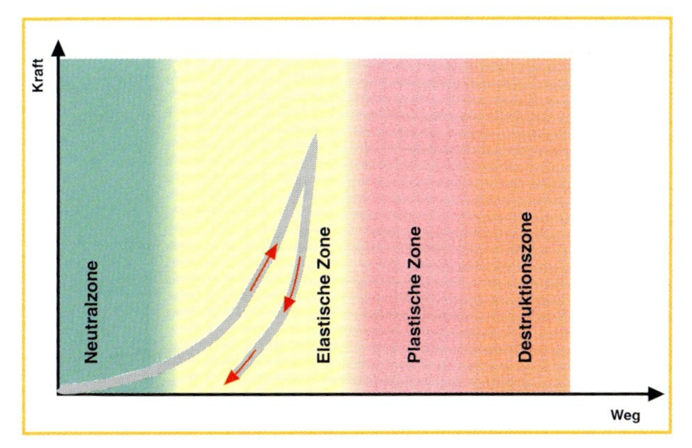


1.16 Einfluß degenerativer Veränderungen

Das abrupte Beenden des Gleitens durch Osteophyten und Spondylophyten führt zu einem rasch auftretenden Widerstand, der nicht ohne Makrotrauma überwunden werden kann.

Überdies ist die elastische Zone verschmälert. Klinisch heißt dies, daß:
- der Stopp hart ist
- das Bewegungsausmaß verkleinert ist
- die Destruktionszone bei geringem Bewegungsausmaß erreicht wird.

**Degenerative Gelenks- und Wirbelsäulenveränderungen mit gleichzeitiger vergrößerter Neutralzone**

**Instabilität**

Eine Arthrose mit Entwicklung von Osteophyten kann ein vermindertes Rollgleiten und Gleiten zur Folge haben. Gleichzeitig können die stabilisierenden Strukturen entweder infolge Unfall oder Degeneration überdehnt und/oder vermindert elastisch sein (1.17).

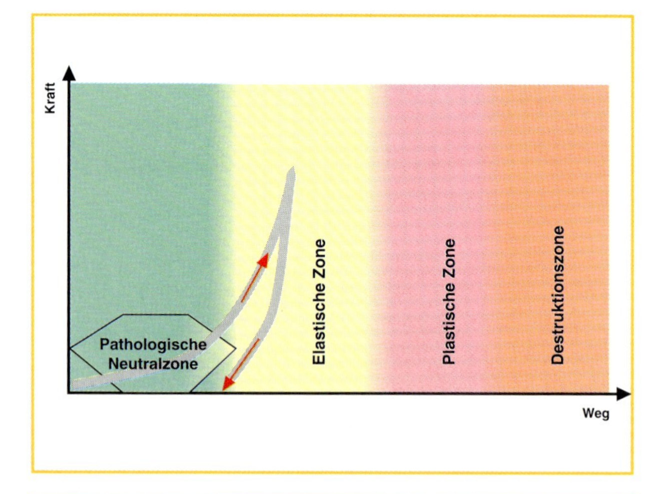


*1.17 Instabilität*

Dies hat zur Folge, daß eine Instabilität mit vergrößerter Neutralzone mit einer verminderten Beweglichkeit einhergehen kann (z.B. sekundäre Arthrose des Kniegelenkes infolge Ruptur des vorderen Kreuzbandes).

**Nozireaktion**

Die muskuläre bedingt Abwehrspannung im Rahmen der Nozireaktion hat einen steilen Anstieg der Kraft-Weg-Kurve, der Rückweg erfolgt mit kleinerem Widerstand.
Je nach der Geschwindigkeit des Auftretens dieser Nozireaktion (Steilheit des ersten Teils der Histeresekurve) spricht man klinisch vom „hart-reflektorischen Stopp“ bei steilem Anstieg oder „weichem Stopp“ bei geringem Anstieg der Kurve. Letzteres ist auch der Fall bei verkürzten tonischen, die Bewegung limitierenden Muskeln (1.18).

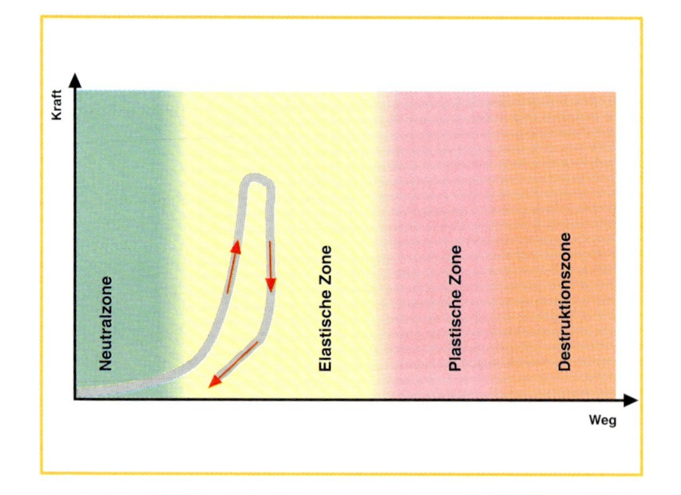


*1.18 Nozireaktion*

**Einfluß wiederholter Mobilisationen in die plastische Zone in Bezug auf Instabilität**

Wiederholte Mobilisationen (MMI, MOI) in die plastische Zone können die Neutralzone durch reversible oder gar irreversible Überdehnung der Gewebe schrittweise vergrößern.
Dies führt zu den klinischen Zeichen der Instabilität. Wenn es also – anschließend an eine Mobilisation nach einer mehrere Stunden andauernden subjektiven Besserung – zu einer im Verhältnis zur Situation vor der Behandlung verstärkten Schmerzreaktion kommt, muß an die Möglichkeit einer iatrogen ausgelösten oder verstärkten Nozireaktion aufgrund von Instabilität gedacht werden (1.19).

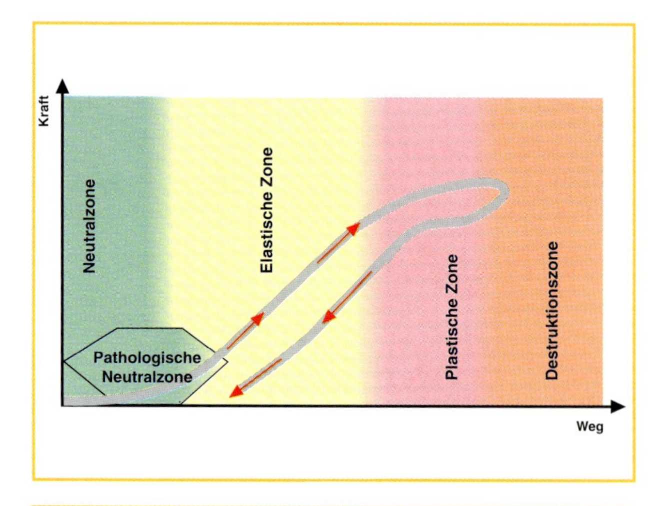


*1.19 Wiederholte Mobilisation*

### 1.1.7 Stopp an der Bewegungsgrenze

Sind die Kräfte, die passive oder aktive Bewegung durchführen, größer als die Widerstandskräfte an der anatomischen Grenze, so tritt eine reversible oder irreversible Gewebeschädigung ein.
Die Bewegungskraft, die bei der passiven Mobilisation vor Erreichen der anatomischen Grenze aufgewendet werden muß, wird bei der klinischen Untersuchung durch den Untersucher festgestellt, wobei die passive Untersuchung immer am entspannten Patienten vorgenommen werden soll. Die Beurteilung des Stopps an der Bewegungsgrenze ist von großer klinischer Bedeutung, da häufig die Zuordnung einer muskuloskelettalen Erkrankung zur funktionellen Ebene, zur strukturellen Ebene oder zur Schmerzebene aufgrund dieser Untersuchung gelingt. Natürlich müssen fallweise ergänzende Befunde aus anderen Untersuchungen miteinbezogen werden, so orthopädische, neurologische, rheumatologische und psychologische Befunde ebenso wie die ergänzenden medizinisch-technischen Befunde. Die Untersuchung und Bewertung des Stopps an der Bewegungsgrenze erfordert vom Untersucher eine große manuelle Fertigkeit, die nur unter Supervision in Kursen und/oder entsprechender klinischer Tätigkeit erworben werden kann.
Während der passiven Bewegungsuntersuchung von Wirbelsäulenabschnitten, Segmenten oder Gelenken werden festgestellt:

> Anguläres Bewegungsausmaß
> Gelenkspiel
> Stopp an der Bewegungsgrenze

Bei der Beurteilung des Stopps an der Bewegungsgrenze ist der Verlauf der Bewegungswiderstandskraftskurve gegen Ende der passiven Bewegung von großem Interesse. Steigt die Kurve rasch und steil an, so spricht man von einem harten Stopp. Steigt sie langsam zunehmend an, so wird dies als weicher Stopp bezeichnet.

> Der physiologische Stopp wird definiert durch:
> - Form und Architektur des Gelenkes
> - Verlauf und Elastizitätsmodul von Sehnen, Bändern und Faszien

> Der pathologische Stopp ist eine Folge von
> - Veränderungen der funktionellen Einheit eines Gelenkes oder Wirbelsegmentes

Die folgenden Faktoren können den Stopp an der Bewegungsgrenze pathologisch verändern:

**Osteophyten und Spondylophyten**
Diese rein mechanische Behinderung des Roll-Gleit-Vorganges durch Deformation des Gelenkes oder des Segmentes durch osteophytäre bzw. spondylophytäre Knochenneubildung führt zu einem klassisch hart-pathologischen Stopp bei verminderter angulärer Beweglichkeit (1.20).

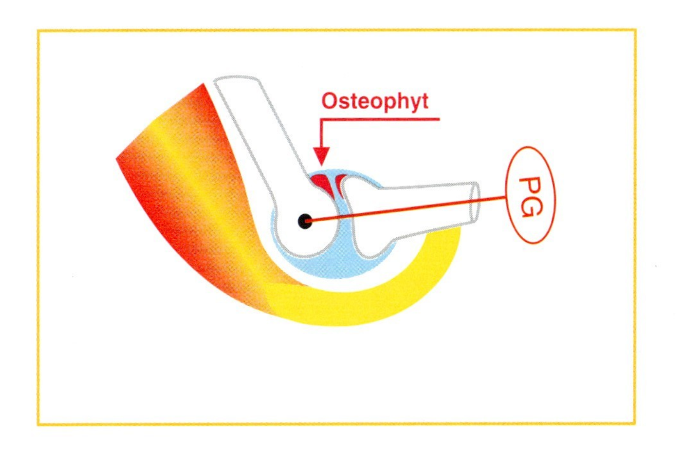


1.20 *Harter Stopp infolge Osteophyten*
PG = pathologische Grenze

**Verkürzte tonische Muskeln**
Der verkürzte Muskel verhält sich auf zunehmende Dehnkraft hin plastisch, d.h. die Widerstandskraft nimmt typischerweise sehr langsam zu (1.21).

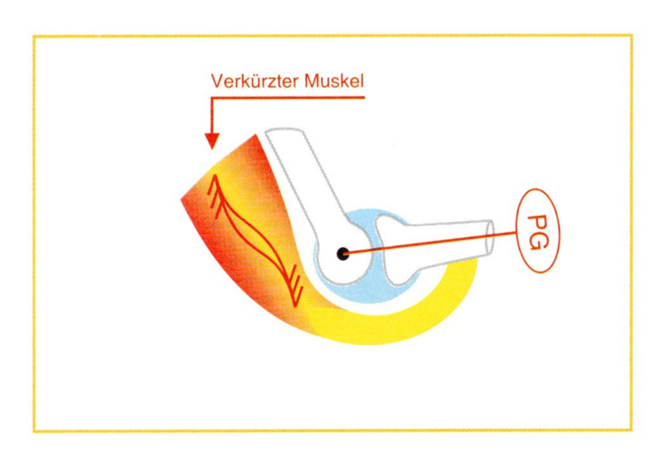


1.21 *Weicher Stopp*
PG = pathologische Grenze

**Gelenkerguß**

Ein Gelenkerguß erzeugt eine Nozireaktion der Muskeln, die zur funktionellen Einheit des betreffenden Gelenkes gehören. Diese Nozireaktion tritt an der pathologischen Bewegungsgrenze bei einem ausgeprägten Erguß mit Reizzustand des Gelenkes plötzlich auf, da das Gelenkvolumen gelenkstellungsabhängig ist. Dadurch ist der Gelenkinnendruck in der aktuellen Ruhestellung am geringsten, bei zunehmender Bewegungsbelastung steigt er an. Die Nozireaktion tritt plötzlich bei Überschreiten des kritischen Gelenkinnendruckes auf (1.22).

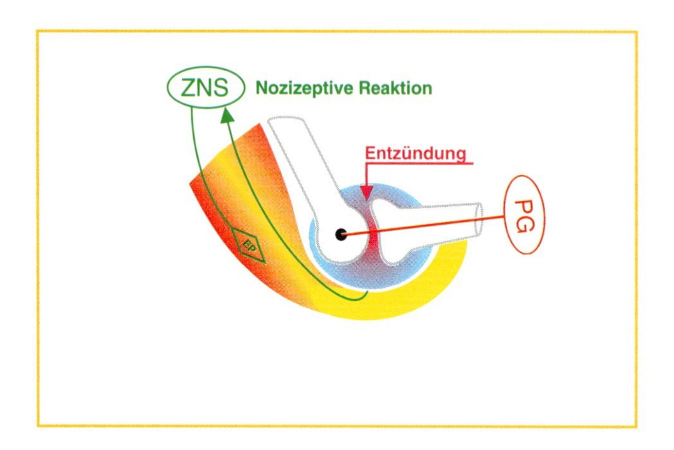


1.22 *Hartreflektorischer Stopp bei Gelenkerguß*
PG = pathologische Grenze
ZNS = zentrales Nervensystem
MEP = Muskelendplatte

**Akute Diskushernie**

Eine akute Discushernie, welche die Nervenwurzel und das Perineurium und/oder die Arachnoidea mechanisch-entzündlich reizt, führt im akuten Stadium zu einem ausgeprägten lokalen Schmerz. Dieser bewirkt eine massive Nozireaktion mit Veränderung des Stopp-Verhaltens im Segment ebenso wie bei der Provokationstestung der befallenen Nerven und Nervenstämme (N. ischiadicus, femoralis, plexus cervicobrachialis).

Bei der segmentalen Bewegungsprüfung kann die Nozireaktion so ausgeprägt sein, daß im Segment keine feststellbaren Bewegungen mehr gefunden werden. Die pathologische Bewegungsgrenze für Flexion/Extension hat sich in diesem Fall massiv angenähert, der Stopp an der Bewegungsgrenze ist hart reflektorisch.

Beim Lasègue-Zeichen wird durch Zug am Stamm des N. ischiadicus durch zunehmende Hüftflexion eine mechanische Reizung der Nervenwurzel im Bereiche der Diskushernie ausgelöst. Diese mechanische Reizung führt zu einer plötzlich einschießenden Nozireaktion, die einen hart-reflektorischen Stopp zur Folge hat. Ist der Stopp beim Lasègue-Manöver hingegen weich, weist dies auf eine Verkürzung der ischiokruralen Muskulatur hin (Pseudo-Lasègue).

Beim umgekehrten Lasègue wird die Nozireaktion durch Zug am N. femoralis provoziert. Sie tritt wie beim Lasègue-Zeichen plötzlich auf. Dasselbe Untersuchungsmanöver wird bei der Längentestung des M. rectus femoris durchgeführt. Ein weicher Stopp an der Bewegungsgrenze ist ein Hinweis auf eine Verkürzung des M. rectus femoris, ein hart-reflektorischer Stopp ein Hinweis auf eine mechanische Irritation des N. femoralis und/oder der ihn bildenden Spinalnerven.

## 1.2 Therapiearten

### 1.2.1 Mobilisation ohne Impuls = MOI

### 1.2.2 Mobilisation mit Impuls = MMI (klassische Manipulation)

### 1.2.3 Neuromuskuläre Therapie = NMT

- Mobilisation unter Ausnützung der direkten Muskelkraft = NMT 1
- Mobilisation unter Ausnützung der postisometrischen Relaxation = NMT 2
- Mobilisation unter Ausnützung der reziproken Innervation = NMT 3

### 1.2.4 Triggerpunkttherapie

- Manuelle Techniken
- Injektionstherapie

### 1.2.5 Trainingstherapie (Reconditioning) und Heimübungen

- Muskeldehnungen
- Muskelkräftigung
- Selbstmobilisation

### 1.2.6 Physikalische Therapie

- Thermotherapie
- Elektrotherapie
- Ultraschalltherapie

1

### 1.2.1 Mobilisation ohne Impuls

**Für die Mobilisation ohne Impuls (MOI) gelten folgende Grundsätze:**

*Wirbelsäule*

- Die dem zu mobilisierenden Wirbelsäulensegment benachbarten Wirbelsäulenabschnitte sollen, wenn möglich, verriegelt sein.
- Die Kontaktaufnahme mit ossären Strukturen der Wirbelsäule soll möglichst außerhalb der Irritationszone liegen.
- Die Mobilisation soll in die schmerzfreie Richtung gehen.
- Die Richtung der Mobilisation wird aufgrund des Verlaufes der Provokationstestes gewählt. Es wird in die Richtung mobilisiert, in der der Schmerz und die nozizeptiven Reaktionen abnehmen (1.11a, 1.11b, 1.23).
- Die Dauer der Mobilisation beträgt ca. 3–10 Sekunden.
- Die Mobilisation soll die Beweglichkeit im Segment nicht über die anatomische Bewegungsgrenze hinaus fördern.
- Schrittweise Mobilisation (1.24).

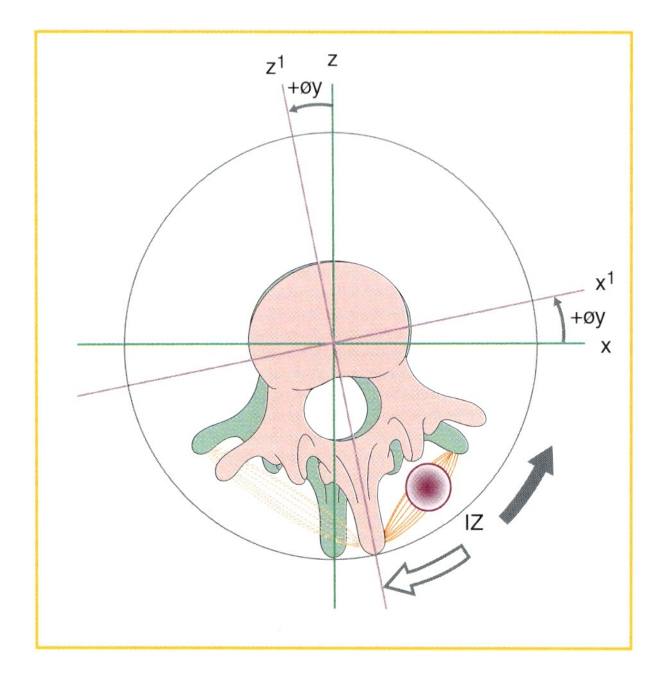


1.23 *Provokationstest*
$x^1$, $z^1$ = pathologische Bewegungsgrenze
+øy = pathologische Linksrotation des kranialen Wirbels
IZ = Irritationszone

*Periphere Gelenke*

- Das zu mobilisierende Gelenk wird in der aktuellen Ruhestellung eingestellt.
- Die Griffassung gelenksnahe, wobei in der Regel der proximale Gelenkpartner fixiert und der distale mobilisiert wird.
- Die Mobilisationsrichtung wird gemäß Konvex- bzw. Konkavregel in Bezug auf die bewegungsfördernde Maßnahme gewählt.
- Als schmerzlindernde Maßnahme kann zuvor eine Traktion durchgeführt werden (Mobilisationsstufe I–II).
- Die Mobilisation soll die Beweglichkeit in einem Gelenk nicht über die anatomische Bewegungsgrenze hinaus fördern (Mobilisationsstufe III).

Das Druck/Zeit-Diagramm (1.25) zeigt, daß auch während der Lagerungsphase keine nennenswerte Kraft aufgewendet werden soll. Während der Mobilisation wird der Druck langsam zunehmend erhöht und wieder langsam abgebaut (3–10 Sekunden).
Aus dem Weg/Zeit-Diagramm ist ersichtlich, daß die Mobilisation an der pathologischen Bewegungsgrenze beginnt und daß der Weggewinn durch die Mobilisation nicht über die anatomische Bewegungsgrenze hinausgehen soll (1.26). Diese Mobilisation wird mehrmals wiederholt. Jedesmal wird ein Weggewinn in die Richtung der physiologischen und anatomischen Bewegungsgrenze erreicht (1.24). Der Patient soll dabei keinen Schmerz verspüren.

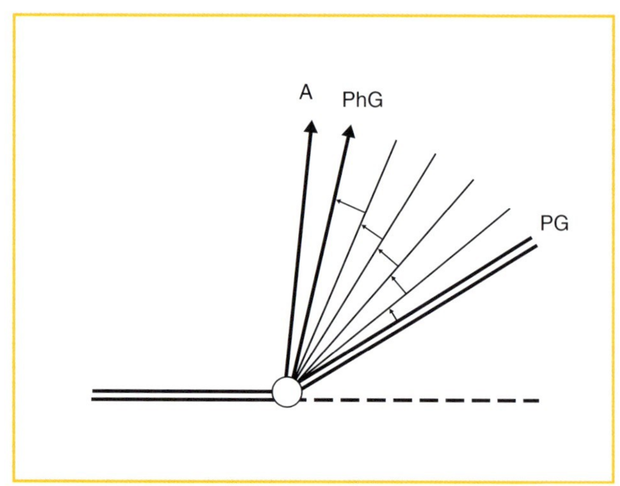


1. 24 *Weggewinn infolge schrittweiser Mobilisation*

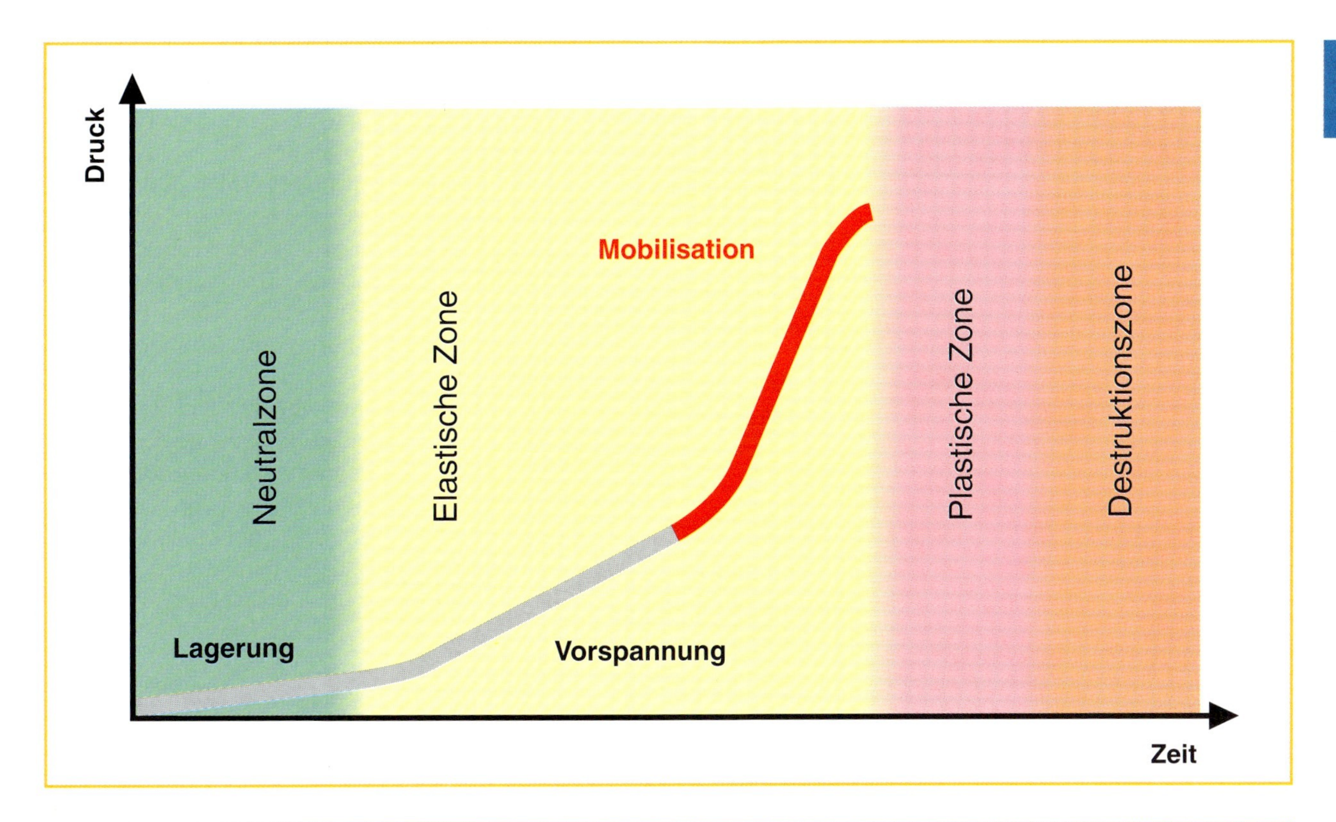


1.25 *Mobilisation ohne Impuls. Druck/Zeit-Diagramm*

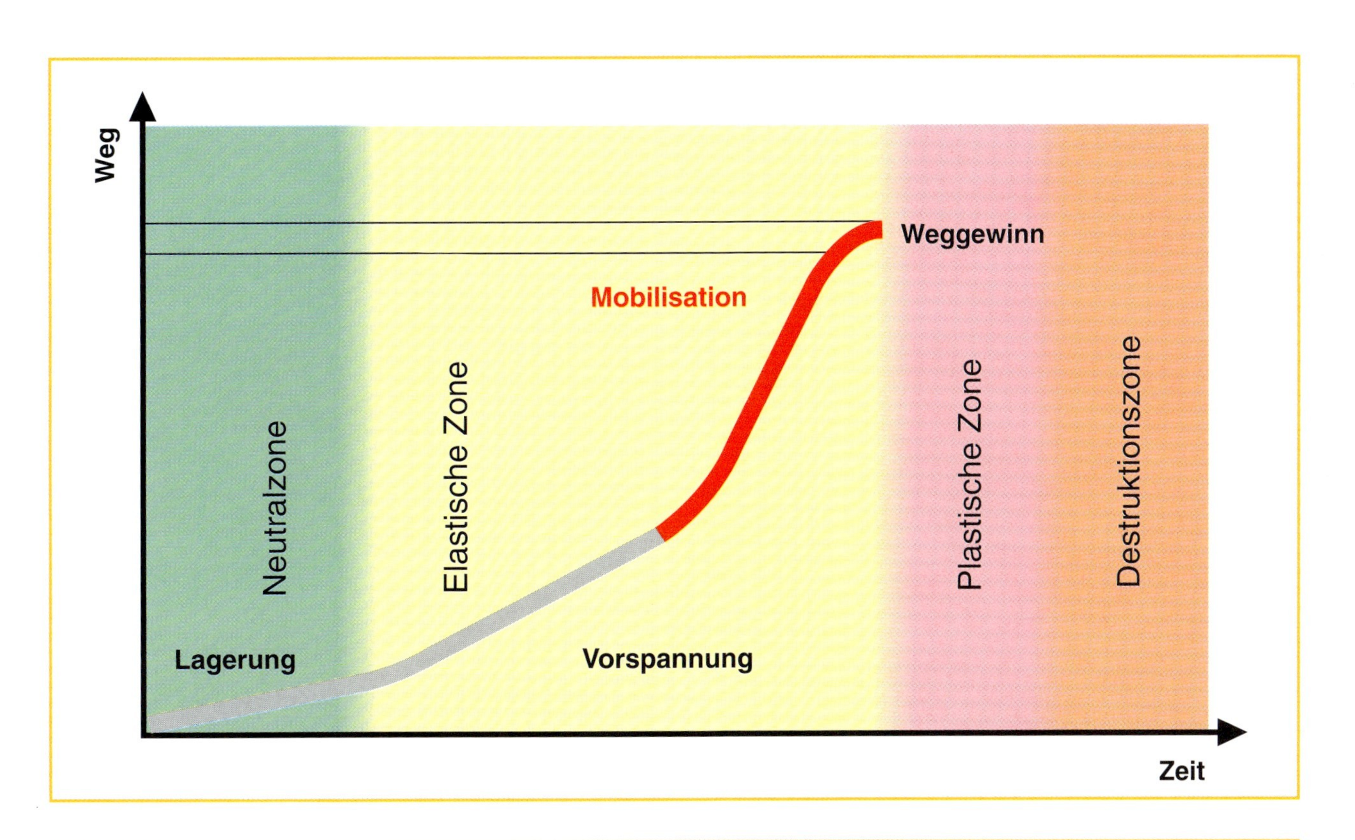


1.26 *Mobilisation ohne Impuls. Weg/Zeit-Diagramm*

1

## 1.2.2 Mobilisation mit Impuls

**Bei der Mobilisation mit Impuls (MMI) bzw. Manipulation werden folgende Faktoren berücksichtigt:**

*Wirbelsäule*

- Die dem zu behandelnden Segment benachbarten Wirbelsäulenabschnitte müssen durch entsprechende Lagerung verriegelt werden.
- Die Lagerung und Verriegelung der Wirbelsäule soll schmerzfrei sein.
- Die Mobilisation mit Impuls (Manipulation) soll in die schmerzfreie Richtung erfolgen.
- Diese Richtung wird aufgrund des Verlaufes des Provokationstestes festgestellt. Es wird in die Richtung mobilisiert, in welcher der Schmerz und die nozizeptiven Reaktionen abnehmen, d.h. in Richtung der Reduktion der Irritationzone (IZ), (1.11a, 1.11b).
- Erfolgt die Mobilisation mit Impuls (Manipulation) über dem Dornfortsatz bzw. Gelenkfortsatz des kaudalen Segmentpartners, wird eine Rotation in Richtung auf die IZ erreicht.
- Damit erfolgt eine Rotation des kaudalen Wirbels in Richtung weg von der IZ oder eine Rotation des kranialen Wirbels in Richtung auf die IZ zu (1.27).
- Durch den Impuls darf die Bewegung im Segment nicht über die anatomische Bewegungsgrenze hinaus forciert werden (Mobilisationsstufe III (1.13).
- Die Mobilisation mit Impuls sollte wenn möglich den Schmerz in dem mobilisierenden Segment nicht intensivieren.
- Das zu mobilisierende Segment soll während einer Behandlung nicht wiederholt manipuliert werden.

*Periphere Gelenke*

- Das zu mobilisierende Gelenk wird in der aktuellen Ruhestellung eingestellt.
- Die Griffassung gelenksnahe, wobei in der Regel der proximale Gelenkspartner fixiert wird. Der Impuls wird normalerweise senkrecht zur Behandlungsebene ausgeübt.
- Die Manipulation geht von der Mobilisationsstufe II in die Mobilisationsstufe III über.

Das Druck/Zeit-Diagramm (1.28) zeigt, daß während der Lagerungsphase kaum eine Kraft aufzuwenden ist. Aus dem Weg/Zeit-Diagramm (1.29) ist ersichtlich, daß der Impuls eine rasche, kurze und präzise Bewegung über die pathologische Bewegungsgrenze hinausgeht. Es darf aber die anatomische Bewegungsgrenze nicht überschritten werden.

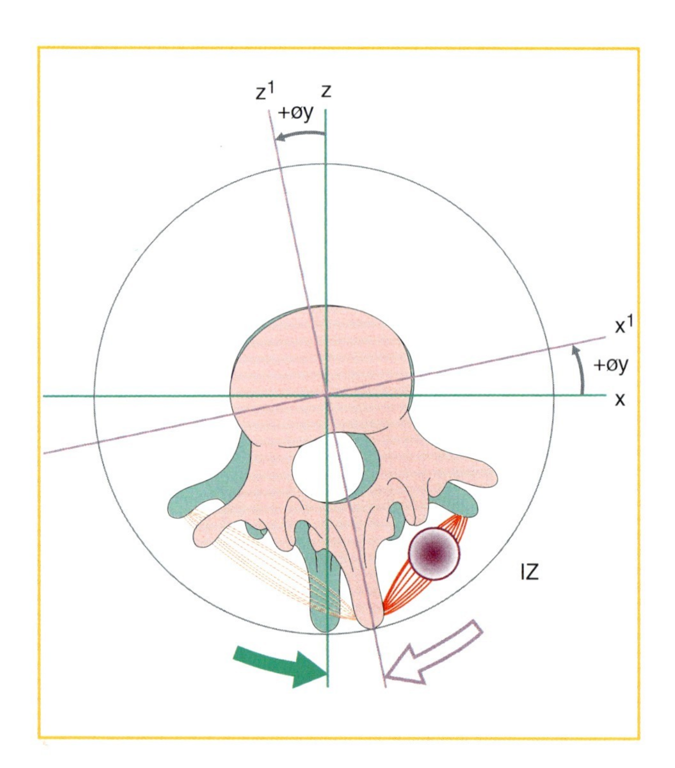


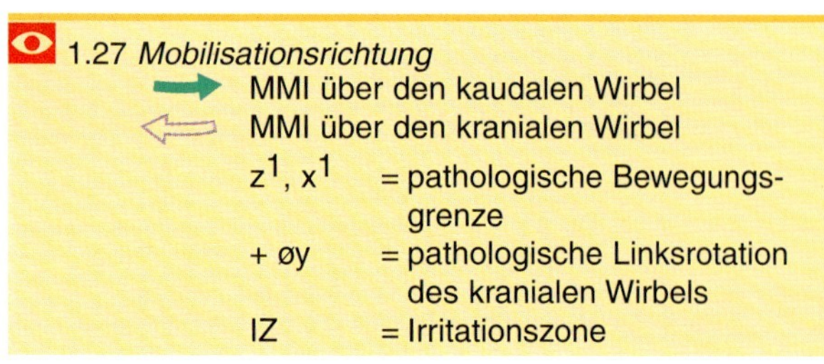
1.27 *Mobilisationsrichtung*
MMI über den kaudalen Wirbel
MMI über den kranialen Wirbel
$z^1$, $x^1$ = pathologische Bewegungsgrenze
+ øy = pathologische Linksrotation des kranialen Wirbels
IZ = Irritationszone

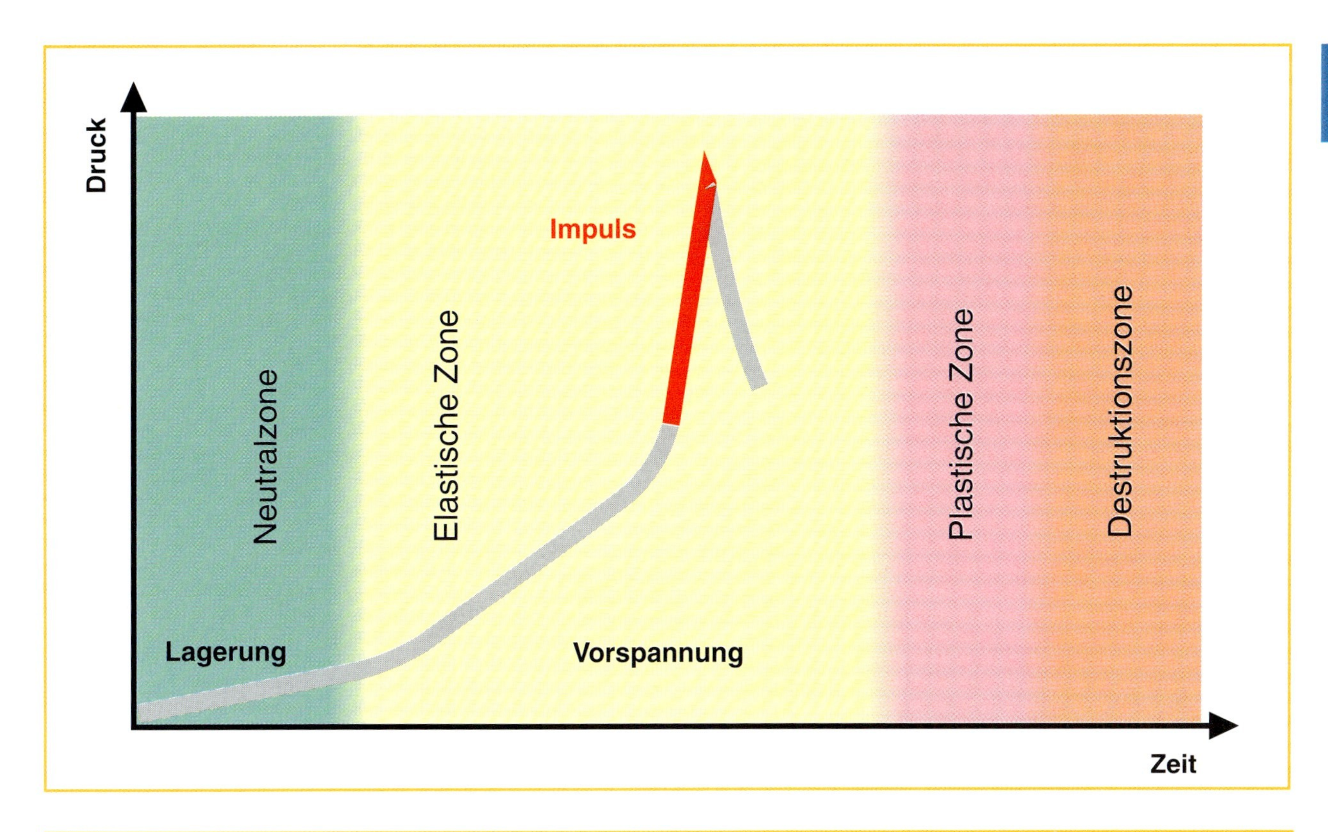


1.28 *Mobilisation mit Impuls. Druck/Zeit - Diagramm.*

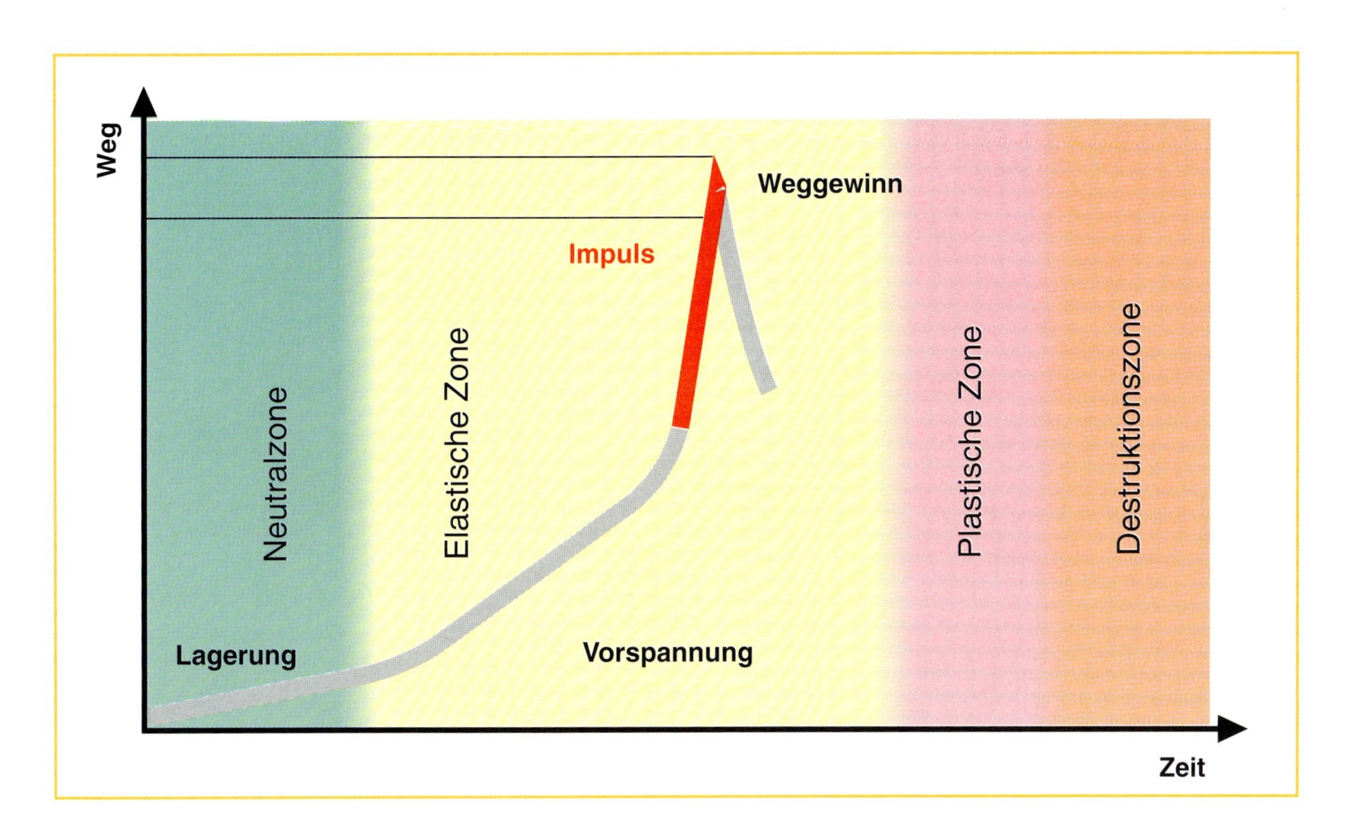


1.29 *Mobilisation mit Impuls. Weg/Zeit - Diagramm.*

### 1.2.3 Neuromuskuläre Therapie (NMT)

Unter der neuromuskulären Therapie werden diejenigen Behandlungstechniken zusammengefaßt, bei denen die Muskelkraft und die dadurch hervorgerufenen neuromuskulären Reflexmechanismen der Beweglichkeitsverbesserung und der Muskeldehnung dienen (Dvořák et al. Manuelle Medizin, Diagnostik; 1996, 5. Auflage).

Die Rotation des Rumpfes ist eine Bewegung, die durch möglichst schräg oder quer zur Längsachse der Wirbelsäule verlaufende Muskelzüge ausgelöst werden muß. Es sind dies vor allem die kurzen und mittellangen Elemente des transversospinalen Systems (Mm. rotatores und multifidi; 1.30). Für eine kräftige Drehbewegung müssen sie aber von anderen Rumpfmuskeln unterstützt werden. Zu nennen sind hier die seitlichen Bauchmuskeln, welche die Seitenfläche des Brustkorbes mit dem Beckenkamm der Gegenseite verbinden. Da die Bauchmuskulatur eine stark beugende Wirkung auf die Wirbelsäule ausübt, muß diese durch die Rückenstrecker wieder kompensiert werden. Bei der Nackenmuskulatur müssen die Halte- und die Bewegungsfunktion auseinandergehalten werden. Um die labile Schädellage zu sichern, ist ein starkes muskuläres Verspannungssystem notwendig.

Die Ausführung der neuromuskulären Therapien stützt sich weitgehend auf die Kenntnisse der funktionellen Anatomie. Im Bereiche des Achsenorgans ist es entscheidend darauf zu achten, daß eine Rotation zur einen Seite durch das kontralaterale Transversospinalsystem bedingt wird, aber durch Verkürzung der gleichsinnigen Transversospinalmuskeln limitiert werden kann.

Eine Rotation im Bewegungssegment der Wirbelsäule, z.B. nach links, wird durch die rechten transversospinalen Muskeln (Mm. rotatores, multifidi) initiiert, welche in diesem Fall als Agonisten der entsprechenden Rotation bestimmt sind (1.31). Liegt eine Verkürzung des transversospinalen Systems im gleichen Segment vor, werden diese Muskeln die Rotation nach rechts limitieren (1.32).

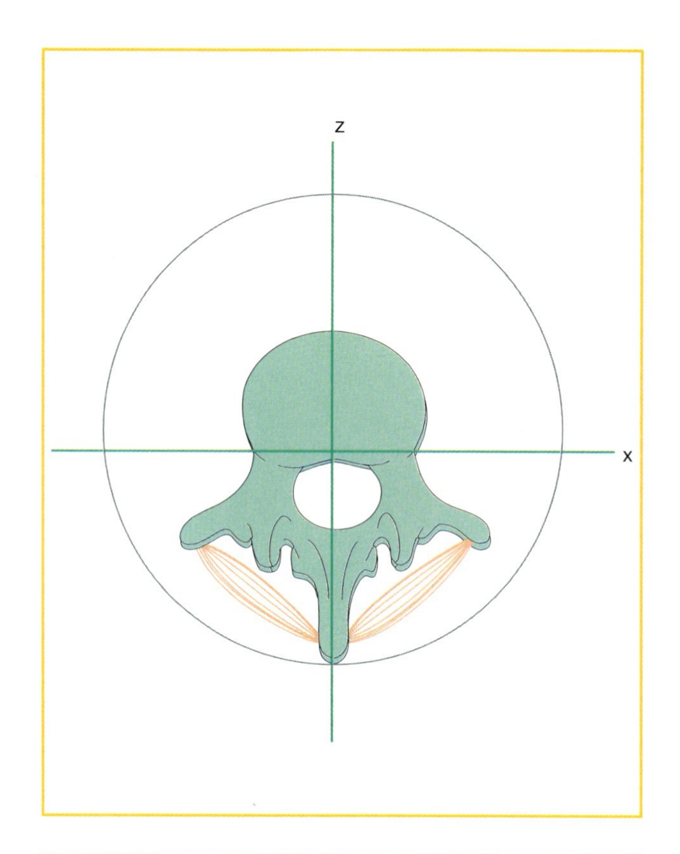


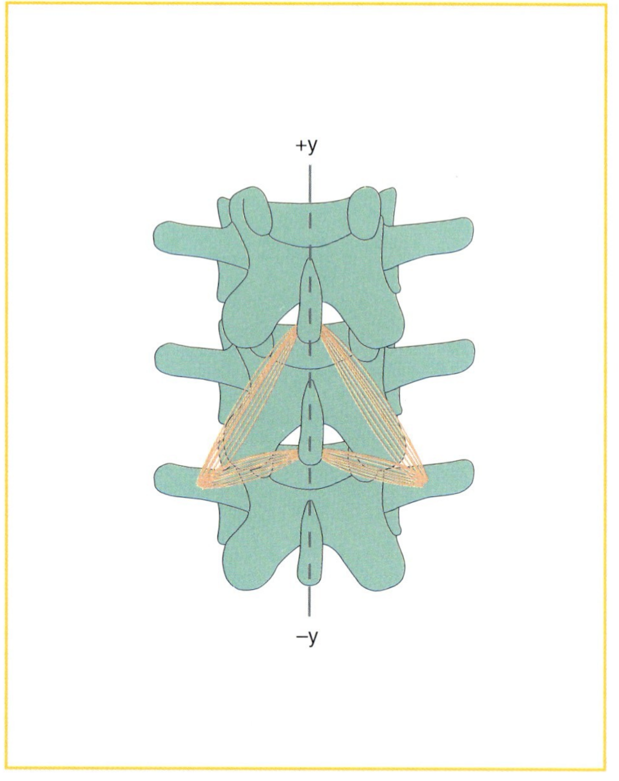


1.30 *Neutralstellung des Bewegungssegmentes*
Elemente des Transversospinalsystems
Mm. rotatores brevis und longus

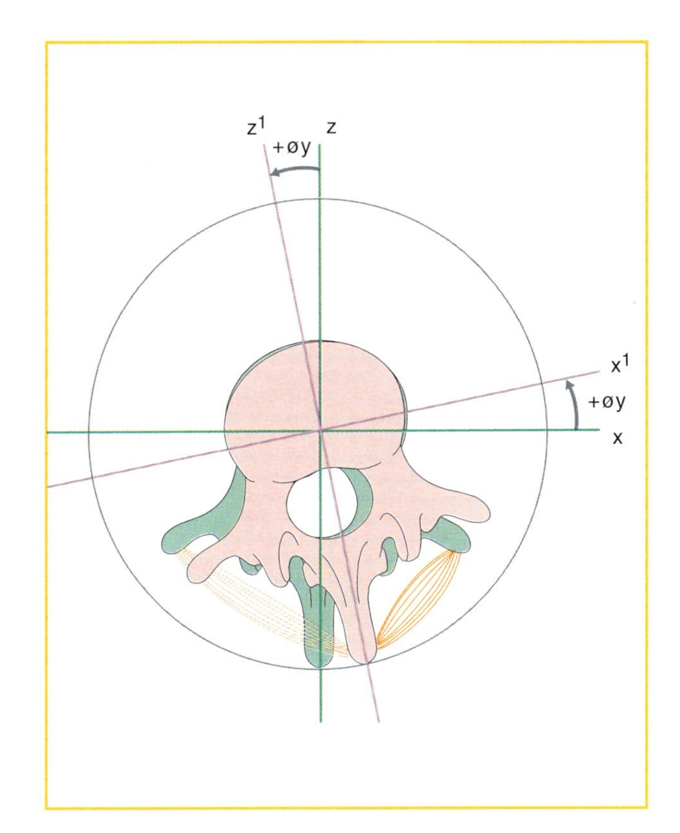


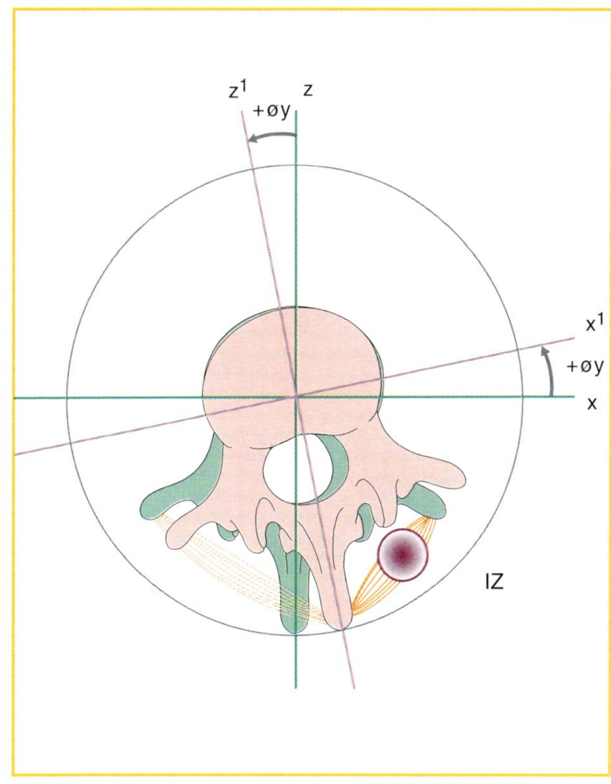


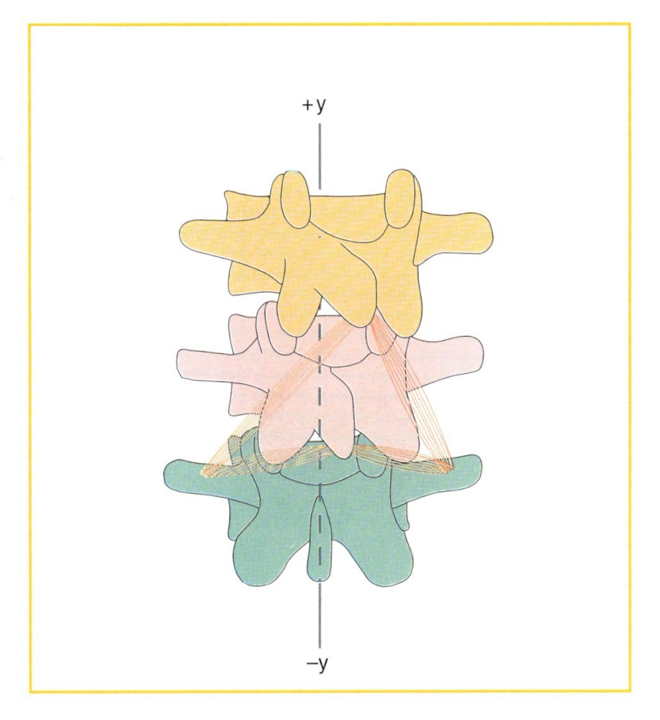


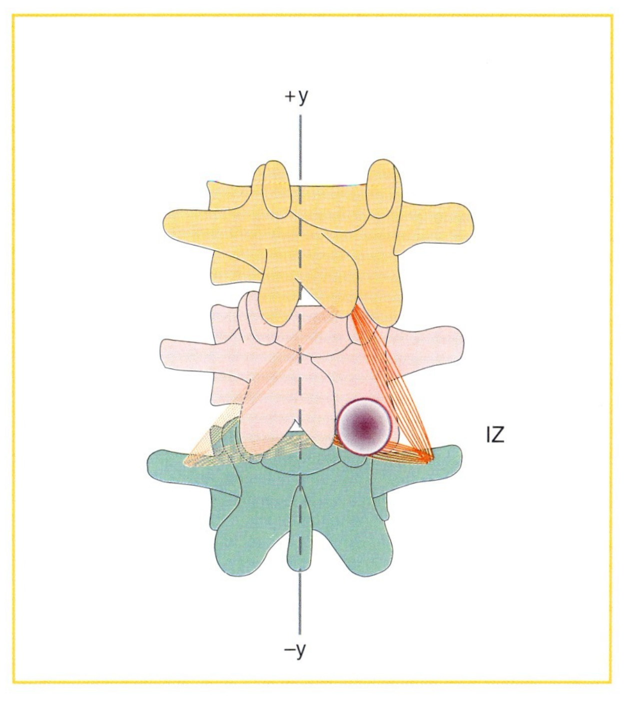


1.31 *Rotation im Bewegungssegment nach links.*
$z^1$, $x^1$ = pathologische Bewegungsgrenze
+øy = Linksrotation des kranialen Wirbels
rot = aktivierte Mm. rotatores Links-Rotationsagonisten

1.32 *Pathologische Bewegungsgrenze für eine Rotation nach rechts.*
$z^1$, $x^1$ = pathologische Bewegungsgrenze
rot = verkürzte Mm. rotatores: Rechts-Rotationsantagonisten = Links-Rotationsagonisten

1

### 1.2.3.1 Mobilisation unter Ausnützung der direkten Muskelkraft derAgonisten, NMT 1

Der Patient führt eine von der pathologischen Bewegungsgrenze ausgehende Mobilisation durch, indem er die entsprechenden agonistischen Muskeln anspannt und somit eine mobilisierende Bewegung über die pathologische Bewegungsgrenze hinaus fortsetzt, Die zu mobilisierende Wirbelsäulenregion wird so eingestellt, daß die benachbarten Wirbelsäulenabschnitte möglichst verriegelt sind. Die häufig schwierig zu erlernende Bewegung kann durch digitale Fazilitation der entsprechenden Muskulatur und verbale Kontrolle durch den Therapeuten qualitativ und quantitativ geleitet und verbessert werden.

Mit dieser neuromuskulären Therapie NMT 1 erlernt der Patient häufig jene Mobilisationstechniken, die er selber als Heimprogramm anwenden kann.

Bei der Anwendung der NMT 1 sind folgende Faktoren zu berücksichtigen:

- Einstellung des zu mobilisierenden Bewegungssegmentes der Wirbelsäule oder des peripheren Gelenkes an der aktuellen pathologischen Bewegungsgrenze (1.33).
- Die distal liegenden Segmente werden fixiert.
- Durch entsprechende Muskelanspannung führt der Patient eine mobilisierende kleine Bewegung über die pathologische Bewegungsgrenze hinaus durch (1.34).
- Schrittweiser Weggewinn (1.35).
- Dauer dieser Muskelanspannung 2 – 5 Sekunden.
- Das Erlernen der oft nicht einfachen Bewegungsabläufe kann durch geführte passive Bewegung in die pathologische Bewegungsgrenze hinein erleichtert werden.
- Taktile kutane und muskuläre Reize im Bereiche der anzuspannenden Muskeln können das Erlernen dieser Bewegungen ebenfalls erleichtern.
- Die Selbstmobilisation kann der Patient regelmäßig wiederholen (1.36).

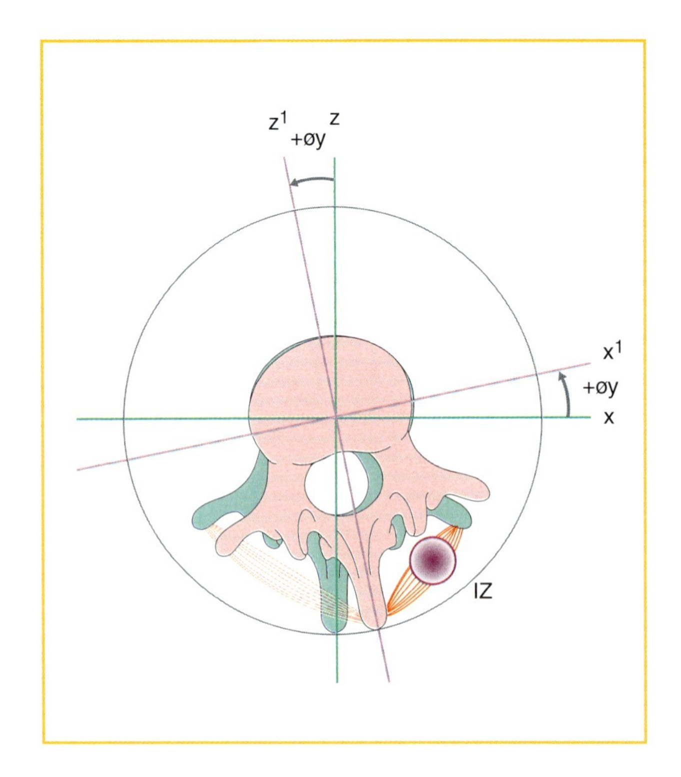


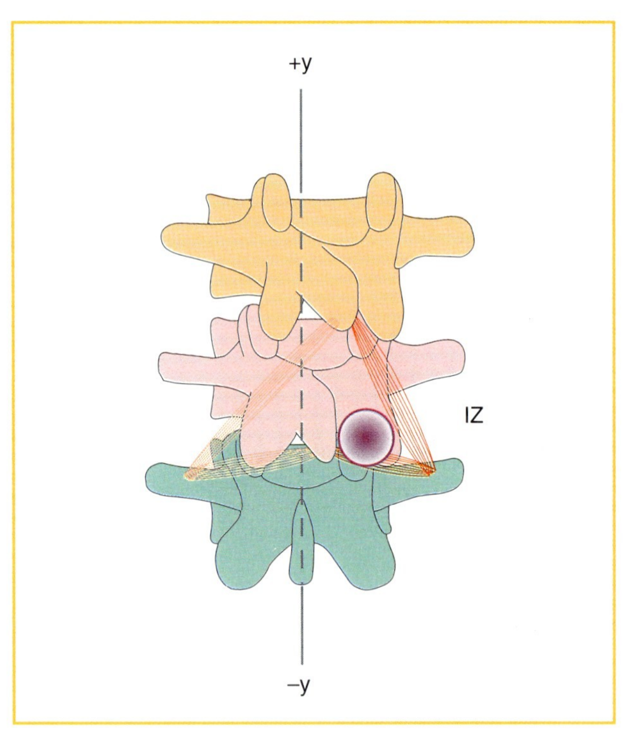


1.33 *Pathologische Bewegungsgrenze für Rotation nach rechts*
$x^1$, $z^1$ = pathologische Bewegungsgruppe
+øy = pathologische Linksrotation der kranialen Wirbel
rot = verkürzte Rechts-Rotationsantagonisten

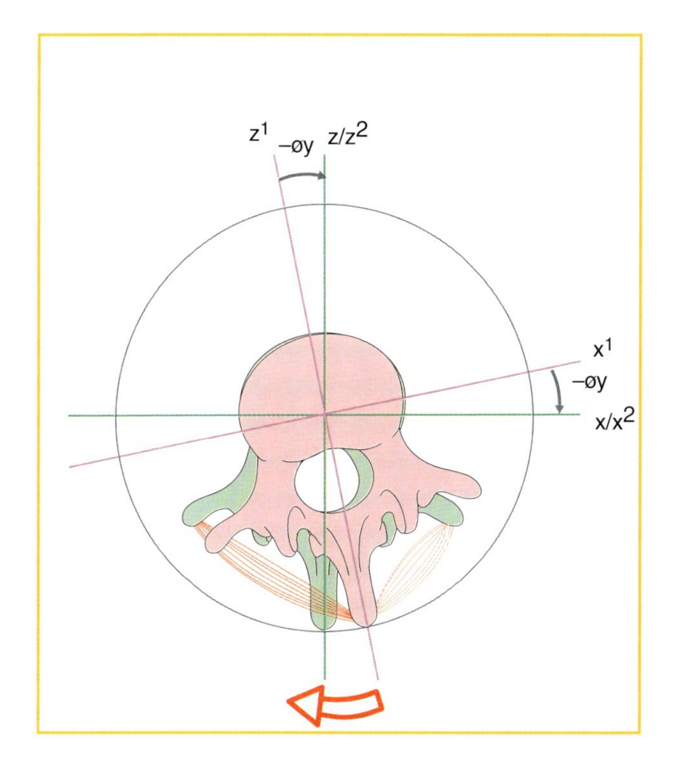


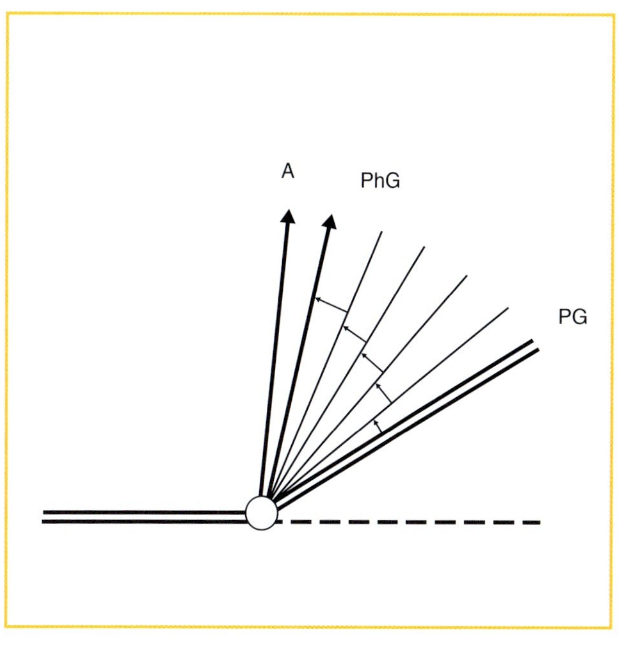


1.35 *Schrittweise Mobilisation/ Weggewinn*

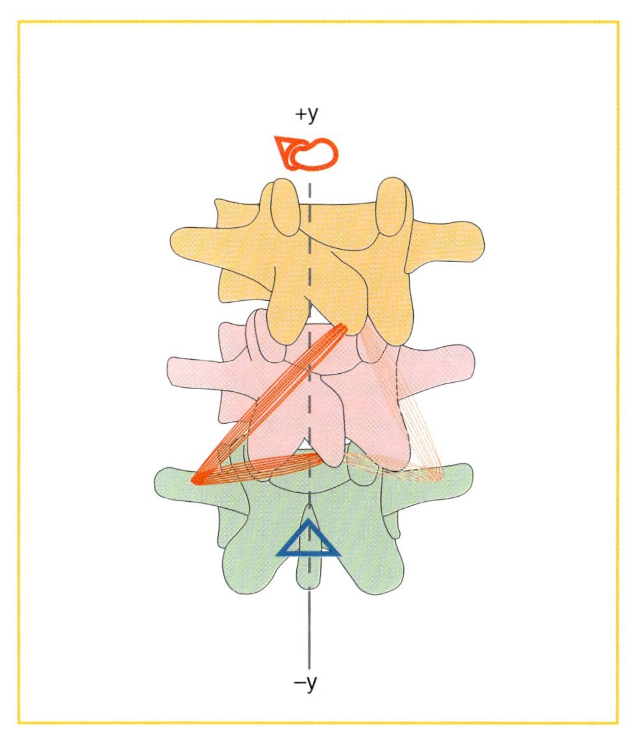


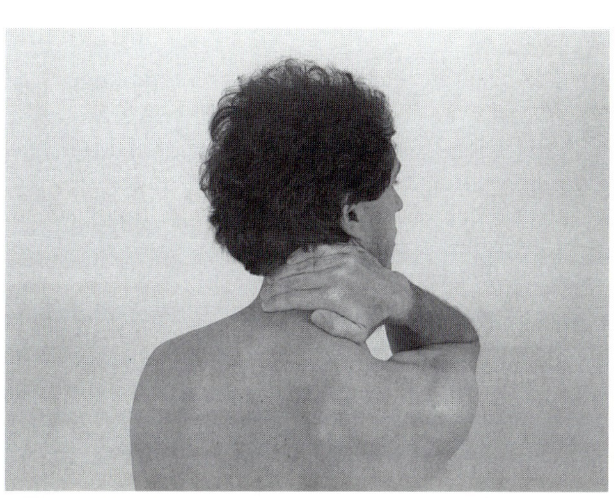

1.36 *Selbstmobilisation für Verbesserung der Rechtsrotation*

1.34 *Mobilisation NMT 1*

$x^1$, $z^1$ = pathologische Bewegungsgrenze
△ = Fixation des kaudalen Wirbels
⇦ = Mobilisationsrichtung
rot = aktivierte Rotationsagonisten
$z^1 \rightarrow z^2$, $x^1 \rightarrow x^2$ = –øy = Weggewinn

### 1.2.3.2 Mobilisation unter Ausnützung der postisometrischen Relaxation der Antagonisten, NMT 2

Eine verkürzte tonische Muskulatur führt immer zu einer Verminderung der regionalen Beweglichkeit, sei es im Bereich der Wirbelsäule (1.33) oder an den peripheren Gelenken. Durch isometrische Anspannung und anschließende Dehnung während der postisometrischen Relaxationsphase kann die Muskulatur gedehnt und auf eine normale Länge gebracht werden. Entsprechend der Dehnung wird das zugehörige Gelenk oder der Wirbelsäulenabschnitt passiv mobilisiert.

Bei der Durchführung der NMT 2 sind folgende Faktoren zu berücksichtigen:

- Einstellung des zur mobilisierenden Bewegungssegmentes oder des peripheren Gelenkes an der aktuellen pathologischen Bewegungsgrenze (1.37).
- Die distal liegenden Wirbel werden fixiert.
- Ausgehend von der maximal möglichen Dehnlage optimale isometrische Anspannung des zu dehnenden Muskels von der pathologischen Bewegungsgrenze weg (1.38).
- Dehnungsdauer während der postisometrischen Relaxationsphase 3 – 10 Sekunden (1.39).
- Schrittweises Dehnen. Der einmal gewonnene Weg soll beibehalten werden, der Muskel soll in der neuen maximalen Dehnlage optimal isometrisch angespannt werden.
- In den allermeisten Fällen wird es notwendig sein, daß der Patient ein Dehnungsprogramm erlernt, das er selbständig zu Hause regelmäßig ausüben kann.

Besteht gleichzeitig, wie so häufig, eine Abschwächung der phasischen Muskulatur, so gilt das Prinzip: *Dehnen kommt vor Kräftigen.*

Die neuromuskuläre Therapie NMT 2 ist vor allem in denjenigen Fällen erfolgversprechend, in denen ein weicher Stopp in der angulären Bewegungstestung festzustellen ist.

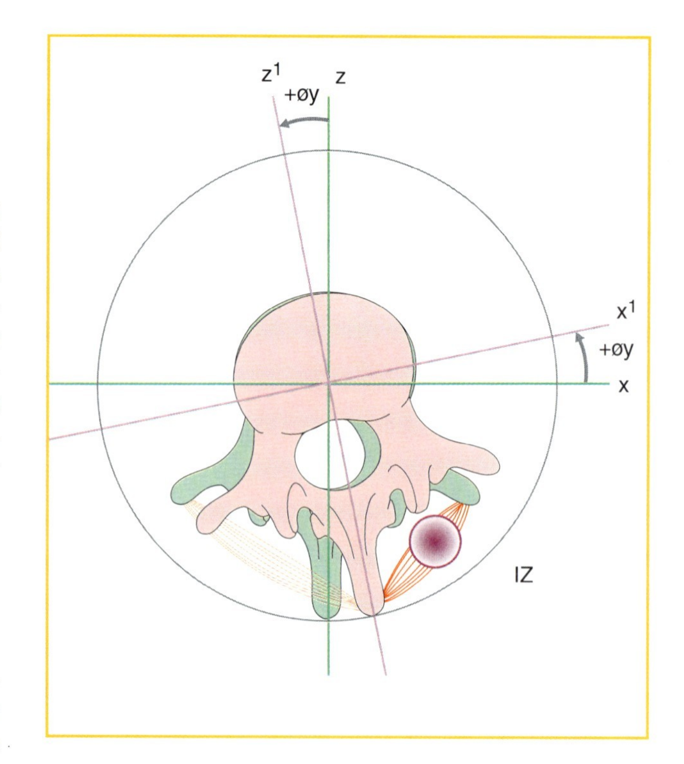


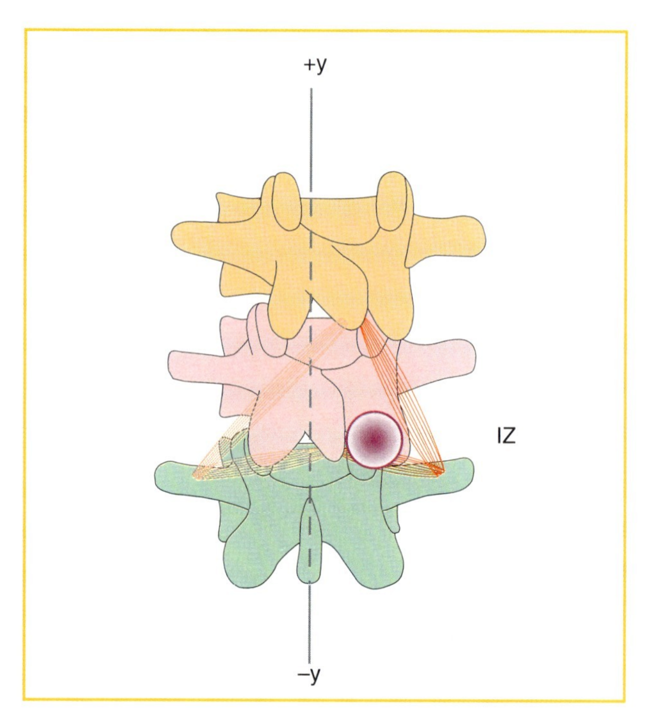


1.37 *Pathologische Bewegungrenze für eine Rotation nach rechts*

| | | |
|---|---|---|
| $x^1$, $z^1$ | = | pathologische Bewegungsgrenze |
| +øy | = | pathologische Linksrotation der kranialen Wirbel |
| rot | = | verkürzte Rechts-Rotationsantagonisten |
| IZ | = | Irritationszone |

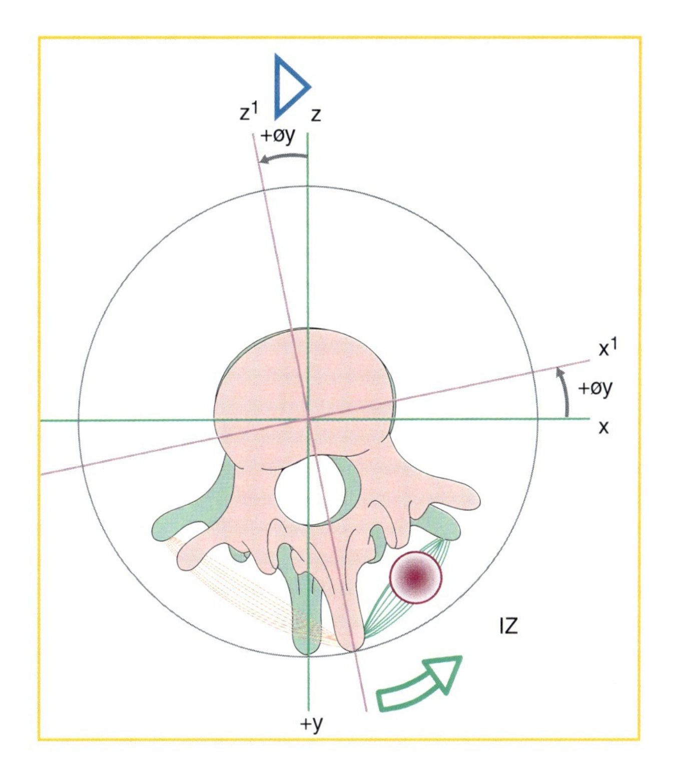


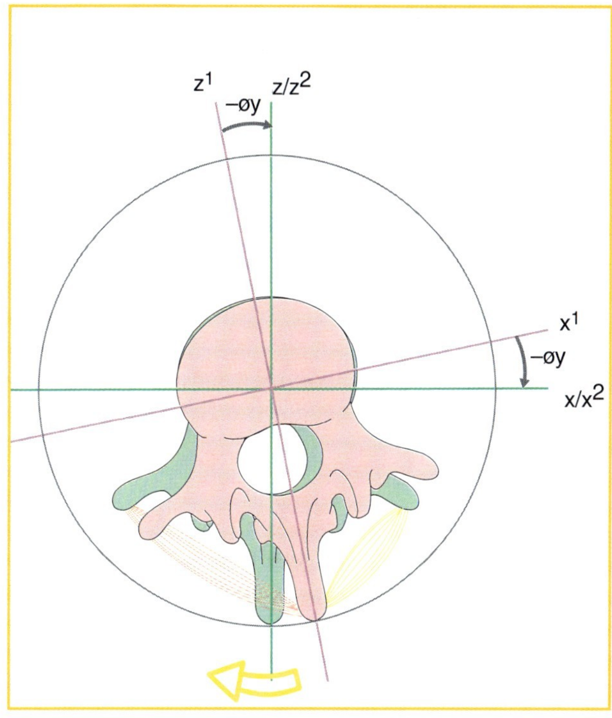


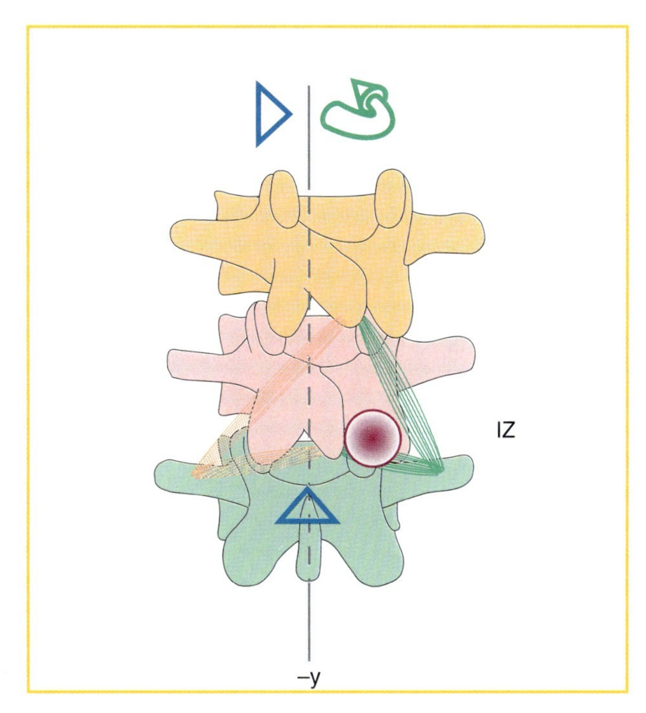


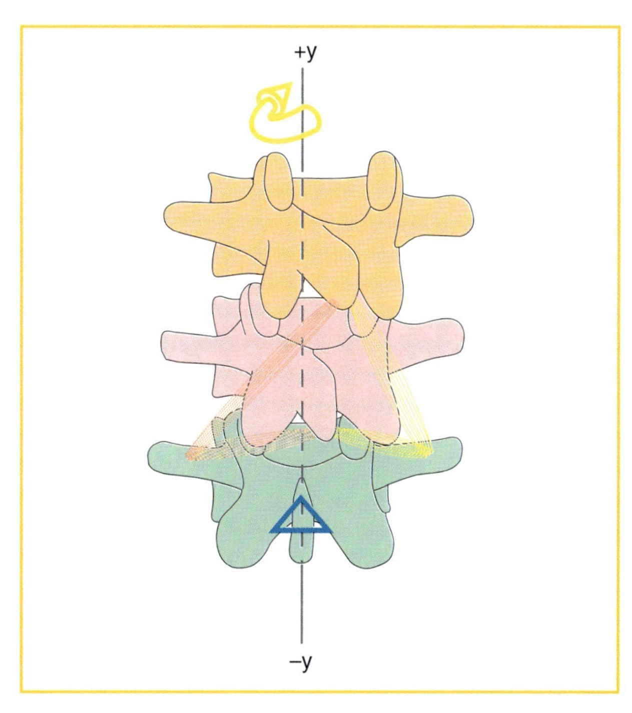


1.38 *Isometrische Anspannung*

$x^1$, $z^1$ = pathologische Bewegungsgrenze

(blaues Dreieck) = Fixation

(grüner Pfeil) = Richtung der isometrischen Anspannung

rot = verkürzte Rechts-Rotationsantagonisten, die isometrisch aktiviert werden

1.39 *Mobilisation/Dehnung*

$x^1$, $z^1$ = pathologische Bewegungsgrenze

(blaues Dreieck) = Fixation

(gelber Pfeil) = Mobilisations-Dehnungsrichtung

gelb = postisometrisch relaxierte Rechts-Rotationsantagonisten werden durch Rechts-Rotation gedehnt

$z^1 \rightarrow z^2$, $x^1 \rightarrow x^2$ = –øy = Weggewinn

### 1.2.3.3 Mobilisation unter Ausnützung der reziproken Hemmung der Antagonisten, NMT 3

Die isometrische Anspannung erfolgt in Richtung der Bewegungseinschränkung. Dadurch werden die Antagonisten der zu relaxierenden Muskulatur rein isometrisch angespannt. Im Gegensatz zur NMT 1 und NMT 2 wird der zu mobilisierende Skelettabschnitt fixiert. Folgende Faktoren sind zu berücksichtigen:

- Einstellung des zu mobilisierenden Wirbels unmittelbar an der pathologischen Bewegungsgrenze (1.40).
- Manuelle Fixation dieses Wirbelsäulenabschnittes oder Gelenkes, so daß keine Bewegung möglich ist.
- In einem ersten Schritt reine isometrische Anspannung in die Richtung der Bewegungseinschränkung, vorausgesetzt, eine präzise Fixation des Bewegungssegmentes ist gewährleistet. Dadurch wird eine reziproke Hemmung der verkürzten Rotationsantagonisten erreicht. Dauer dieser isometrischen Anspannung 5 –10 Sekunden (1.41).
- In einem zweiten Schritt vorsichtige passive Mobilisation über die bewegungseinschränkende pathologische Bewegungsgrenze hinaus (1.42). Diese Mobilisation wird mit wesentlich weniger Kraft ausgeführt als beim schrittweisen Dehnen während der postisometrischen Relaxationsphase bei der NMT Typ 2.

Diese Technik findet in den Fällen ihre Anwendung, in denen die isometrische Anspannung der verkürzten tonischen Muskulatur schmerzhaft ist. Dieser Zustand ist vor allem bei den akuten Krankheitsbildern wie z.B. den Diskushernien mit einer radikulären Symptomatik anzutreffen.

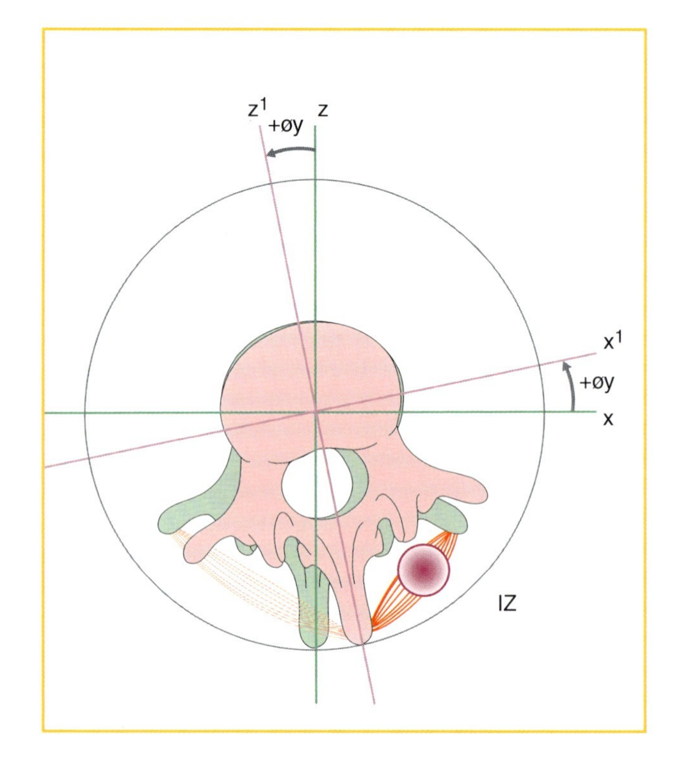


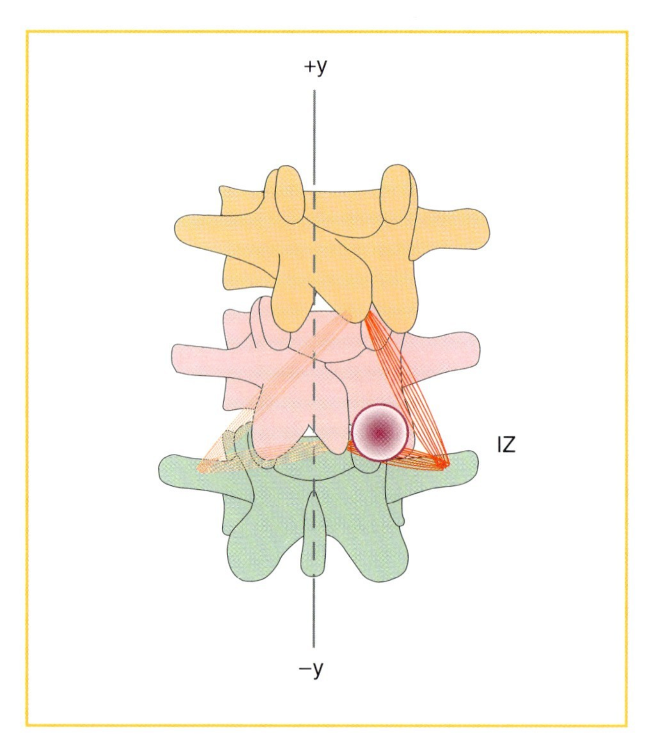


1.40 *Pathologische Bewegungsgrenze für eine Rotation nach rechts*

$x^1$, $z^1$ = pathologische Bewegungsgrenze
+øy = pathologische Linksrotation der kranialen Wirbel
rot = verkürzte Rechts-Rotationsantagonisten
IZ = Irritationszone

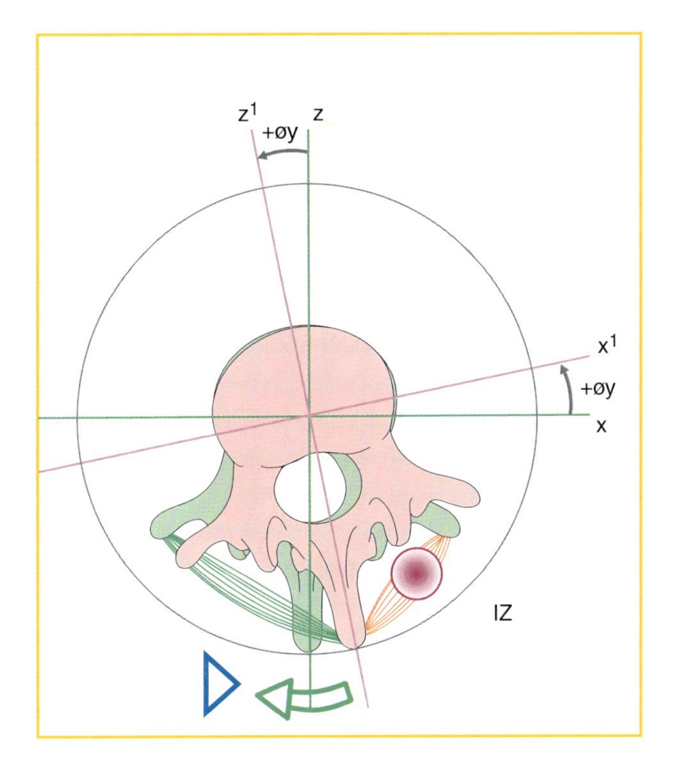


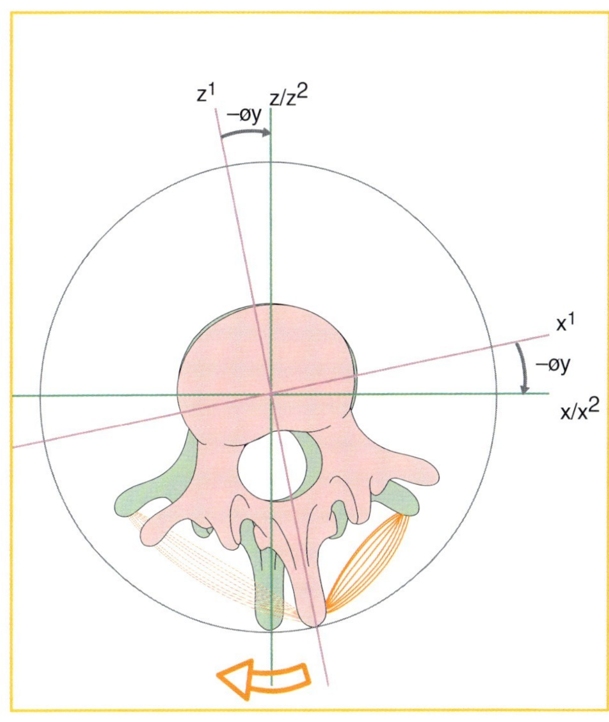


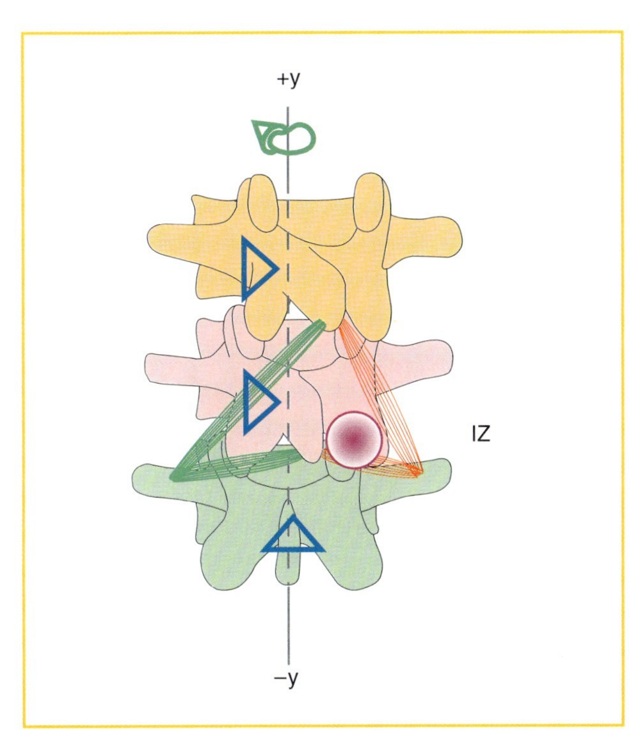


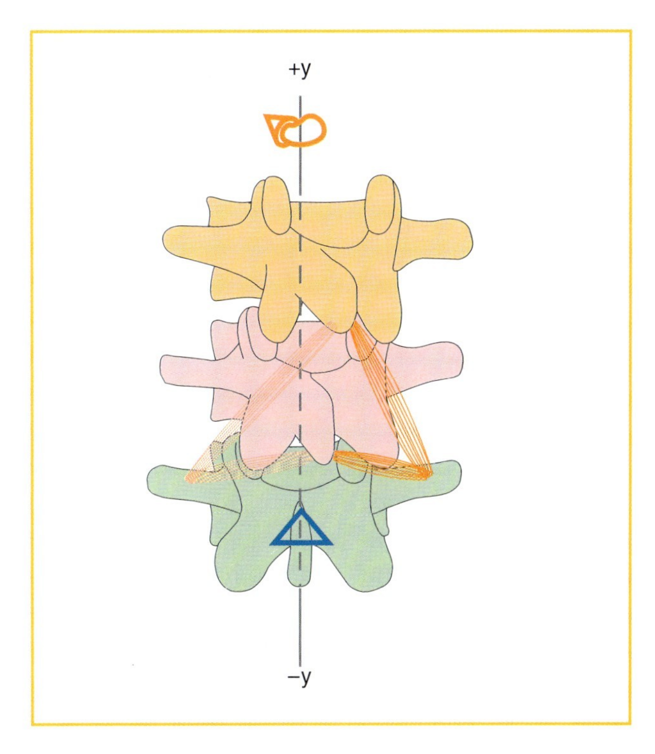


1.41 *Isometrische Anspannung*

$x^1$, $z^1$ = pathologische Bewegungsgrenze
△ = Fixation
⇦ = isometrische Anspannung
grün = isometrisch aktivierte Rechts-Rotations-agonisten

1.42 *Mobilisation und Dehnungsrichtung*

△ = Fixation
⇦ = Mobilisation (mit kleinster Kraft)
orange = reziprok gehemmte Rechts-Rotations-antagonisten werden gedehnt

$x^1 \rightarrow x^2$, $z^1 \rightarrow z^2$ = –øy = Weggewinn

### 1.2.4 Triggerpunkttherapie

Verschiedene Behandlungsweisen eines Triggerpunktes sind in der Praxis bekannt. Die sogenannte „Spray und stretch-Technik“ und verschiedene Injektionen, sowohl mit als auch ohne Lokalanästhetikum (Travell, 1983), haben großen Anklang im klinischen Alltag gefunden, vor allem bei chronifizierten Krankheitsbildern. Diese manuellen Techniken unterstützen die herkömmliche Behandlung dadurch, daß sie die mit Triggerpunkt auftretenden Bindegewebedysfunktionen und Gelenkblockierungen gleichzeitig einbeziehen (Tab. 1.1).

**1.1** *Verschiedene Behandlungstechniken für Triggerpunkte*

Allgemein angewandte Techniken

- Spray- und Stretch-Technik
- Injektionstherapie
  a) Lokalanästhetikum
  b) Trockennadeln (Dry-needling)
- Muskuläres Stretching in der Nachbehandlungsphase

Manuelle Techniken
(auf die in diesem Kapitel näher eingegangen wird)

Alternative Technik

- Myotherapie („Ischemic-stretching“-Technik) (Prudden, 1980)

Medikamentöse Behandlung

Die oben genannten Spray- und Stretch- und Injektionstechniken sind sehr anschaulich im Detail in dem von Travell und Simons veröffentlichten Standardwerk beschrieben (Travell, 1983; Travell, 1992).
Folgende Merkmale der Triggerpunkte sind im Hinblick auf die Therapie wichtig:

- Palpation eines harten Muskelbandes, das äußerst schmerzhaft auf Druck reagiert, und mit einer Zuckungsantwort auf knipsende Palpation reagiert.
- Sensibilitätsänderungen, die sich in einem für den Muskel charakteristischen Verbreitungsfeld finden.
- Muskeln, die einen Triggerpunkt enthalten, sind häufig verkürzt.
- Triggerpunkte können auch bei Erkrankungen aus der Struktur-Ebene auftreten (systemische und/oder lokale Erkrankungen).
- Kontraindikationen zu den möglichen Behandlungsweisen müssen berücksichtigt und in den Gesamtaufbau des Behandlungsplanes miteinbezogen werden.

Der Patient sollte ausführlich über die in der Regel ziemlich schmerzhafte Triggerpunktbehandlung aufgeklärt werden.

#### 1.2.4.1 Manuelle Triggerpunkt-Techniken

Die manuelle Behandlungsweise eines Triggerpunktes beinhaltet vor allem vier verschiedene Techniken.

*Manuelle Triggerpunkt-Technik I*

Schritt 1: Genaue Lokalisation und Kompression des Triggerpunktes.

Schritt 2: Der Patient wird aufgefordert, diesen identifizierten Muskel rhythmisch anzuspannen und zu entspannen.

Das Ziel dieser Technik ist die Detonisierung des beteiligten Muskels, so daß der Streckwiderstand vermindert wird, um die ursprüngliche Ruhelänge des Muskels erreichen zu können.

Die manuelle Triggerpunkt-Technik I hat sich besonders bei jenen Patienten bewährt, deren Muskeln, vor allem chronisch, eine Entspannung nicht erlaubten. Diese Technik hat einen sogenannten Haltemechanismus, indem der zu dehnende Muskel aufgrund der aktiven Kontraktion eine Überdehnung verhindert, da diese zu viel Schmerz bereiten würde. Ebenso lernt der Patient in dieser Technik die korrekte Durchführung der Bewegung und kann diese Übung somit direkt ins Heimprogramm aufnehmen; Das steigert gewöhnlich das Vertrauen des Patienten in diese Behandlungsweise.

Diese Technik beruht auf klassischen manuellen Techniken und deren Prinzipien (Lewit, 1981; Cailliet, 1977; Knott, 1968; Rubin, 1981)

*Manuelle Triggerpunkt-Technik II*

Schritt 1: Genaue Lokalisation und Kompression des Triggerpunktes im identifizierten Muskel.

Schritt 2: Passiv ausgeführtes Dehnen des betroffenen Muskels innerhalb der Schmerzgrenze.

Schritt 3: Langsame, gezielte Ausstreichung des dem Triggerpunkt benachbarten Bindegewebes.

*Manuelle Triggerpunkt-Technik III*

Schritt 1: Genaue Lokalisation und Kompression des Triggerpunktes im identifizierten Muskel.

Schritt 2: Anwendung der angesagten „Fascial Release Technique", die der Faszie zur freieren Bewegung entlang dem Faserverlauf der darüberliegenden Haut verhelfen soll.

Es ist wichtig, daß der Therapeut den Triggerpunkt exakt lokalisiert. Die Palpationskraft wird so dosiert, daß einerseits der Triggerpunkt behandelt und stimuliert und andererseits die umliegenden Gewebe nicht verletzt werden.

*Manuelle Triggerpunkt-Technik IV*

Schritt 1: Genaue Lokalisation und Kompression des Triggerpunktes im identifizierten Muskel.

Schritt 2: Diese Technik ist ähnlich der oben beschriebenen Technik III, jedoch versucht die „Myofascial Release Technique" eine Muskel-Faszien-Trennung zu erreichen. Die eingeführte Kraft ist größer als die der Technik III, doch müssen wiederum der Status und die Schmerzempfindlichkeit des einzelnen Patienten beachtet werden.

### 1.2.4.2 Injektionstherapie der Triggerpunkte

Obwohl keine spezifischen Richtlinien existieren, welche die Intensität, Frequenz und Handlungsdauer genau angeben, ist ein „common sense approach" angebracht. Aufgrund der Veröffentlichungen von Travell und Simons (Travell, 1983; Travell, 1992), sowie unseren eigenen Erfahrungen sollen folgende Empfehlungen während der Behandlungszeit als Richtlinien dienen:

- 4–6 Injektionen pro Sitzung
- Maximal 4 Injektionen in den gleichen Triggerpunkt.
- Intervall zwischen den einzelnen Injektionssitzungen minimal 3-4 Tage.
- Pro Sitzung maximale Gesamtmenge: z.B. 20 ml 1%iges-Lidocain.

### 1.2.4.3 Faktoren einer effizienten Behandlung

- Hohes Maß an manueller Fertigkeit
- Spezifische Indikationen für die Anwendung verschiedener Techniken müssen vor der Behandlung bestimmt werden und werden durch eine genaue Untersuchung und Anamnese bestimmt.
- Gut durchgeführte Lagerung erleichtert die Behandlungsmethode.
- Genaue Instruktionen an den Patienten, wie aktive Bewegungen ausgeführt werden müssen.
- Sowohl Therapeut als auch Patient sollen entspannt sein.
- Erstellen eines spezifischen Behandlungsplanes und periodische Überwachung mit Definition von objektiven Zielen und deren klare Dokumentation.
- Wissen, wann die Behandlung beendet werden kann oder muß.

Der Mißerfolg einer Behandlung ist auf drei Faktoren zurückzuführen: Fehldiagnose, Fehlbehandlung oder „out-of-sequence"- Behandlung, d.h., daß andere Faktoren eine wichtigere als die ursprünglich angenommene Rolle spielen („perpetuating factors").

Die Ultraschallapplikation ist indiziert bei Schmerzzuständen von Sehnen- und Muskelübergängen, Peritendinopathien und Gelenkkapseln. Überdies ist eine Ultraschallbehandlung von Triggerpunkten zur Vorbereitung manualmedizinischer Techniken sinnvoll.

1

## 1.2.5 Reconditioning – Trainingstherapie im Rahmen der muskuloskelettalen Erkrankungen

### 1.2.5.1 Nozireaktion

Im Rahmen der manuellen Medizin spielt beim Reco-Training der Schmerz oft eine zentrale Rolle. Der Schmerz führt zu einer Nozireaktion, welche die körperlichen Leistungsfaktoren negativ beinflußt.
Im Reco-Training geht es darum, diese verminderten körperlichen Leistungsfaktoren zu verbessern. Die Trainingsformen, welche eingesetzt werden, sollen aufgrund von Leistungsmessungen und Leistungsbeurteilungen gewählt werden. Die Nozireaktion selbst verhindert häufig eine Leistungstestung im Bereich von Kraft, Ausdauer und Koordination. Leistungstests sind in der Regel Maximaltests. Um eine maximale Leistung im Rahmen einer Testung erbringen zu können, ist eine Leistungsbereitschaft des Probanden unbedingt notwendig. Fakten wie Rentenbegehren, Depressionen und Angst können diese Leistungsbereitschaft stark vermindern und eine eigentliche Leistungstestung verhindern. Das Reco-Training soll durch eine adäquate Schmerztherapie ergänzt werden.
Diese Schmerztherapie hat unterschiedliche Ziele für den Patienten und Therapeuten (1.2).

1.2 *Phasenaufbau der Trainingstherapie*

| Recond. – Phase | Nozireaktion als auslösende Belastung | Trainings- und Therapieprinzip | Hinweise |
|---|---|---|---|
| I akut | Schwerkraft | Entlastung durch Lagerung<br>• liegend<br>• Schlingentisch<br>• Ball<br>• Wasser | Lagerung wenn möglich in aktueller Ruhestellung („Entlastung“) |
| | Bewegung | Vermeiden von Übungen, welche an die Schmerzgrenze gehen<br>• isometrische Übungen<br>• dynamisch langsame Übungen<br>• isokinetische Übungen<br>Kraft gering halten (< 30 % der Maximalkraft)<br>hohe Wiederholungszahl (20–30) | Schmerzarme Bewegungsrichtung wählen<br>Ein individuell angepaßtes Übungskonzept ist notwendig |
| II subakut | Bewegung | Bewegungen bis zur Schmerzgrenze<br>• dynamisch langsame<br>• isokinetische Übungen<br>Bewegung 30–50% der Maximalkraft.<br>• Wiederholungszahlen 20 | Geringe Nozireaktion: muskuläre Dysbalance im Vordergrund |
| III chronisch | Bewegung | Bewegung bis zur Bewegungsgrenze<br>Grundsätzlich sind alle Therapieformen erlaubt<br>• dynamisch rasch<br>• dynamisch langsam<br>• Belastung 30–90% | Keine Nozireaktion: Schulung der Koordination (z.B.„Rückenschule“) soll erst einsetzen, wenn Phase II abgeschlossen ist, da Bewegungslernen unter der Nozireaktion kaum oder nicht möglich ist. In der Phase III können programmierte Trainingskonzepte eingesetzt werden, z.B. Kraftgeräte, Krafttraining. Dabei sollen eine gegebenenfalls verminderte Belastbarkeit von Bandscheiben, Sehnen und Bändern berücksichtigt werden.<br>Zur Erhaltung des Steady-state sind 1 – 3 Trainingssessionen pro Woche notwendig |

- Der Patient will das sein Wohlbefinden störende Schmerzphänomen beseitigt haben.

- Der Therapeut will die eine Nozireaktion auslösenden Schmerzen minimalisieren, da sie eine Verbesserung der körperlichen Leitungsfähigkeit behindern oder gar unmöglich machen.

#### 1.2.5.2 Stabilisierende Gymnastik des Rumpfes

Bei Instabilität einzelner Segmente, die durch eine Vergrößerung der Neutralzone gekennzeichnet ist, kann dieses mechanische Defizit durch spezifisches Training der Rumpfmuskulatur kompensiert werden. Die Trainingsmethoden, die zu dieser funktionellen Kompensation führen, werden als „Stabilisationsgymnastik" bezeichnet. Die Stabilisationsgymnastik muß in jedem Fall durch eine Verbesserung der koordinativen Fähigkeiten ergänzt werden, damit Nozireaktionen auslösende, abrupte Bewegungen, aber auch mechanisch ungünstige Haltungs- und Bewegungsmuster vermieden werden.
Eine ungenügende Kraftausdauer der Rumpfmuskulatur selbst führt auch ohne Instabilitätszeichen zu schmerzhaften Überlastungen von Sehnen und Bändern. Im Rahmen des Reco-Trainings sollen diese Überlastungen durch Stabilisationsgymnastik und Koordinationsschulung reduziert werden.

Die stabilisierende Gymnastik ist bei Zeichen der Instabilität und/oder ungenügender Kraftausdauer durch Auftreten von Nozireaktionen häufig nur mit größerem Aufwand möglich. In den Reco-Phasen I und II muß der Patient ein individuelles, den täglichen Gegebenheiten (Ausmaß der Nozireaktion) angepaßtes Trainingsprogramm unter Anleitung einer Physiotherapeutin durchführen. Erst wenn die Reco-Phase III – fehlende oder nur sehr geringe Nozireaktionen vorhanden – erreicht worden ist, kann ein programmiertes Trainingsprogramm für Maximalkraft, Kraftausdauer und Ausdauer sowie Koordination durchgeführt werden.

#### 1.2.5.3 Muskelfunktion in bezug auf Stabilisationsgymnastik

Die großen, kräftigen Rumpfbewegungen werden vorwiegend durch die sogenannten Extremitätenmuskeln des Rumpfes durchgeführt. Diese Muskeln haben große Hebelarme und einen großen Querschnitt. Je nach Kontraktion der übrigen Muskeln sind die Extremitätenmuskeln entweder Muskeln, die Schultergürtel und Oberarm oder den Oberschenkel und das Becken bewegen.

Eine Bewegung des Schultergürtels und des Kopfes im Verhältnis zum Becken ist das Resultat der großen Rumpfbewegungen. Um kräftige große Rumpfbewegungen zu trainieren, sind also in erster Linie die Extremitätenmuskeln des Rumpfes zu trainieren oder aber die großen Rumpfbewegungen kräftig durchzuführen.

Die komplexen Bewegungen des Rumpfes bedeuten in der Regel dreidimensionale Bewegungsabläufe. Da die Extremitätenmuskeln der Wirbelsäule je nach Bewegung überwiegend Motoren der Rumpfbewegung oder Motoren der Extremitätenbewegungen sind, ist das transversospinale System im ersten Fall Teil der rumpfbewegenden Muskelkette (in den folgenden Schemata rot eingezeichnet) oder im zweiten Fall Teil der Wirbelsäulenstabilisation (im folgenden Schema grün eingezeichnet) (1.43–1.68).

Die komplexen dreidimensionalen Bewegungen hat Kurt Tittl (Funktionelle Anatomie des Menschen) analysiert und folgerichtig den Begriff der Muskelschlinge geprägt. Erst das sinnvolle Zusammenspiel von Agonisten und Antagonisten erlaubt eine 3D-Bewegung.

1

### 1.2.5.4 Funktion der Extremitätenmuskeln des Rumpfes (1.3).

1.3 *Muskelfunktion*

| Muskel | Rumpf stabilisiert | Extremität stabilisiert |
|---|---|---|
| M. trapezius pars descendens | Elevation Schultergürtel | Seitneigung Halswirbelsäule |
| M. sternocleidomastoideus | Inspiration | in HWS Extension: Reklination $C_0 - C_2$<br>einseitige Anspannung Lateralflexion-Extension-Rotation |
| M. pectoralis | Adduktion, Innenrotation Oberarm | Rotation Rumpf |
| M. latissimus dorsi | Adduktion, Innenrotation Oberarm | beidseitig: Rumpf Extension<br>einseitig: Lateralflexion Rumpf |
| Schräge Bauchmuskulatur | Bauchpresse | beidseitig: Rumpfflexion<br>einseitig: Rumpfrotation |
| Gerade Bauchmuskulatur | Bauchpresse | Rumpfflexion |
| M. quadratus lumborum | Exspiration, Bauchpresse | einseitig: Lateralflexion Rumpf |
| M. tensor fasciae latae | Abduktion Oberschenkel | Becken heben |
| M. glutaeus medius/maximus | Extension Hüftgelenk | Becken Flexion<br>LWS–Kyphosierung * |
| M. rectus femoris<br>M. sartorius | Flexion Hüftgelenk | Becken Extension<br>LWS–Lordosierung * |

**Wegen des Ansatzes dieser Muskeln am Becken ist ein indirekter Einfluß auf die LWS-Stellung und Bewegung der LWS gegeben.*

**HWS-Lateralflexion**
**Schultergürtel Elevation**

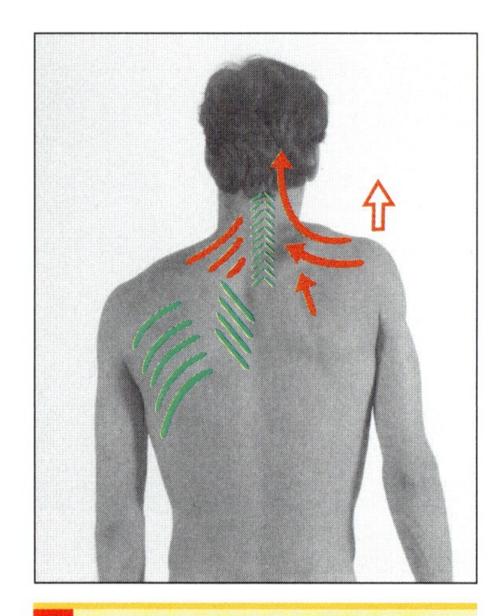

1.43 *Elevation Schulter*

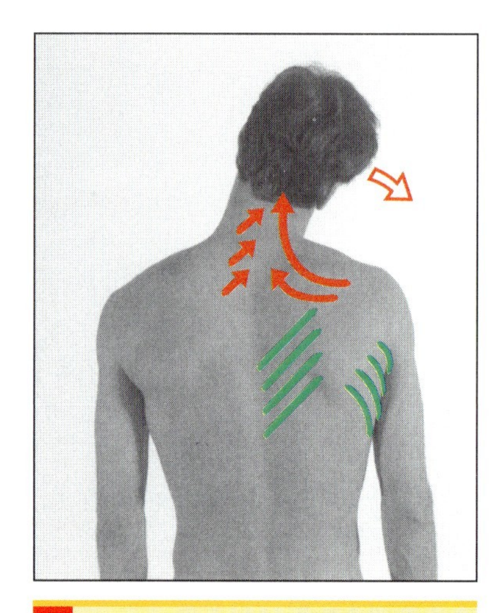

1.44 *Lateralflexion HWS*

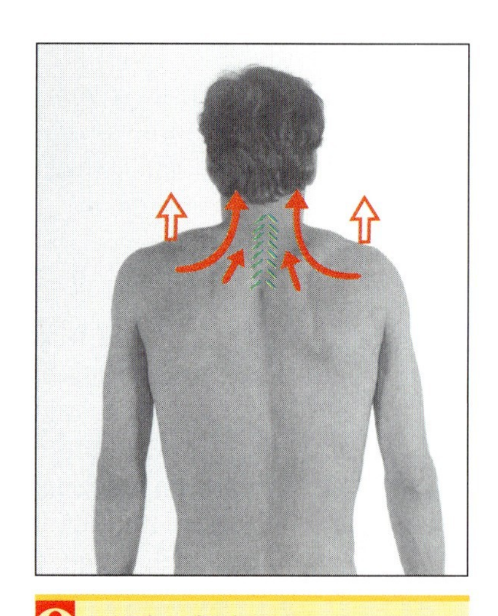

1.45 *Inspiration*

**M. latissimus**

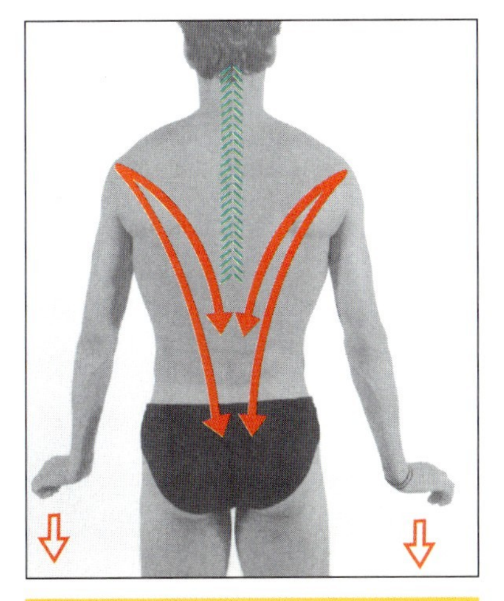

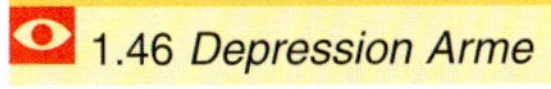

1.46 *Depression Arme*

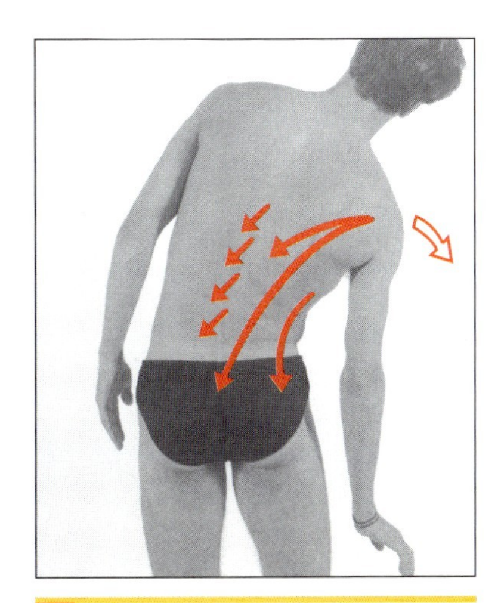

1.47 *Lateralflexion Rumpf*

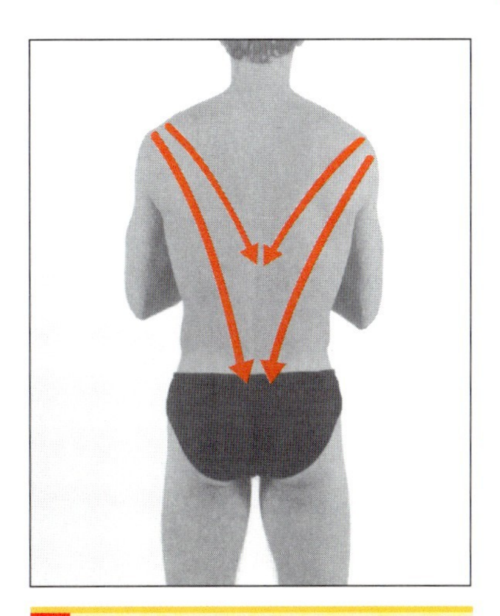

1.48 *Exspiration, Husten*

**M. obliquus abdominis**

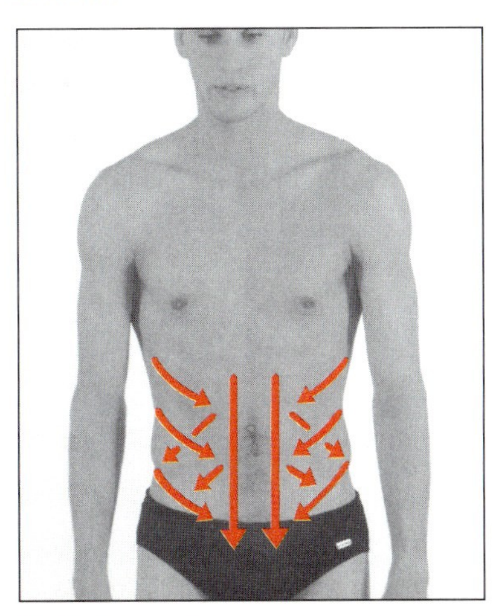

1.49 *Bauchpresse*

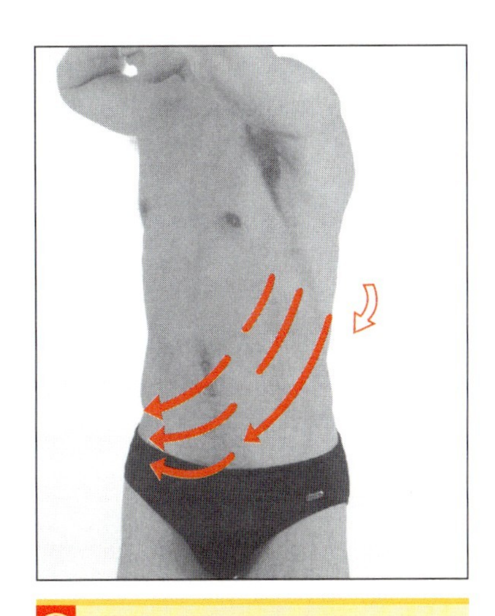

1.50 *Rumpfrotation*

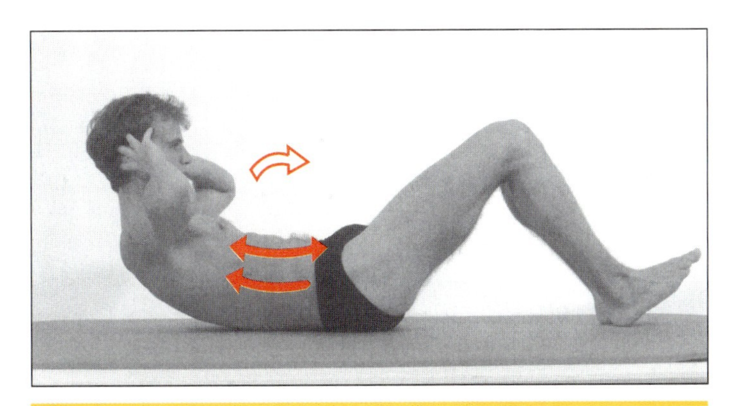

1.51 *LWS-Flexion*

1

**M. quadratus lumborum, M. tensor fasciae latae**

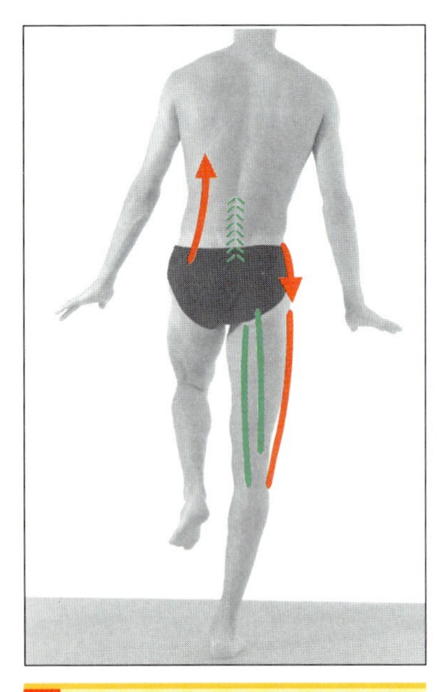

1.52 *Einbeinstand*

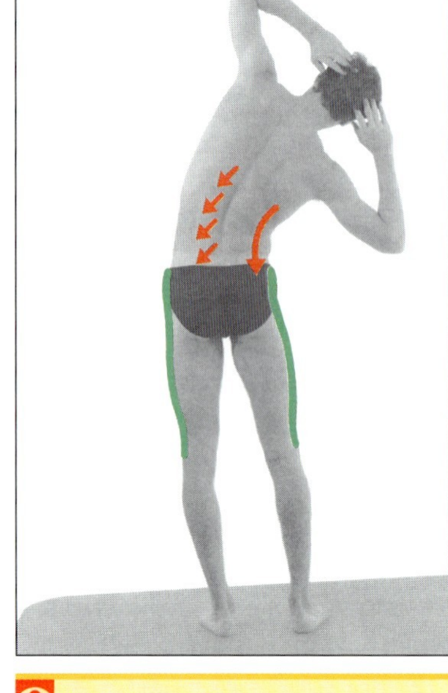

1.53 *Lateralflexion*

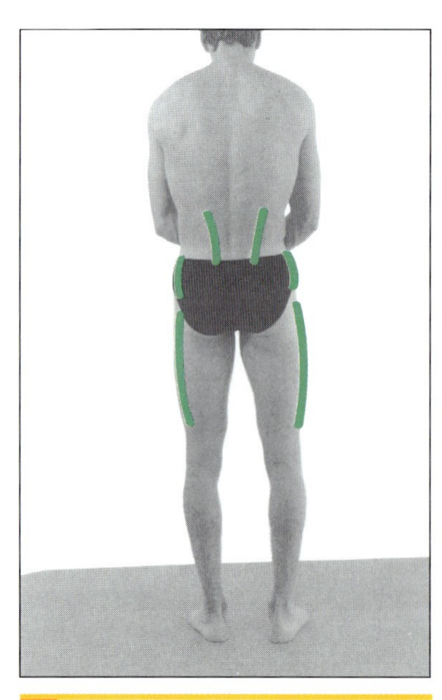

1.54 *Stand*

**M. glutaeus medius und maximus**

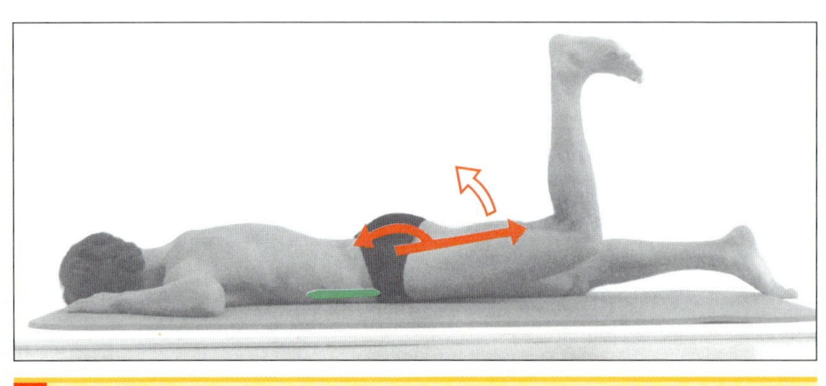

1.55 *Hüftextension im Hüftgelenk*

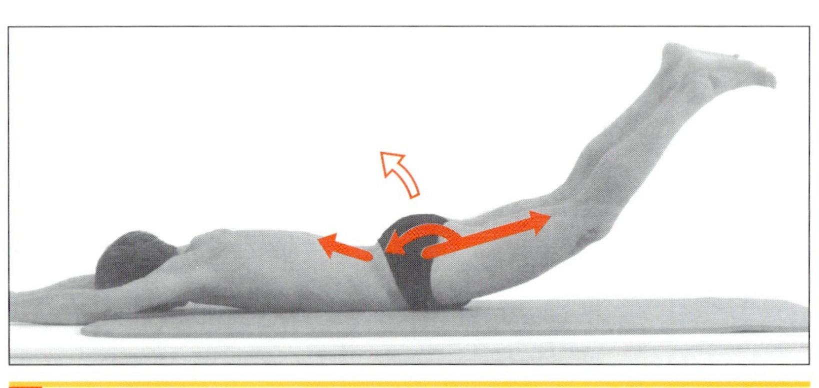

1.56 *LWS-Extension*

**M. iliopsoas**

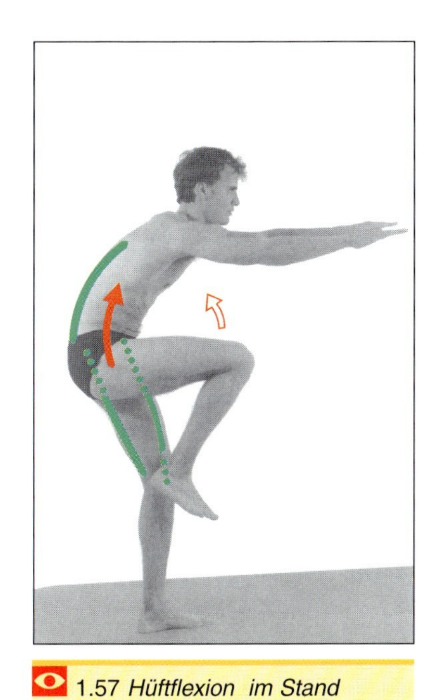

1.57 *Hüftflexion im Stand*

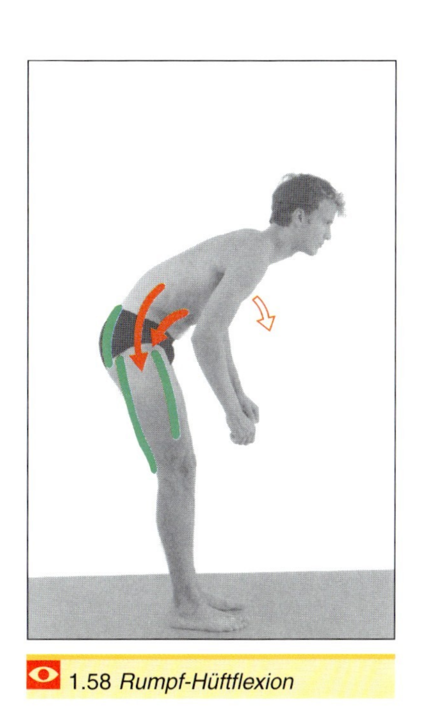

1.58 *Rumpf-Hüftflexion*

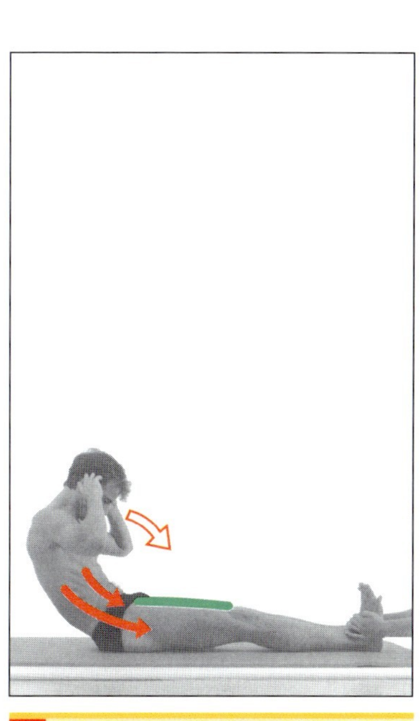

1.59 *Rumpf-Hüftflexion*

**Komplexe Muskelkette für Rumpf: Extension , Rotation**

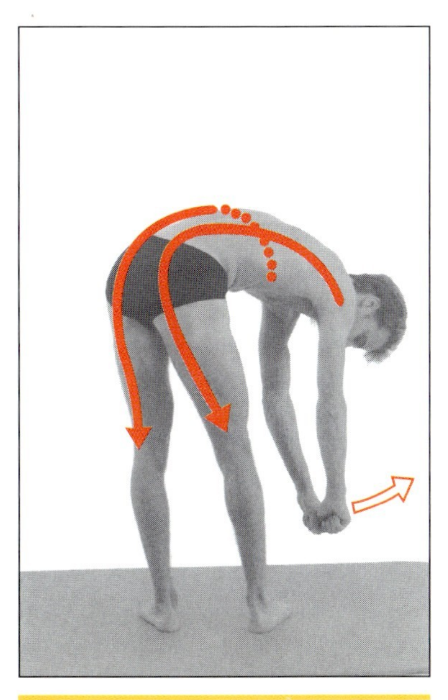

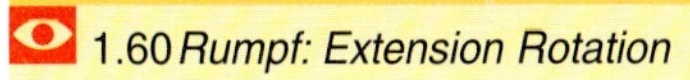

1.60 *Rumpf: Extension Rotation*

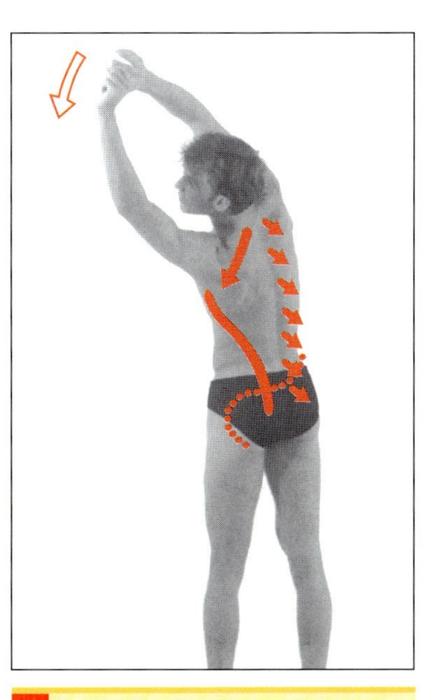

1.61 *Rumpf: Flexion-Rotation*

1

**Rumpf - Lateralflexion**

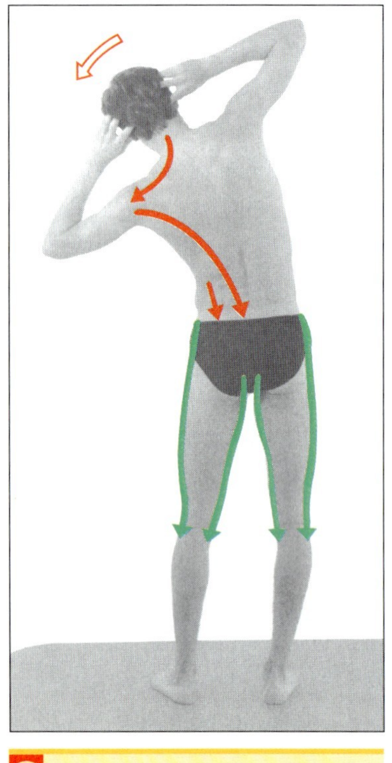

1.62

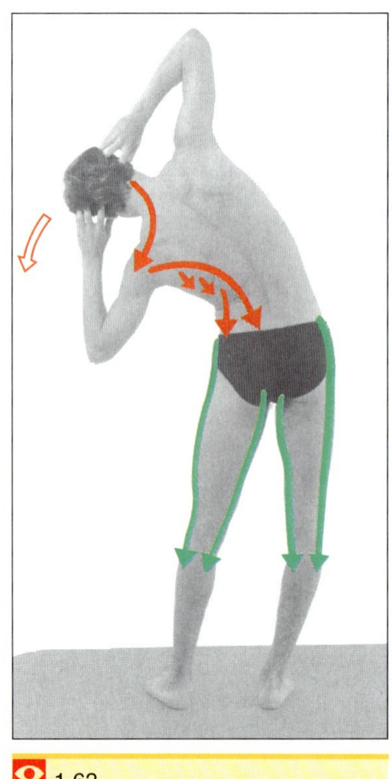

1.63

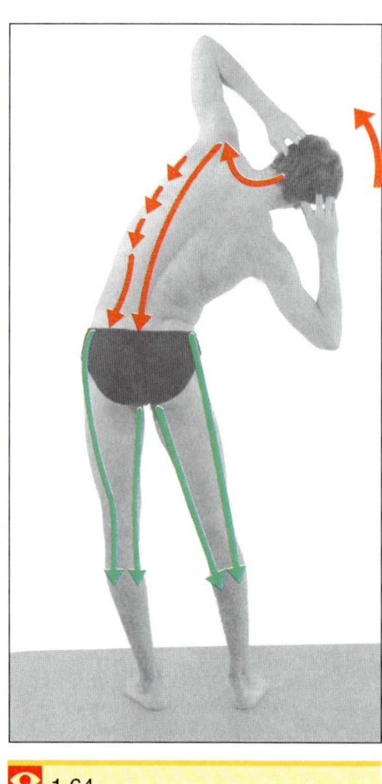

1.64

Die mono- und oligosegmentalen Muskeln der Wirbelsäule haben einen kleinen Querschnitt und sind mono-/oligosegmental innerviert. Sie stellen die Wirbelsäule segmental und regional exakt ein und sind so für die Feinmotorik der Wirbelsäule verantwortlich. Sie stellen also die Segmente ein und fixieren diese in der notwendigen Stellung während des Einsatzes der Extremitätenmuskeln des Rumpfes. Sie reagieren überdies ausgeprägt nozizeptiv, indem sie sich bei akuten segmentalen oder regionalen Schmerzen diese „Schutzfunktion“ aufbauen und so das Segment /die Region muskulär fixieren („blockieren“).

Im klinischen Kontext bedeutet dies, daß im Reco-Training, Phase I und II schon bei geringer segmentaler Belastung die Nozireaktion der mono- und oligosegmentalen Muskeln zunimmt.
Bei der Stabilisierungsgymnastik soll also neben dem phasengerechten Krafteinsatz auch der Trainingseinsatz der einzelnen Muskeln phasengerecht geschehen (1.65–1.67).

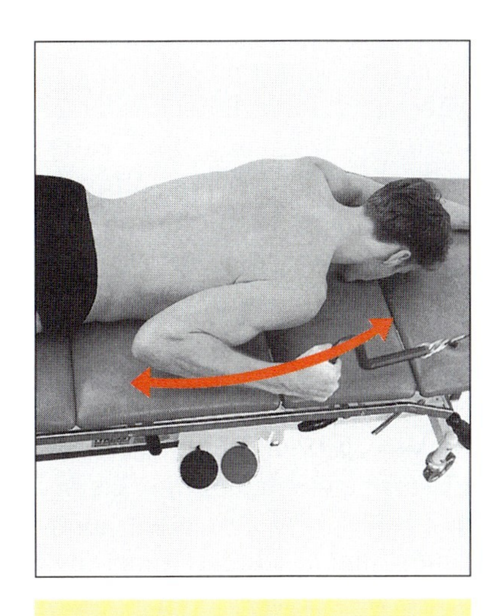

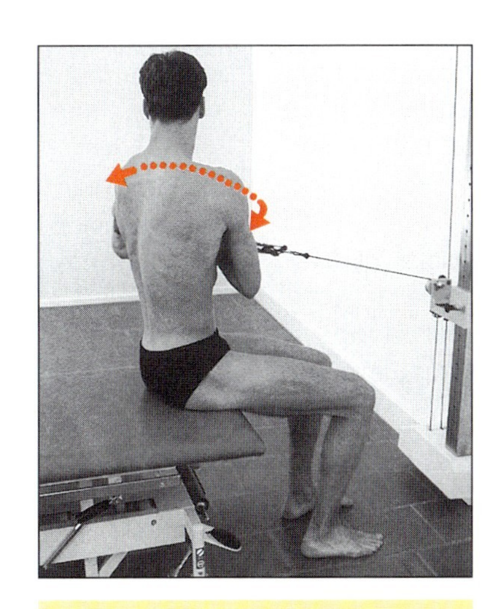

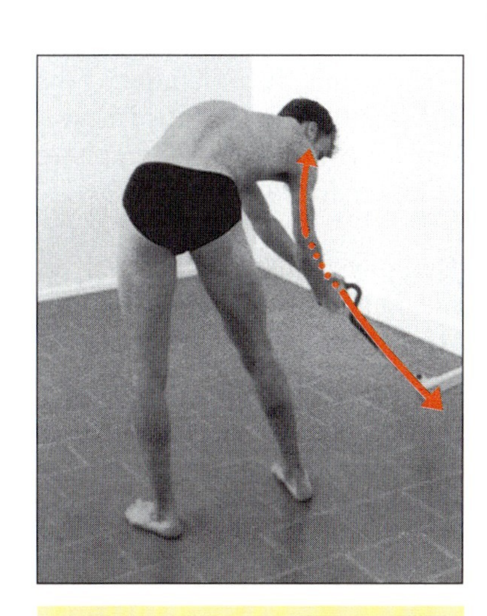

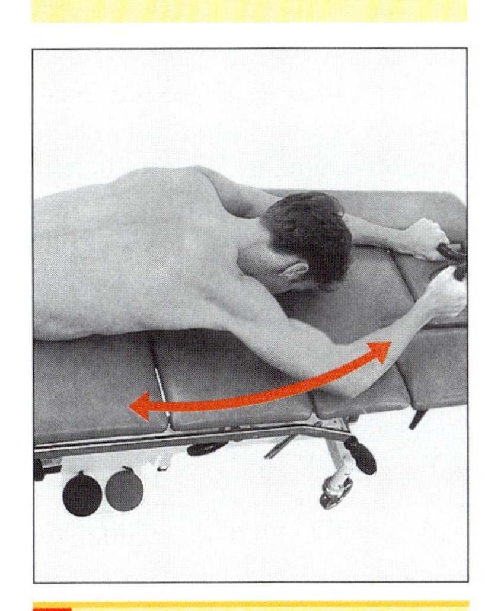

1.65 Phase I *Extremitätenmuskeln*

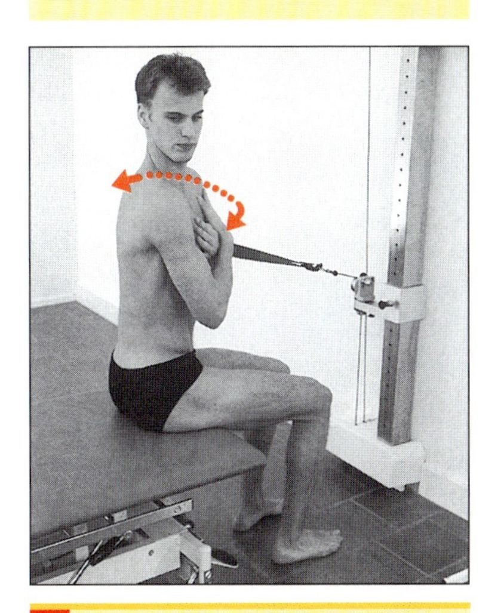

1.66 Phase II *Extremitätenmuskeln + mono- und oligosegmentale Muskulatur*

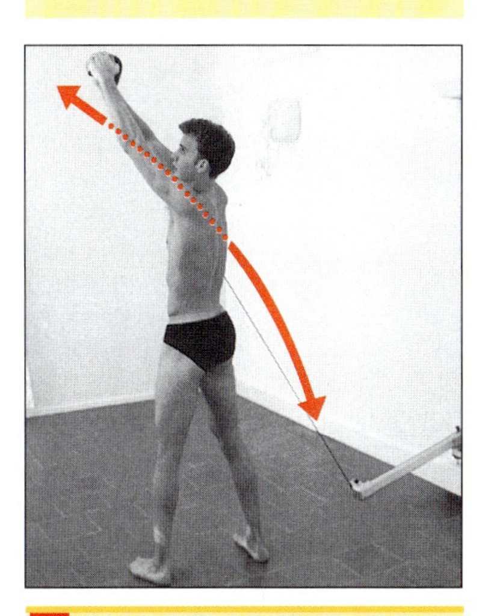

1.67 Phase III *Oligo- und segmentale Muskeln + Extremitätenmuskeln*

## 1.2.6 Physikalische Therapie

Die manuelle Therapie, die Trainingstherapie-Reconditioning und die Triggerpunkttherapie können durch physikalische Therapie unterstützt und erfolgreich ergänzt werden.

Die physikalische Therapie hat in diesem Zusammenhang das Ziel, nozizeptive Reaktionen abzubauen. Sie dient also der Vorbereitung der Mobilisation mit Impuls und Mobilisation ohne Impuls sowie der Triggerpunkttherapie.

Die physikalische Therapie kann folgende Symptome und Faktoren beeinflußen:

| Symptom | Therapieform |
|---|---|
| Schmerz akut | Kälte |
| Schmerz subakut | Wärme, Elektrotherapie, Schallwellen |
| Entzündung akut | Kälte |
| Entzündung subakut | Wärme, Elektrotherapie, Schallwellen |
| Erhöhter Muskeltonus | Wärme, klassische Massage, Elektrotherapie, Triggerpunkt-Therapie, Kryotherapie mittels kaltem $N_2$-Gas |

Im Umfeld der manuellen Therapie kommen zur Anwendung:

### 1.2.6.1 Thermotherapie

*1. Kältetherapie*
Der lokalen Kälteapplikation wird die folgende physiologische Wirkung zugeschrieben:

- Schmerzverminderung: Präsynaptische Hemmung der nozizeptiven Überleitung
- Abnahme der Nervenleitgeschwindigkeit
- Abnahme des Muskeltonus
- Reduktion von Entzündungsprozessen.

Lokale Kälteapplikationen sind also nur bei akuten Schmerzzuständen mit nozizeptiven Reaktionen angezeigt.

*2. Wärmetherapie*
Die Wärmetherapie wird im Rahmen der manuellen Therapie nur lokal appliziert. Diese lokale Applikation hat zur Folge:

- Elastizitätszunahme des Bindegewebes
- Reduktion des Muskeltonus
- Schmerzreduktion via Gate-Control
- Abnahme der Gewebe- und Synovialviskosität.

Lokale Wärmeapplikationen kommen zum Einsatz, wenn es sich darum handelt, den chronisch erhöhten Muskeltonus zu reduzieren.

### 1.2.6.2 Elektrotherapie

*1. Transkutane Elektro-Nervenstimulation (TENS)*
Niederfrequente Impulsströme werden mittels kleiner tragbarer Geräte über 2 – 4 Klebeelektroden appliziert. Sie haben eindeutig einen schmerzlindernden Effekt. Man nimmt an, daß A-Nervenfasern stimuliert werden, welche medulläre Schmerzhemmungsreflexe auslösen.

Die TENS-Behandlung ist erfolgreich bei akuten, strukturell bedingten Schmerzen (z.B. akute Diskushernie, frische osteoporotische Frakturen etc.). Sie wirkt nicht bei chronischen, entzündlichen Prozessen.

*2. Niederfrequenzströme*
Die diadynamischen Ströme mit einer Frequenz von 50–100 Hz haben eine schmerzlindernde Wirkung bei Weichteilschmerzen als Ziel. Man nimmt an, daß ihre Wirkung via Gate-Control und in lokal hyperämisierenden Effekten begründet sind.

### 1.2.6.3 Ultraschalltherapie

Bei der Ultraschallbehandlung kommen Schallwellen im Frequenzbereich 0,8 – 8 MHz zur Anwendung. Die Ultraschallapplikation ist indiziert bei Schmerzzuständen von Sehnen- und Muskelübergängen, Peritendinopathien und Gelenkkapseln. Überdies ist eine Ultraschallbehandlung von Triggerpunkten zur Vorbereitung manualmedizinischer Techniken sinnvoll.

*Behandlungsfrequenz*
Gewöhnlich sollten nicht mehr als 4 – 6 Triggerpunkte während einer Therapiesitzung injiziert werden.

## 1.3 Übersicht der therapeutischen Möglichkeiten



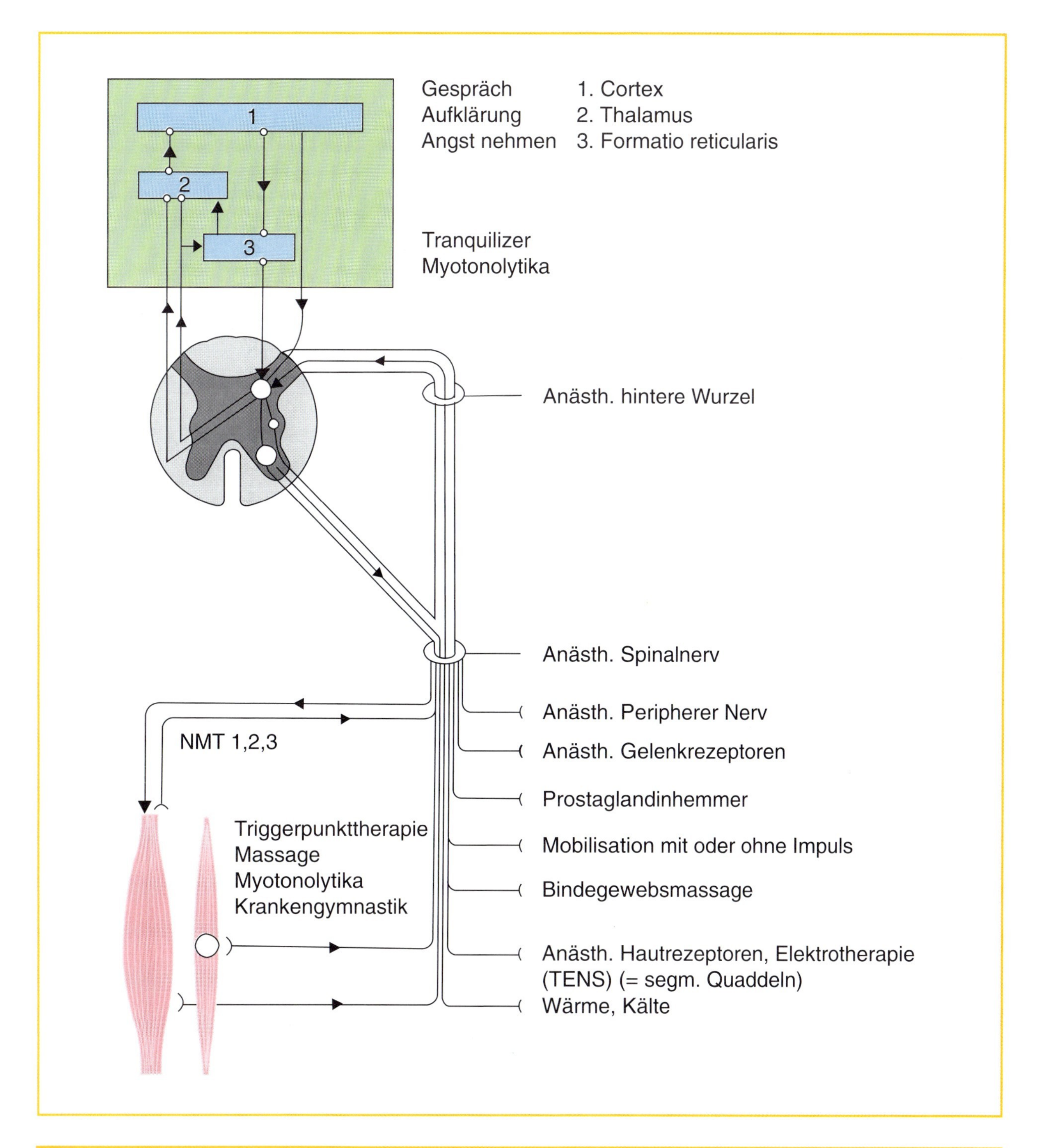


1.68 *Synopsis der therapeutischen Modalitäten (adaptiert nach H.D. Wolf, 1983)*

# 2 Auswahl der erfolgversprechenden risikoarmen Therapiemodalitäten

## 2.1 Einleitung

Es ist unbestritten, daß eine Vielzahl von Faktoren zu Erkrankungen des muskuloskelettalen Systems führen und daß sich diese Faktoren gegenseitig beeinflussen. Diese komplexe Vernetzung der Symptomatik und ursächlichen Pathologie führt dazu, daß trotz weltweit großer Anstrengungen erstaunlich wenig wissenschaftliche Arbeiten zur Auswahl erfolgversprechende konservative Behandlungsarten vorgelegt wurden. Je weniger Faktoren eine muskuloskelettale Erkrankung prägen, um so unkomplizierter sind wissenschaftliche Arbeiten durchzuführen.

So ist es viel einfacher, diagnostische Kriterien und therapeutische Konzepte inklusive Qualitätskontrolle für den Riß des vorderen Kreuzbandes zu finden als für den engen lumbalen Spinalkanal, z.B. bedingt durch eine degenerative Skoliose.

Die Rehabilitation muskuloskelettaler Erkrankungen stellt in der Regel eine komplexe diagnostische und therapeutische Herausforderung dar. Es bewährt sich in komplexen Situationen, wenn immer möglich, einzelne Parameter zu erfassen und diese in einem zweiten Schritt integrativ zu beurteilen. Aus diesem Grund unterscheiden wir drei Ebenen:

Struktur-Ebene
Funktions-Ebene
Schmerz-Ebene

Die Ebenen selbst enthalten eine gewisse Anzahl von Flächen.

In den letzten Jahren war zu beobachten, daß gewisse monomane Abklärungs- und Behandlungskonzepte propagiert und mit mehr oder weniger großem Erfolg auch appliziert werden. Diese oft mit Eigennamen versehenen, die Komplexizität der Situation nicht berücksichtigenden Therapiekonzepte mit Heilcharakter zeichnen sich darin aus, daß sie ihr Denken und Handeln häufig auf eine einzige Fläche einer Ebene beschränken. Typischerweise werden diese Behandlungskonzepte dann mit Eigennamen versehen: Behandlung nach Herr oder Frau X, Y, Z.

Bei der Auswahl erfolgversprechender therapeutischer Schritte hilft eine strukturierte Analyse der diagnostischen Schritte häufig weiter.
Als erstes sollen bei muskuloskelettalen Erkrankungen drei Ebenen unterschieden werden:

### 2.1.1 Struktur-Ebene

Auf der strukturellen Ebene werden organische Diagnosen gestellt z.B. Osteoporose, Spondylolisthesis, Diskushernie, Spondylose u.a.m. Mit dieser strukturellen Ebene befaßt sich die klassische Schulmedizin (2.1.). Eine exakte strukturelle Diagnostik ist Voraussetzung für ein erfolgreiches Behandlungskonzept, aber auch notwendig zum Erkennen von Risikofaktoren und Kontraindikationen.

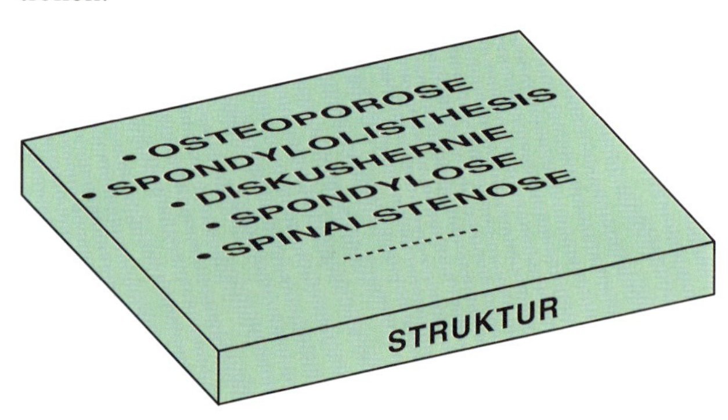


2.1 *Struktur-Ebene bei Erkrankungen des muskuloskelettalen Systems*

### 2.1.2 Funktions-Ebene

Auf der funktionellen Ebene wird der Leistungszustand des muskuloskelettalen Systemes durch entsprechende Untersuchungen erfaßt und auf deren Hintergrund durch funktionelle Behandlungskonzepte verbessert: Manuelle Therapie, Trainingstherapie-Reconditioning und verwandte Therapieformen, basierend auf der funktionellen Untersuchung unter Einbeziehung geeigneter Leistungstests (2.2.).

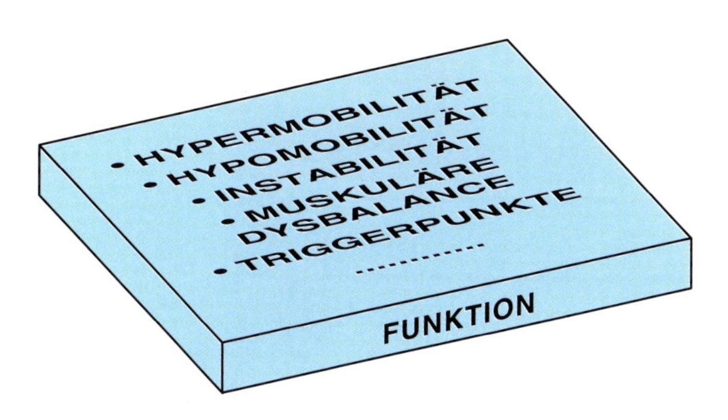


2.2 *Funktions-Ebene bei Erkrankungen des muskuloskeletalen Systems*

Idealerweise ergänzen sich die Therapiekonzepte aus der strukturellen Ebene mit denjenigen aus der funktionellen Ebene. Es können sich aber Modifikationen funktioneller Behandlungskonzepte durch Einflüsse aus der strukturellen Ebene aufzwingen: Dazu gehören Stichworte wie Therapierisiko, Kontraindikationen und Komplikationen.

### 2.1.3 Schmerz-Ebene

Es ist praktisch allen muskuloskelettalen Erkrankungen gemeinsam, daß der Schmerz-Ebene – neben den Leistungseinbußen – ein zentraler Stellenwert zukommt. Aus der Sicht des Patienten ist häufig das oberste Ziel, Schmerzfreiheit zu erreichen; eine langfristige Stabilisation kann aber häufig nur durch eine Verbesserung auf der funktionellen Ebene erreicht werden (2.3).

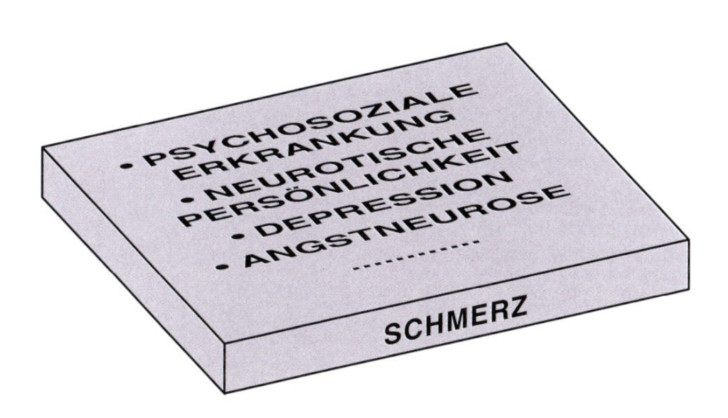


2.3 *Schmerz-Ebene bei Erkrankungen des muskuloskelettalen Systems*

Bei der Auswahl der therapeutischen Schritte besteht eine Hierarchie der einzelnen Ebenen: In bezug auf Therapierisiken und Kontraindikationen sind diejenigen Flächen dominant, welche der Struktur-Ebene zuzuordnen sind. Bei der Formulierung der Ziele der manuellen Therapie und des Trainingstherapie-Reconditioning sind diejenigen Flächen entscheidend, welche der Funktion-Ebene zugeordnet werden.

## 2.2 Untersuchungsebenen bei Diagnostik und Therapie muskuloskelettaler Erkrankungen

Die Auswahl der erfolgversprechenden und risikoarmen Therapiemodalitäten ist im Einzelfall das Ergebnis der analytischen Wertung der einzelnen Untersuchungsbefunde aus den drei Ebenen Schmerz, Funktion und Struktur. Die folgenden schematischen Darstellungen sollen helfen, die Auswahl der Therapiemodalitäten auf eine rationelle Basis zu stellen. Die Befunde aus den drei Ebenen werden in Beziehung zum Schmerzindex (pain score) gestellt und ein „Therapiefenster" mit den vordergründigen Therapieempfehlungen wird geöffnet. Werden bei einem Patienten Befunde aus mehreren Ebenen festgestellt, sollen diejenigen Therapiemodalitäten ausgewählt werden, welche in den verschiedenen „Therapiefenstern" empfohlen werden. Das Therapiefenster kann durch weiterführende Maßnahmen wie „Differentialdiagnostik" – z.B. bildgebende Verfahren und Laborabklärungen – verengt werden, aber auch durch die Empfehlung „wait and see", was Abwarten und Kontrollieren des weiteren Spontanverlaufes bedeutet (selbstlimitierende Erkrankungen; 2.4).

Bei einem konkreten Krankheitsbild können Befunde aus einer Ebene so wesentlich sein, daß sich aufgrund dieses Befundes neue weiterführende diagnostische und therapeutische Schritte aus einem anderen Fachgebiet ergeben können.

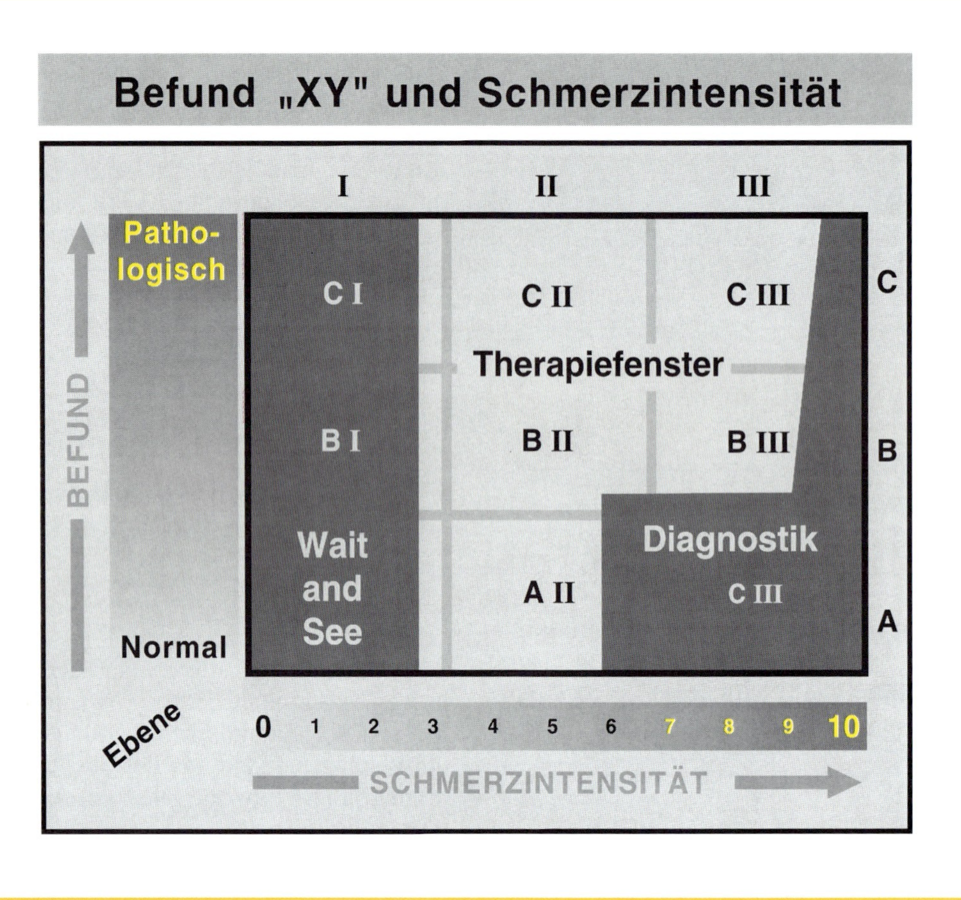


2.4 *Bewertung des Befundes in Beziehung zur Schmerzintensität*

## 2.2.1 Die medizinischen Dimensionen der manuellen Medizin muskuloskelettaler Erkrankungen

| Hauptbehandlungs-kompetenz | Ebene | Haupttherapie-modalitäten |
|---|---|---|
| Psychologie<br>Soziologie<br>Psychiatrie | Schmerz | Modifikation von Therapiearten und Konzepten: Chirurgie, manuelle Therapie, Psychotherapie, Pharmakotherapie |
| Manuelle Therapie<br>Rehabilitation | Funktion | Bestimmt in erster Linie die Wahl der manualtherapeutischen Maßnahmen, der Trainingstherapie - Reconditioning sowie der Physiotherapie |
| Klassische Medizin | Struktur | Aus manualmedizinischer Sicht wesentlich bei Abschätzung der Therapierisiken und beim Erkennen der Kontraindikationen. Indikation zu weitergehenden Maßnahmen wie Pharmakotherapie, Chirurgie |

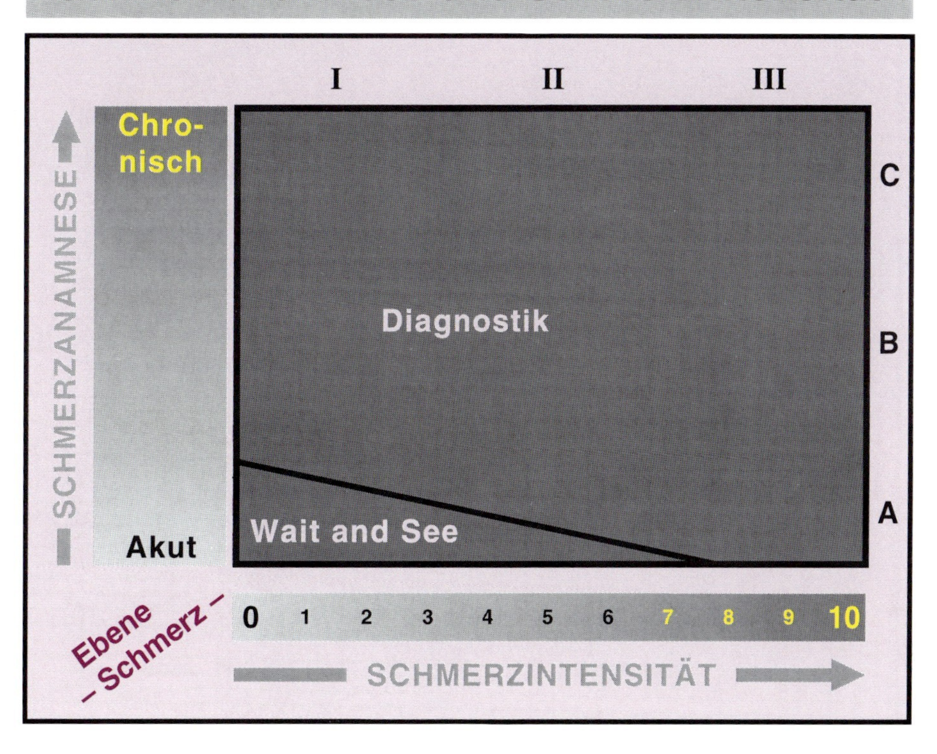


2.5 *Bewertung der Schmerzanamnese in Beziehung zur Schmerzintensität*

## 2.3 Kombination einzelner klinischer Parameter

### 2.3.1 Schmerzanamnese und Schmerzintensität

**Hinweis:**
Eine Schmerzanamnese bedeutet ohne Befunde aus den Ebenen Funktion und Struktur keinerlei Indikation für irgendeine manuelle Therapie und/oder Trainingstherapie-Reconditioning (2.5).

**Beispiel:**
Eine lange und intensive Schmerzanamnese bei fehlenden somatischen Befunden ist ein ernsthafter Hinweis auf eine psychosomatische Erkrankung. Ein Kind mit einem sogenannten Schulkopfschmerz kann durchaus einen Befund auf der funktionellen Ebene aufweisen, z.B. eine segmentale Blockierung im HWS-Bereich, verbunden mit Irritationszone und Palpationsschmerz. In dieser Situation ist es geradezu richtig, wenn einige Mobilisationen mit Impuls und – sofern notwendig – ein anschließendes Trainingstherapie-Reconditioning-Konzept aufgestellt wird. Wird bei einem anderen Kind bei weitgehend vergleichbarer Schmerzsymptomatik keine Dysfunktion im Bereiche der HWS festgestellt, lohnt es sich, die schulische und familiäre Situation des Kindes zu analysieren und wenn immer möglich durch geeignete Maßnahmen zu verbessern. Ein manualmedizinischer Behandlungsversuch muß ohne somatische Befunde in einer solchen Situation unterbleiben!

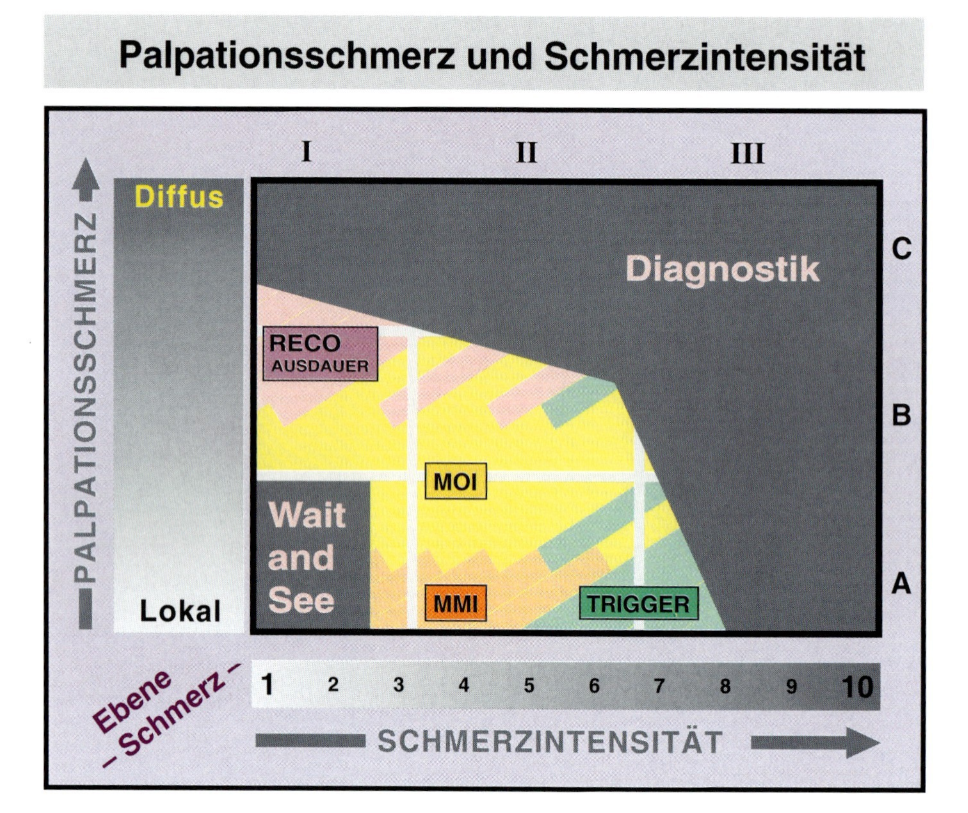


2.6 *Bewertung des Palpationsbefundes und Beziehung zur Schmerzintensität*

## 2.3.2 Palpation und Schmerzprovokation

**Hinweis:**
Ein lokalisierter Palpationsschmerz im Bereich der Irritationszone ist in der Regel eine gute Indikation für eine Mobilisation mit Impuls. Ein lokalisierter Palpationsschmerz in der Muskulatur ist ein Hinweis, daß die Triggerpunkttherapie erfolgreich sein könnte. Ein diffuser Palpationsschmerz der Weichteile ist oft mit einem bedeutenden Befund aus der Ebene Schmerz verbunden (Psychosomatik; 2.6).

**Beispiel:**
Der durch einen provozierenden Druck ausgelöste Schmerz ist einerseits abhängig von der klinischen Situation, bei muskuloskelettalen Erkrankungen nicht zuletzt auch abhängig und in Beziehung zu Nozireaktionen.

Bei den muskuloskelettalen Erkrankungen wird außer in perakuten Phasen, welche nach Tagen oder Wochen abklingen, der Pain score 7 oder höher höchstens kurzfristig und vorübergehend überschritten. Ein durch Druck ausgelöster Schmerz mit einem Pain score 10 im Bereich einer Irritationszone ist niemals durch eine segmentale Dysfunktion zu erklären, es müssen Zusatzfaktoren aus der Ebene Struktur wie Tumor oder Spondylitis hinzukommen. Eine über Jahre sich hinziehende unerträgliche Schmerzhaftigkeit bei Palpationsbefunden ist also in den allermeisten Fällen durch evidente oder versteckte psychosoziale Zusatzfaktoren aus der Ebene Schmerz zu erklären und auch entsprechend zu bewerten. Geringe und unbedeutende Befunde aus den Ebenen Struktur und Funktion dürfen in diesen Situationen nicht überbewertet werden, sondern sie bedürfen der differentialdiagnostischen Abklärung durch entsprechend ausgebildete Psychiater und Sozialarbeiter.

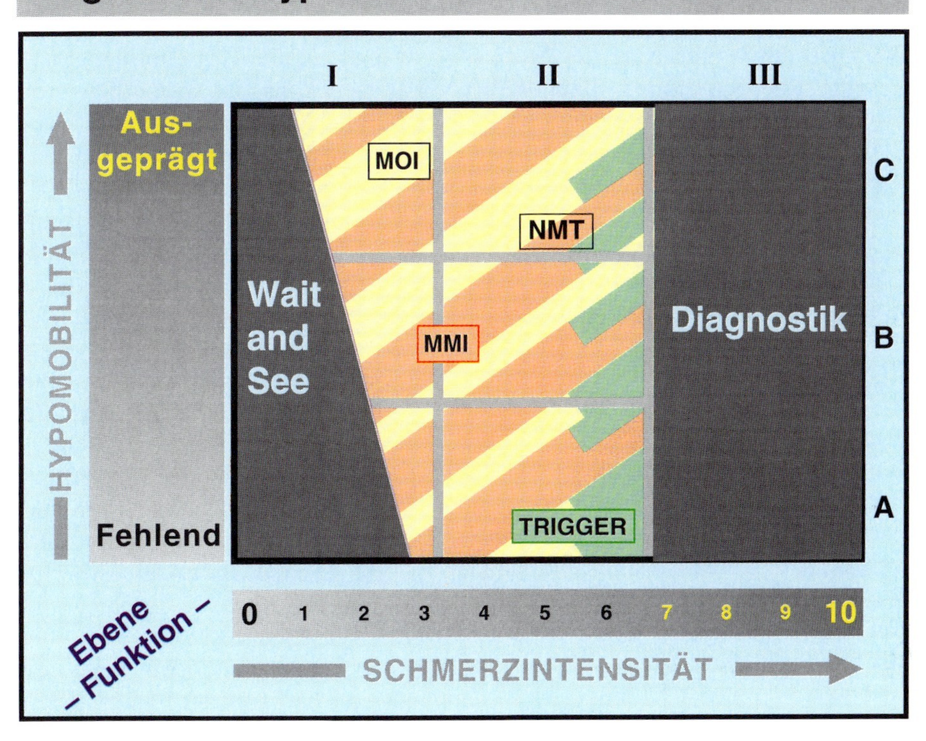


2.7 *Bewertung der segmentalen Hypomobilität in Beziehung zur Schmerzintensität*

## 2.3.3 Segmentale Hypomobilität und Schmerzintensität

**Hinweis:**
Die segmentale Hypomobilität kann zusätzliche Faktoren auf der Ebene Struktur beinhalten z.B. degenerative Veränderungen.
Die segmentale Hypomobilität ist häufig der Hauptbefund bei funktionellen Erkrankungen der Wirbelsäule und kann gut mittels Mobilisation mit Impuls und Mobilisation ohne Impuls behandelt werden.
Eine segmentale Hypomobilität allein erklärt keinesfalls den hohen Pain score (Schmerzwert) in der Fläche CI, CII und CIII, so daß zusätzliche diagnostische Maßnahmen notwendig sind (2.7).

**Beispiel:**
Eine segmentale oder regionale verminderte Beweglichkeit ohne weitere Befunde aus den Ebenen Struktur, Schmerz und Funktion ist häufig für gewisse Befunde geradezu als „normal altersentsprechend" einzustufen.

Die Beweglichkeit der HWS für Lateralflexion ändert sich im Verlaufe des Lebens ebenso wie der segmentale und regionale Stopp an der Bewegungsgrenze:
Die Lateralflexion der HWS eines Jugendlichen beträgt insgesamt etwa 80 bis 90 Grad, d.h. die Ohrläppchen-Akromial-Distanz beträgt 3 bis 0 cm. Der Stopp an der Bewegungsgrenze ist eindeutig weich. Ein harter Stopp an der Bewegungsgrenze bei einem Jugendlichen bei Lateralflexion ist Ausdruck einer segmentalen Dysfunktion und/oder einer strukturellen Pathologie und muß weiter geklärt werden. Im mittleren Lebensalter beginnt sich die Lateralflexionsfähigkeit der HWS infolge obligatorischen degenerativen Veränderungen im Sinne der lateralen Spondylose (Unkarthrose) zu entwickeln. Etwa ab

dem biologischen Lebensalter von 50 ist die Beweglichkeit auf etwa 60 Grad Lateralflexion eingeschränkt, und der Stopp an der Bewegungsgrenze ist in praktisch allen Fällen als hart einzustufen. Weder die altersentsprechende Einschränkung der Beweglichkeit der HWS noch die Veränderung des Stopps an der Bewegungsgrenze bedeuten eine Indikation für irgendwelche weiterführende therapeutische Maßnahmen, außer es kommen Faktoren aus weiteren Ebenen hinzu. Ist der Stopp an der Bewegungsgrenze im mittleren Lebensalter weich, so ist dies ein Hinweis für eine Verkürzung des M. trapezius. Diese Verkürzung ist behandlungsbedürftig, sei dies auch nur in Form von Instruktionen für Heimübungen.

Im hohen Alter ist die Lateralflexion der HWS dann massiv reduziert, sie beträgt noch etwa 20–30 Grad und die Hauptbeweglichkeit der HWS beschränkt sich auf die Region $C_0$–$C_3$ (Dvořák, Antinnes 1992). Eine ohne weitere Befunde aus der Ebene Struktur – Funktion – Schmerz eingeleitete Mobilisationsbehandlung ist im hohen Alter geradezu kontraindiziert, da durch Mobilisation mit und ohne Impuls durchaus Reizzustände arthrotisch veränderter Intervertebralgelenke ausgelöst werden können.

### 2.3.4 Neurologische Ausfälle und Schmerzintensität

Werden bei der Anamnese neurologische Symptome oder bei der Untersuchung gar Ausfälle bei sonst schmerzhaften Funktionsstörungen der Wirbelsäule erhoben, so kommt der Diagnostik eine besondere Bedeutung zu. Mangelnde Berücksichtigung der vorhandenen, wenn auch diskreten neurologischen Defizite, kann bei inadäquater Behandlung, z.B. Mobilisation mit Impuls, zur raschen Zunahme der Ausfälle führen. Die häufigsten Ursachen im lumbalen wie auch zervikalen Bereich sind Diskusprotrusion, Diskusprolaps und/oder kombiniert mit raumfordernden, den Spinalkanal oder die Foramina stenosierenden degenerativen Veränderungen. Bei der Entwicklung von progredienten neurologischen Ausfällen ist generell eine abwartende Haltung unter Beiziehung eines entsprechenden Spezialisten angezeigt. Bei klarer Diagnose eines radikulären Kompressionssyndromes mit progredienten Ausfallerscheinungen sind manuelle Techniken kontraindiziert. Bei geringen Ausfällen ohne Progredienz, vor allem wenn die akute Schmerzsymptomatik in Rückbildung begriffen ist, können neuromuskuläre Techniken wie auch die axiale Traktion zur Beeinflussung des sekundär entstandenen Hartspannes angewendet werden.

In Kenntnis der pathologischen Anatomie einer erkrankten Bandscheibe ist es nicht vorstellbar, daß mit einer Mobilisation die radikuläre Kompression durch Verlagerung der prolabierten Bandscheibenteile nennenswert beeinflußt werden kann. Die Gefahr, daß es zusätzlich zum Massenprolaps bzw. zur Progredienz kommen kann, ist wesentlich größer als die Wahrscheinlichkeit einer heilenden Maßnahme.
Es ist sehr wohl bekannt, daß bei einer Diskusprotrusion oder Diskushernie unter Ruhigstellung bzw. unter adäquat eingeleiteter Trainingstherapie eine spontane Rückbildung der Symptomatik zustande kommen kann. Eine solche konservative Behandlung setzt ein kompetentes Wissen, verbunden mit speziellen Fähigkeiten des Arztes (in der Regel Facharzt) sowie des Physiotherapeuten voraus. Bei rasch progredienten neurologischen Ausfällen sowie bei massiven neurologischen Defiziten, welche die Funktionen des täglichen Lebens behindern oder bei Störungen der Sphinkter-Funktion und der Potenz, muß aufgrund von durch CT oder MRI nachgewiesenen pathologischen Befunden die Operationsindikation diskutiert werden.
Die Entscheidung, die der neuroradiologischen Untersuchungsmethoden beim jeweiligen Fall die adäquate ist, soll dem spezialisierten Wirbelsäulenteam bzw. dem Chirurgen überlassen bleiben, denn letztendlich muß er anhand der Beurteilung der durchgeführten Aufnahmen die Entscheidung treffen, wo und wie allenfalls operativ eingegriffen werden soll (2.8).
Die Begründung, warum eine abwartende Haltung bei diskreten Symptomen bzw. neurologischen Ausfällen gerechtfertigt ist, liegt darin, daß die Langzeitresultate bei der Operation einer Diskushernie doch nicht eine so hohe Heilungsquote aufweisen, wie es immer wieder präsentiert wird. Anläßlich einer prospektiven Studie (Junge, 1995) wie auch retrospektiven Studien (Dvořák, 1988) konnte im Jahres- wie auch im 2-Jahres-follow-up gezeigt werden, daß bei den operierten Patienten lediglich die Hälfte eine vollständige Beschwerdefreiheit erreichte, bei 25% lag ein mäßiges Resultat vor und bei den übrigen 25% keine Besserung oder gar eine Verschlechterung.
Diese prospektiven, methodisch sorgfältig vorbereiteten Studien dämpfen den häufig vorhandenen Optimismus bei der Indikationsstellung zu den Diskushernien-Operationen. Werden neben den Beschwerden der Patienten auch die direkten Behandlungs- und die indirekten Kosten (Lohnausfall, Renten etc.) in Betracht gezogen, so ist es sicherlich gerechtfertigt, bei radikulären Kompressionen, wenn es um die Entscheidung Operation versus konservative Behandlung geht, einen umfassenden diagno-

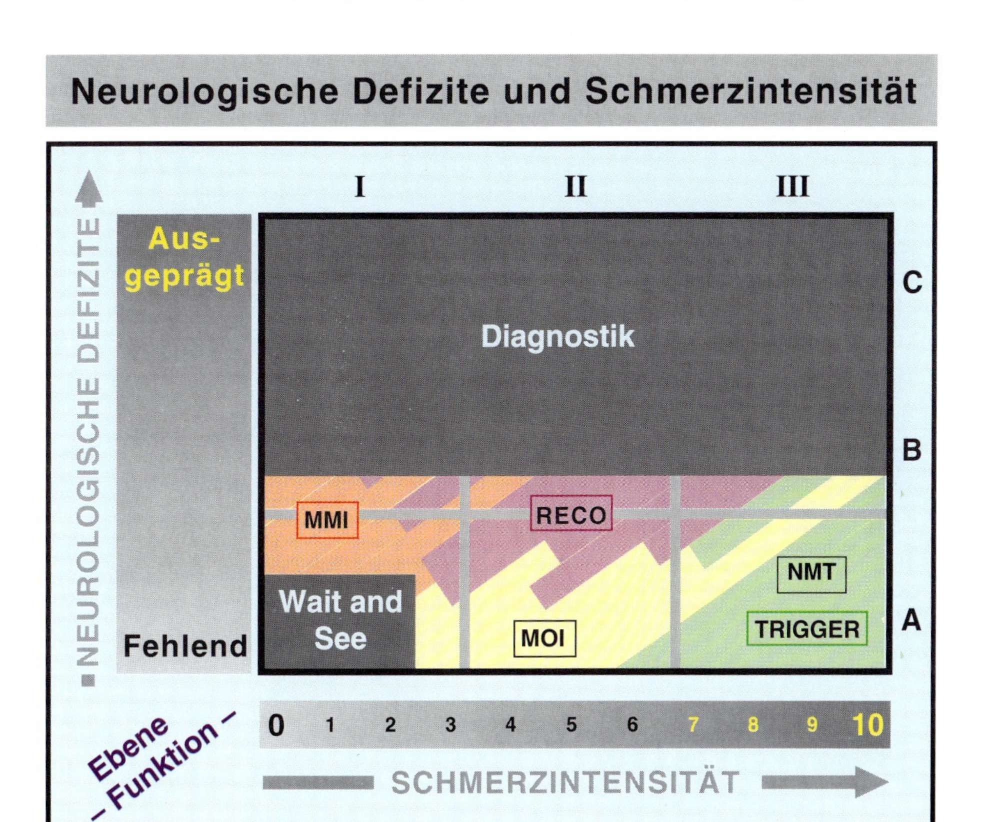


2.8 *Bewertung der neurologischen Ausfälle in Beziehung zur Schmerzintensität*

stischen Aufwand zu betreiben. Die Planung und Durchführung ist dem spezialisierten Wirbelsäulenteam unter Einbeziehung des Hausarztes vorbehalten.

Bei neurologischen Ausfällen, welchen eine andere Ursache als eine Diskushernie zugrunde liegt (gutartige Raumforderung, Instabilität, entzündlicher Prozeß, Spontanfraktur etc.), erfolgt eine spezielle Diagnostik. Sie sind grundsätzlich nicht mit manueller Therapie anzugehen, auch wenn schmerzhafte Veränderungen des Bewegungsapparates vordergründig sind.

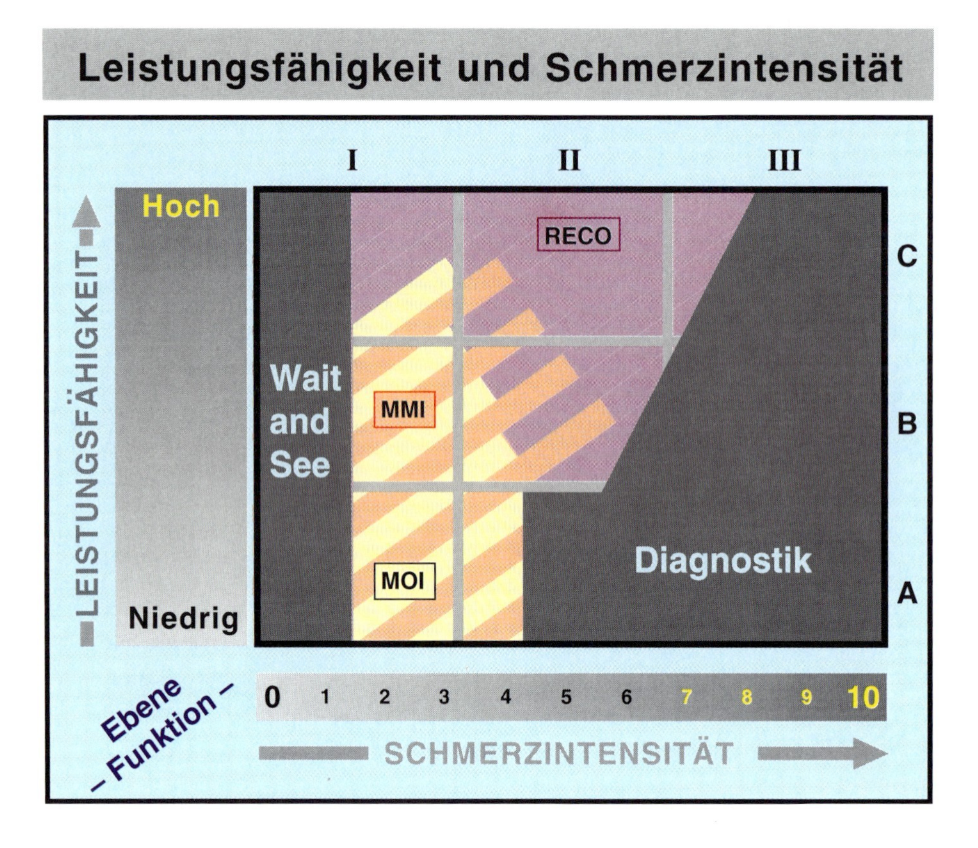


2.9 *Bewertung der körperlichen Leistungsfähigkeit in Beziehung zur Schmerzintensität*

## 2.3.5 Körperliche Leistungsfähigkeit und Schmerzintensität

**Hinweis:**
Eine reduzierte körperliche Leistungsfähigkeit per se hat wenig bis keinen Schmerz zur Folge, so daß bei mittleren und stärkeren Schmerzen zusätzliche Faktoren aus den Ebenen Funktion und Struktur sowie Schmerz eruiert werden müssen.
Können keine solchen Faktoren eruiert werden, ist weder eine manuelle Therapie noch ein Trainingstherapie-Reconditioning indiziert (2.9).

**Beispiel:**
Es ist unbestritten, daß eine gute kardiopulmonale Leistungsfähigkeit zu einer Verminderung des Herzinfarktrisikos und anderen kardiovaskulären Erkrankungen führt. Die im Fitneßbereich zu beobachtende Tendenz, sämtliche Wirbelsäulenerkrankungen nur noch durch Schwäche der Bauch-, Gesäß und Rumpfmuskulatur zu erklären und entsprechend zu behandeln, wird in sehr vielen Fällen der komplexen Situation nicht gerecht.

Ein Defizit im Bereiche der körperlichen Leistungsfähigkeit kann durchaus mit einer hohen Lebensqualität vereinbar sein. Eine verminderte körperliche Leistungsfähigkeit kann dann zu einem zentralen therapeutischen Faktor werden, wenn aus der Ebene Struktur Zusatzfaktoren wie z.B. Spondylolisthesis mit Instabilitätszeichen hinzukommen. In dieser Situation kommt dem Trainingstherapie-Reconditioning-Konzept mit Stabilisations- und Kräftigungsgymnastik der Rumpfmuskulatur ein hoher Stellenwert zu.

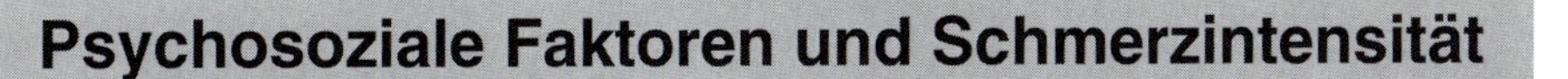


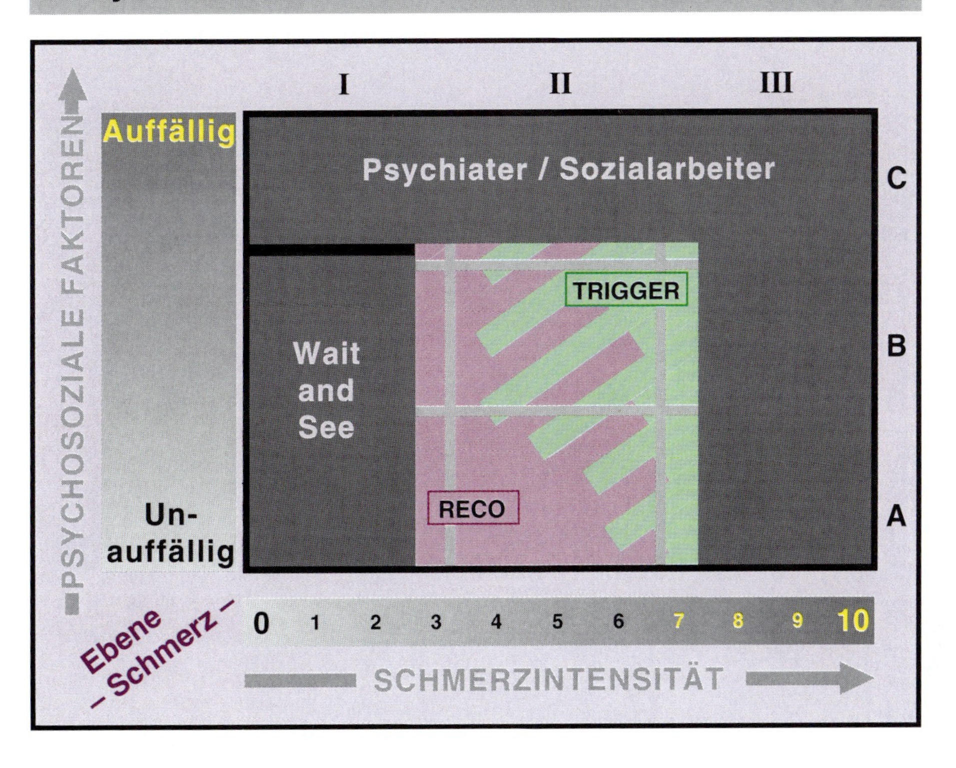


2.10 *Bewertung psychosozialer Faktoren in Beziehung zur Schmerzintensität*

## 2.3.6 Psychosoziale Faktoren und Schmerzintensität

**Hinweis:**
Psychosoziale Faktoren spielen in der Schmerzentwicklung, aber auch im Schmerzverlauf, häufig eine wesentliche Rolle. Sie können Probleme aus den Hauptebenen Struktur und Funktion ganz wesentlich überlagern und verstärken. Bei Operationsindikationen ist die Ebene der psychosozialen Faktoren unbedingt zu berücksichtigen. Bei allen chronischen Schmerzproblemen der Flächen CII und CIII empfiehlt es sich, zum Wirbelsäulen-Team einen spezialisierten Psychiater hinzuzuziehen (2.10).

**Beispiel:**
Psychosoziale Erkrankungen, nicht selten auf einem kulturellen Hintergrund, stellen den Erfolg von Wirbelsäulenoperationen a priori in Frage (Junge, Ahrens, Dvořák 1994, 1995, a,b).

Nicht selten ist aber festzustellen, daß eine langdauernde Schmerzerkrankung der Wirbelsäule zu ernsthaften familiären, sozialen und finanziellen Problemen mit sekundärer Entwicklung einer psychosozialen Erkrankung führen kann. Andererseits kann nicht jede psychosoziale Auffälligkeit bei einer lumbalen Diskushernie als vorbestehend eingestuft werden, das Umgekehrte ist ebenso realistisch. Das diesbezügliche klinische Bild kann gerade bei Mitbürgerinnen und Mitbürgern ausländischer Herkunft zu einer kaum mehr zu entwirrenden komplexen Erkrankungssituation führen. Welche Ebene dann in einer konkreten Erkrankungssituation letztendlich bei der Entscheidungsfindung für eingreifende Therapiemodalitäten dominant ist – die Ebene Struktur oder die Ebene Schmerz – muß häufig als kaum lösbar eingestuft werden. Diese Situation beinhaltet überdies ein Konfliktpotential im Bereiche des Sozialversicherungsrechtes.

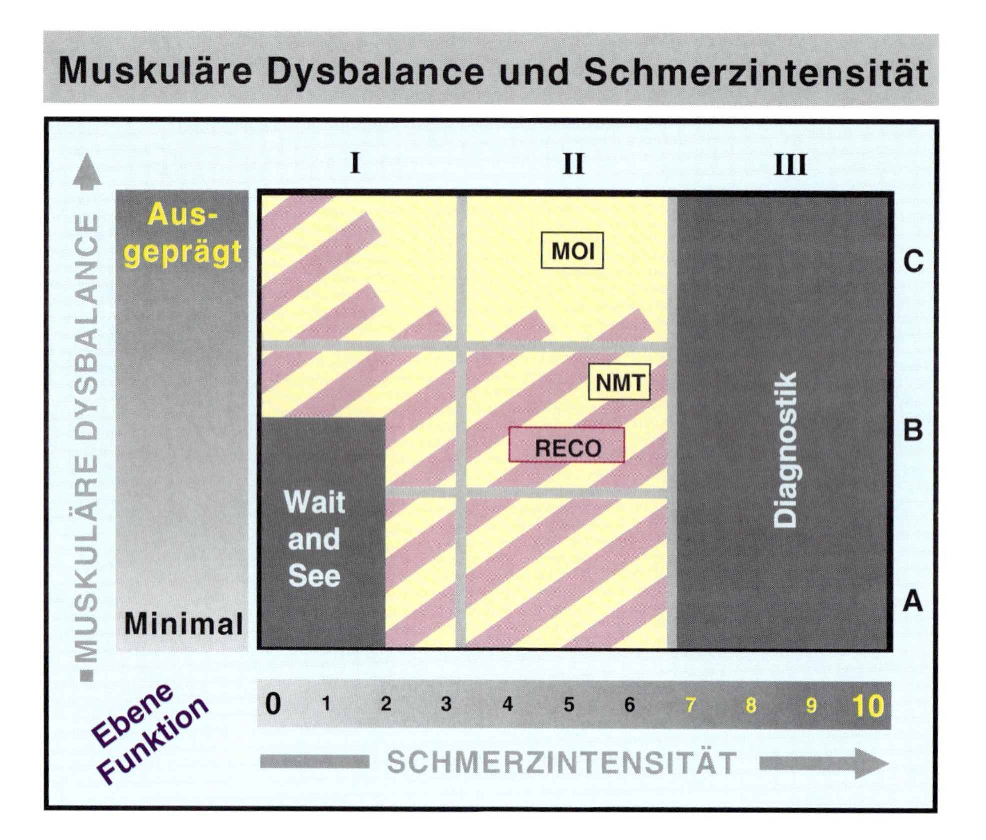


2.11 *Bewertung der muskulären Dysbalance in Beziehung zur Schmerzintensität*

## 2.3.7 Muskuläre Dysbalance und Schmerzintensität

**Hinweis:**
In den meisten Fällen hat eine bedeutende muskuläre Dysbalance ein Korrelat auf der Ebene Struktur. Eine muskuläre Dysbalance ist an sich nicht oder höchstens gering schmerzhaft.
Eine Erklärung ausgeprägter Schmerzen der Flächen CIII, BIII und AIII muß dringend in der Ebene Struktur und/oder der Ebene Schmerz gesucht werden. In diesen Situationen ist die muskuläre Dysbalance eher als sekundär einzustufen (2.11).

**Beispiel:**
Eine osteoporotisch bedingte keilförmige Fraktur einiger Brustwirbel verursacht eine pathologische Kyphose der BWS mit entsprechendem lordotischem Gegenschwung der LWS.

Frische osteoporotische Frakturen sind während mindestens 3 Monaten schmerzhaft. Die Nozireaktionen führen letztendlich zu einer sekundären muskulären Dysbalance mit Verkürzung des M. erector spinae, des M. psoas und des M. trapezius (pars descendens) bei gleichzeitiger Abschwächung der medialen Schulterblattfixatoren und der Bauchmuskulatur. Wenn eine solche Dysbalance eingetreten ist, spricht man von einer dekompensierten Haltung. In dieser Situation bewährt sich das Trainingstherapie-Reconditioning im Sinne der Aufdehnung der verkürzten tonischen Muskeln und gleichzeitiger Verbesserung der Maximalkraft und Kraftausdauer der abgeschwächten phasischen Muskeln. Die Muskelkräftigung kann aber erst dann erfolgreich in die Wege geleitet werden, wenn die schmerzbedingte Hemmungssituation der Muskulatur überwunden ist, sei dies durch physikalische Maßnahmen oder ergänzt durch medikamentöse Behandlungen.

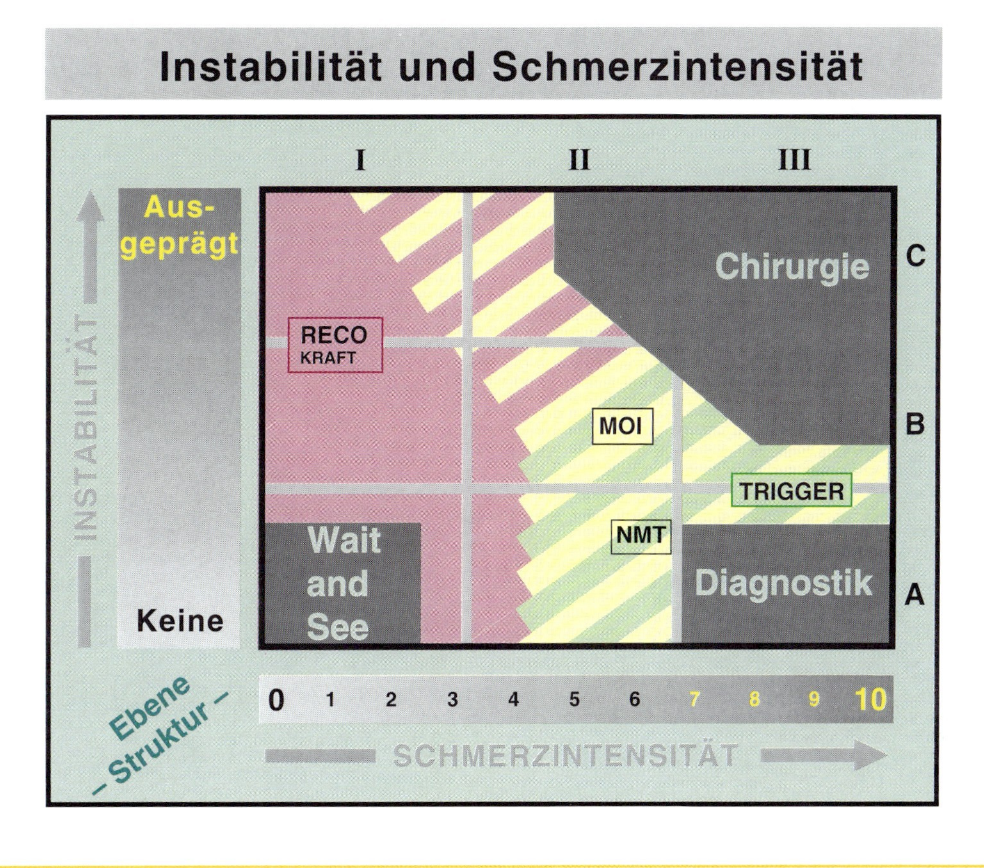


2.12 *Bewertung der segmentalen Instabilität in Beziehung zur Schmerzintensität*

## 2.3.8 Instabilität und Schmerzintensität

**Hinweis:**
Die Instabilität ist nicht obligatorisch mit einer Hypermobilität verbunden, sondern wird biomechanisch durch eine Vergrößerung der Neutralzone zunächst hypothetisch erklärt (Panjabi, 1992; Grob, 1993; Panjabi, 1996; Dvořák, 1996). Diese ist verbunden mit segmental ausgelösten Schmerzen.
Die Instabilität ist also der funktionellen Ebene zuzuordnen, sie kann auf der strukturellen Ebene eine Pathologie aufweisen, sowohl auf der Ebene Hyper- wie auch auf der Ebene Hypomobilität.
In der Fläche CII kann eine Mobilisation ohne Impuls in Verbindung mit Trainingstherapie-Reconditioning und Triggerpunkttherapie angezeigt sein, zum Unterbrechen nozizeptiver Reflexe.
In der Fläche CIII und BIII muß die Indikation zur chirurgischen Stabilisation im Wirbelsäulen-Team unter eines erfahrenen Arztes mit profunden Kenntnissen und Fertigkeiten auf dem Gebiet manuelle Medizin, manuelle Therapie und Trainingstherapie-Reconditioning gestellt werden. Es muß gewährleistet werden, daß die Möglichkeiten der manuellen Therapie und des Trainingstherapie-Reconditioning sowie der Therapiekonzepte aus der Ebene Schmerz konsequent durchgeführt worden sind (2.12).

**Beispiel:**
Die Dehydratation der Bandscheibe $L_4/L_5$, zusammen mit degenerativen Veränderungen der Intervertebralgelenke, führt zu einer mechanischen Minderbelastbarkeit des Segmentes $L_4/L_5$. Diese verminderte Belastbarkeit kann durchaus zu den Zeichen der Instabilität führen, sofern die Neutralzone vergrößert ist (Panjabi, 1994, 1996).

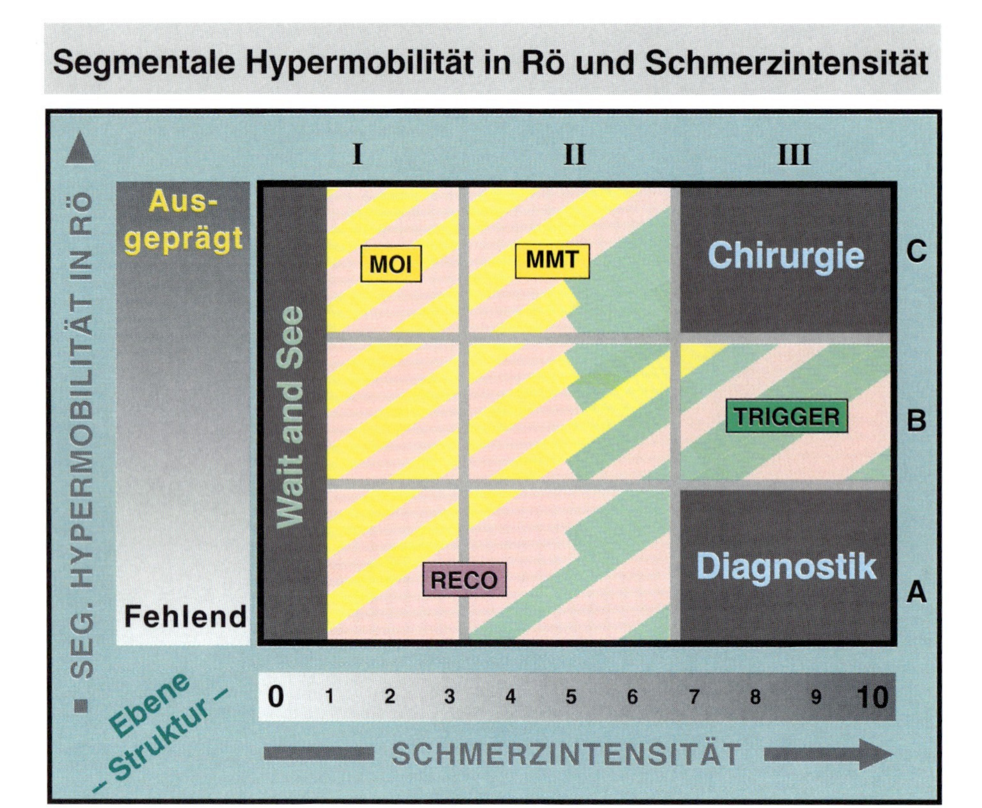


2.13 *Bewertung der segmentalen Hypermobilität in Beziehung zur Schmerzintensität*

Die Degeneration der Bandscheibe führt in aller Regel auch zu einer verminderten Beweglichkeit im Segment.
Bei der Entscheidungsfindung, welche Therapiemodalität in einer solchen Situation angezeigt ist, haben die Instabilitätszeichen eine klare Priorität im Verhältnis zur klinisch festgestellten segmentalen Hypomobilität:
Es sollen also Triggerpunkte behandelt, nozizeptive Reaktionen abgebaut und mittels Trainingstherapie-Reconditioning die regionale Stabilität verbessert und die Dysfunktion vermindert werden.
In solchen Situationen ist eine Mobilisation mit Impuls ebenso wie eine Mobilisation ohne Impuls nur nach Probebehandlungen indiziert, wobei ein erhöhtes Therapierisiko besteht: Aktivierung arthrotischer Veränderungen einerseits und Vergrößerung der Neutralzone durch zu häufige Applikation und/oder infolge nicht adäquater Mobilisationskraft.

## 2.3.9 Segmentale Hypermobilität und Schmerzintensität

**Hinweis:**
Im betroffenen Segment sind sämtliche Mobilisationstechniken mit Impuls kontraindiziert.

In der Fläche CIII ist Chirurgie dann indiziert, wenn auf der Ebene Schmerz keine Defizite im Sinne der neurotischen Entwicklung oder Depression bestehen. Bei gering ausgeprägter Hypermobilität in der Fläche CI ist keine operative Maßnahme angezeigt. Triggerpunkttherapie und alle Maßnahmen zur Reduktion nozizeptiver Reflexe sollen in der Fläche BIII eingesetzt werden, aber diese nur in Verbindung mit Trainingstherapiemaßnahmen-Reconditioning (Stabilisation; 2.13).

**Beispiel:**
Bei Entzündungen an der HWS, insbesondere den Bandscheiben und den Intervertebralgelenken im Verlaufe einer rheumatoiden Arthritis, entwickelt sich häufig eine segmentale Instabilität. Diese segmentale Hypermobilität kann über lange Zeit nur sehr geringe Schmerzen verursachen. Eine mechanische Überbelastung, aber auch eine Schubsituation der rheumatoiden Arthritis, kann zu einer schmerzhaften Dekompensation führen: Es besteht eine Druckdolenz und Schmerzhaftigkeit der Intervertebralgelenke. In dieser Situation kann ein nozizeptiver Reflex zu einem tortikollisähnlichen Bild führen. Will man in dieser Situation eine Funktionsaufnahme zur Klärung der segmentalen Beweglichkeit machen, wird diese einen wenig aussagekräftigen Wert liefern, da der nozizeptive Reflex zu einer muskulären Blockierung im Segment führt. Sobald der nozizeptive Reflex weggefallen ist, kann die Überbeweglichkeit im Segment zum Vorschein kommen. Eine Klärung der Hypermobilität muß bei Polyarthritis-Patienten, aber auch bei Patienten mit HWS-Verletzungen, sehr sorgfältig unter Berücksichtigung der oben genannten Faktoren durchgeführt werden. Eine massive Schmerzintensität bei nachgewiesener Hypermobilität ist ein Zeichen einer zusätzlichen Instabilität.

Im HWS-Bereich lohnt es sich, vor einer Spondylodese mit einer die HWS gut fixierenden, harten und mit Schaumstoff gepolsterten Orthese (sogenannter Fractomed-Halskragen) die HWS versuchsweise während 2 – 4 Wochen möglichst 24 Std. pro Tag im Sinne einer Ruhigstellung zu fixieren und den Schmerzverlauf zu beobachten.
Ein sehr wesentlicher Hinweis auf eine mögliche Hypermobilität oder Instabilität ist die folgende Verlaufsbeobachtung: Es bestehen recht ausgeprägte segmentale Schmerzen in Verbindung mit einer segmentalen Hypomobilität und ausgeprägten Irritationszonen im Segment. Wird eine Mobilisation mit und ohne Impuls durchgeführt, tritt eine sofortige Schmerzminderung ein, dann ein Schmerzrezidiv 1–3 Tage nach dieser Mobilisationsbehandlung mit weitgehend identischem klinischem Bild.

Nach erneuter Mobilisationsbehandlung dauert die Besserungsphase nur noch wenige Stunden bis einen halben Tag, dann ein erneutes Rezidiv.
In dieser Situation besteht der Verdacht auf eine segmentale Hypermobilität und Instabilität.

Die Mobilisation mit und ohne Impuls hat auf reflektorischem Weg den nozizeptiven Reflex vorübergehend zum Abklingen gebracht, aber gleichzeitig durch zu intensive Mobilisation in die plastische Zone hinein die Neutralzone vergrößert und so die Instabilität letztendlich verschlimmert. Dieses Beispiel zeigt die Wichtigkeit von Probebehandlungen und den hohen Stellenwert einer kompetenten Verlaufsbeobachtung.

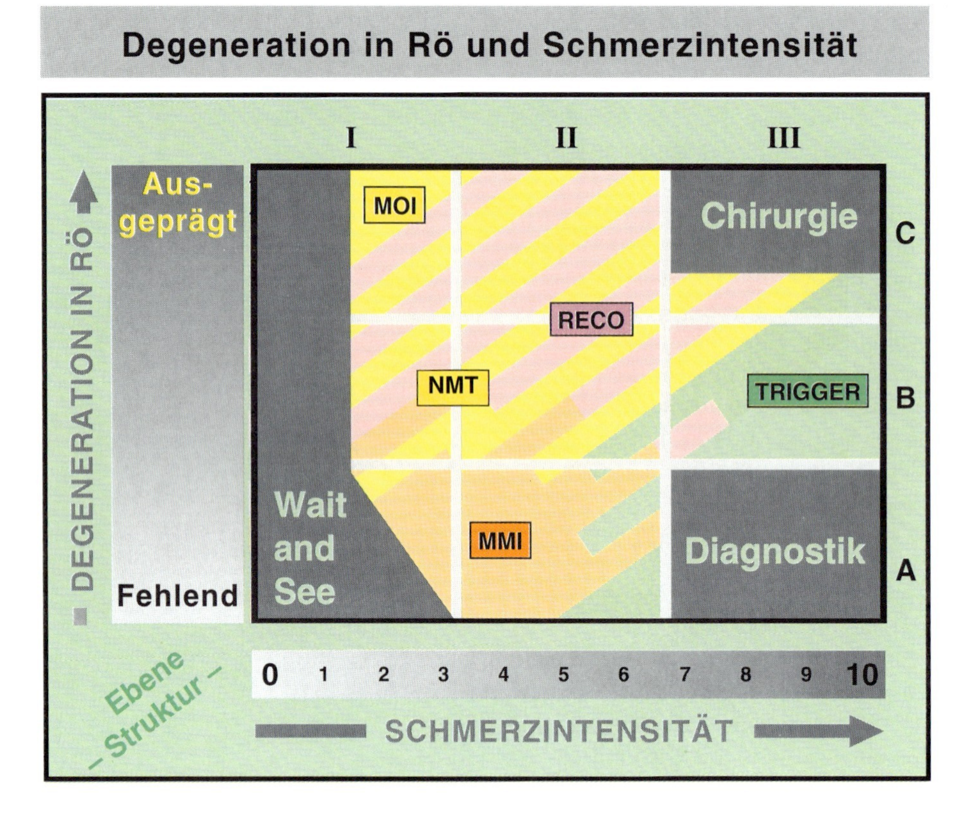


2.14 *Bewertung degenerativer Veränderungen in Beziehung zur Schmerzintensität*

### 2.3.10 Degenerative Veränderungen und Schmerzintensität

**Hinweis:**
Massive degenerative Veränderungen im Bereiche der Wirbelsäule im Sinne etwa der hyperostotischen Spondylose oder Intervertebralgelenksarthrose können sich über Jahre ohne jegliches klinisches Korrelat – außer der Bewegungsverminderung – entwickeln. Bei aktiviertem Reizzustand der Intervertebralgelenke oder entzündlichem Reizzustand der perifiskalen Gewebe können sich segmentale Schmerzen einerseits und nozizeptive Reaktionen andererseits entwickeln.
Degenerative Veränderungen mit Pain score 0–1 in den Flächen AI, BI und CI sind in der Regel nicht behandlungsbedürftig, außer es wird auf der Ebene Funktion ein wesentliches Defizit festgestellt.
Massive strukturelle Veränderungen in der Fläche CIII wie Diskushernien, enger Spinalkanal, Spondylolisthesis in Verbindung mit nichtbeeinflußbaren Schmerzen legen dann ein chirurgisches Vorgehen nahe, wenn Defizite aus der Ebene Funktion nicht verbessert werden konnten. Die Überbewertung struktureller Befunde durch den Arzt – und insbesondere durch den Radiologen – führt zur unnötigen Verängstigung von Patienten und oft zu schwerwiegenden negativen Entwicklungen auf der Ebene Schmerz.
Massive Schmerzen in der Fläche AIII ohne Befunde auf der strukturellen Ebene sind häufig durch Erkenntnisse aus der Ebene Schmerz erklärbar. Wenn dies der Fall ist, sind manuelle Therapie und Trainingstherapie-Reconditioning nicht indiziert. Werden sie trotzdem langfristig angewendet, sind sie häufig kontraproduktiv, indem sie psychiatrische Prozesse fixieren oder sogar verstärken (2.14).

**Beispiel:**
Degenerative Veränderungen im Bereiche der HWS können über Jahre ohne Beschwerdebild verlaufen. Ein geringes HWS-Akzelerationstrauma kann zu einer schmerzhaften Dekompensation der degenera-

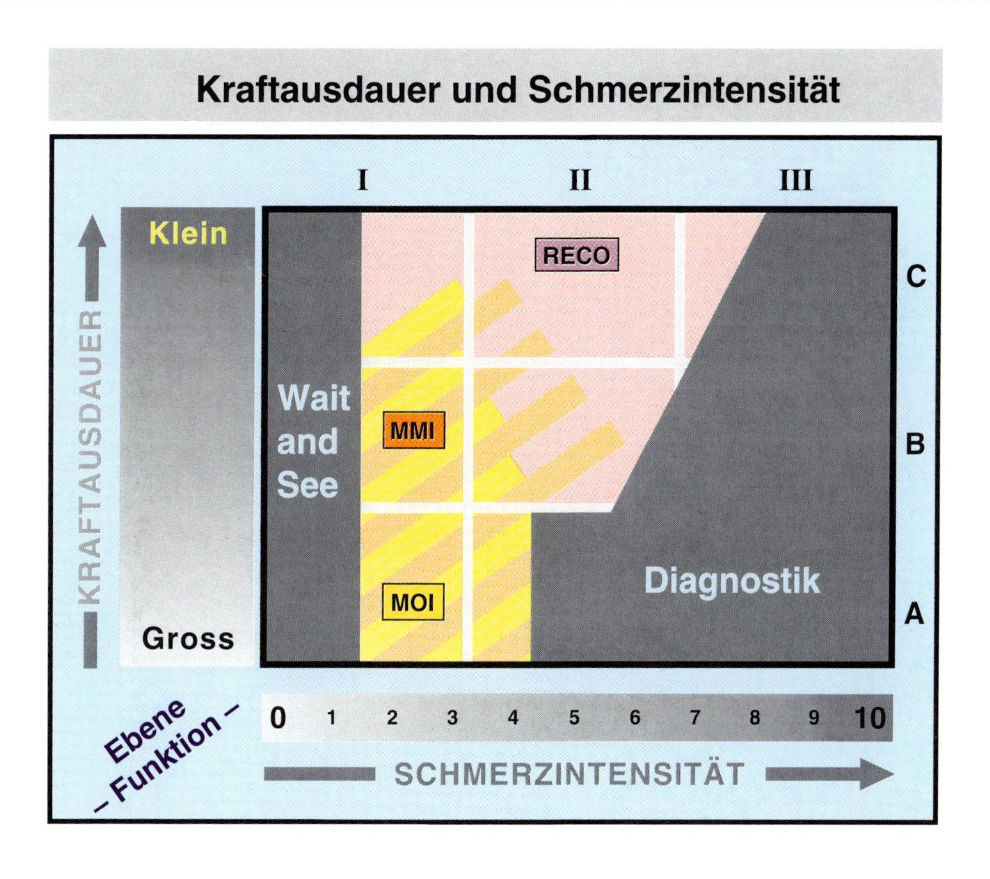


2.15 *Bewertung der Kraftausdauer in Beziehung zur Schmerzintensität.*

tiven Veränderungen führen. Es wird angenommen, daß Entzündungsmediatoren im Intervertebralgelenk, allenfalls auch periartikulär, für eine solche Exazerbation in vielen Fällen verantwortlich sind. In solchen Fällen ist bei Versagen konservativer Therapiemaßnahmen eine intraartikuläre Injektion eines Lokalanästhetikums unter Beimischung eines hochkonzentrierten Steroidpräparates therapeutisch und diagnostisch häufig sinnvoll.

## 2.3.11 Kraftausdauer und Schmerzintensität

**Hinweis:**
Eine verminderte Kraftausdauerleistungsfähigkeit kann einerseits durch Trainingsmangelsyndrom oder andererseits durch chronische nozizeptive Hemmung verursacht oder erklärt werden (2.15).
Im Feld AI ist der Patient schmerzfrei oder schmerzarm und gleichzeitig wenig leistungsfähig. Eine eigentliche Behandlungsbedürftigkeit mittels Trainingstherapie-Reconditioning ist nicht notwendig. Zur Prophylaxe ist ein regelmäßiges Training aus dem Bereiche Fitneß-Sport im Sinne der Beratung angezeigt.
Im Feld AIII (Schmerz groß, körperliche Leistungsfähigkeit klein) macht es durchaus Sinn, Behandlungsmethoden aus dem Bereich Trainingstherapie-Reconditioning einzusetzen, wobei zusätzliche Faktoren aus der Ebene Schmerz, Struktur oder aus anderen Flächen der Ebene Funktion vorliegen müssen, da eine schlechte Kraftausdauer einen so intensiven Schmerz (Pain score größer als 6) nicht erklärt. Den Trainingstherapie-Reconditioning-Maßnahmen kommt also eine sekundäre Rolle zu.
Befindet sich ein Patient in der Fläche CIII (große Schmerzen, große Kraftausdauerleistungsfähigkeit), so müssen natürlich Faktoren auf den anderen Ebenen oder auf anderen Flächen der Ebene Funktion gesucht werden, um den Schmerz zu erklären.

# 3 Indikationen, Kontraindikationen bei Erkrankungen mit erhöhtem Behandlungsrisiko

## 3.1 Diagnose: Lumbale Diskushernie

| Mobilisation mit Impuls | Mobilisation ohne Impuls | NMT Typ 1 | NMT Typ 2 | NMT Typ 3 |
|---|---|---|---|---|
| Für das betroffene Segment in der Regel kontraindiziert; vor einem evtl. Therapieversuch sollen folgende Kriterien erfüllt sein:<br>schmerzarme Lagerung möglich<br>Probebehandlung mittels Mobilisation ohne Impuls erfolgreich<br>Versagen anderer therap. Maßnahmen<br>Aufklärung des Patienten betreffend erhöhtem therapeutischem Risiko (Diskusprolaps), und notwendiger Operation, falls radikuläre Ausfälle auftreten würden | Eine Mobilisation ohne Impuls ist nur möglich, wenn:<br>schmerzarme Lagerung möglich<br>Mobilisation nicht zu einer Zunahme der Beschwerden führt | Meistens ungünstig, da häufig eine Schmerzzunahme auftritt. Wegen der Schmerzen ist eine optimale isometrische Anspannung über die pathologische Bewegungsgrenze hinaus meist nicht möglich. | Dehnung der verkürzten tonischen Muskeln oft günstig. Zu beachten ist, daß die Dehntechnik nicht zu einem Zug an der Nervenwurzel führt. | Im akuten Stadium oft einzige manualtherapeutische Möglichkeit. Der exakten Fixation kommt eine überragende Bedeutung zu. |

Bei der konservativen Behandlung der akuten und subakuten lumbalen Diskushernie kommt der medikamentösen einschließlich der periduralen Steroidapplikation [Bush, 1991, S.103] und passiven physikalischen Therapie ein größerer Stellenwert zu als der manuellen Therapie. Wegen der Indikation zur Operation oder Chemonukleolyse verweisen wir auf die entsprechende Literatur.

## 3.2 Diagnose: Lumbale Spinalstenose (zentral, foraminal)

| Mobilisation mit Impuls<br>Mobilisation ohne Impuls | NMT Typ 1 | NMT Typ 2 | NMT Typ 3 |
|---|---|---|---|
| Bei strukturellen Veränderungen, wie sie bei der lumbalen Spinalstenose angetroffen werden, ist durch mobilisierende Behandlung wenig Einfluß auf die neurogene Claudicatio zu erwarten. Ist das Ziel der Behandlung allerdings, die segmentalen oder regionalen Funktionsstörungen zu beeinflussen, so können beide Techniken zur Anwendung kommen, unter dem Vorbehalt der allgemeinen Kontraindikationen einschließlich der altersbedingten Osteoporose. Offensichtlich ist die Domäne der Behandlung bei der Spinalstenose mit neurogener Claudicatio konservativ (wie epidurale Steroidinfiltrationen). Bei klarer Diagnosestellung Zuweisung zur operativen Dekompression. | | Bei sekundären muskulären Veränderungen kann NMT 2 sinnvoll zur Anwendung kommen, Haltungsverbesserung, Verminderung der Lordose. | |

## 3.3 Diagnose: Zervikale Diskushernie

| Mobilisation mit Impuls | Mobilisation ohne Impuls | NMT Typ 1 | NMT Typ 2 | NMT Typ 3 |
|---|---|---|---|---|
| Für die betroffene HWS-Region absolut kontraindiziert wegen großer Gefahr der Rückenmarks-kompression infolge Massenprolaps. | Für die betroffene HWS-Region kontraindiziert. In der chronischen Phase kann ein Therapieversuch unternommen werden, sofern<br>schmerzarme Lagerung möglich<br>Mobilisation nicht zu einer Schmerzzunahme führt | Meistens ungünstig, da wegen der Schmerzen eine optimale isometrische Anspannung über die Bewegungsgrenze hinaus nicht möglich ist. | Dehnung der verkürzten Muskeln (insbesondere der subokzipitalen Muskulatur) wirkt sich häufig günstig aus. Zu beachten ist, daß die Dehnung nicht zu einem Zug an der Nervenwurzel führt. | Im akuten Zustand oft einzige manual-therapeutische Möglichkeit. Der exakten Fixation und der optimalen isometrischen Anspannung kommt überragende Bedeutung zu. Bei dieser Behandlung wird der paravertebrale reflektorische Hartspann beeinflußt. |

Bei der konservativen Behandlung der akuten zervikalen Diskushernie kommt der medikamentösen Therapie einschließlich der epiduralen Steroidinjektionen und passiven physikalischen Therapie oft ein größerer Stellenwert zu als der manuellen Therapie. Grundsätzlich sollte die Therapie mit NMT Typ 3 eingeleitet werden. Es soll mit der Mobilisation ohne Impuls große Zurückhaltung geübt und die mobilisierende Kraft besonders sorgfältig dosiert werden. Zur Operationsindikation verweisen wir auf die entsprechende Literatur.

## 3.4 Diagnose: Zervikale Spinalstenose

Die zervikale Spinalstenose, einerseits bedingt durch einen kongenital engen Kanal und andererseits durch progrediente degenerative Veränderungen, kann zu Symptomen und Befunden einer zervikalen Myelopathie führen. Mobilisierende Anwendungen sind wegen der Gefahr einer Schädigung des Rückenmarks kontraindiziert. NMT Typ 3 bzw. axiale Traktion können unter Berücksichtigung der generellen Vorsichtsmaßnahmen zur Anwendung kommen. Das Ziel der Behandlung ist die Beeinflussung der sekundär entstandenen muskulären Spasmen.

3

## 3.5 Diagnose: Frische Weichteilverletzung der Halswirbelsäule

### ohne radiologisch nachweisbare Instabilität ohne neurologische Ausfälle

| Mobilisation mit Impuls<br>Mobilisation ohne Impuls | NMT Typ 1 | NMT Typ 2 | NMT Typ 3 |
|---|---|---|---|
| Bei relativ massiven mechanischen Einwirkungen anläßlich eines Unfalles sollen in den ersten 4–6 Wochen keine Mobilisationen durchgeführt werden. | Nach Ablauf der akuten Phase (in der Regel 4–6 Wochen) stellt die NMT-Typ-1-Technik eine gute Indikation zur Behandlung der Weichteilverletzung der Halswirbelsäule dar, sofern:<br>keine segmentale Instabilität vorliegt<br>nicht innerhalb von Stunden nach der Behandlung Rezidive auftreten | In der akuten Phase ist eine NMT-Typ-2-Behandlung der betroffenen Region kontraindiziert, außer wenn die gewählte Technik gleichzeitig eine optimale Fixation der betroffenen Wirbelsäulenregion beinhaltet | Die NMT-Typ-3-Behandlung kann bei exakter Fixation schon früh nach dem Trauma durchgeführt werden |

Bei durch massive Krafteinwirkung verursachten HWS-Verletzungen stehen in den ersten 4–6 Wochen eindeutig die Ruhigstellung neben medikamentösen und passiv physikalischen Behandlungsmaßnahmen im Vordergrund.

## 3.6 Diagnose: Chronische Phase der Weichteilverletzungen der Halswirbelsäule

### ohne segmentale Instabilität ohne neurologische Ausfälle

| Mobilisation mit Impuls<br>Mobilisation ohne Impuls | NMT Typ 1 | NMT Typ 2 | NMT Typ 3 |
|---|---|---|---|
| Häufig günstige Wirkung von Mobilisationsbehandlungen, sofern:<br>Probebehandlung mittels NMT Typ 1 erfolgreich<br>eindeutiger segmentaler/regionaler Befund (!)<br>Lagerung ohne wesentliche Probleme möglich | Günstig zur Einleitung von Mobilisationsbehandlungen mit und ohne Impuls sowie als Vorbereitung für Heimübungen | NMT-Typ-2-Techniken können in Fällen mit ausgeprägter muskulärer Dysbalance von größter Bedeutung sein. | In der chronischen Phase meist nur bei akut auftretenden Schmerzrezidiven notwendig. |

Rasch auftretende Rezidive nach erfolgreicher Mobilisationsbehandlung weisen in Richtung Instabilität. Funktionelle Röntgenaufnahmen sind bei pathologischen Bewegungsgrenzen muskulären Ursprungs gelegentlich fälschlicherweise normal und können Instabilitäten verdecken.
Im Anschluß an eine Weichteilverletzung der Halswirbelsäule entwickeln sich nicht selten Befunde und Beschwerden, welche in den Formenkreis des Weichteilrheumatismus (Fibrositissyndrom) gehören. In diesen Situationen ist mit der Indikation zur manuellen Therapie größte Zurückhaltung zu üben, weil dadurch die Gefahr der neurotischen Fehlentwicklung zusätzlich verstärkt werden kann.

## 3.7 Diagnose: Zervikaler Schwindel (einschließlich Migraine cervicale)

| Mobilisation mit Impuls<br>Mobilisation ohne Impuls | NMT Typ 1 | NMT Typ 2 | NMT Typ 3 |
|---|---|---|---|
| Mobilisationsbehandlungen mit und ohne Impuls sind indiziert, sofern:<br>eindeutige segmentale und regionale Befunde vorliegen<br>keine neurologischen Zeichen mittels Provokationstests (Lagerung, Druck) auftreten<br>Probebehandlungen mittels NMT Typ 1 erfolgreich sind. | Günstig im Sinne von Probebehandlungen und zur Einleitung von Heimübungen. | In chronischen Fällen mit ausgeprägter muskulärer Dysbalance oft wesentliche Behandlungstechnik. | In Fällen mit Zunahme des Schwindels durch Lagerung ist häufig eine Behandlungstechnik unter Ausnützung der reziproken Hemmung möglich, wobei eine gute Fixation eine unabdingbare Voraussetzung darstellt. |

Die Beurteilung von Schwindelzuständen ist oft schwierig. Eine fachärztliche Abklärung ist häufig angezeigt, wobei Kenntnisse der funktionellen Pathologie der Halswirbelsäule neben neurologischen und otologischen Kenntnissen vom Spezialisten verlangt werden.

Schwindelzustände infolge Durchblutungsstörungen im Vertebralis-Basilaris-Bereich sind für Mobilisationsbehandlungen und NMT-Typ-1- sowie NMT-Typ-2-Techniken eine absolute Kontraindikation.

## 3.8 Diagnose: Spondylolisthesis bei Spondylolyse im Lendenwirbelsäulenbereich

| Mobilisation mit Impuls<br>Mobilisation ohne Impuls | NMT Typ 1 | NMT Typ 2 | NMT Typ 3 |
|---|---|---|---|
| Eine Mobilisation des betreffenden Segmentes ist kontraindiziert. Häufig ergibt sich aber die Situation, daß benachbarte Segmente und/oder die Sakroiliakal-Gelenke ( SIG) mobilisiert werden sollen. | Häufig für die benachbarten Wirbelsäulensegmente und SIG günstig. Exakte Fixation des befallenen Segmentes notwendig. | Der Muskeldehnung kommt bei der Behandlung der Spondylolisthesis oft ein großer Stellenwert zu. | Günstig für das betroffene Segment in akuten Phasen, sofern im Bewegungstest ein weicher Stopp vorhanden ist. |

Die manuelle Therapie konzentriert sich häufig auf die der Spondylolisthesis benachbarten Segmente und die Sakroiliakal-Gelenke und ergänzt andere Behandlungsmaßnahmen wie Orthesen, stabilisierende Operationen usw. Wir verweisen auf entsprechende orthopädische Literatur.

## 3.9 Diagnose: Ossäre Mißbildungen im Bereiche der Wirbelsäule, Mißbildungen des Rückenmarks

Die Beurteilung der Mißbildungen der Wirbelsäule und des Rückenmarkes bedarf adäquater orthopädisch-neurologischer Kenntnisse. Diese werden zusammen mit dem funktionell-pathologischen Befund zur Indikation oder Kontraindikation der einzelnen manualtherapeutischen Techniken führen. Grundsätzlich ist äußerste Zurückhaltung bei der Mobilisation, insbesondere der HWS, zu üben.

3

## 3.10 Diagnose: Osteoporose oder andere metabolische Osteopathien (mit pathologischen Wirbelfrakturen)

| Mobilisation mit Impuls<br>Mobilisation ohne Impuls | NMT Typ 1 | NMT Typ 2 | NMT Typ 3 |
|---|---|---|---|
| Absolute Kontraindikation, solange nicht mit medikamentösen Maßnahmen eine eindeutige Normalisierung des Mineralgehaltes des Knochens erreicht ist.<br>Eine Mobilisation mit Impuls ist erst erlaubt, wenn:<br>Mineralgehalt des Knochens genügend<br>Mobilisation ohne Impuls erfolgreich durchgeführt<br>Patient über das erhöhte Risiko aufgeklärt ist: Gefahr der Wirbel-und Rippenfraktur. | In der akuten Phase kontraindiziert für die betroffene Wirbelsäulenregion.<br>Günstig als Probebehandlung vor einer Mobilisation ohne Impuls. | Die Dehnung der verkürzten tonischen Muskulatur ist oft eine wesentliche Voraussetzung zur Durchführung einer erfolgreichen Haltungsgymnastik. | Im frischen Frakturstadium oft die einzige aktive Therapiemöglichkeit für den betroffenen Wirbelsäulenabschnitt. |

Der medikamentösen Therapie kommt vorrangige Bedeutung zu, neben passiven physikalischen Maßnahmen und Orthesen mindestens so lange, wie das akute Frakturstadium besteht. Im chronischen Stadium muß die manuelle Therapie unbedingt durch Haltungsgymnastik ergänzt werden. (Für fortgeschrittene Osteoporosen ohne pathologischen Frakturen gelten analoge Überlegungen.)

## 3.11 Diagnose: Spondylitis ankylosans (Morbus Bechterew) im Stadium der akuten Entzündung

| Mobilisation mit Impuls | Mobilisation ohne Impuls und NMT Typ 1 | NMT Typ 2 | NMT Typ 3 |
|---|---|---|---|
| Absolute Kontraindikation für diejenigen Wirbelsäulenabschnitte, die Zeichen einer akuten Entzündung aufweisen:<br>Sakroiliakal-Gelenk und Thoraxregionen | Sofern eine schmerzarme Lagerung möglich ist und die Mobilisation nicht zu einer sofortigen oder protrahierten Schmerzzunahme führt, kann eine Mobilisation ohne Impuls ebenso wie eine NMT-Typ-1-Technik eine gute beweglichkeitsfördernde Maßnahme darstellen. | Bei eindeutig funktionell-pathologischen Befunden soll auch in der akuten Entzündungsphase eine muskuläre Dysbalance mit NMT-Typ-2-Technik behandelt werden, um die Fixierung der Fehlhaltung möglichst zu vermeiden. | Günstig als Entspannungsbehandlung unter Ausnützung der reziproken Hemmung. |

Bei Entzündungen an der Halswirbelsäule muß die Indikation zur manuellen Therapie sehr zurückhaltend gestellt werden. Segmentale oder regionale Instabilitäten auch im Atlantookzipitalgelenk müssen mit Sicherheit ausgeschlossen sein.

Analoge Überlegungen gelten auch für die Spondylopathie bei Psoriasis, Colitis ulcerosa, M. Crohn.

## 3.12 Diagnose: Spondylitis ankylosans (Morbus Bechterew) ohne klinische Zeichen der akuten Entzündung

| Mobilisation mit Impuls | Mobilisation ohne Impuls | NMT Typ 1 | NMT Typ 2 | NMT Typ 3 |
|---|---|---|---|---|
| Eine Mobilisationsbehandlung mit Impuls soll nur dann durchgeführt werden, wenn eine erfolgreiche Probebehandlung mittels Mobilisation ohne Impuls vorausgegangen ist. | Eine erfolgreiche Probebehandlung mittels NMT Typ 1 stellt eine günstige Voraussetzung für eine Mobilisation ohne Impuls dar. | Äußerst effektive gezielte Mobilisationstechnik, geeignet zur Einleitung entsprechender Heimübungen. | Sehr wesentlich bei muskulärer Dysbalance der tonischen HWS-Schultergürtel-Muskulatur in Fällen mit zunehmender Versteifung des Thorax. | Nur geringe Bedeutung. |

Absolute Kontraindikation für diejenigen Wirbelsäulensegmente und SIG, bei denen ein ossärer Durchbau vorliegt. (Dies gilt natürlich auch für die Spondylosis hyperostotica Forestier sowie die Spondylopathie bei Psoriasis.)

## 3.13 Diagnose: Entzündlicher Befall der Wirbelsäule bei rheumatoider Arthritis (pcP)

Es besteht kaum eine Indikation zur manuellen Therapie der Wirbelsäule bei chronischer Polyarthritis. Ist die HWS betroffen, muß mit mobilisierenden Techniken äußerste Zurückhaltung geübt werden. In Fällen mit klinischem und/oder radiologischem Verdacht oder gar Nachweis einer Instabilität ist jegliche manualtherapeutische Technik in dieser Region kontraindiziert.

## 3.14 Diagnose: Abnorme segmentale und/oder regionale globale Überbeweglichkeit der Wirbelsäule (angeboren und/oder erworben)

| Mobilisation mit Impuls, Mobilisation ohne Impuls, NMT Typ 1 | NMT Typ 2 | NMT Typ 3 |
|---|---|---|
| Mobilisationsbehandlungen und NMT-Typ-1-Techniken sind kontraindiziert. Gelegentliche Mobilisationen können bei akut auftretenden segmentalen und regionalen Bewegungsverminderungen (mit weichem Stopp) angezeigt sein, wobei sowohl in bezug auf angewandte mobilisierende Kraft als auch in bezug auf die Anzahl der Behandlungen große Zurückhaltung angezeigt ist. | Die Behandlung der muskulären Dysbalance mittels NMT-Typ-2-Techniken ist oft eine Voraussetzung, um eine stabilisierende Gymnastik durchführen zu können. | NMT-Typ-3-Techniken sind sehr geeignet zur regionalen Entspannungstherapie unter Ausnützung der reziproken Hemmung. Sie sollen immer ergänzt werden durch eine stabilisierende Gymnastik. |

## 3.15 Diagnose: Antikoagulation

Mobilisation mit Impuls:

Im Breich der gesamten Wirbelsäule MMI kontraindiziert wegen erhöhter Blutungsgefahr der Bildung eines Epidural- bzw. Subduralhämatoms.

Mobilisation ohne Impuls:

Mobilisationen mit reduzierter Kraft sind erlaubt.

NMT Typ 1, NMT Typ 2, NMT Typ 3

Alle 3 Techniken können bei den segmentalen bzw. regionalen Funktionsstörungen bei antikoagulierten Patienten zur Anwendung kommen.

# 4 Wirksamkeit der manuellen Therapie bei Behandlungen von Rückenschmerzen

Die manuelle Therapie bzw. Behandlung mit gezielten Griffen sowohl an der Wirbelsäule wie auch an den Extremitätengelenken hat eine lange Geschichte. Sowohl in der Antike wie auch im alten China wurden spezielle Handgriffe zur Behandlung von Rückenschmerzen angewendet. Auch im Mittelalter und später im 18. Jahrhundert waren es die Bone-Setters, welche Rückenschmerzen mit Einrenkungen behandelten. Ende des 19. Jahrhunderts hat Andrew Taylor-Still (1826 – 1916) die Griffbehandlung als Grundlage der osteopathischen Medizin, und David D. Palmer (1845 – 1913) für die Chiropraktik benutzt. In der Schweiz war es der Arzt Otto Nägeli, welcher mit Handgriffen erfolgreich Kopf- und Nackenschmerzen, aber auch vegetative Störungen, z.B. Schluckstörungen und Singultus, behandelte.

Lange hat sich die Ärzteschaft gegen die damals als unwissenschaftlich bezeichnete Methode gewehrt und sie zum Teil auch vehement bekämpft. Weltweit lassen sich Berichte über zum Teil sehr emotionsgeladene Auseinandersetzungen zwischen Ärzten, Chiropraktoren und Osteopathen finden. Dennoch wuchs das Interesse an der offensichtlich doch erfolgreich angewendeten Methode bei den Ärzten in den 50er und 60er Jahren allmählich, möglicherweise auch deswegen, weil die praktisch tätigen Ärzte einen Gegenpol zu der sich rasch entwickelnden technisierten Medizin suchten. 1958 gründete der Schweizer Rheumatologe Jean-Claude Terrier die internationale Medizinische Gesellschaft für Manuelle Medizin (FIMM; Fédération Internationale des Médecins Manuels), eine medizinische Organisation, welche mittlerweile über 5000 Mitglieder aus 21 Staaten der Welt vereinigt.

Die für sich sprechenden guten Resultate der manualtherapeutischen Behandlungen haben dafür gesorgt, daß immer mehr Ärzte für diese Methode Interesse zeigten und auch die Ausbildung im Rahmen eines postgraduellen Kurssystems absolvierten. In Deutschland, der Schweiz und Österreich waren es die 70er und 80er Jahre, in denen eine fast exponentielle Zunahme der Kursteilnehmer zu verzeichnen war (4.1, 4.2). Gegenwärtig beträgt die manualmedizinische Versorgung in der Schweiz 1 Arzt auf 6500 Einwohner, in Deutschland 1 Arzt auf 5000 Einwohner. Werden in den Vereinigten Staaten die Osteopathen und Chiropraktoren zusammengezählt, so wäre die Versorgungsdichte auf ca. 1 : 3500 Einwohner zu schätzen.

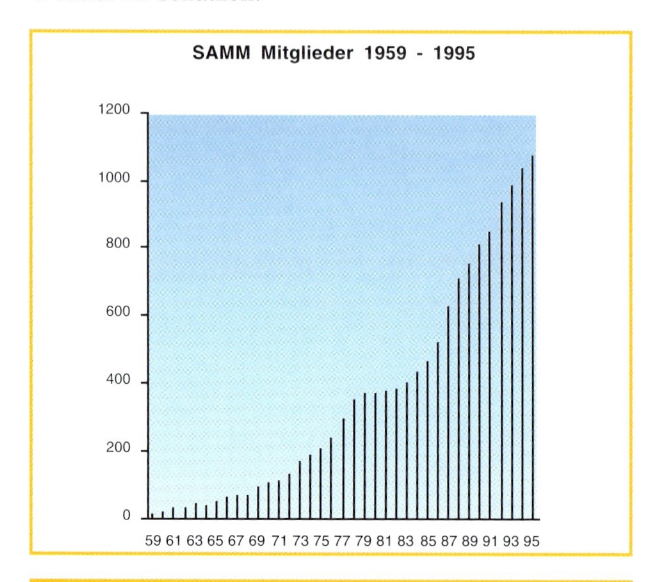


4.1 *Entwicklung der SAMM (Schweizerische Ärztegesellschaft für Manuelle Medizin) Mitglieder mit abgeschlossener Ausbildung*

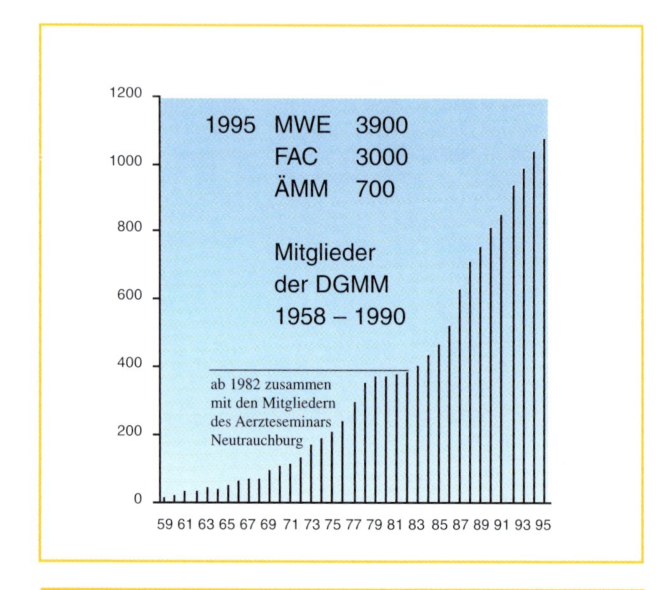


4.2 *Entwicklung des DGMM (Deutsche Gesellschaft für Manuelle Medizin) Mitglieder mit abgeschlossener Weiterbildung*

In vielen europäischen Ländern, namentlich Tschechien, Frankreich, Deutschland und Österreich, ist die manuelle Medizin Bestandteil des Medizinstudiums. Die ablehnende Haltung der klassischen Schulmedizin ist seit Mitte der 80er Jahre weitgehend verschwunden. Seit 1992 wird in Zürich eine Wahl-Vorlesung über die manualmedizinische Diagnostik für Studenten der klinischen Semester ausgeschrieben. Das Interesse ist groß. Im gleichen Jahr wurde an der Medizinischen Fakultät Otago in Christchurch/Neuseeland eine Ausbildung mit Diplom für Manuelle Medizin eingerichtet. Ein ähnlicher Ausbildungsgang wurde 1993 in Australien ins Leben gerufen.

Gemäß einer kürzlich durchgeführten Umfrage bei den Mitgliedern der Schweizer Ärztegesellschaft für Manuelle Medizin kommt die manuelle Therapie bei der Behandlung von LWS-Problemen durchschnittlich 805mal und bei Behandlung von HWS-Syndromen 350mal pro Jahr zur Anwendung. In der Schweiz wird mit manueller Therapie durch Ärzte 640000mal, in Deutschland schätzungsweise 5 Mio.-mal und in Österreich 340000mal pro Jahr behandelt. Bei genauer Betrachtung der repräsentiven Praxen jener Ärzte, die die manuelle Therapie anwenden, kann festgestellt werden, daß je nach Fachrichtung die manuelle Therapie 20–50% der gesamten ärztlichen Tätigkeit ausmacht. Die Anzahl der pro Krankheitsfall durchgeführten Behandlungen variiert wiederum je nach Fachrichtung und betreutem Krankengut. Der Allgemeinmediziner führt durchschnittlich 1,4 Behandlungen pro Fall durch, der Facharzt hingegen 4–5. Die höhere Anzahl der Behandlungen beim Facharzt ist darauf zurückzuführen, daß er es mit chronischen Krankheitsbildern zu tun hat, der Allgemeinmediziner hingegen behandelt primär akute Erkrankungen.

## 4.1 Kosten und Wirksamkeit

Zu der wichtigen Fragestellung der Kosten und Wirksamkeit der manuellen Therapie sind zwei Arbeiten von Bedeutung. Beide wurden durch die Stiftung für Manuelle Medizin in Eindhoven/Niederlande durchgeführt (Pataijn, 1991, 1992). Der Kostenvergleich zur herkömmlich durchgeführten und ärztlich verordneten Physiotherapie wurde an einer Population von 1700 Patienten vorgenommen und die finanziellen Aspekte geprüft. Die Autoren (Pataijn, 1992) berechneten, daß mit der manuellen Medizin 67% Ersparnis im Vergleich zu den herkömmlichen Methoden der Physiotherapie erzielt werden konnte. Durchschnittlich 3,4 manuelle Behandlungen waren im Gegensatz zu 24 physiotherapeutischen Behandlungen pro Krankheitsfall „Rückenschmerzen“ notwendig. Die gleiche Gruppe untersuchte an einem anderen Krankheitsgut von 634 Patienten den Faktor der Arbeitsunfähigkeit (indirekte Kosten) bei Patienten, welche ausschließlich durch einen manualmedizinisch tätigen Arzt behandelt worden waren und verglichen diese mit Patienten, die von nicht manualmedizinisch tätigen Allgemeinärzten betreut wurden. Die Totalzahl der Arbeitsunfähigkeitstage in der Follow-up-Periode von 12 Monaten war signifikant niedriger in der Gruppe der manualmedizinisch behandelten Patienten. Aus beiden Studien läßt sich entnehmen, daß eine gezielte manuelle Behandlung zur signifikanten Senkung der direkten und der indirekten Kosten führt.

## 4.2 Wirksamkeit der manuellen Therapie

Wie bei jeder manuellen Behandlung ist es nicht möglich, eine Doppelblindstudie zur Beurteilung der Resultate zu erstellen, denn der Behandelnde wird immer wissen, ob eine gezielte oder vorgetäuschte Behandlung durchgeführt wird. Dennoch ist es wichtig, die manuellen Behandlungstechniken mit den übrigen Verfahren zur Therapie von Wirbelsäulenstörungen zu vergleichen. Koes (Koes, 1992) führte in seiner Dissertationsarbeit eine Metaanalyse der in der Zeitspanne von 1966 bis 1990 publizierten Arbeiten über die Wirksamkeit der Manuellen Medizin durch (MacDonald, 1990; Hadler, 1987; Ongley, 1987; Bergquist-Ullman, 1977; Meade, 1990; Gibson, 1985; Sims-Williams, 1978; Sims-Williams, 1979; Helliwell, 1987; Doran, 1975; Mathews, 1987; Evans, 1978; Glover, 1974; Coxhead, 1981; Waagen, 1986; Hoehler, 1981; Zylbergold, 1981; Postacchini, 1988; Rasmussen, 1979; Farrell, 1982; Nwuga, 1982; Waterworth, 1985; Arkuszewski, 1986; Buerger, 1980; Tobis, 1983; Bronfort, 1989; Kinalski, 1989; Godfrey, 1984; Siehl, 1971; Rupert, 1985; Sloop, 1982; Nordemar, 1980; Brodin, 1983; Howe, 1983; Mealy, 1986). Nachdem Koes Kriterien für die methodische Beurteilung von randomisierten klinischen Studien aufgestellt und die publizierten Studien auf der Basis dieser Liste beurteilt hatte, stellte er fest, daß bei den 36 in Frage kommenden Arbeiten generell eine methodologisch ungenügende Qualität zu verzeichnen war. Unter diesem Vorbehalt konnte bei etwa der Hälfte der Arbeiten ein positiver Einfluß der manuellen Therapie auf die Beschwerden der Patienten eruiert werden. Jene Untersuchungen, bei denen positive Resultate der manuellen Medizin festgestellt werden konnten, zeigten ein niedrigeres Score auf der methodischen Tabelle; jene hingegen, die methodisch besser waren, zeigten eher eine ungenügende Wirksamkeit der Manipulation im Vergleich zu anderen Methoden. Ähnliche Erfahrungen machte Koes bei der Beurteilung jener Studien, die Physiotherapie bzw. Bewegungs- und Trainingstherapie als Behandlungsmodalität bei Wirbelsäulenstörungen benützten (Koes, 1991).

In einer prospektiven Studie an 256 Patienten, eingeteilt in 4 Gruppen (Manipulation, Physiotherapie, Plazebogruppe sowie Behandlung beim Allgemeinarzt), untersuchte Koes (Koes, 1992) die Wirksamkeit der manuellen Therapie. In diese Studie wurden nur jene Patienten aufgenommen, welche unter chronischen tiefsitzenden Kreuzschmerzen litten. Bei der 12-Wochen-Nachkontrolle waren die Resultate der Manipulations-Gruppe und der Physiotherapie-Gruppe (beinhaltet auch die Bewegungstherapie) im Verhältnis zur Plazebo-Gruppe sowie zur Gruppe der von nicht manualmedizinisch tätigen Allgemeinärzten Behandelten signifikant besser. Dabei waren in der Gruppe der manuellen Therapie weniger Behandlungen notwendig (5,4 in der Manipulations-Gruppe versus 14,7 in der Physiotherapie-Gruppe). Auch bei der allgemeinen Akzeptanz der Behandlung schnitt die Gruppe mit manuellen Therapie wesentlich besser ab.

Bei der Jahres-Nachkontrolle (Koes, 1992) schnitt die Gruppe mit manueller Therapie im Langzeitverlauf besser ab als die Physiotherapie-Gruppe. Koes faßt zusammen, daß bei funktionellen Störungen der Wirbelsäule sowohl im Bereiche der LWS als auch der HWS die manuelle Therapie und die Physiotherapie dem Nichtstun bzw. der Behandlung beim nicht manualmedizinisch tätigen Allgemeinarzt (Information plus Medikamente) deutlich überlegen sind, wobei die Gruppe mit der manuellen Behandlung im Vergleich zur Physiotherapie-Gruppe ein besseres Langzeitresultat aufweist. Die Tatsache, daß bei der Manipulations-Gruppe zum Erreichen des Zieles deutlich weniger Behandlungen notwendig waren als bei der Physiotherapie-Gruppe, mag ein wichtiger Faktor auch bei der Analyse der Behandlungskosten sein. Diese Beobachtung deckt sich mit jener der retrospektiven Studie von Pataijn 1991 und 1992. Triano (Triano, 1994) untersuchte in seiner prospektiven randomisierten Studie 145 Patienten mit chronischen Rückenschmerzen, die in 3 Gruppen eingeteilt wurden: Die gezielte Manipulation, die vorgetäuschte Manipulation und eine Gruppe, bei welcher lediglich die Rückenschulung zur Anwendung kam.
Bei der 2-Wochen-Nachkontrolle zeigte die Gruppe mit der gezielten Manipulation einen signifikant niedrigeren Wert auf der visuell-analogen Schmerzskala und eine höhere Bereitschaft zur Rehabilitation bzw. mehr Vertrauen in ein allgemein aktives Vorgehen bei der Behandlung. Bei dieser methodisch sehr guten Studie ist leider die Follow-up-Periode sehr kurz, was die allgemeinen Schlußfolgerungen relativiert.

## 4.3 Voraussetzungen einer erfolgreichen manuellen Therapie

Die adäquate Indikation zur manualmedizinischen Behandlung ist eine entscheidende Voraussetzung für den Erfolg und zur Risikoverminderung. Wichtig ist, daß der manualmedizinisch tätige Arzt die Grenzen der Behandlungsmethoden gut kennt und die notwendigen manuellen Fertigkeiten besitzt. Die manuelle Medizin muß flexibel in ein diagnostisches und therapeutisches Gesamtkonzept eingebaut werden. Ein undiszipliniertes Handeln führt zu unnötigen Kostenentwicklungen, Gefährdungen des Patienten und schadet dem Ruf der Methode.

## 4.4 Kosten und Wirksamkeit der Behandlung von funktionellen Wirbelsäulenerkrankungen

**Zusammenfassung**

1. Manuelle Therapie scheint erfolgreicher als konventionelle Physiotherapie zu sein.
2. Manuelle Therapie ist kostengünstiger als konventionelle Physiotherapie.
3. Patienten, welche mit manueller Therapie behandelt wurden, haben weniger Arbeitsausfalltage als physiotherapeutisch und/oder durch nicht manualmedizinisch tätige Allgemeinärzte behandelte Patienten.

# Komplikationen der manuellen Therapie

5

In Anbetracht der Tatsache, daß manuelle Therapie in zunehmendem Maße bei verschiedenen Berufsgruppen (Ärzten, Chiropraktoren, Osteopathen, Physiotherapeuten) zur Anwendung kommt, ist es wichtig zu wissen, welche Risikofaktoren die verschiedenen Behandlungsmethoden in sich bergen. Diese Information ist von großer Bedeutung, um die rechtliche Lage beantworten zu können, wenn über die Kompetenz der Behandelnden diskutiert wird.
Unvollständige Anamnese, ungenügende klinische Untersuchung, fehlerhafte Interpretation der Röntgenbilder wie auch Mangel an klinischer Erfahrung können zur Fehldiagnose führen und demzufolge zur inadäquaten Indikation für manuelle Therapie (Dvořák, 1990; Dvořák, 1988; Schmitt, 1979; Wolff, 1980).
Es versteht sich, daß die manuelle Untersuchung wie auch Behandlung ein hohes Niveau des technischen Könnens bzw. der Fertigkeit verlangt [Dvořák, 1983; Lewit, 1987; Schneider, 1988).
Auch wenn Komplikationen der Wirbelsäulenmanipulation selten sind, müssen sie im Hinblick auf die Wahl der therapeutischen Behandlung wie Mobilisation mit Impuls, Mobilisation ohne Impuls bzw. neuromuskuläre Therapien doch berücksichtigt werden (Janda, 1979; Lewit, 1987; Schneider, 1988).
Über Komplikationen der manuellen Behandlungstechniken wird in der Literatur meist individuell als Kasuistik oder aber in Fallstudien berichtet (Dvořák, 1985; Krueger, 1980; Ladermann, 1981; Schmitt, 1976). Eindeutige Zahlen zur Morbidität, zur Mortalität und zur Rate der Komplikationen im Verhältnis zu den angewandten Techniken wurden bislang allerdings nicht vorgelegt. In einer früheren Arbeit haben wir über die Frequenz der Komplikationen der manuellen Therapie bei Behandlungen der HWS anhand einer retrospektiven Studie bei den Mitgliedern der Schweizerischen Ärztegesellschaft für Manuelle Medizin berichtet (Dvořák, 1985). Anhand der erhobenen Zahlen konnte eine leichte neurologische Komplikation auf 40.000 Manipulationen, eine ernsthafte neurologische Komplikation auf 400.000 Manipulationen der HWS festgestellt werden.
Gestützt auf diese Resultate und in der Hoffnung, daß eine weitere Reduktion der neurologischen Komplikationen erreicht werden kann, hat die Schweizerische Ärztegesellschaft für Manuelle Medizin (SAMM) das Ausbildungsprogramm insofern adaptiert, als risikoarme oder risikofreie Techniken eingeführt wurden, besonders im Bereich der HWS. Behandlungstechniken, die zu Verletzungen der A. vertebralis führen können, wurden aus dem Ausbildungsprogramm eliminiert. Mobilisationen ohne Impuls wie auch neuromuskuläre Therapien haben Eingang ins Ausbildungsprogramm und in die tägliche Praxis gefunden. Diese Techniken sind wahrscheinlich genauso erfolgreich wie die klassische Mobilisationen mit Impuls, allerdings senken sie das Behandlungsrisiko deutlich, besonders bei der Behandlung der HWS. Diese Techniken vermeiden die forcierte gleichzeitige Rotation, Reklination und Extension der HWS.

## 5.1 Komplikationen bei Manipulation der HWS

Der kürzlich publizierte Überblick über die muskuloskelettalen und zerebrovaskulären Komplikationen bei Manipulationen wurde von Dvořák et. al. (Dvořák, 1992) und Terret (Terrett, 1992) präsentiert. Terret analysierte im Rahmen eines Literaturreviews 126 Fälle der vaskulär bedingten Komplikationen, wovon 29 einen letalen Ausgang nahmen. Die anderen 97 Fälle zeigten unterschiedlich ausgeprägte neurologische Defizite. Die Altersverteilung entsprach der Altersverteilung der Patientenpopulation der repräsentativen Praxis eines Chiropraktors (Terrett, 1992).

Es wird immer wieder festgehalten, daß von der Patientenpopulation die Gruppe der 30- bis 45-jährigen Frauen häufiger zu Komplikationen neigen, jedoch kann bei näherer Betrachtung der publizierten Arbeiten in keiner der Altersgruppen ein erhöhtes Risiko gefunden werden (5.1).
Der Pathomechanismus der zerebrovaskulären Komplikationen geht meist auf eine traumatische Läsion der arteriellen Wand zurück, die einerseits zu

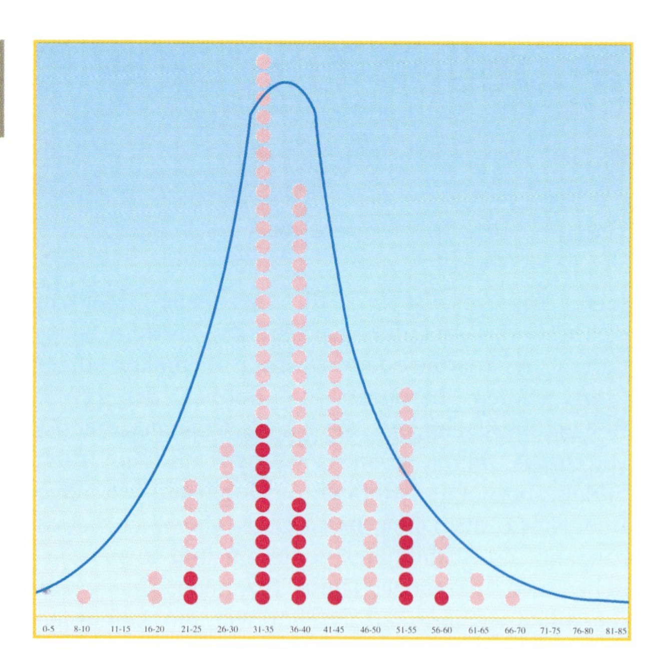


5.1 *Altersverteilung von 113 vaskulären Komplikationen nach Manipulation (Alter war nicht bekannt) in 13 Fällen, 4 sind tödlich verlaufen, 6 überlebten, bei 3 ist der Ausgang unbekannt. Die Kurve stellt die Altersverteilung von 6187 aufeinanderfolgenden Patienten einer Chiropraktoren-Praxis dar (aus Terret 1992).*

Vasospasmen oder gar zur Läsion, d.h. Dissektion, führen kann. Bei den meisten Fälle treten die Symptome unmittelbar nach der Manipulation auf. Die häufigsten Symptome und Befunde wurden von Terret zusammengefaßt (Terrett, 1992):

- Schwindel systematisch und asystematisch
- Bewußtseinsstörung oder gar -verlust (Synkope bis Koma)
- Sehstörungen (Diplopie, Amaurosis fugax)
- Übelkeit, Erbrechen
- Gehstörungen, Ataxie (Fallneigung zu einer Seite)
- Sensibilitätsstörungen
- Tinnitus
- Sprachstörungen, Dysarthrie
- Nystagmus

Solche Symptome und Befunde können einerseits eine vollständige Restitution nach Minuten, Stunden bzw. Tagen zur Folge haben, andererseits können sie zur Ausbildung von neurologischen Syndromen wie Hemisyndrom, Wallenberg-Syndrom oder „locked in"-Syndrom führen.

Offensichtliche Risikofaktoren sind anamnestischer Schwindel bzw. Hinweise auf ischämische Attacken (nach TIA fragen), sowie Hinweise auf eine Arteriosklerose.

Eine kürzlich durchgeführte Umfrage bei den Mitgliedern der Schweizerischen Ärztegesellschaft für Manuelle Medizin (SAMM) im Hinblick auf die Morbiditäts- und Mortalitätsrate der manuellen Therapien der Wirbelsäule richtete sich an 680 Mitglieder. Der Großteil der Mitglieder sind Allgemeinärzte sowie Fachärzte für Rheumatologie. Alle haben den Ausbildungslehrgang der Schweizerische Ärztegesellschaft für Manuelle Medizin (SAMM) abgeschlossen. Folgende Fragen wurden gestellt:

- Durchschnittliche Anzahl der durchgeführten Manipulationen pro Tag, Woche, Monat bzw. während 1 Jahr (Spezifikation der regionalen Manipulation der HWS, BWS und LWS).
- Totalzahl der beobachteten Nebenwirkungen bzw. Komplikationen während einem Jahr, bezogen auf die Behandlung der HWS, BWS und LWS.
- Detaillierte Fallbeschreibung der neurologischen bzw. muskuloskelettalen Komplikationen, ausführlich besprochen im persönlichen Interview durch einen der Autoren mit den Betroffenen.

425 (= 63%) der Fragebogen wurden zurückgesandt.

Totalzahl der Manipulationen 342.125, davon HWS-Manipulationen 150.450.

Durchschnittlich manipulierte jeder Arzt 805mal die BWS und LWS und 354mal die HWS. Dies ergibt 5 Manipulationen pro Arbeitstag, davon 3,6 Manipulationen der BWS und LWS und 1,4 Manipulationen der HWS.

Die häufigste Nebenwirkung der HWS-Manipulation war vorübergehend auftretender Schwindel mit einer Dauer von wenigen Sekunden bis einigen Minuten. 236 Patienten (1:637 Manipulationen) berichteten über einen solchen transienten Schwindel.

14 Patienten (1:10746) berichteten über eine vorübergehende Störung des Bewußtseins, davon verloren 2 Patienten (1:75225) für die Zeit von 10 bzw. 30 Sek. das Bewußtsein, mit vollständiger Erholung.

6 Patienten (1:25075) hatten vorübergehende Sensibilitätsstörungen im $C_6$- bzw. $C_7$-Dermatom, 1 Patient berichtete über eine vorübergehende Schwäche des rechten Armes während einiger Stunden (5.2).

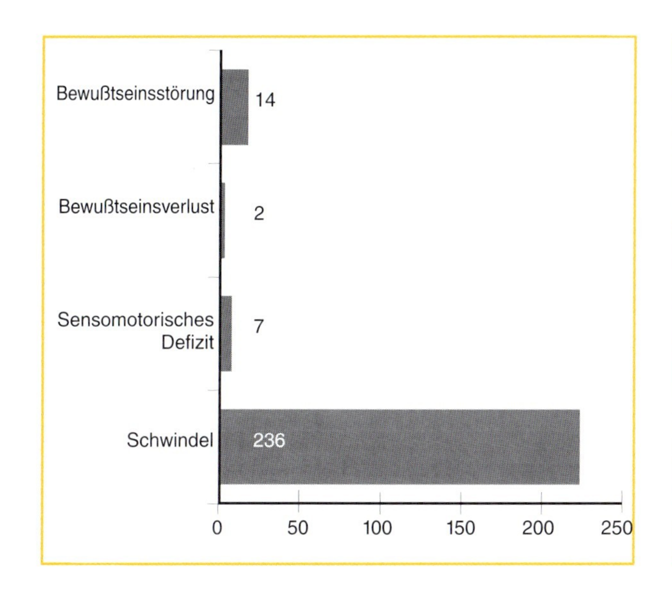


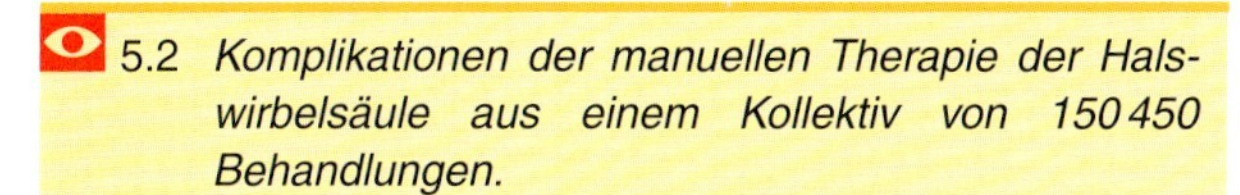
5.2 *Komplikationen der manuellen Therapie der Halswirbelsäule aus einem Kollektiv von 150450 Behandlungen.*

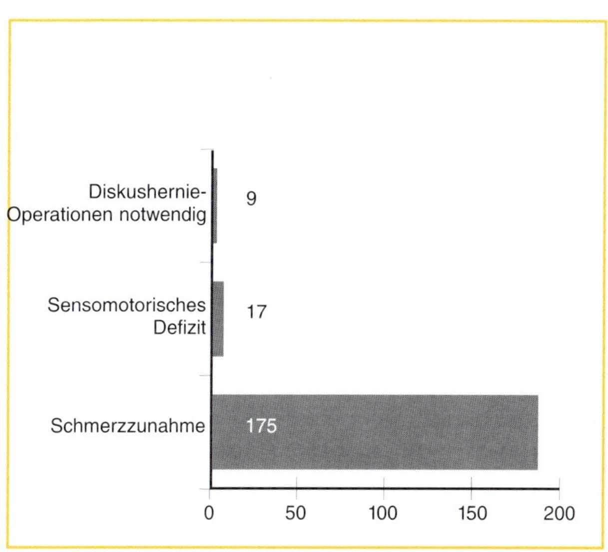


5.3 *Komplikationen der manuellen Therapie der Lendenwirbelsäule aus einem Kollektiv von 342125 Behandlungen*

Das Durchschnittsalter der Patienten, die nach der Manipulation ein sensomotorisches Defizit zeigten, war 38 Jahre (30–46).
Die Morbiditätsrate einer Nebenwirkung bzw. vorübergehenden neurologischen Komplikation der HWS wurde mit 1 : 16716 berechnet. Die Techniken, welche zu Nebenwirkungen bzw. Komplikationen führten, waren in allen Fällen Mobilisationen mit Impuls der HWS. Glücklicherweise wurde in diesem untersuchten Jahr keine ernsthafte neurologische Komplikation beobachtet.

## 5.2 Komplikationen bei Behandlung der thorakalen und lumbalen Wirbelsäule

175 Patienten (1:1955) berichteten nach der Manipulation über zunehmenden Schmerz im Bereiche der LWS.
17 Patienten (1:20125) zeigten neben zunehmendem Schmerz ein sensomotorisches Defizit mit klarer radikulärer Verteilung. Das Durchschnittsalter dieser Patienten betrug 44,6 Jahre (32 – 58 Jahre).
9 der 17 Patienten (1 : 38013) entwickelten ein progredientes radikuläres Ausfallsyndrom mit radiologisch vorhandener Diskushernie. Diese Patienten wurden dann in der Folge operiert. Wie bei der HWS wurde in allen Fällen die Mobilisation mit Impuls angewendet (5.3).

## 5.3 Diskussion

Es ist offensichtlich, daß die günstige Wirkung der Manipulation zur Folge hat, daß immer mehr Ärzte diese Behandlungsmethode bei Wirbelsäulenpatienten anwenden. (Hadler, 1987; Koes, 1992; Patijn, 1991).

In den Vereinigten Staaten beträgt die Dichte der manualmedizinisch tätigen Osteopathen, Chiropraktoren und Ärzte 1:3.500 (Dvořák, 1983; Dvořák, 1991). In der Schweiz beträgt die Dichte der manualtätigen Ärzte 1:6.500. Die Ärzte alleine führen in der Schweiz 640.000 Manipulationen pro Jahr durch, in Österreich an die 340.000 Manipulationen pro Jahr und in Deutschland 11 Mio. Manipulationen pro Jahr. Diese Zahlen unterstreichen die Bedeutung der Methode bei der Behandlung von Wirbelsäulenerkrankungen, andererseits aber auch die Bedeutung der sorgfältigen Evaluation von Nebenwirkungen und Komplikationen. Die FIMM (Fédération Internationale des Médecins Manuels) hat im Hinblick auf die Reduktion der unerwünschten Komplikationen eine Empfehlungsliste herausgegeben. (Dvořák, 1991; Dvořák, 1991). Eine prospektive Studie über die Morbidität und Mortalität der Manipulation wurde bis heute nicht durchgeführt.

Unsere retrospektive Evaluation der manuellen Behandlung unter den Ärzten in der Schweiz mußte glücklicherweise keine ernsthafte neurologische Komplikation im untersuchten Jahr feststellen, wobei lediglich 150 000 Manipulationen analysiert worden sind. Es kann festgehalten werden, daß eine leichte neurologische Komplikation in einem Verhältnis von 1 : 16 761 nach einer Manipulation der HWS auftritt. Da alle diese Nebenwirkungen und Komplikationen nach einer Mobilisation mit Impuls auftraten, empfehlen wir, auf jene Techniken zu verzichten, die mit gleichzeitiger Rotation, Extension und Traktion der HWS einhergehen. Wenn möglich sollten die Mobilisation ohne Impuls wie auch die neuromuskulären Therapien bei der Behandlung der HWS bevorzugt werden (Dvořák, 1991; Schneider, 1988).

Die Analyse der Komplikationen der LWS-Manipulationen muß unter einer anderen Perspektive betrachtet werden. Der Großteil der Patienten, welche nach der Manipulation ein progredientes radikuläres Ausfallsyndrom zeigen, waren solche mit chronischen bzw. mit chronisch-rezidivierenden Rückenschmerzen, die in der überwiegenden Zahl der Fälle während Jahren erfolgreich mit Manipulationen behandelt worden waren. Es kann nicht abschließend beantwortet werden, ob sich die Behandlung lediglich als „Katalysator" der ohnehin in Entwicklung begriffenen Diskopathie auswirkte, oder ob effektiv durch die Manipulation ein Prolaps induziert worden ist. Es ist nicht möglich zu sagen, wie viele dieser Patienten ohnehin ein operationsbedürftiges radikuläres Syndrom auch ohne Manipulation entwickelt hätten.

In dieser retrospektiven Studie wurden keine Komplikationen infolge inadäquater Indikation wie Tumoren, Osteoporosen, Mißbildungen oder anderen systemischen Erkrankungen einschließlich Blutgerinnungsstörungen beobachtet. Dies mag dadurch bedingt sein, daß den Ärzten in der Weiterbildung empfohlen wird, vor einer Manipulation der Wirbelsäule stets Röntgenaufnahmen zum Ausschluß der Kontraindikationen zu machen. Ohne Zweifel muß eine sorgfältige klinische Untersuchung inklusive Beurteilung des Therapie- und Komplikationsrisikos bei Patienten mit Rückenschmerzen vor einer Manipulation vorgenommen werden, was von einem Physiotherapeuten nicht erwartet werden kann.

## 5.4 Zusammenfassung

Zusammenfassend kann anhand der Zahlen in der Schweiz festgehalten werden, daß Nebenwirkungen bei Mobilisation der HWS und LWS selten auftreten. Eine Hochrechnung der jährlich durchgeführten Manipulationen durch einen Arzt in der Schweiz und der Anzahl der Komplikationen ergibt, daß ein Arzt, der manuelle Medizin mit obiger Frequenz in seiner Praxis durchführt, mit Eintreten einer Komplikation bei einer HWS-Manipulation in 47 Jahren und mit einer Komplikation bei einer LWS-Manipulation in 38 Jahren seiner Praxistätigkeit konfrontiert werden wird.

Um so wichtiger ist es, daß eine sorgfältige klinische Untersuchung mit Röntgenbildern und Blutanalyse vorangeht, damit jene Komplikationen, welche auf eine inadäquate Indikation zurückzuführen wären, vollständig ausgeschlossen werden können. Ebenfalls soll die Entscheidung, welche Technik zur Behandlung der funktionellen Störungen der Wirbelsäule indiziert ist, aufgrund von rationellen Kriterien, basierend auf Kenntnissen der klinischen Biomechanik, funktionellen Anatomie und Neurophysiologie sowie der eigenen manualtherapeutischen Fertigkeit getroffen werden.

# Manuelle Therapie: Behandlungstechniken

6

## 6.1 Dokumentation der Untersuchungsbefunde

Bei der funktionellen Untersuchung des muskuloskelettalen Systems wird eine Vielzahl von Untersuchungsbefunden erhoben. Diese Untersuchungsbefunde sind einerseits aus Gründen der Qualitätskontrolle und anderseits aus haftpflichtrechtlichen Gründen zu dokumentieren. Eine Dokumentation der Untersuchungsbefunde im Sinne eines Untersuchungsprotokolles ist zeitlich sehr aufwendig, nicht nur was das Erstellen des Untersuchungsprotokolles anbetrifft, sondern auch dessen Rekapitulation anläßlich einer späteren Behandlung und Untersuchung. Die graphische Darstellung der Untersuchungsbefunde hat sich in vielen Kliniken bewährt. Dort wo Gelenksbewegungsmessungen mit dem Winkelmesser, Längen- und Umfangmessungen durchgeführt werden, wird das bekannte System der Arbeitsgemeinschaft für Osteosynthese „Gelenkmessung“ (Neutral-Null-Methode) für Längenmessung und Umfangmessung von H.U. Debrunner verwendet.

Es werden dargestellt die pathologischen Befunde betreffend:
- Bewegungsrichtung
- Bewegungseinschränkungen
- Muskelverkürzungen
- Muskelabschwächungen
- Schmerz.

| | | | |
|---|---|---|---|
| **Ik** | Inklination | **IR** | Innenrotation |
| **Rk** | Reklination | **AR** | Außenrotation |
| **F** | Flexion | **El** | Elevation |
| **E** | Extension | **Ab** | Abduktion |
| **LF** | Lateralfexion | **Ad** | Adduktion |
| **R** | Rotation | | |
| **r** | nach rechts | | |
| **li** | nach links | | |
| **N** | Nutation | **UD** | Ulnarduktion |
| **f** | in Richtung Flexion | **RD** | Radialduktion |
| | | **S** | Supination |
| **e** | in Richtung Extension | **P** | Pronation |

### 6.1.1 Wirbelsäule

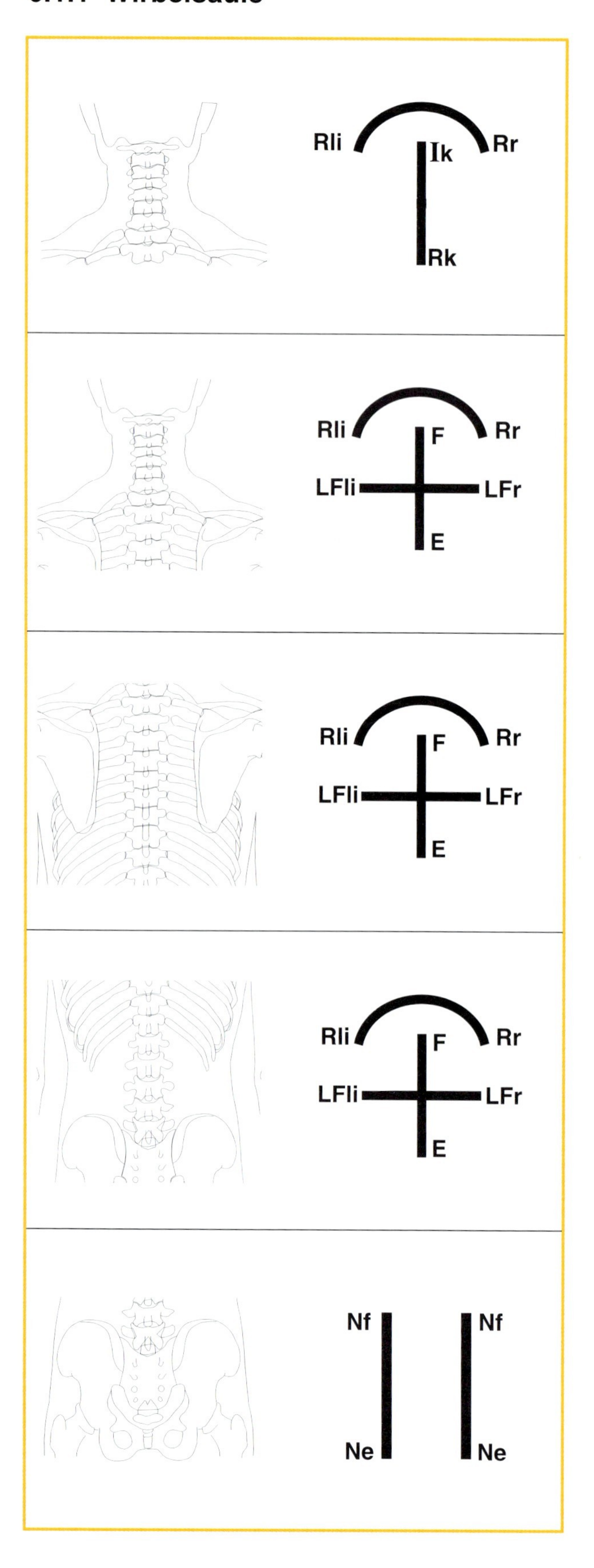

### 6.1.2 Obere Extremität

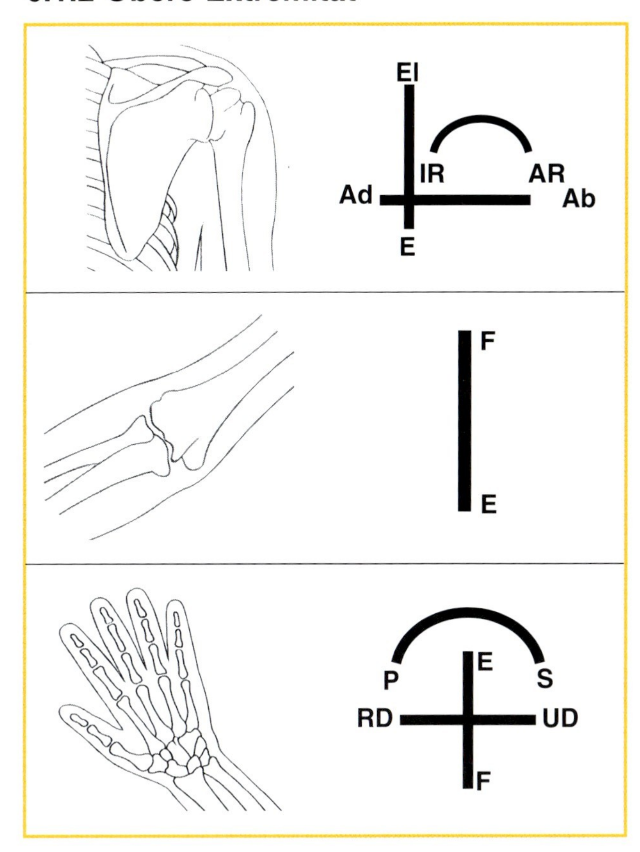


### 6.1.3 Untere Extremität

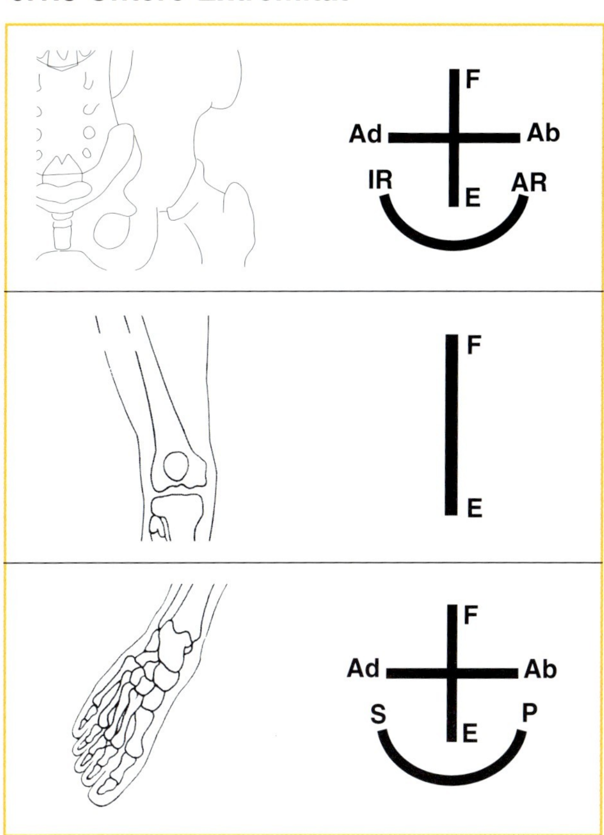


### 6.1.4 Zeichen für Bewegungseinschränkung, Muskelabschwächung und Schmerzlokalisation.

| | |
|---|---|
| Normale Beweglichkeit | |
| Beweglichkeit eingeschränkt | |
| Beweglichkeit stark eingeschränkt | |
| Beweglichkeit sehr stark eingeschränkt (und Ankylose) | |
| Schmerz am Ende der Bewegung | |

| | |
|---|---|
| Verkürzter Muskel | |
| Abgeschwächter Muskel | |
| Lokaler Schmerz | |
| Fortgeleiteter Schmerz | |
| Irritationszone / Triggerpunkt | |

6

## 6.2 Dokumentation der Therapie-Techniken

| | |
|---|---|
| Mobilisation ohne Impuls = MOI<br>• Mobilisationsrichtung | |
| Mobilisation mit Impuls = MMI<br>• Mobilisationsrichtung | |
| NMT 1<br>• Mobilisationsrichtung | |
| NMT 2<br>• Mobilisationsrichtung<br>• Dehnungsrichtung | |
| NMT 3<br>• Mobilisationsrichtung | |
| NMT 2 und NMT 3<br>• Isometrische Anspannung | |
| Triggerpunktbehandlung | |

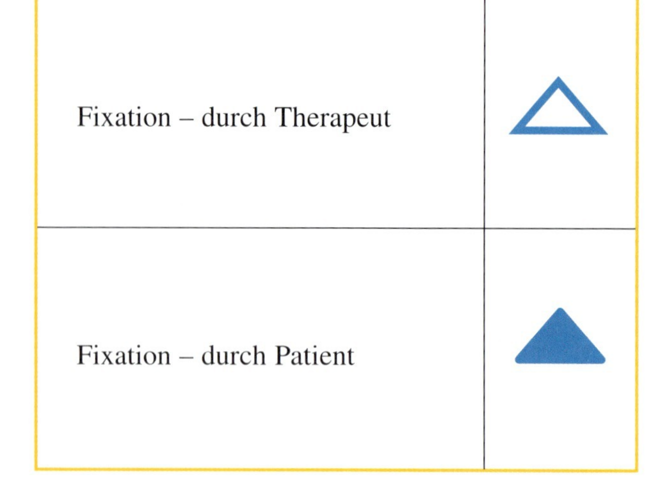

| | |
|---|---|
| Fixation – durch Therapeut | |
| Fixation – durch Patient | |

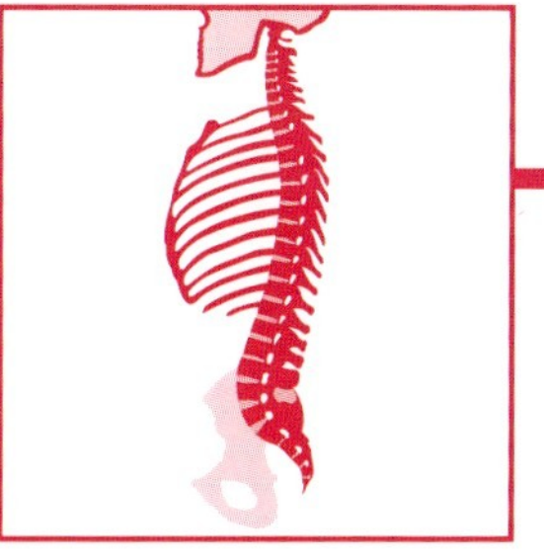



## 6.3 Behandlung der Wirbelsäule, des Beckens, der Rippen

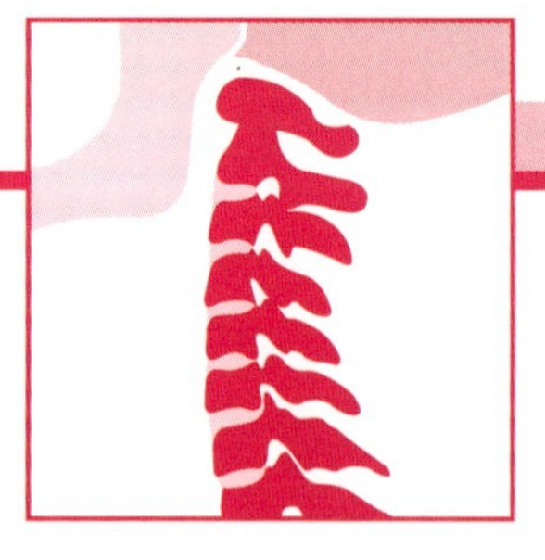



6

# $C_0$ / $C_1$

## Mobilisation ohne Impuls: Inklination und Reklination

### Indikationen

*Irritationszone:* $C_0/C_1$.

*Bewegungstest:* Segmentale Hypomobilität für Inklination/Reklination mit hartem Stopp.

*Schmerz:* Akut oder chronisch, subokzipital, möglicherweise ausstrahlend gegen den Hinterkopf.

*Muskeltest:* Verkürzung der subokzipitalen Muskulatur.

*Vegetative Symptome:* Unsystematischer Schwindel, akzentuiert bei Druckprovokation (a).

### Lagerung

- Patient sitzend.
- Einstellen der HWS in Neutral- bzw. in aktueller Ruhestellung.
- Einstellen des Segmentes an die pathologische Bewegungsgrenze.
- Fixation durch weichen Gabelgriff an den Gelenkfortsätzen $C_2$.
- Bitemporale Fixation des Schädels (b), zwischen der flach angelegten Hand und der Brust des Therapeuten.

### Therapeutische Maßnahme

- Passive Mobilisation für Inklination (c) und Reklination (d).

*Bemerkung:* Bei Reklination Gleitbewegung nach ventral, bei Inklination Gleitbewegung nach dorsal.

### Hinweise

Diese Mobilisationstechnik eignet sich ausgezeichnet zur Bahnung der Inklinations- und Reklinationsbewegung für entsprechende NMT sowie weiterführend als Instruktion für die autonome Mobilisation. Tritt während und/oder nach der Mobilisation Schwindel auf, sind als mögliche Ursachen auszuschließen:

- zu starke Mobilisation,
- zu harter Druck im Bereich der Irritationszone,
- atlantoaxiale Instabilität (chronische Polyarthritis/pcP, posttraumatisch).

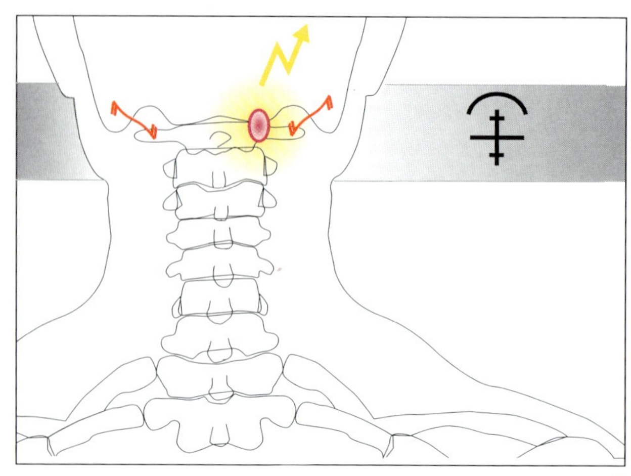

a

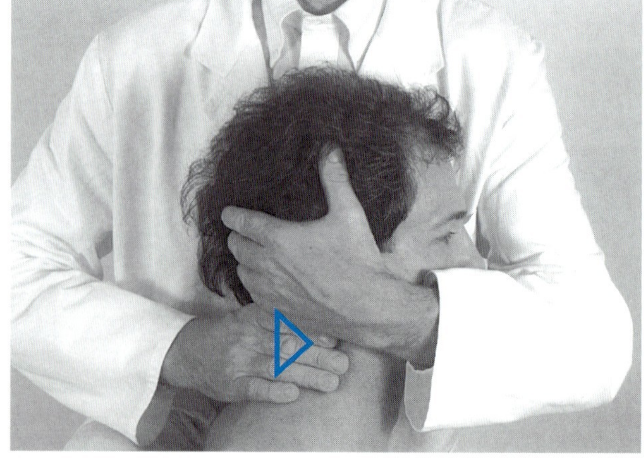

b

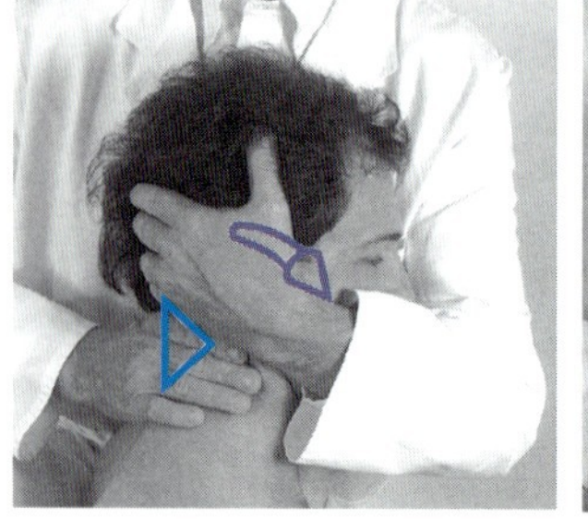

c

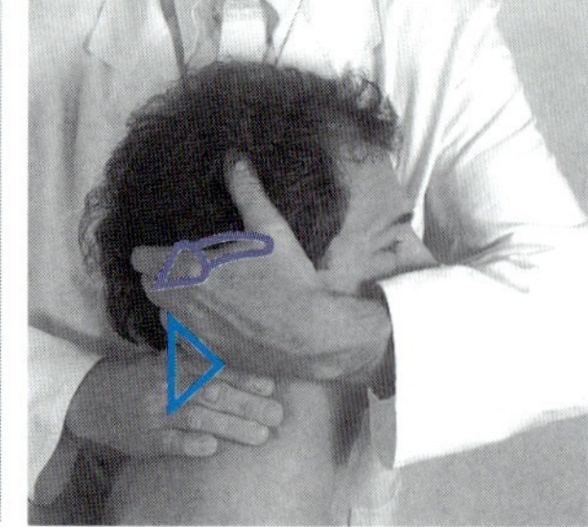

d

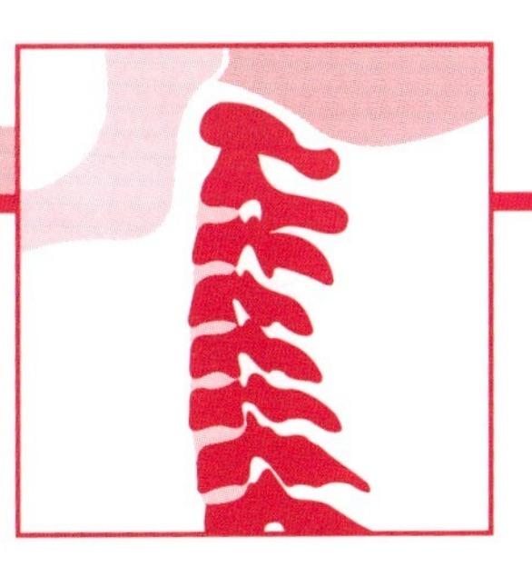



# $C_1$ / $C_2$

## Mobilisation ohne Impuls: Rotation

### Indikationen

*Irritationszone:* $C_1/C_2$

*Bewegungstest:* Segmentale Hypomobilität $C_1/C_2$ für Rotation, evtl. auch für Inklination oder Reklination mit hartem oder weichem Stopp.

*Schmerz:* Akut oder chronisch. Im Nackenbereich, evtl. ausstrahlend in die Temporalregion.

*Muskeltest:* Eine Verkürzung des M. levator scapulae und/oder der Pars descendens des M. trapezius ist fakultativ (a).

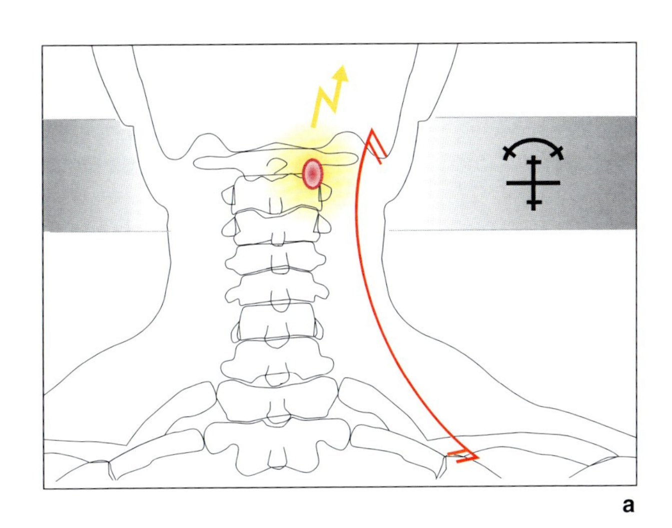

a

### Lagerung

- Patient sitzend.
- Fixation durch weichen Gabelgriff an den Gelenkfortsätzen C2 (b).
- Zangenartiges Umfassen des Kopfes, wobei mit dem Kleinfinger und dem Metakarpale V Tiefenkontakt mit dem Okziput und $C_1$ aufgenommen wird (c).
- Einstellen der HWS in Neutral- bzw. in aktueller Ruhestellung.
- Einstellen des Segmentes an die pathologische Bewegungsgrenze.

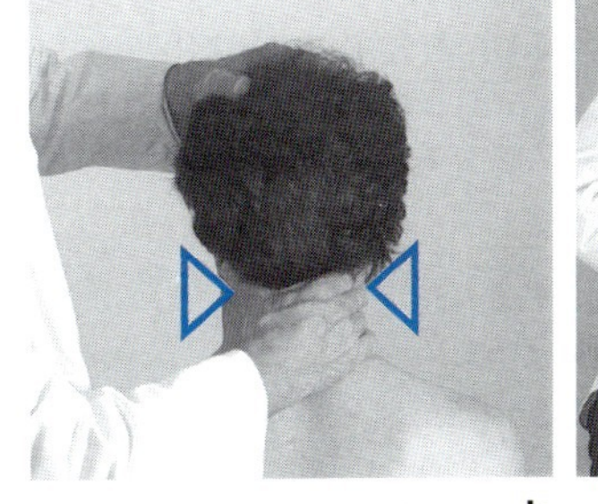

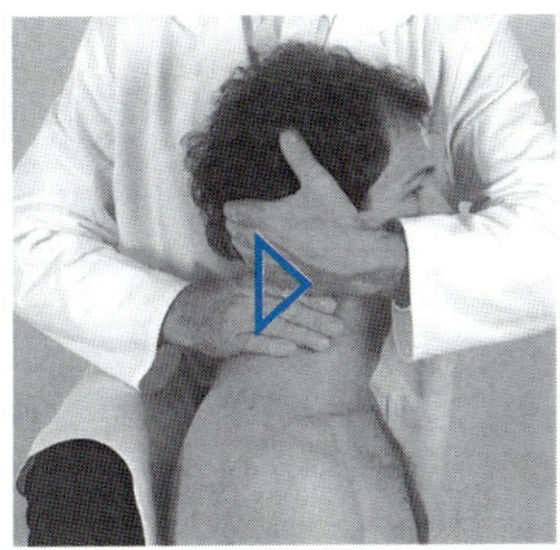

b c

### Therapeutische Maßnahme

- Passive Mobilisation für Rotation, wobei der Patient seinen Blick in Richtung der Rotation wendet (d).

### Hinweise

Die einzelnen Mobilisationsschritte sind klein. Während der Mobilisation soll eine leichte Traktion auf die HWS ausgeübt werden.

Wegen einer möglichen Kompression der A. vertebralis darf nicht forciert werden. Tritt Schwindel auf, ist die Behandlung unverzüglich abzubrechen.

Tritt während der Lagerungsphase Schwindel auf, soll mit NMT 2 des M. levator scapulae und/oder des Pars descendens des M. trapezius begonnen werden, dies nach Überprüfung der Indikation und Kontraindikation.

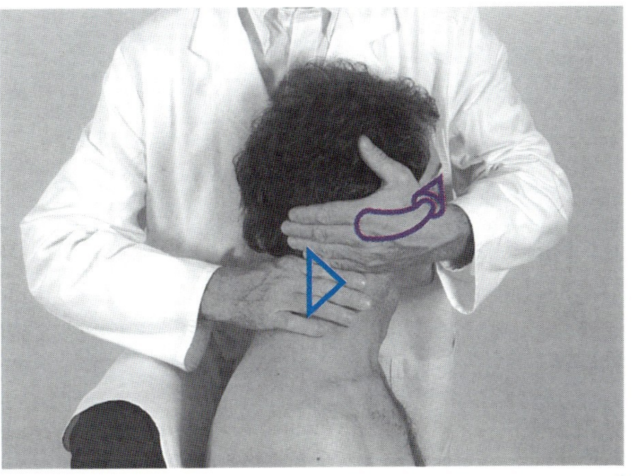

d

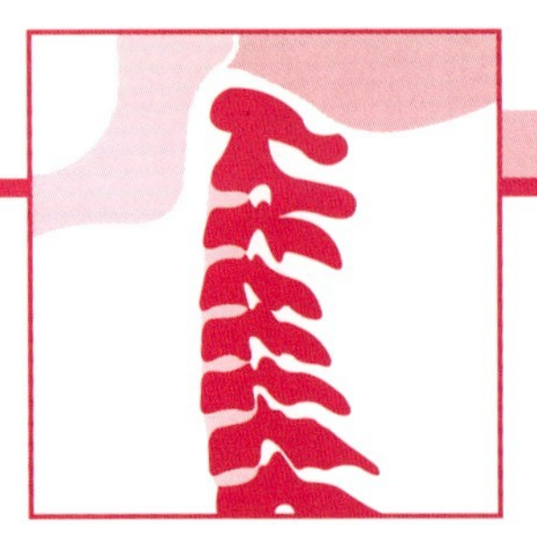

# $C_0$ / $C_1$

## NMT 1: Inklination und Reklination

### Indikationen

*Irritationszone:* $C_0/C_1$.
*Bewegungstest:* Segmentale Hypomobilität für Inklination/Reklination mit hartem oder weichem Stopp.
*Schmerz:* Chronisch, ausstrahlend gegen das Okziput und evtl. in die Temporalregion (a).

### Lagerung

- Patient sitzend.
- Einstellen der HWS in Neutral- bzw. in akute Ruhestellung.
- Fixation durch weichen Gabelgriff am Atlasbogen (b).

### Therapeutische Maßnahme

- Aktive Mobilisation für Inklination (c) und Reklination (d).
- Die Inklination wird synchron zur Exspiration mit Blick des Patienten bodenwärts, die Reklination synchron zur Inspiration mit Blick des Patienten deckenwärts durchgeführt.

### Hinweise

Tritt während und/oder nach der Mobilisation Schwindel auf, sind als mögliche Ursachen auszuschließen:

- zu harter Druck im Bereiche der Irritationszone,
- zu starker ventral gerichteter Druck bei der Fixation,
- zu hastige Durchführung (Hyperventilation?),
- atlantoaxiale Instabilität (pcP, posttraumatisch).

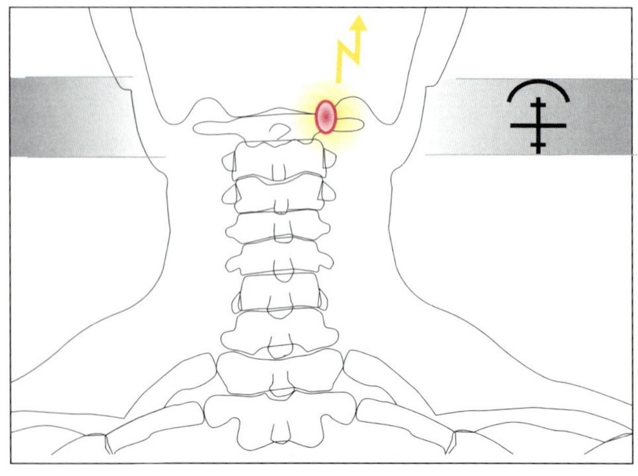

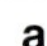

a

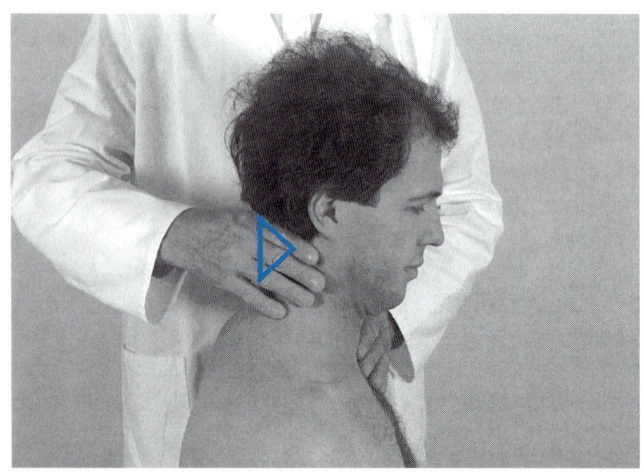

b

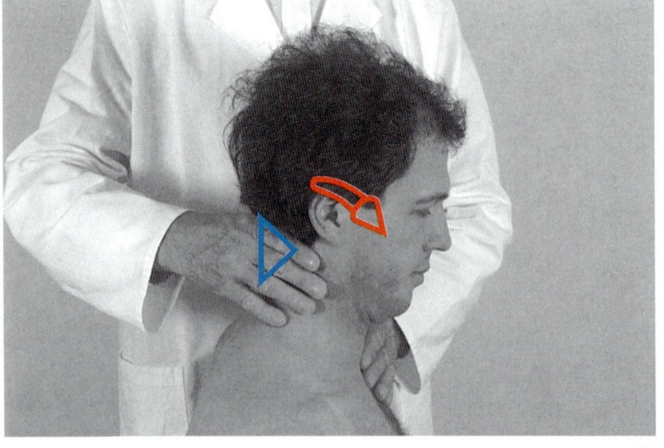

c

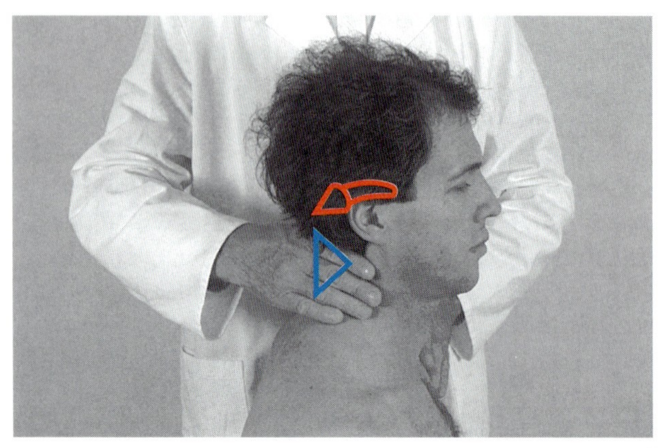

d

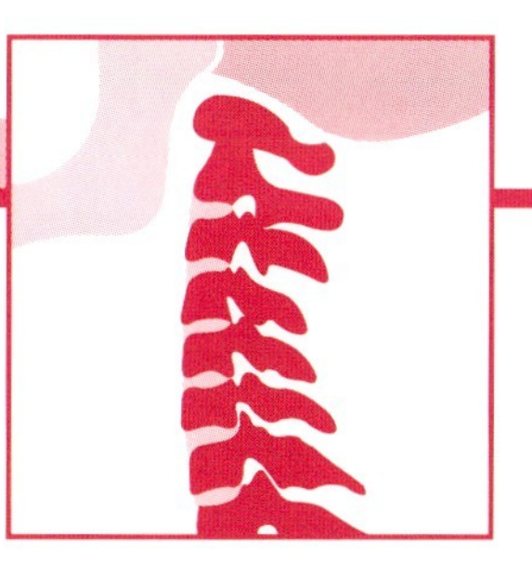



# $C_0$ / $C_1$

# Selbst-Mobilisation: Inklination und Reklination

## Indikationen

*Irritationszone:* $C_0/C_1$

*Bewegungstest:* Segmentale Hypomobilität für Inklination/Reklination mit hartem oder weichem Stopp.

*Schmerz:* Chronisch, ausstrahlend gegen das Okziput und evtl. in die Temporalregion (a).

## Lagerung

- Patient sitzend
- Einstellen der HWS in Neutral- bzw. in aktuelle Ruhestellung
- Fixation von $C_1$ mit den Kleinfingern allenfalls mit Hypothenar. Die übrigen HWS-Anteile werden durch die flach aufgelegten Finger I-IV stabilisiert. Um einen übermäßigen ventralen Zug auf die Halswirbelsäule zu vermeiden, werden die Finger im Nacken nicht gefaltet, sondern nur übereinandergelegt (b).
- Einstellen des Segmentes an die pathologische Bewegungsgrenze.

*Bemerkung:* Die Fixation muß unbedingt weich sein. Bei autonomer Fixation soll nur ein sehr geringer, ventral gerichteter Zug ausgeübt werden.

## Therapeutische Maßnahme

Siehe S. 74, Abb. c, d.

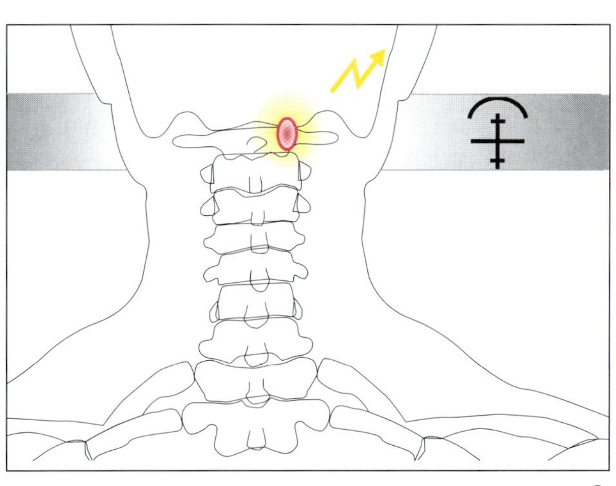

a

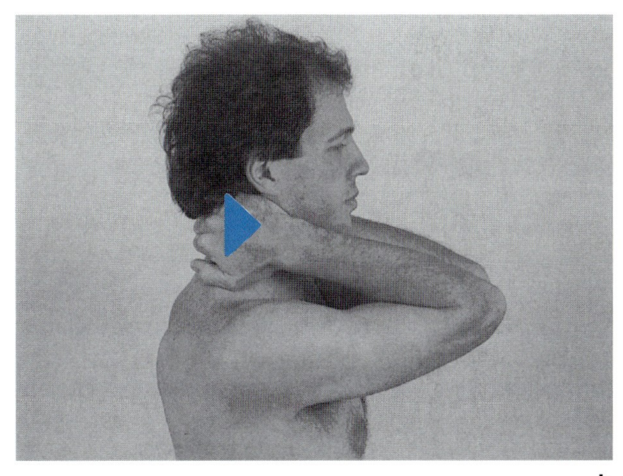

b

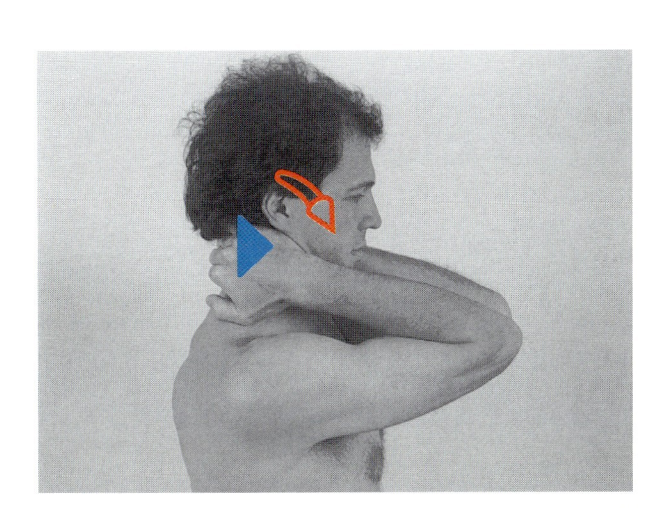

c

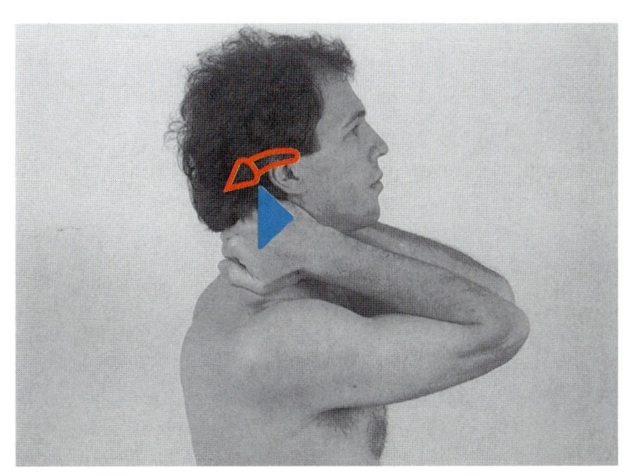

d

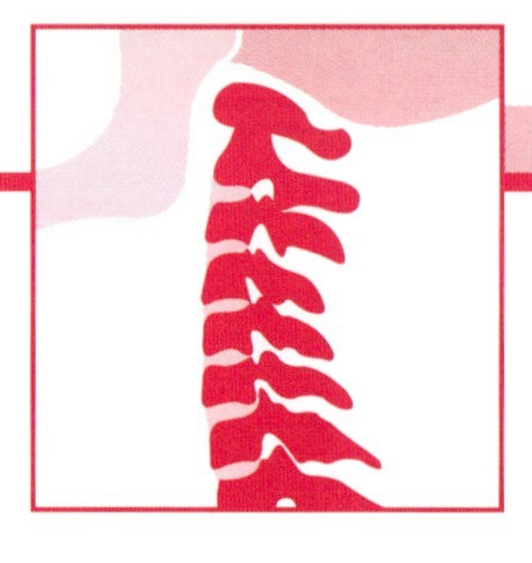

6

# $C_1$ / $C_2$
## NMT 1: Rotation

### Indikationen

*Irritationszone:* $C_1/C_2$.

*Bewegungstest:* Segmentale Hypomobilität für Rotation mit hartem oder weichem Stopp.

*Schmerz:* Akut oder chronisch, ausstrahlend okzipital und temporal.

*Muskeltest:* Verkürzung der subokzipitalen Muskulatur (a).

### Lagerung

- Patient sitzend.
- Einstellen der Halswirbelsäule in Neutral- bzw. in aktueller Ruhestellung.
- Fixation durch weichen Gabelgriff an den Gelenkfortsätzen $C_2$ (b), dem Daumen kommt die größte Bedeutung zu, weil dadurch die Übertragung der Bewegung behindert wird.
- Einstellen des Segmentes an die pathologische Bewegungsgrenze.

*Bemerkung:* Weiche Fassung des Griffs, um Schwindel und Schmerzen zu vermeiden.

### Therapeutische Maßnahme

- Aktive Mobilisation für Rotation.
- Schrittweise überwindet der Patient die pathologische Bewegungsgrenze, mit Blick in Richtung Rotation. (c)
  Ruckartige sowie schnelle, rhythmische Bewegungen sind zu unterlassen.

### Hinweise

Der Weggewinn pro Mobilisation ist gering.
Tritt während der Mobilisation Schwindel auf, soll auf NMT 3 gewechselt werden.
Allerdings müssen vorher als mögliche Ursachen ausgeschlossen werden:
- zu starke Mobilisation,
- Instabilität,
- zu harter Druck im Bereich der Irritationszone.

Bei Problemen mit dieser Technik empfiehlt es sich weiter, mit einer Mobilisation mit Impuls zu beginnen. Dabei ist eine exakte Indikationsstellung zu beachten.

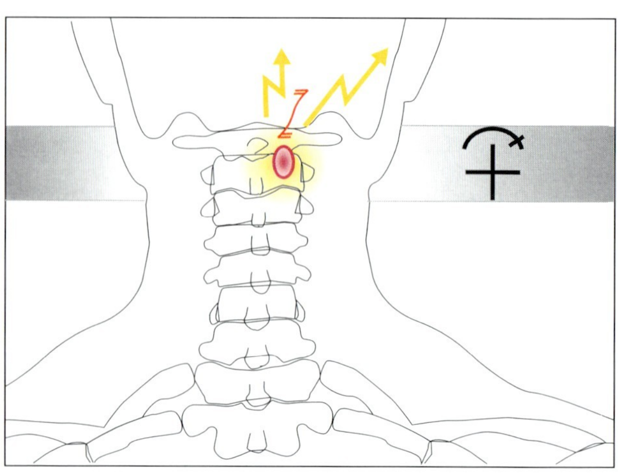

a

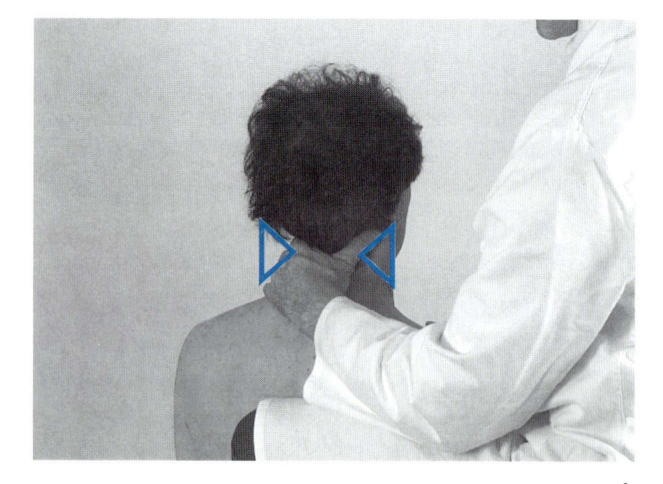

b

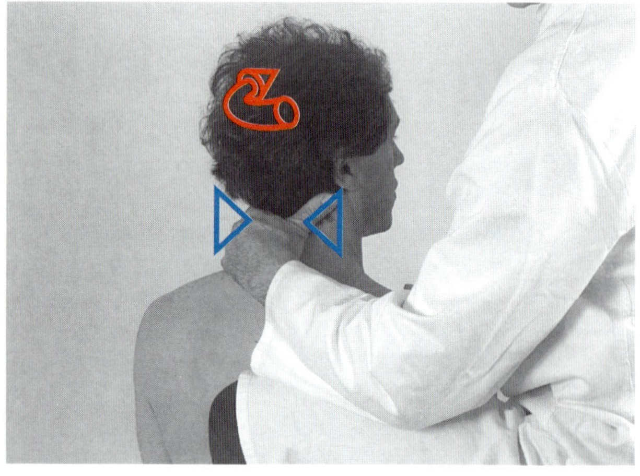

c

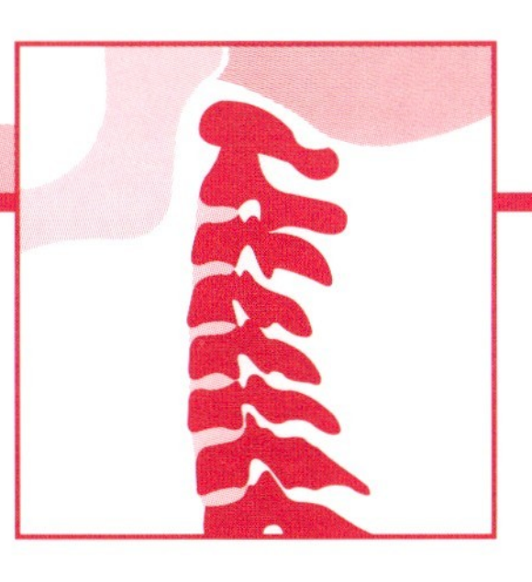



# $C_1$ / $C_2$
## Selbst-Mobilisation: Rotation

### Indikationen

*Irritationszone:* $C_1/C_2$

*Bewegungstest:* Segmentale Hypomobilität für Rotation mit hartem oder weichem Stopp.

*Schmerz:* Akut oder chronisch, ausstrahlend okzipital und evtl. temporal.

*Muskeltest:* Verkürzung der subokzipitalen Muskulatur (a).

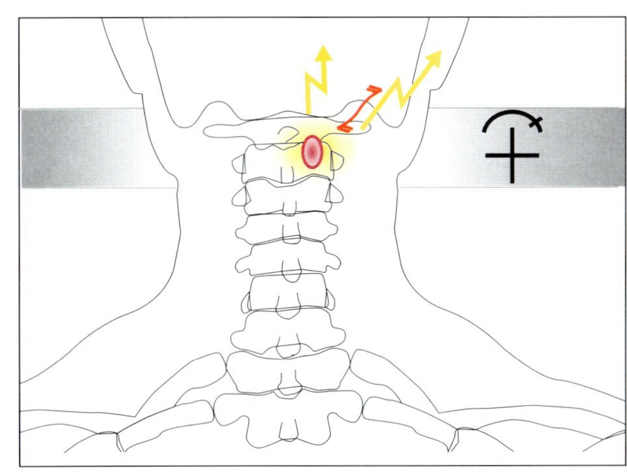

a

### Lagerung

- Patient sitzend.
- Fixation von $C_2$ mit dem Kleinfinger bzw. dem Hypothenar. Die übrigen HWS-Anteile werden durch die flach aufgelegten Finger I-IV stabilisiert.
- Einstellen der Halswirbelsäule in Neutral- bzw. in aktueller Ruhestellung. (b)

*Bemerkung:* Weiche Fassung des Griffes, um Schwindel und Schmerzen zu vermeiden.

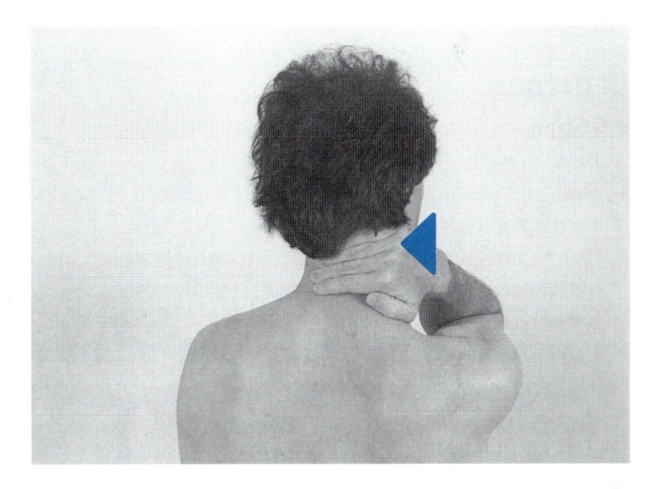

b

### Therapeutische Maßnahme

- Aktive Mobilisation für Rotation.
- Schrittweise überwindet der Patient die pathologische Bewegungsgrenze, mit Blick in Richtung Rotation (c).

*Bemerkung:* Ruckartige sowie schnelle, rhythmische Bewegungen sind zu unterlassen.

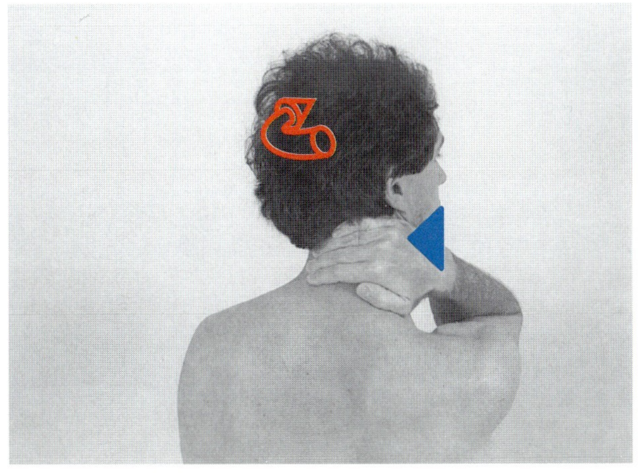

c

### Hinweise

Der Weggewinn pro Mobilisation ist gering.
Tritt während der Mobilisation Schwindel auf, soll auf NMT 2 gewechselt werden.
Allerdings müssen vorher als mögliche Ursachen ausgeschlossen werden:

- zu starke Mobilisation,
- Instabilität,
- zu harter Druck im Bereich der Irritationszone.

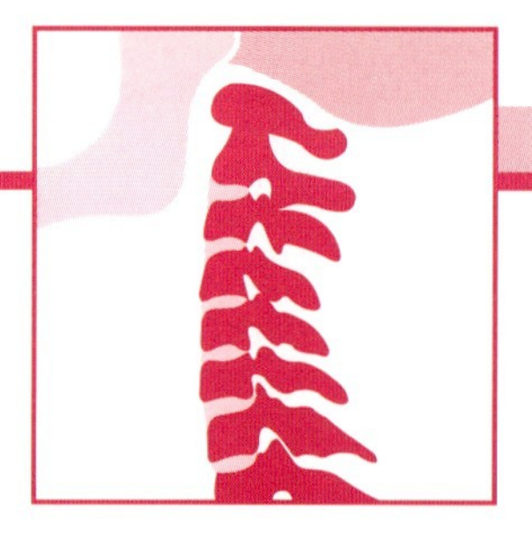

# $C_1$ / $C_2$
## NMT 2: Rotation

### Indikationen

*Irritationszone:* $C_1/C_2$

*Bewegungstest:* Segmentale Hypomobilität für Rotation mit weichem Stopp.

*Schmerz:* Akut/chronisch. Im Nackengebiet oder ausstrahlend gegen das Okziput, die Temporalgegend sowie die Interskapulärregion.

*Muskeltest:* Verkürzung der subokzipitalen Muskulatur.

*Vegetative Symptome:* Unsystematischer Schwindel, akzentuiert bei Druckprovokation (a).

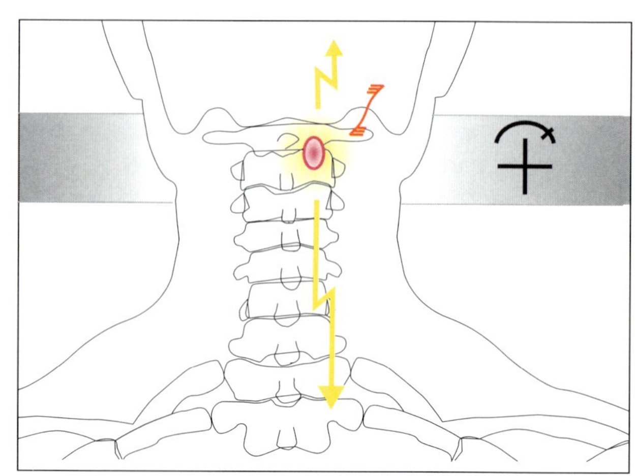

a

### Lagerung

- Patient sitzend. Einstellen der HWS in Neutral- bzw. in aktueller Ruhestellung.
- Fixation durch weichen Gabelgriff an den Gelenkfortsätzen $C_2$ (b).
- Zangenartiges Umfassen des Kopfes, wobei der Therapeut auf der Seite steht, in die mobilisiert werden soll (d).
- Eine Stauchung der Halswirbelsäule ist ebenso wie eine Seitneigung zu vermeiden.
- Einstellen des Segmentes an die pathologische Bewegungsgrenze (c).

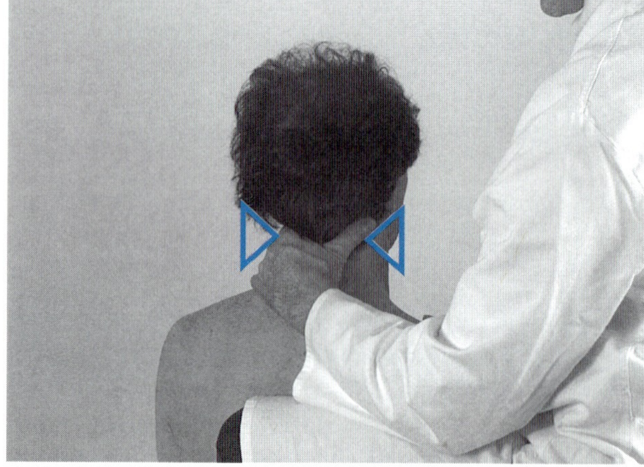

b

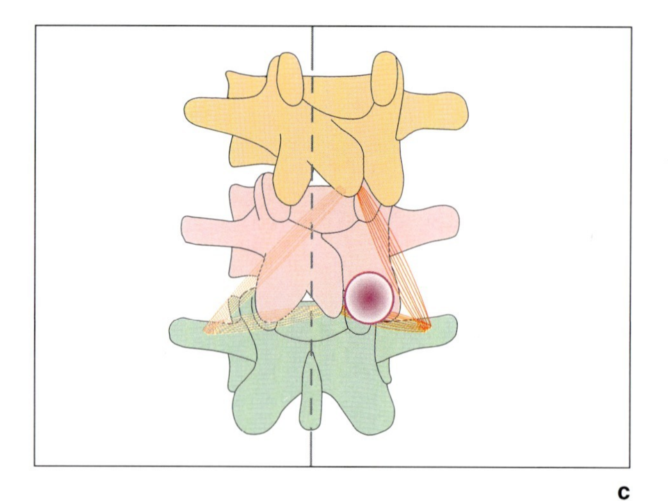

c

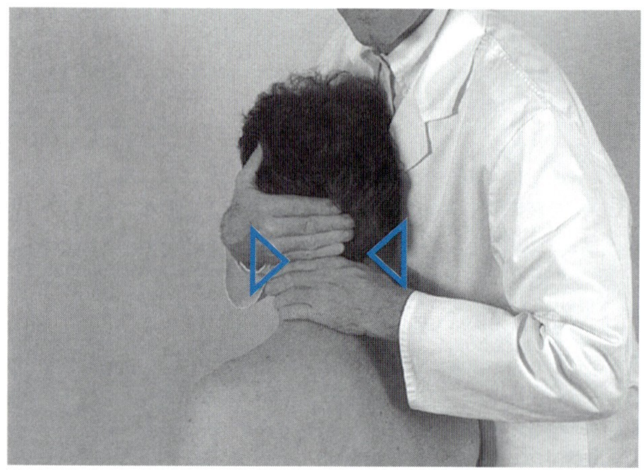

d

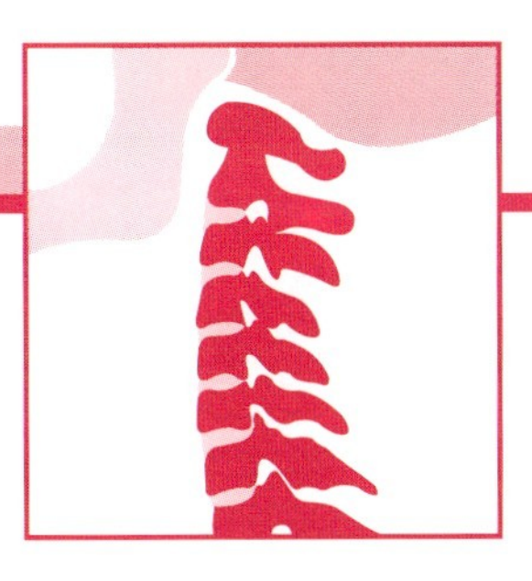



# $C_1$ / $C_2$
## NMT 2: Rotation

### Therapeutische Maßnahme

- Optimale aktive isometrische Anspannung unter gleichzeitiger Inspiration von der pathologischen Bewegungsgrenze weg (e, f).
- In der postisometrischen Relaxationsphase vorsichtige, passive Rotation über die pathologische Bewegungsgrenze hinaus, ohne Nachlassen des Gabelgriffes (Dehnung der verkürzten Mm. rotatores; g, h).

*Bemerkung:* Weiche Fassung des Griffes, um Schwindel zu vermeiden.

### Hinweise

Der Weggewinn pro Dehnschritt ist klein. Diese Technik eignet sich vor allem in Fällen mit weichem Stopp bei der Bewegungstestung.

Tritt während oder nach der Therapie Schwindel auf, so sind als mögliche Ursachen auszuschließen:

- zu harter Druck im Bereiche der Irritationszone.
- zu starke Mobilisation in der postisometrischen Relaxationsphase.

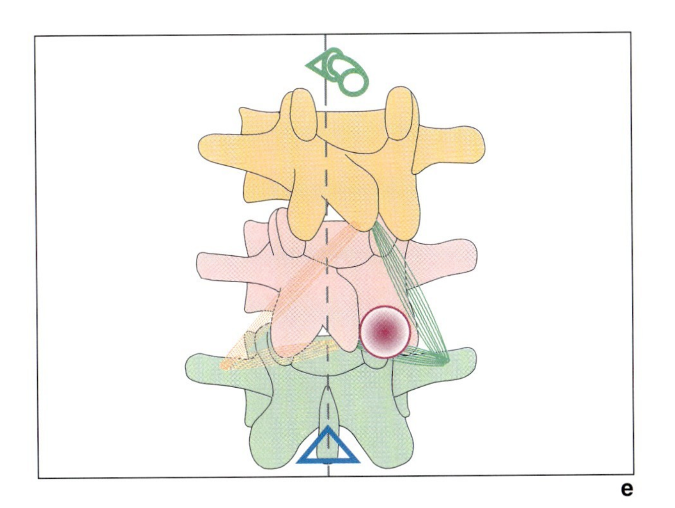

e

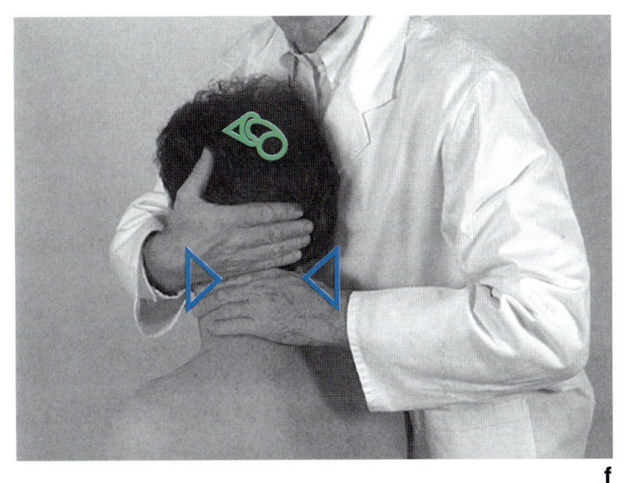

f

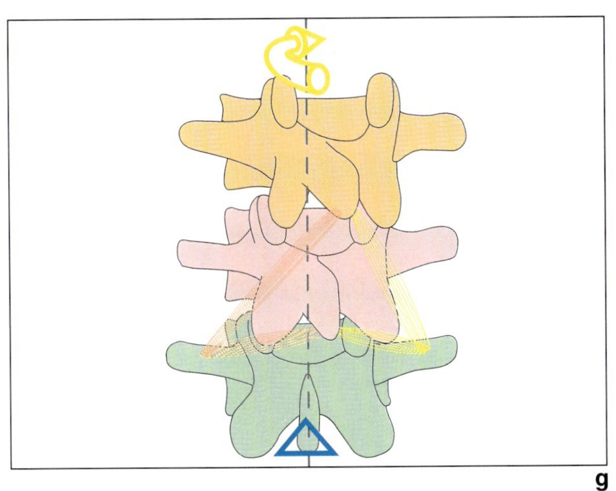

g

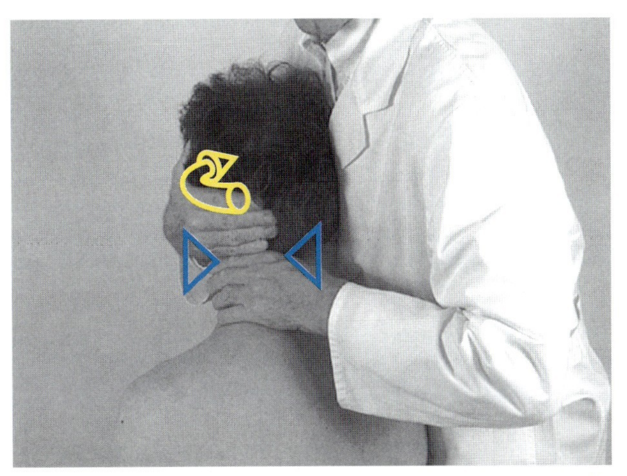

h

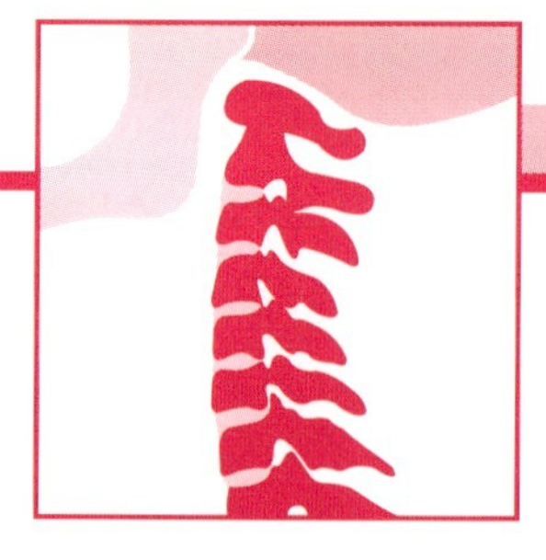



6

# $C_1$ / $C_2$
## NMT 3: Rotation

### Indikationen

*Irritationszone:* $C_1$/ $C_2$.

*Bewegungstest:* Segmentale Hypomobilität für Rotation mit weichem Stopp.

*Schmerz:* Akut oder chronisch. Im Nackengebiet oder ausstrahlend gegen das Okziput, die Temporalgegend sowie die Interskapulärregion.

*Muskeltest:* Verkürzung der subokzipitalen Muskulatur.

*Vegetative Symptome:* Unsystematischer Schwindel, akzentuiert bei Druckprovokation (a).

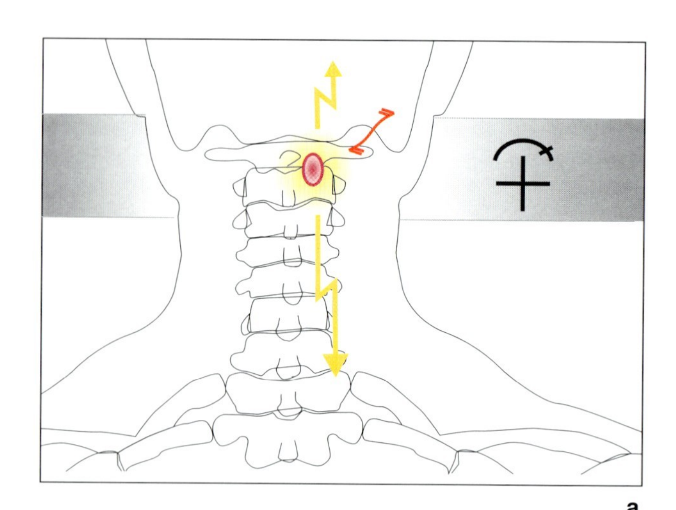

a

### Lagerung

- Patient sitzend. Einstellen der HWS in Neutral- bzw. in aktueller Ruhestellung.
- Fixation durch weichen Gabelgriff an den Gelenkfortsätzen $C_2$ (b).
- Zangenartiges Umfassen des Kopfes, wobei der Therapeut auf der Seite steht, in die mobilisiert werden soll (d).
- Eine Stauchung der Halswirbelsäule ist ebenso wie eine Seitneigung zu vermeiden.
- Einstellen des Segmentes an die pathologische Bewegungsgrenze (c).

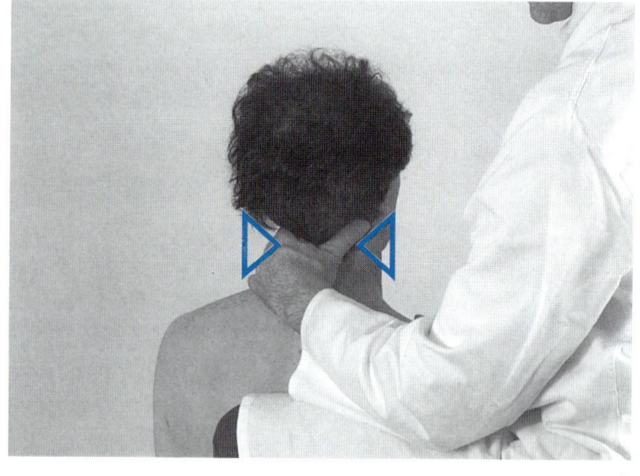

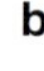

b

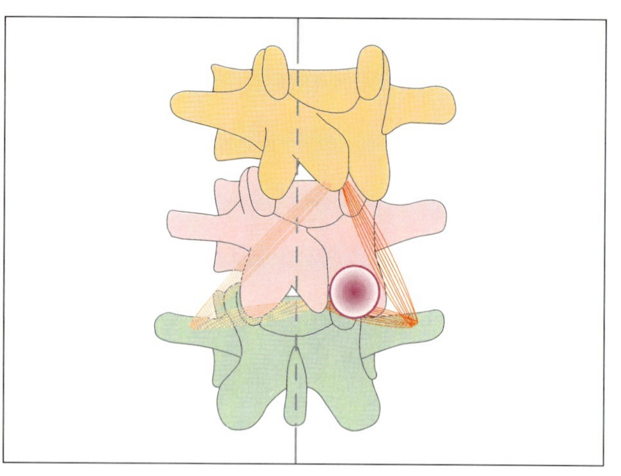

c

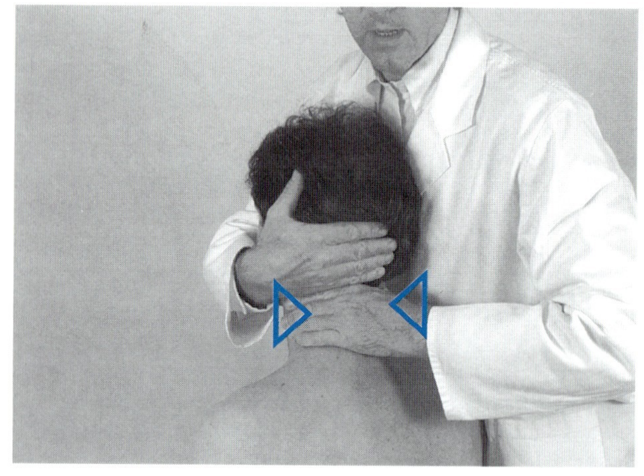

d

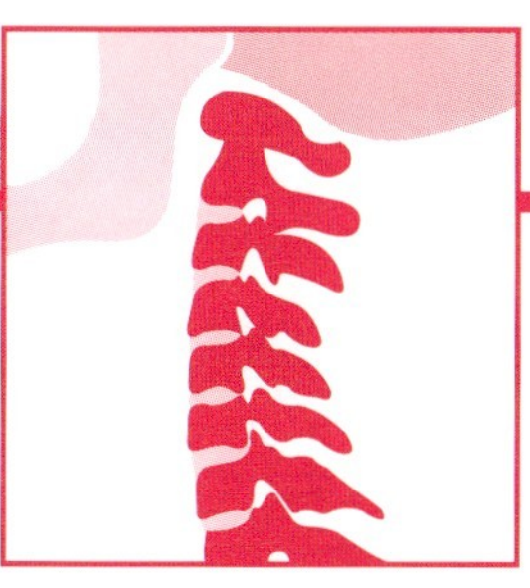



# $C_1 / C_2$

## NMT 3: Rotation

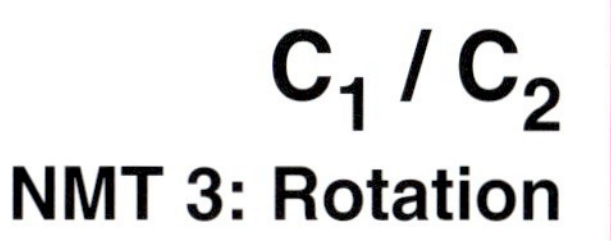

### Therapeutische Maßnahme

- Optimale aktive isometrische Anspannung unter gleichzeitiger Inspiration in Richtung Bewegungsgrenze (e, f).
- Passive Mobilisation während der Exspiration und neue Einstellung an der Bewegungsgrenze (g, h).

*Bemerkung:* Weiche Fassung des Griffes um eine Schmerzzunahme zu vermeiden.

### Hinweise

Der Weggewinn pro Dehnschritt ist klein. Diese Technik eignet sich vor allem in Fällen mit weichem Stopp bei der Bewegungstestung.
Tritt während oder nach der Therapie Schwindel auf, so sind als mögliche Ursachen auszuschließen:

- zu harter Druck im Bereiche der Irritationszone.
- zu starke Mobilisation in der postisometrischen Relaxationsphase.

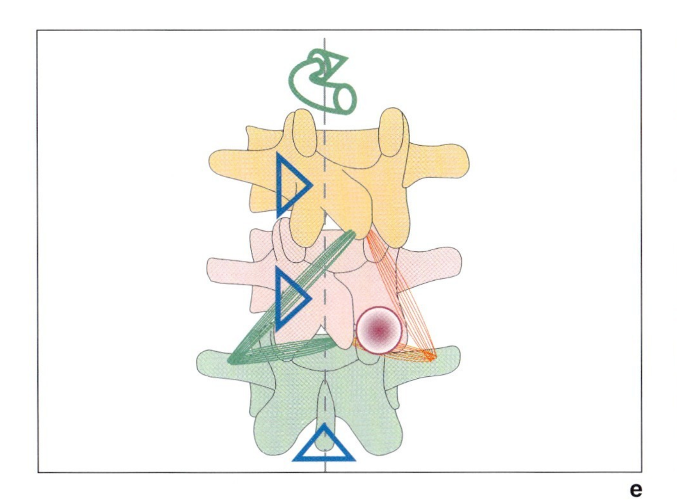

e

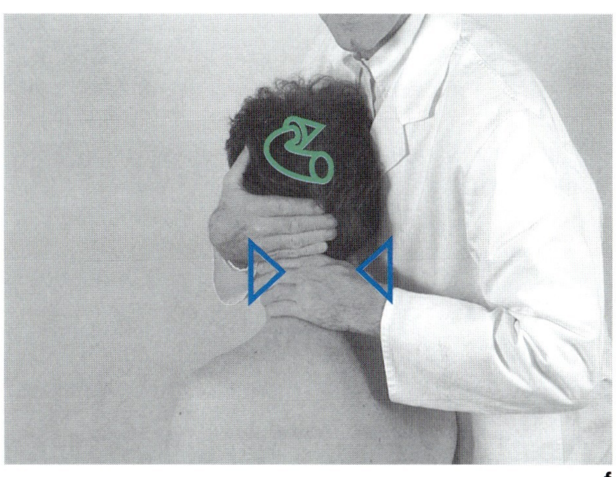

f

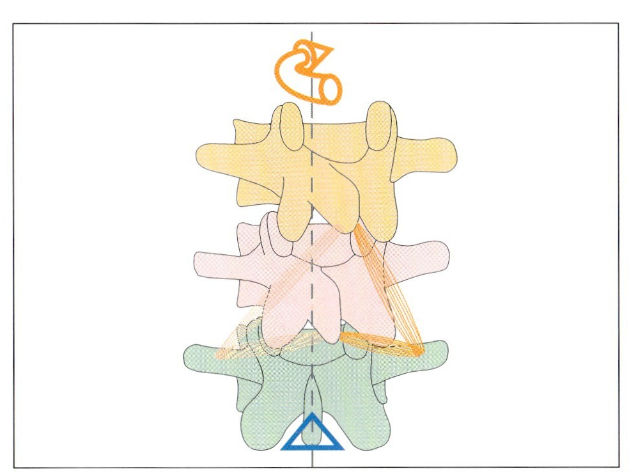

g

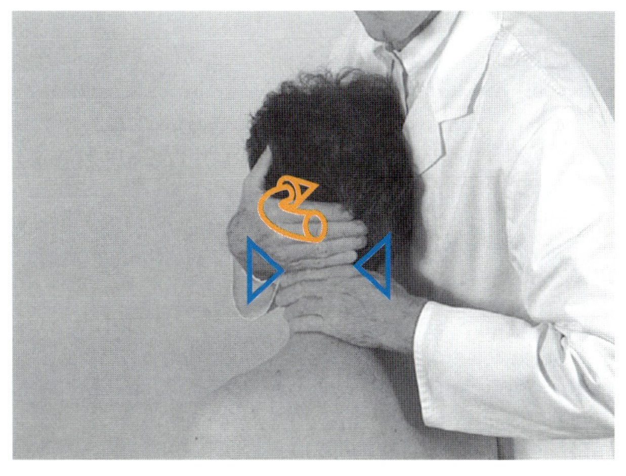

h

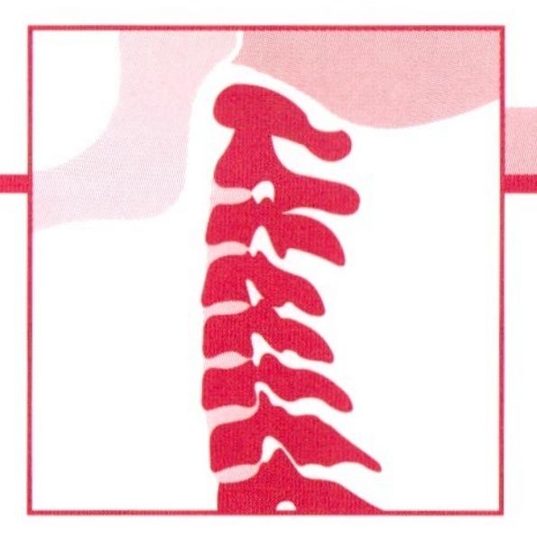

6

# $C_1$ / $C_2$

## NMT 2: Rotation

### Indikationen

*Irritationszone:* $C_1$/$C_2$

*Bewegungstest:* Segmentale Hypomobilität für Rotation mit weichem Stopp.

*Schmerz:* Akut oder chronisch. Im Nackengebiet oder ausstrahlend gegen das Okziput, die Temporalgegend sowie in die Interskapulärregion.

*Muskeltest:* Verkürzung der subokzipitalen Muskulatur.

*Vegetative Symptome:* Unsystematischer Schwindel, akzentuiert bei Druckprovokation (a).

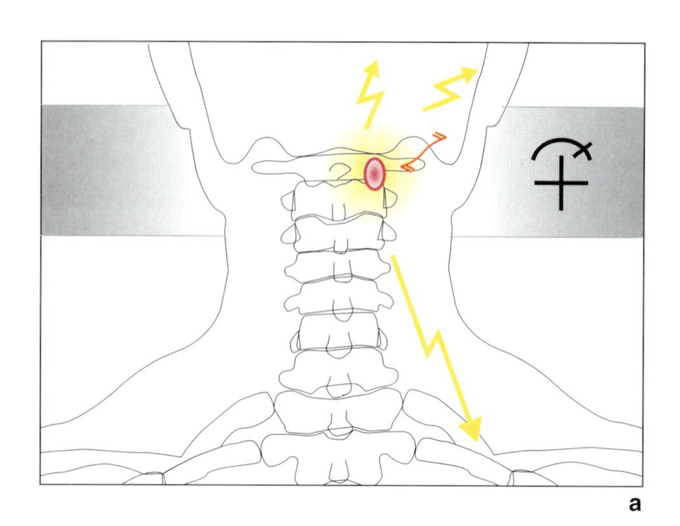

a

### Lagerung

- Patient sitzend.
- Einstellen der oberen HWS an der pathologischen Bewegungsgrenze in maximaler Flexion
- Mit der Fixationshand werden die distalen Segmente durch leichte Lateralflexion in die Gegenrichtung maximal verriegelt.
- Die Therapiehand umfaßt das Kinn.

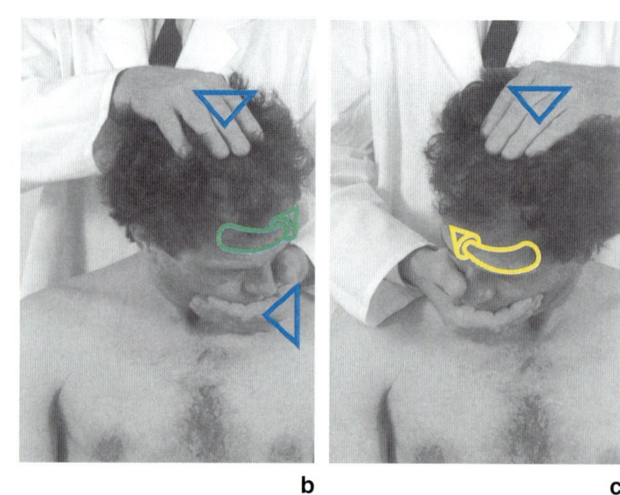

b c

### Therapeutische Maßnahme

- Während Einatmen und Blick in die Gegenrichtung erfolgt eine optimale, isometrische Anspannung von der pathologischen Bewegungsgrenze weg (b, d).
- In der postisometrischen Relaxationsphase den Patienten in die Therapierichtung blicken lassen.
- Rotation über die pathologische Bewegungsgrenze hinaus unter vorsichtigem passivem Führen des Kopfes nach lateral, ohne Nachlassen des verriegelnden Fixiergriffes (c, e).

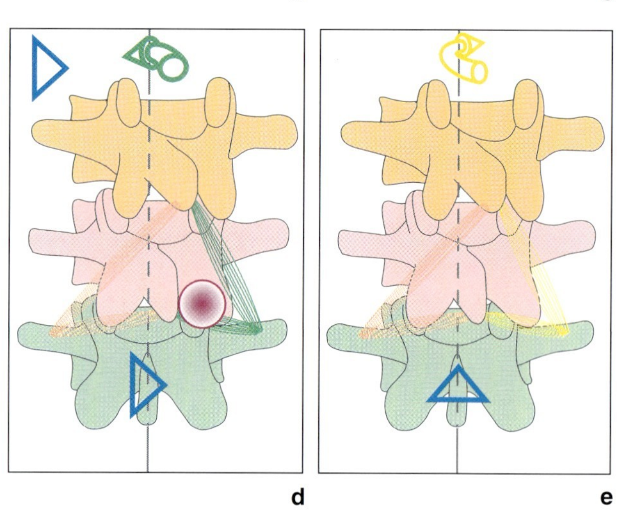

d e

### Hinweise

Diese weiche Technik eignet sich auch bei älteren Patienten. Beim Auftreten von Schmerzen beim isometrischen Anspannen versuche man es mit NMT-3-Techniken. Treten Schmerzen bei der geführten passiven Rotation auf, wird die Behandlung abgebrochen.

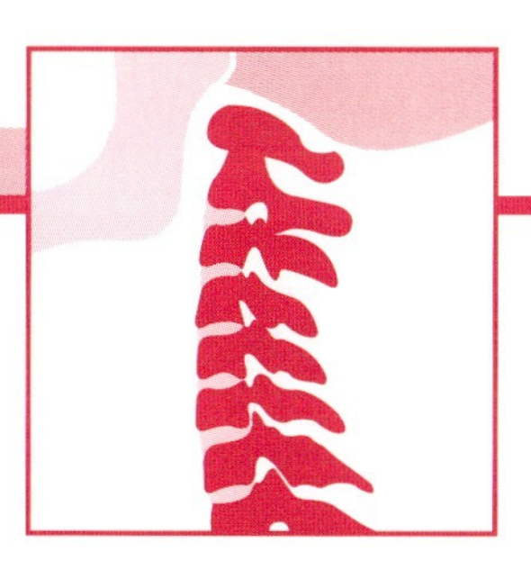



# $C_1$ / $C_2$

## NMT 3: Rotation

### Indikationen

*Irritationszone :* $C_1/C_2$

*Bewegungstest:* Segmentale Hypomobilität für Rotation mit weichem Stopp.

*Schmerz:* Akut oder chronisch. Im Nackengebiet oder ausstrahlend gegen das Okziput, die Temporalgegend sowie in die Interskapulärregion.

*Muskeltest:* Verkürzung der subokzipitalen Muskulatur.

*Vegetative Symptome:* Unsystematischer Schwindel, akzentuiert bei Druckprovokation (a).

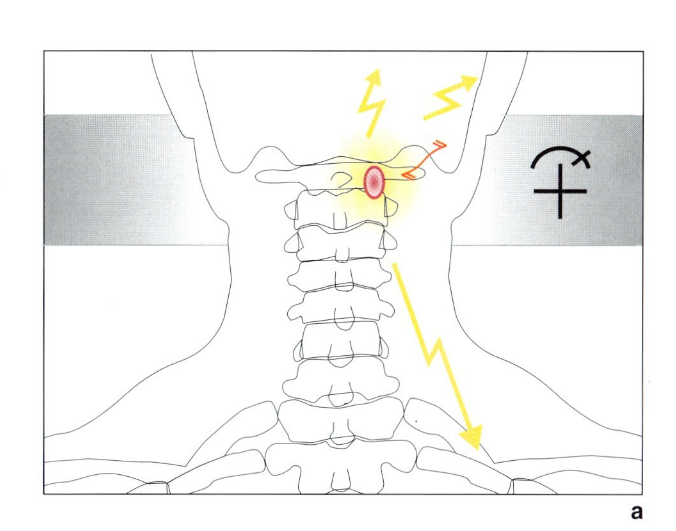

a

### Lagerung

- Patient sitzend. Einstellen der oberen HWS an der pathologischen Bewegungsgrenze in maximaler Flexion.
- Mit der Fixationshand werden die distalen Segmente durch leichte Lateralflexion in die Gegenrichtung maximal verriegelt.
- Die Therapiehand umfaßt das Kinn.

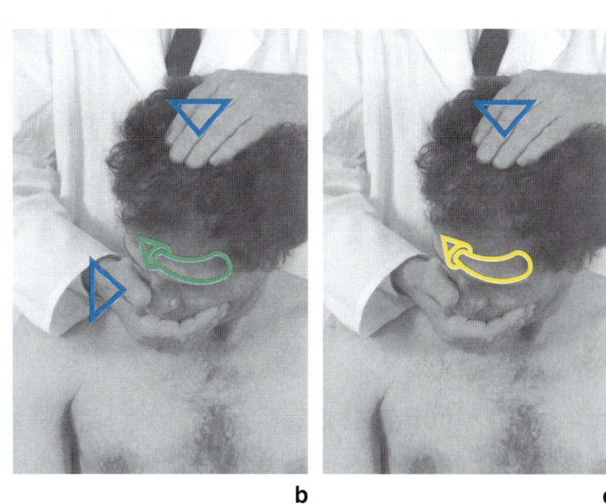

b c

### Therapeutische Maßnahme

- Während Einatmen optimale aktive isometrische Anspannung in die Richtung der pathologischen Bewegungsgrenze (b, d)
- In der postisometrischen Relaxationsphase während dem Ausatmen den Patienten in die Therapierichtung blicken lassen.
- Rotation über die pathologische Bewegungsgrenze hinaus unter vorsichtigem passivem Führen des Kopfes nach lateral, ohne Nachlassen des verriegelnden Fixiergriffes (c, e)

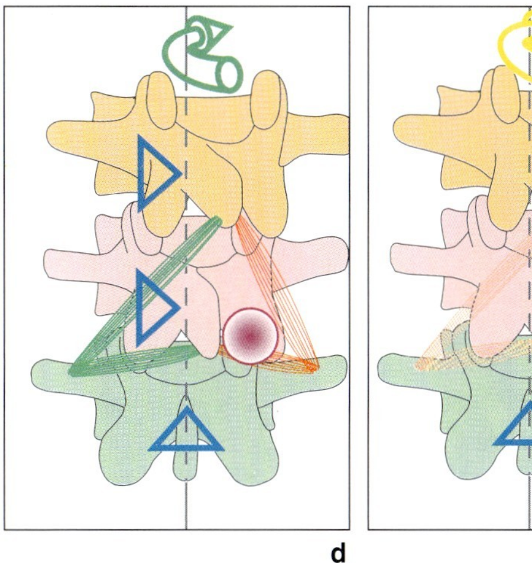

d

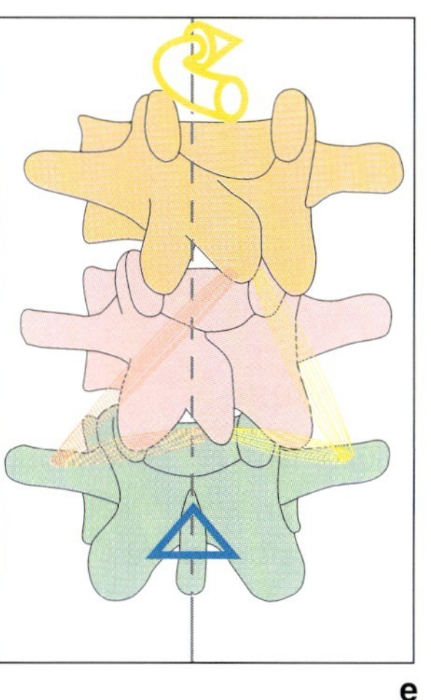

e

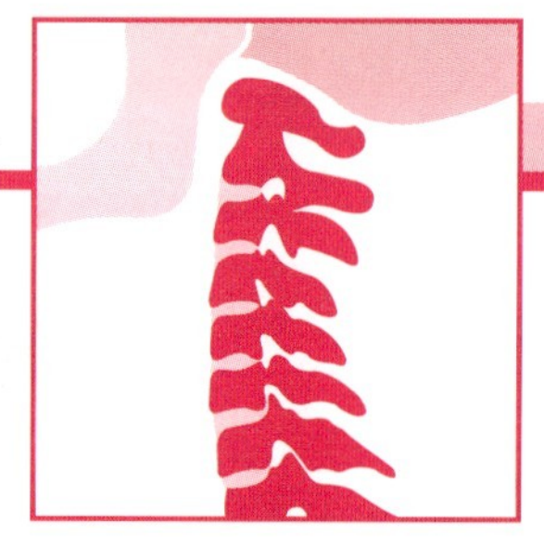

6

# $C_2$ / $C_3$
## NMT 2: Rotation

### Indikationen

*Irritationszone:* $C_2/C_3$

*Bewegungstest:* Segmentale Hypomobilität für Rotation aus maximaler Inklination mit weichem Stopp.

*Schmerz:* Akut oder chronisch. Im Nackengebiet oder ausstrahlend gegen den Unterkiefer, das Hyoid und die vordere Halsregion.

*Muskeltest:* Verkürzung der Hyoidmuskulatur 8 (a).

### Lagerung

- Patient sitzend.
- Einstellen der oberen HWS in maximaler Inklination an der pathologischen Bewegungsgrenze.
- Die Fixationshand verriegelt die distalen Segmente mit leichter Lateralflexion.
- Vorsichtiges Umfassen des Kinns.

### Therapeutische Maßnahme

- Beim Einatmen und Blick in die Gegenrichtung optimale isometrische Anspannung von der pathologischen Bewegungsgrenze weg (b, d).
- Beim Ausatmen und Blick in Richtung pathologische Bewegungsgrenze wird in der postisometrischen Relaxationsphase die Rotation vorsichtig passiv geführt (c, e).

### Hinweise

Diese weiche Behandlungsform ist auch für ältere Patienten sehr geeignet. Treten bei der Isometrie oder dem Dehnen mit NMT 2 Schmerzen oder Schwindel auf, so wird auf NMT 3 gewechselt. Löst auch diese Technik Schmerzen aus, so wird die Behandlung abgebrochen.

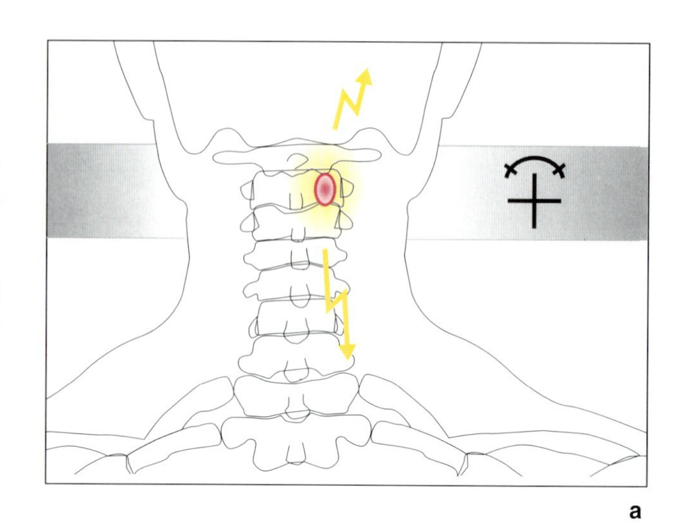

a

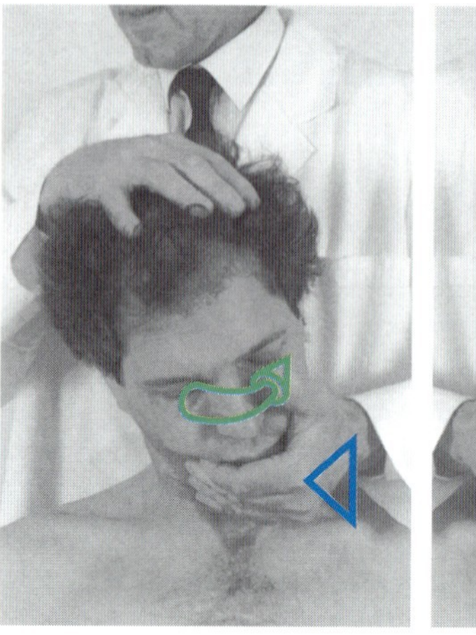

b

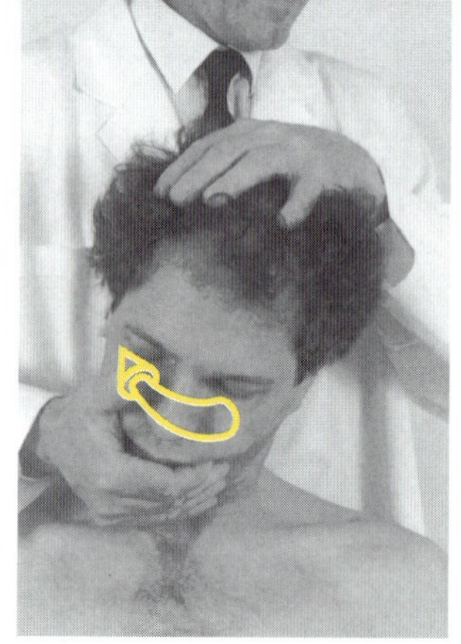

c

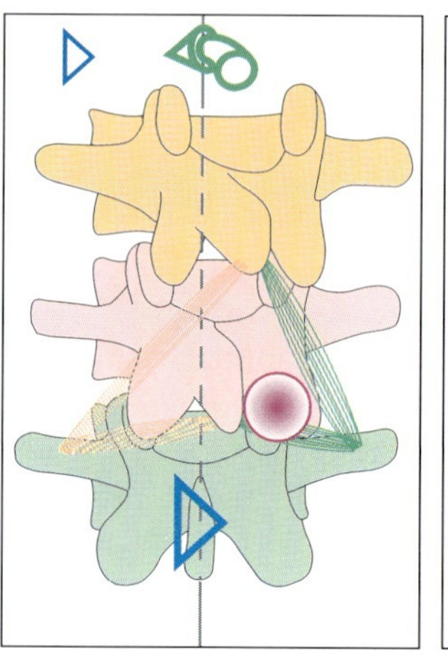

d

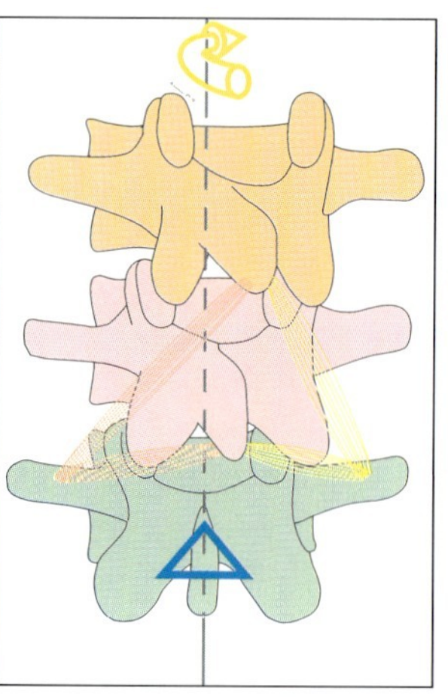

e

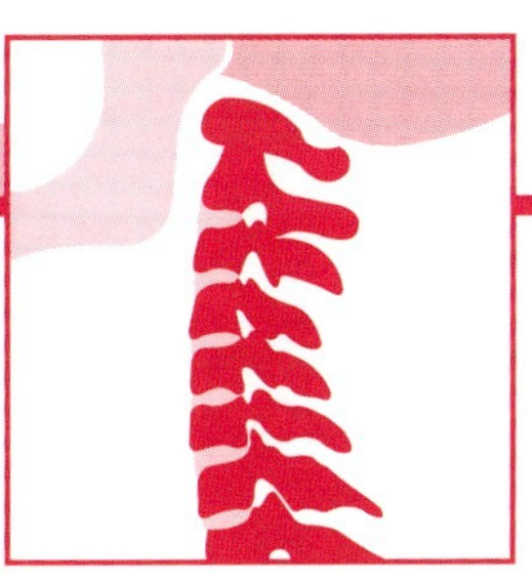



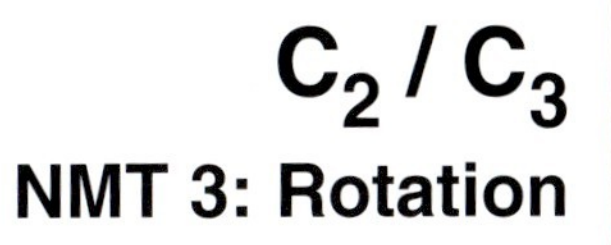

# $C_2$ / $C_3$
## NMT 3: Rotation

### Indikationen

*Irritationszone:* $C_2/C_3$

*Bewegungstest:* Segmentale Hypomobilität für Rotation aus maximaler Inklination mit weichem Stopp.

*Schmerz:* Akut oder chronisch. Im Nackengebiet oder ausstrahlend gegen den Unterkiefer, das Hyoid und die vordere Halsregion.

*Muskeltest:* Verkürzung der Hyoidmuskulatur (a).

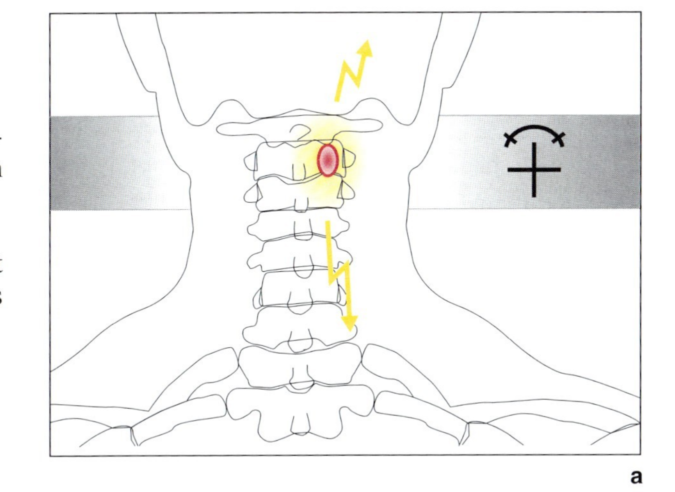

a

### Lagerung

- Patient sitzend.
- Einstellen der HWS in maximaler Inklination an der pathologischen Bewegungsgrenze.
- Die Fixationshand verriegelt die distalen Segmente mit leichter Lateralflexion.
- Vorsichtiges Umfassen des Kinns.

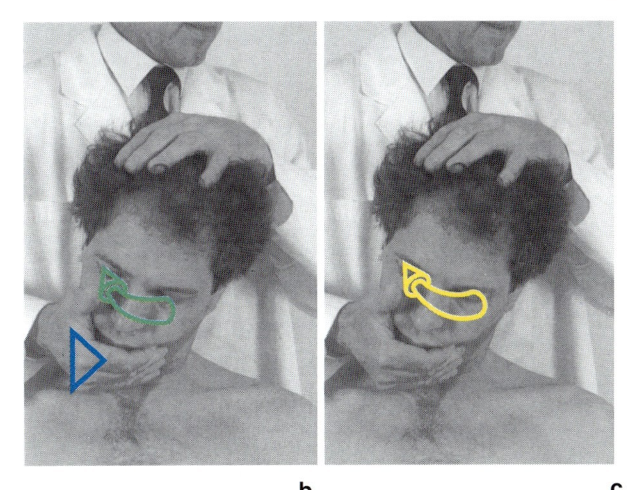

b c

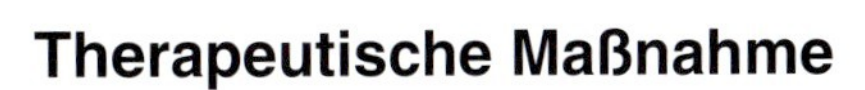

### Therapeutische Maßnahme

- Beim Einatmen Blick und optimale aktive isometrische Anspannung in Richtung Bewegungsgrenze (b, d)
- Beim Ausatmen und Blick in Behandlungsrichtung wird die Rotation des Kopfes vorsichtig passiv geführt (c, e ).

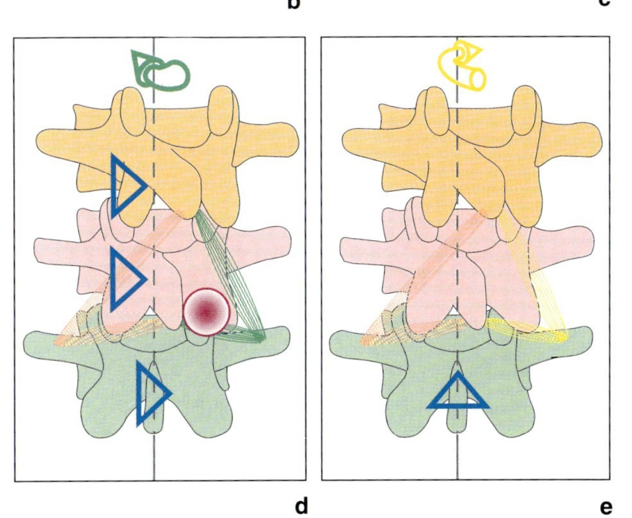

d e

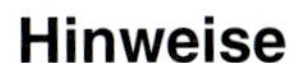

### Hinweise

Diese weiche Behandlungsform ist auch für ältere Pastienten sehr geeignet. Treten während der isometrischen Anspannung oder beim Dehnen Schmerzen oder Schwindel auf, wird die Behandlung abgebrochen.

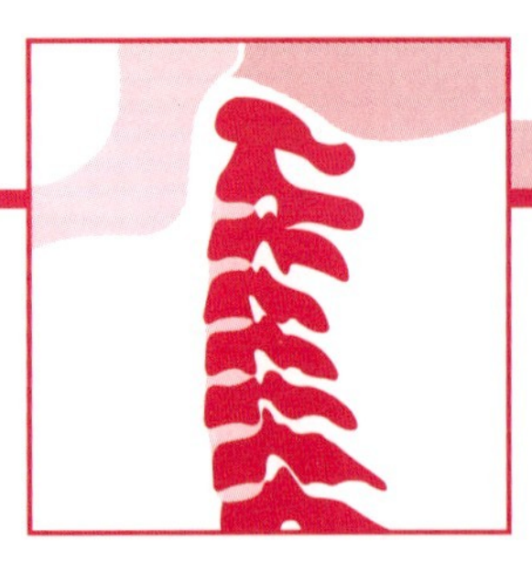



6

# $C_0$ bis $C_3$

## Mobilisation ohne Impuls: Traktion axial

### Indikationen

*Irritationszone:* $C_0/C_1$, $C_1/C_2$, $C_2/C_3$

*Bewegungstest:* Schmerzhafte Bewegungsverminderung, segmentale Hypomobilität für Inklination und Rotation mit hart reflektorischem Stopp.

*Schmerz:* Akut im Nacken, ausgeprägter Bewegungsschmerz.

*Muskeltest:* Verkürzung der subokzipitalen Muskulatur (a).

a

### Lagerung

- Patient sitzend.
- Mit beiden Händen flächige Fassung des Griffes am Kopf, die Ellbogen sind auf den Schultern des Patienten abgestützt.
- Exaktes Einstellen der Segmente $C_0$ bis $C_3$ in die aktuelle Ruhestellung (b).

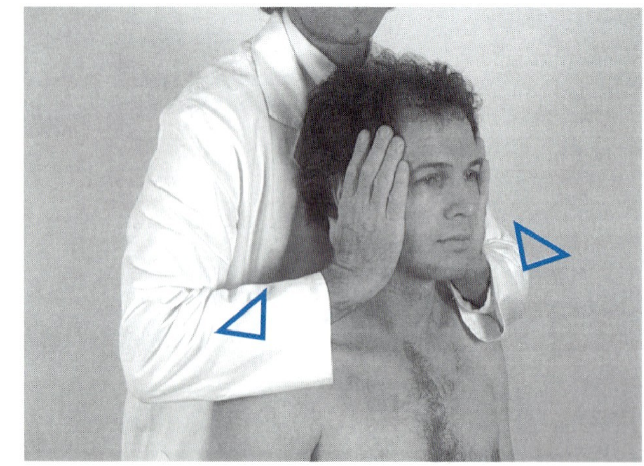

b

### Therapeutische Maßnahme

- Passive Traktion.
- Der Beginn der Traktion liegt am Anfang einer tiefen Exspiration.
- Während der Patient ruhig und tief weiteratmet, wird die Traktion langsam gesteigert (c).
- Vorsichtiges Nachlassen der Traktion.

*Bemerkung:* Eine Preßatmung ist zu vermeiden.

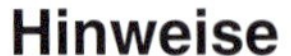

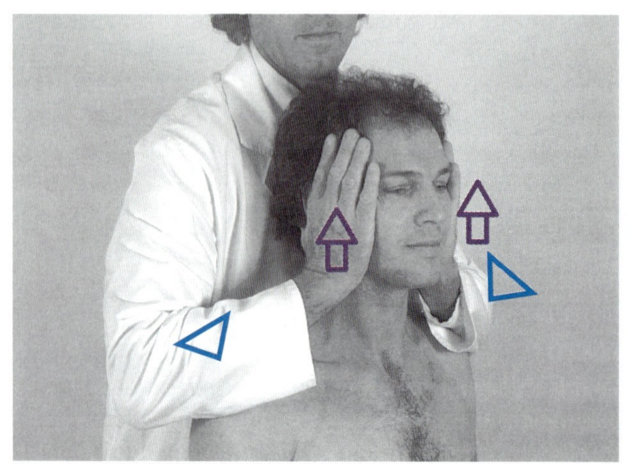

c

### Hinweise

Bei richtiger Indikation und Durchführung nehmen während bzw. nach der Behandlung die Schmerzen deutlich ab. Die Traktionsbehandlung ist sehr risikoarm.

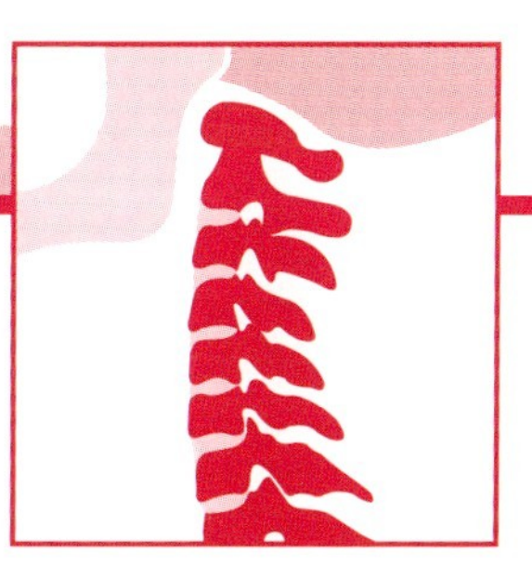

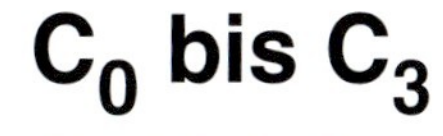



# $C_0$ bis $C_3$

## Mobilisation ohne und mit Impuls: Traktion

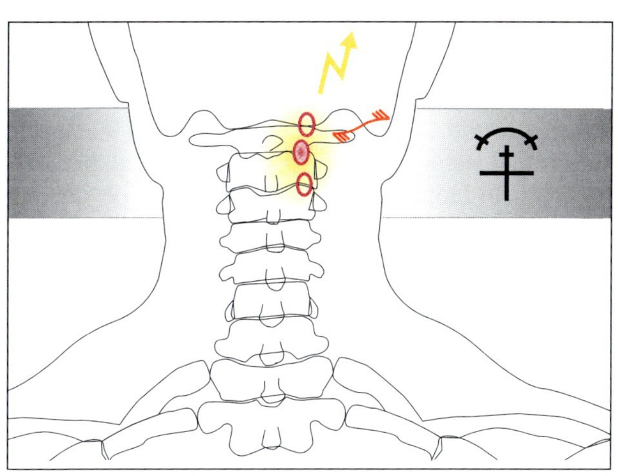

a

### Indikationen

*Irritationszone:* $C_0/C_1$, $C_1/C_2$, $C_2/C_3$

*Bewegungstest:* Regionale Hypomobilität für Inklination und Rotation mit hartem Stopp.

*Schmerz:* Akut, lokal oder ausstrahlend gegen das Okziput

*Muskeltest:* Verkürzung der subokzipitalen Muskulatur (a).

### Lagerung

- Patient in Rückenlage.
- Der Kopf ist in aktueller Ruhestellung auf den Oberschenkeln des sitzenden Therapeuten gelagert.
- Mit Daumen und Zeigefinger der einen Hand wird das Hinterhaupt klammerartig, mit der anderen Hand das Kinn umfaßt.
- Passive Inklination $C_0$ bis $C_2$ (b).

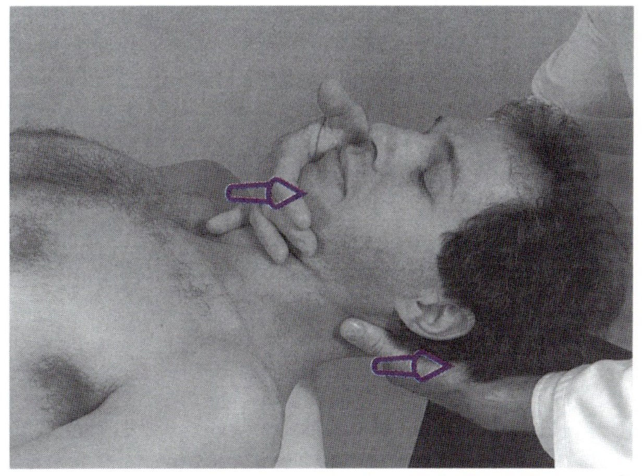

b

### Therapeutische Maßnahme

- Achsengerechte Traktion (b).
- Aus dieser Stellung ist beim entspannten Patienten ein kranialwärts gerichteter Impuls möglich (c).

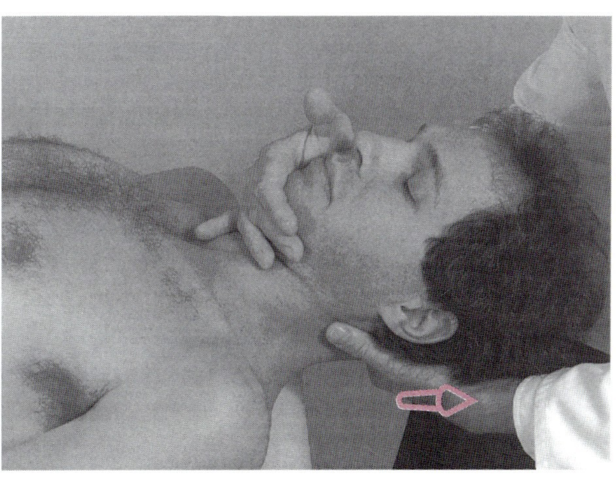

c

### Hinweise

Die Traktion findet vorwiegend in den Segmenten $C_0$ bis $C_3$ statt, wird aber auch auf die Segmente der unteren Halswirbelsäule übertragen.
Diese Technik ist besonders geeignet bei ängstlichen Patienten und/oder bei Patienten mit akuten Nackenschmerzen.
Bei einem Tortikollis ist die exakte Einstellung der aktuellen Ruhestellung von entscheidender Bedeutung. Eine Extension der Halswirbelsäule ist auf jeden Fall zu verhindern.

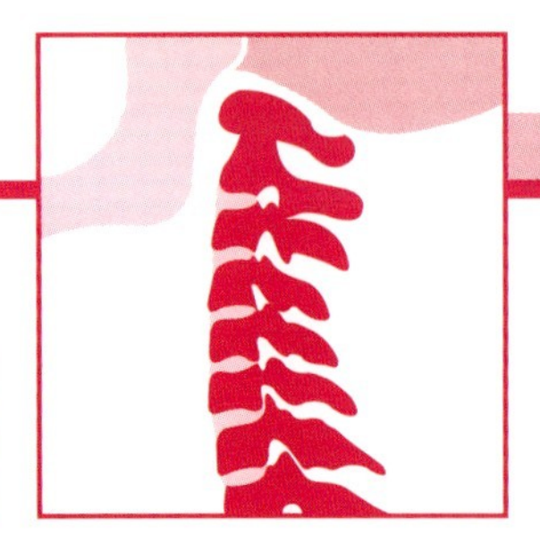





# $C_0$ bis $C_3$

## Mobilisation mit Impuls: Traktion

### Indikationen

*Irritationszone:* $C_0/C_1$, $C_1/C_2$, $C_2/C_3$.

*Bewegungstest:* Segmentale Hypomobilitat für Inklination, Reklination und Rotation mit hartem/weichem Stopp.

*Schmerz:* Lokal, ausstrahlend gegen das Okziput und evtl. in die Region des zervikothorakalen Überganges (a).

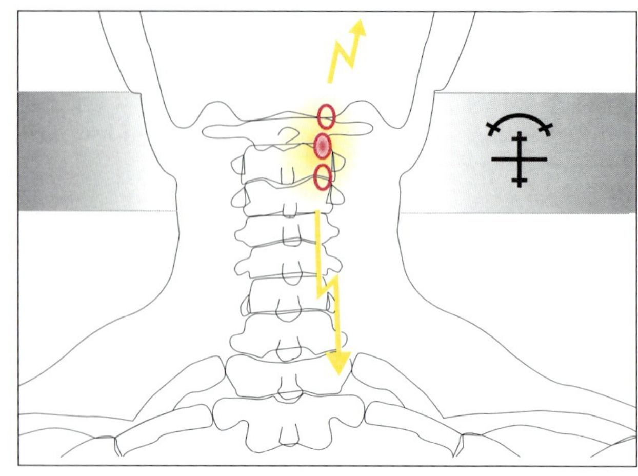

a

### Lagerung

- Der hinter dem sitzenden Patienten stehende Therapeut legt den Daumen an das Okziput (b).
- Mit dem anderen Arm umgreift er zangenartig den Kopf, wobei Nase–Kinn des Patienten und Ellbogen des Therapeuten eine Linie bilden sollen mit dem freien Raum in der Ellenbeuge (c).
- Anschließend passive Rotation der HWS, von ca. 30% des gesamten Bewegungsausschlages der HWS, mit einer leichten axialen Traktion.

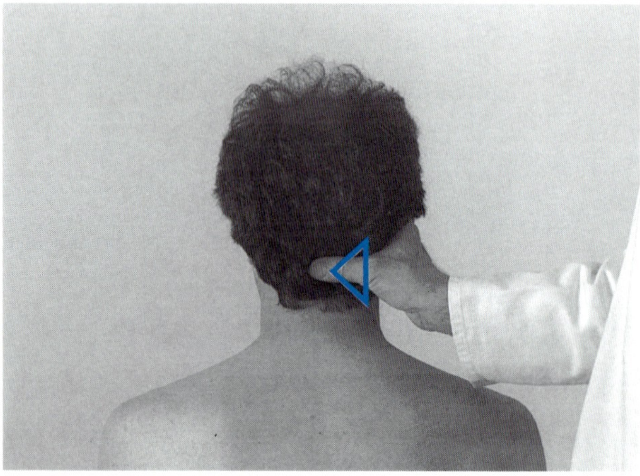

b

### Therapeutische Maßnahme

- Mit dem zangenartig greifenden Arm wird ein kranialwarts gerichteter Impuls gesetzt, wobei eine Extension und eine weitere Rotation der HWS zu vermeiden ist (d).

### Hinweise

Da die passive maximale Rotation im kraniozervikalen Übergang ein Risiko für die A. vertebralis darstellt, ist zu beachten:

- Der Patient muß entspannt sein,
- Harte Kopffixation sollte vermieden werden.

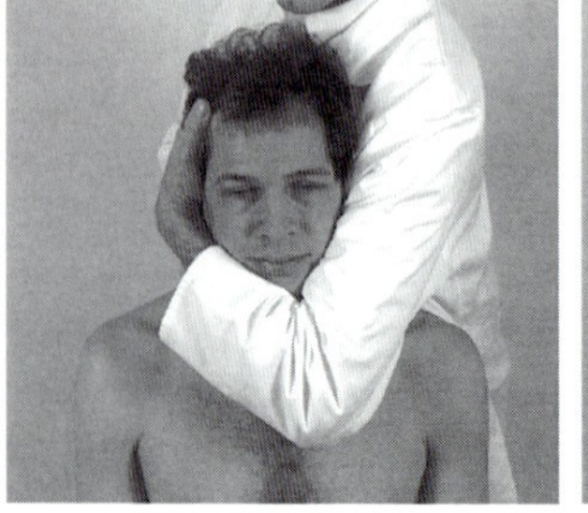

c

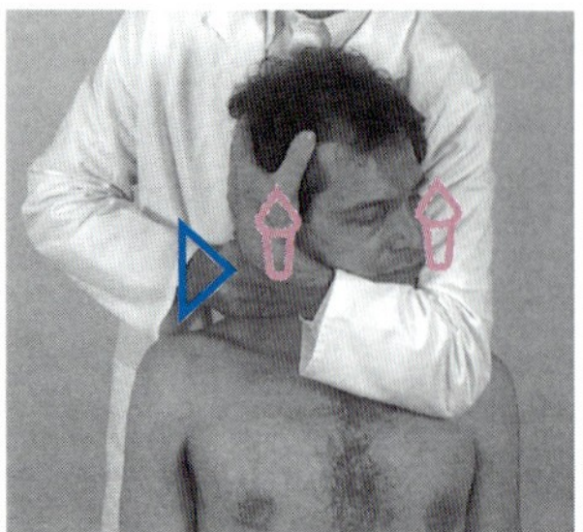

d

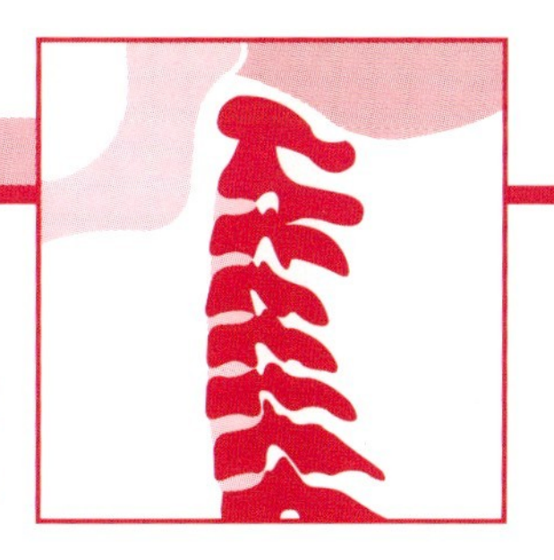



# $C_0$ bis $C_3$

## Mobilisation mit Impuls: Traktion

### Indikationen

*Irritationszone:* $C_0/C_1$, $C_1/C_2$, $C_2/C_3$

*Bewegungstest:* Regionale Hypomobilität für Inklination und Rotation mit hartem Stopp.

*Schmerz:* Akut, meistens lokal oder möglicherweise ausstrahlend gegen das Okziput (a).

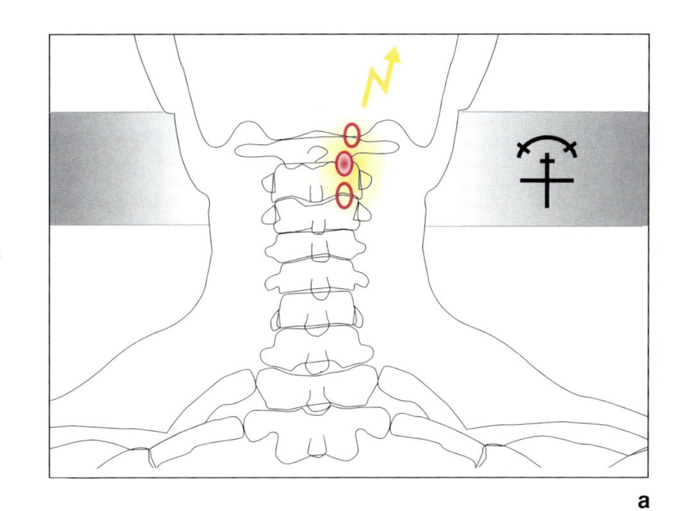

a

### Lagerung

- Der hinter dem sitzenden Patienten stehende Therapeut fixiert flächig den Schädel mit handtiefem Kontakt am Okziput im Bereich des Mastoideus.
- Die Unterarme stützt er weich auf die Schultern des Patienten ab (b).
- Passive Inklination $C_0$ bis $C_2$.

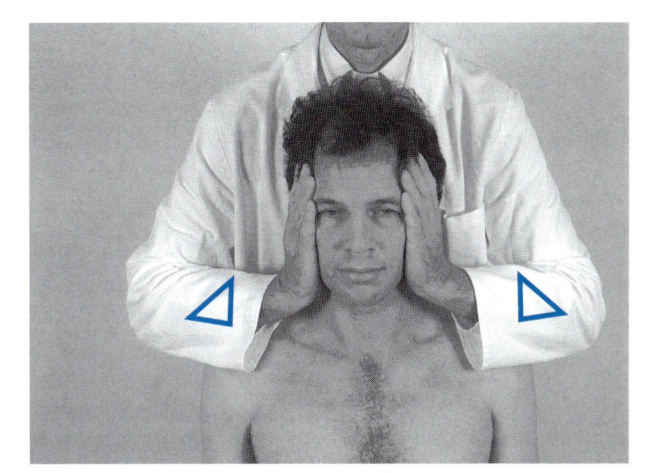

b

### Therapeutische Maßnahme

- Achsengerechte Traktion.
- Beim entspannten Patienten ist aus dieser Stellung ein kranialwärts gerichteter Impuls möglich (c).

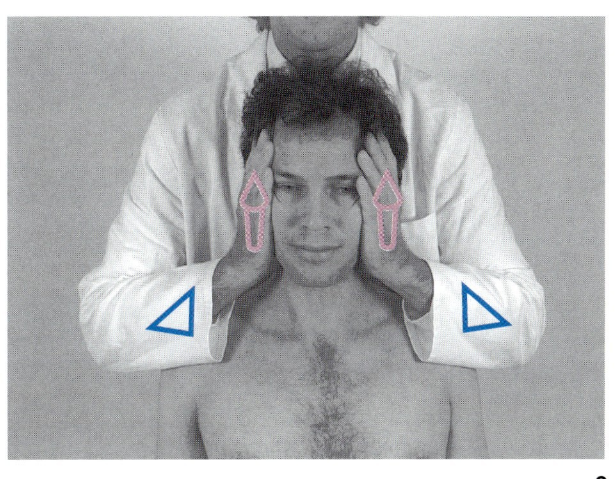

c

### Hinweise

Siehe Mobilisation mit Impuls: Traktion im Liegen (S.87).

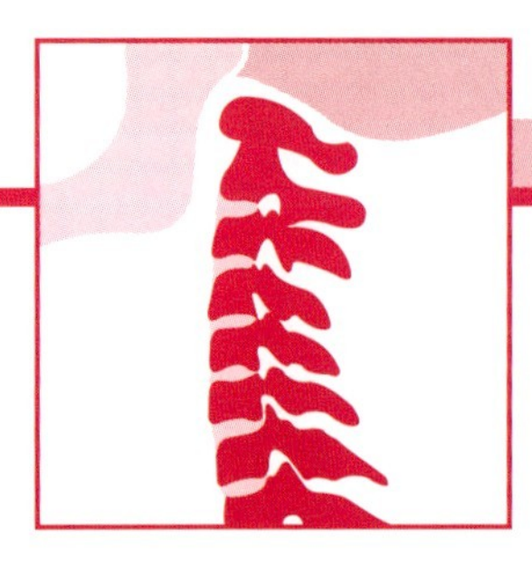



# $C_0$ bis $C_2$

## Mobilisation mit Impuls: Traktion

### Indikationen

*Irritationszone:* $C_0/C_1$, $C_1/C_2$

*Bewegungstest:* Segmentale Hypomobilität für Reklination mit hartem Stopp.

*Schmerz:* Subokzipital, evtl. ausstrahlend gegen das Okziput (a).

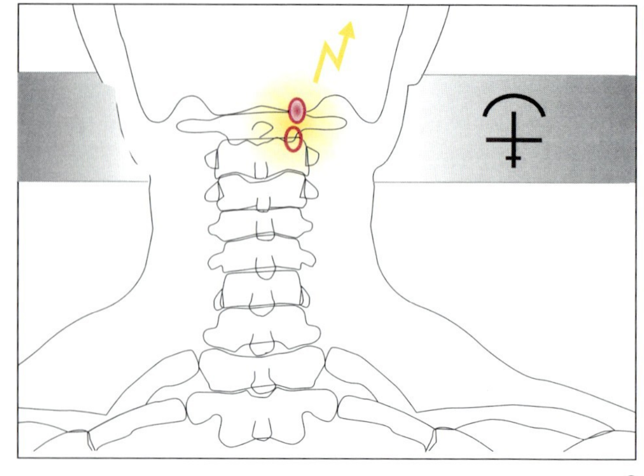

a

### Lagerung

- Patient in Rückenlage.
- Der Therapeut legt die Grundphalanx des Zeigefingers auf das Mastoid und die Okzipitalschuppe der zu mobilisierenden Seite (b).
- Mit der anderen Hand umfaßt er flächig das Kinn, wobei der Vorderarm im Bereich der Schläfen liegt (c).
- Die Halswirbelsäule wird leicht inkliniert.

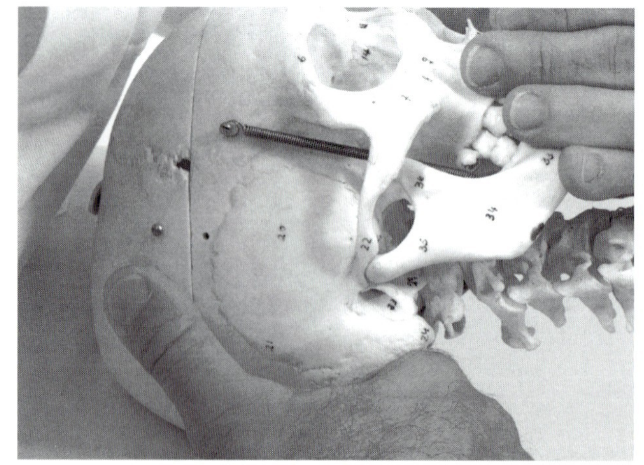

b

### Therapeutische Maßnahme

- Passive Mobilisation durch einen kraniomedialwärts gerichteten Impuls, entsprechend dem sagittalen Gelenkachsenwinkel (c).

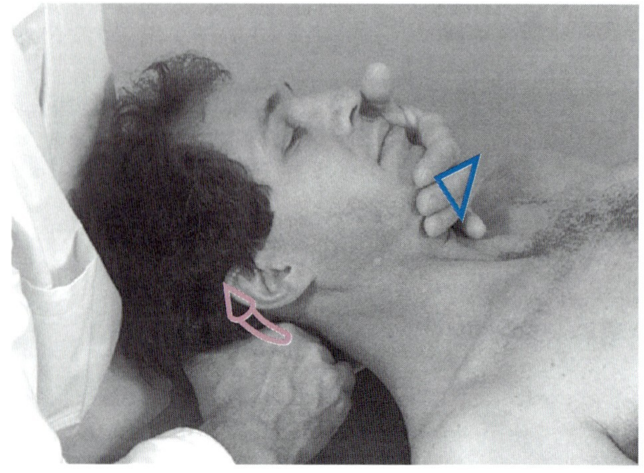

c

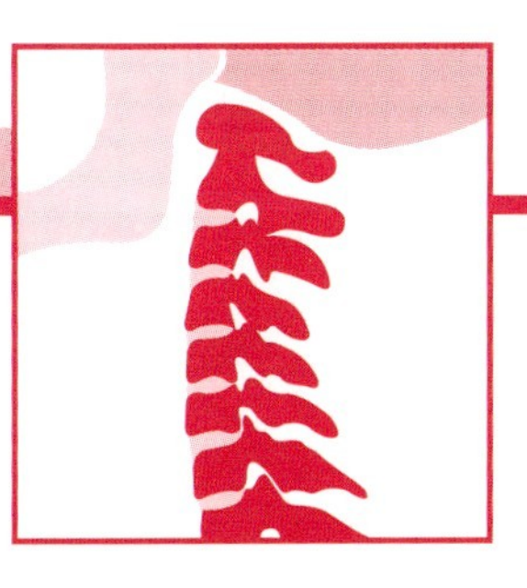



# $C_1$ bis $C_3$
## Mobilisation mit Impuls: Rotation

### Indikationen

*Irritationszone:* $C_1/C_2$, $C_2/C_3$

*Bewegungstest:* Hypomobilität für Rotation mit hartem Stopp.

*Schmerz:* Subokzipital, evtl. ausstrahlend gegen das Okziput und möglicherweise in die Region des zervikothorakalen Überganges (a).

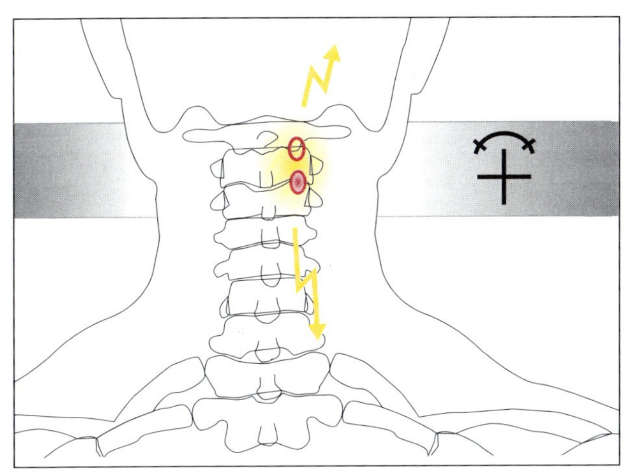

a

### Lagerung

- Patient in Rückenlage, der Kopf wird auf den Oberschenkeln des sitzenden Therapeuten gelagert.
- Der Therapeut legt die Grundphalanx des Zeigefingers der Mobilisationshand auf den Atlasquerfortsatz bzw. Atlashinterbogen oder Querfortsatz $C_2$ der zu mobilisierenden Seite.
- Mit der anderen Hand fixiert der Therapeut das gegenseitige Okziput des Patienten (b).
- Einstellen des Segmentes an die pathologische Bewegungsgrenze durch geringe passive Rotation sowie geringe Lateralflexion zu Irritationszone und Inklination.

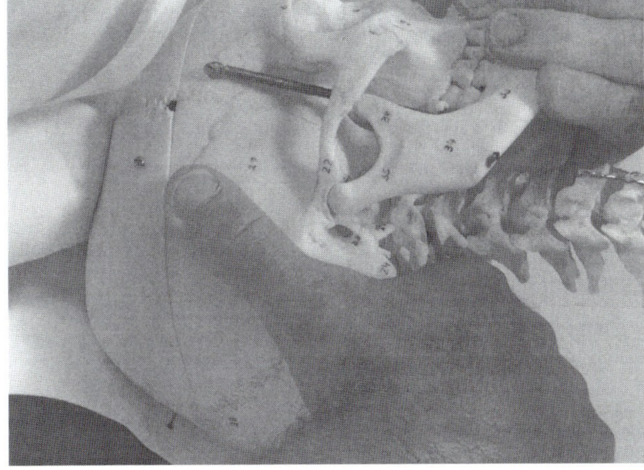

b

### Therapeutische Maßnahme

- Auf den Querfortsatz gerichteter Impuls in Richtung Rotation (c).

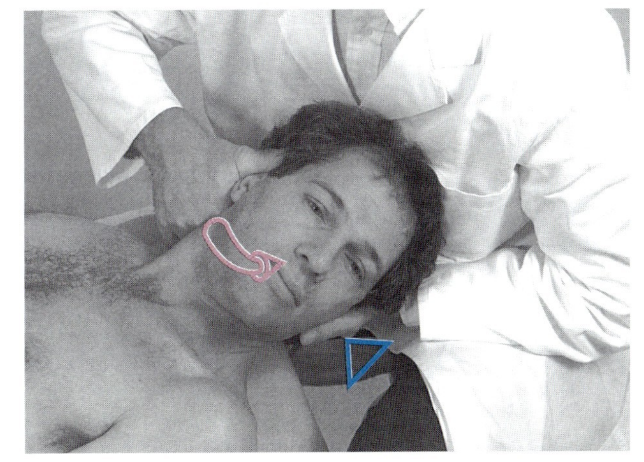

c

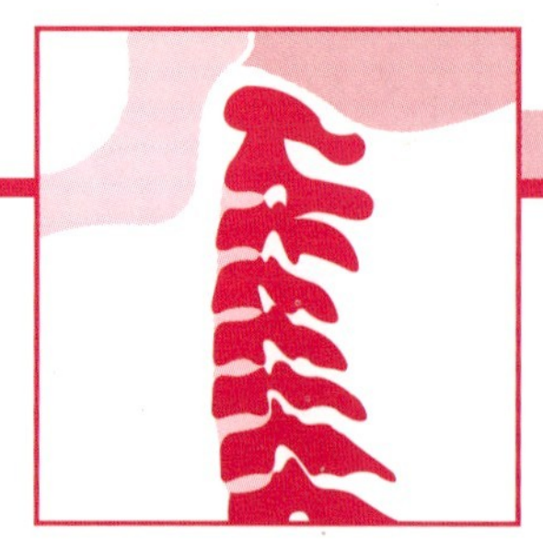

6

# $C_0$ bis $C_3$

## NMT 2 und NMT 3: Inklination

### Indikationen

*Irritationszone:* $C_0/C_1$, $C_1/C_2$, $C_2/C_3$
*Bewegungstest:* Hypomobilität für Inklination mit weichem Stopp.
*Schmerz:* Chronisch, ausstrahlend gegen das Okziput und in die Interskapulärregion.
*Muskeltest:* Verkürzung des M. rectus capitis, M. obliquus capitis und des M. semispinalis capitis. Häufig kombiniert mit einer Verkürzung des Pars descendens des M. trapezius, des M. levator scapulae sowie mit einer Abschwächung der Schulterblattfixatoren (a).

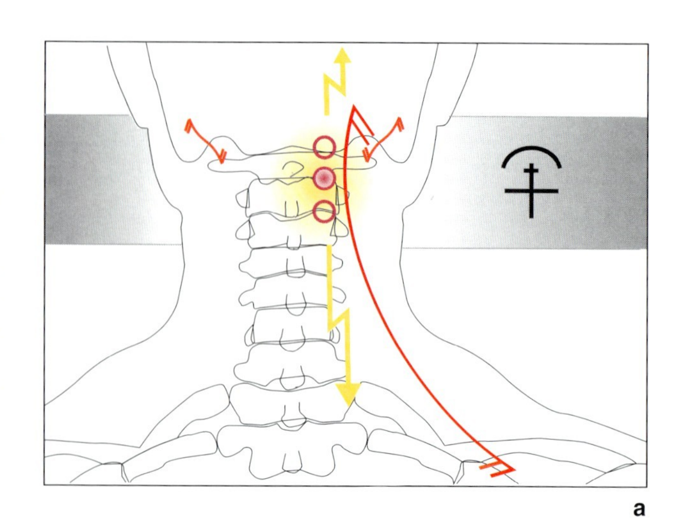

a

### Lagerung

- Patient in Rückenlage.
- Der Schultergürtel ist auf der Unterlage abgestützt.
- Fixation durch weichen Gabelgriff an den Gelenkfortsätzen sowie dem Dornfortsatz $C_3$.
- Zangenartiges Umfassen des Kopfes. Der laterale Pektoralisanteil des Therapeuten hat Kontakt mit der Stirne des Patienten.
- Flächige Fassung des Griffes am Okziput (b).
- Einstellen der Segmente $C_0$ bis $C_3$ an die pathologische Bewegungsgrenze (b).

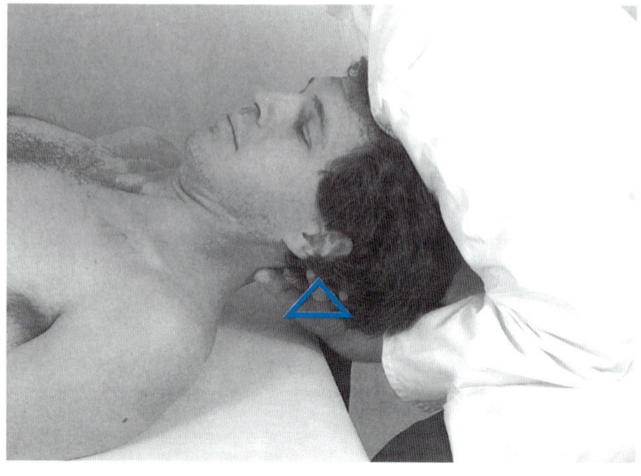

b

### Therapeutische Maßnahmen

NMT 2:
- Isometrische Reklination während tiefer Inspiration und Blickrichtung nach oben (c).
- Während Exspiration und Blick nach unten passive Inklination, welche durch die Hand und die Schulter des Therapeuten geführt wird (d).

NMT 3:
- Isometrische Anspannung in Richtung Bewegungsgrenze.
- Neue Einstellung an der Bewegungsgrenze.

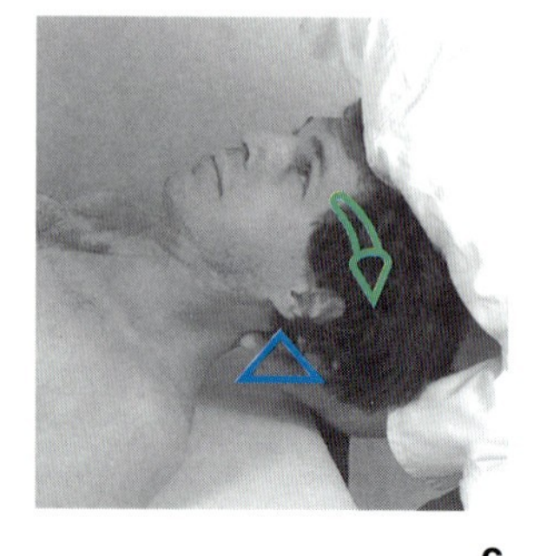

c

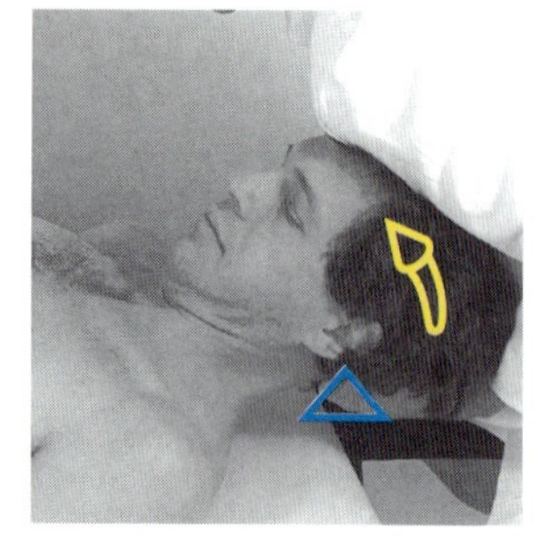

d

### Hinweise

Zu beachten ist die korrekte Atmung. Bei eingeschränkter Inklination mit hartem Stopp ist diese Technik nicht geeignet.

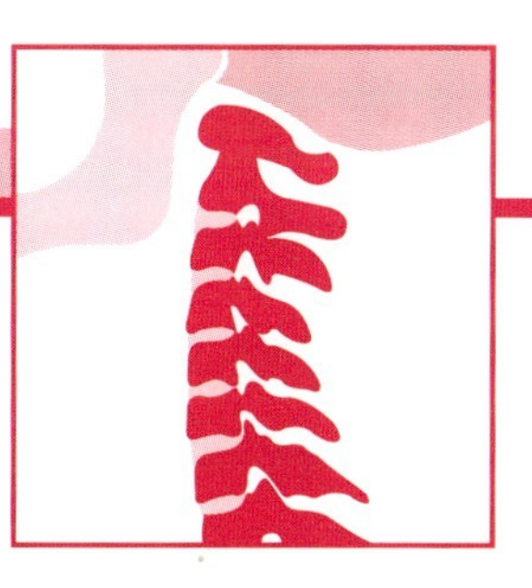



# $C_2$ bis $C_7$

## Mobilisation ohne Impuls: Rotation

### Indikationen

*Irritationszone:* $C_2/C_3$, $C_3/C_4$, $C_4/C_5$, $C_5/C_6$, $C_6/C_7$

*Bewegungstest:* Segmentale oder regionale Hypomobilität für Rotation und/oder Lateralflexion mit hartem Stopp.

*Schmerz:* Chronisch im Nackenbereich. Evtl. ausstrahlend in die Schultern und die Arme sowie gegen das Okziput und die Interskapulärregion.

*Muskeltest:* Verkürzung der Pars descendens des M. trapezius, M. levator scapulae sowie Abschwächung der Schulterblattfixatoren (a).

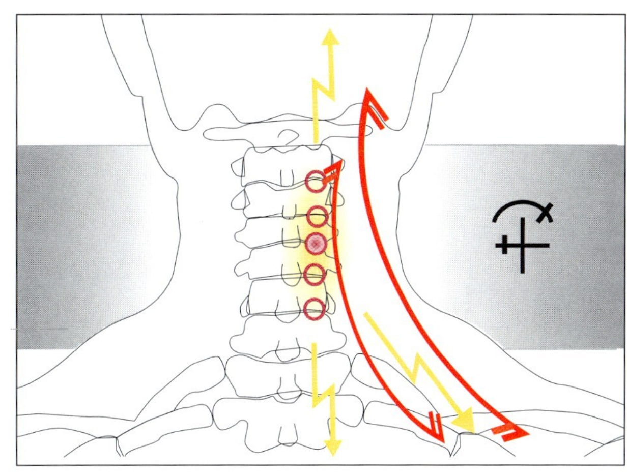

a

### Lagerung

- Patient sitzend.
- Einstellen der Halswirbelsäule in Neutral- bzw. in aktuelle Ruhestellung.
- Der kaudale Wirbel des zu behandelnden Segmentes wird durch einen weichen Gabelgriff an den Gelenkfortsätzen fixiert (b).
- Einstellen des zu behandelnden Segmentes an die pathologische Bewegungsgrenze.

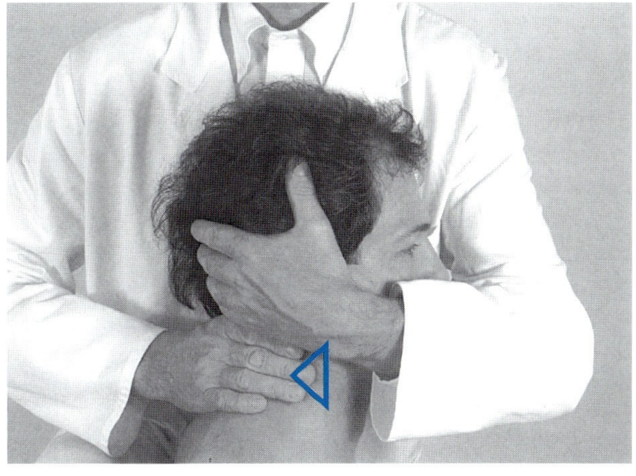

b

### Therapeutische Maßnahme

- Passive Mobilisation durch Zug des Kleinfingers am Gelenkfortsatz des kranialen Wirbels in Richtung Rotation, welche sich in die kranial gelegenen Halswirbelsäulenabschnitte fortsetzt.
- Mit der mobilisierenden Hand wird gleichzeitig eine leichte Traktion ausgeführt (c).

Die Mobilisationsschritte sind klein.

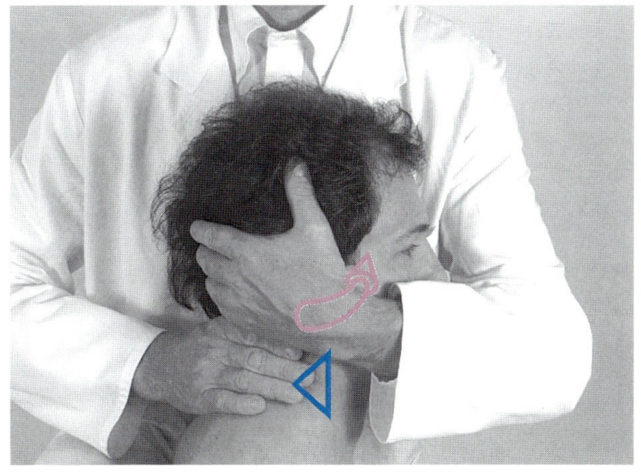

c

### Hinweise

Bei radikulären Zervikalsyndromen kann diese Technik vorsichtig angewendet werden, wobei die kranialwärts gerichtete Komponente im Sinne der Traktion verstärkt werden soll. Während der Mobilisation darf der radikuläre Schmerz nicht zunehmen.

Treten während der Therapie lokale Schmerzen auf, so sind als mögliche Ursachen auszuschließen:

- zu starke Mobilisation,
- zu harter Druck im Bereich der Irritationszone.

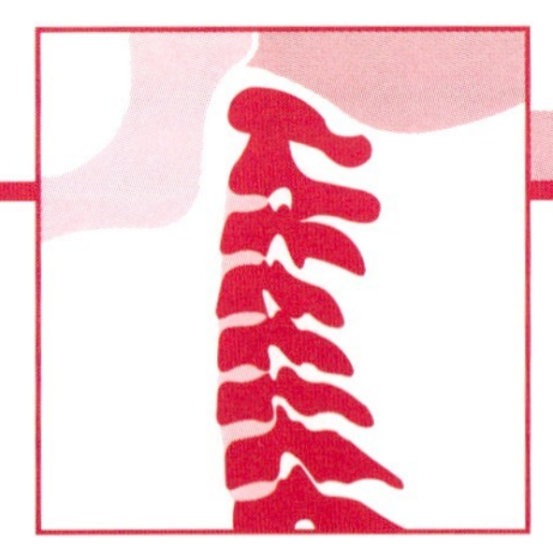





# $C_2$ bis $C_7$
## Mobilisation mit Impuls: Rotation

### Indikationen

*Irritationszone:* $C_2/C_3$, $C_3/C_4$, $C_4/C_5$, $C_5/C_6$, $C_6/C_7$.

*Bewegungstest:* Segmentale oder regionale Hypomobilität für Rotation mit hartem Stopp.

*Schmerz:* Diffus im Nackenbereich, evtl. ausstrahlend spondylogen (pseudoradikulär) in die Arme und in die Interskapulärregion (a).

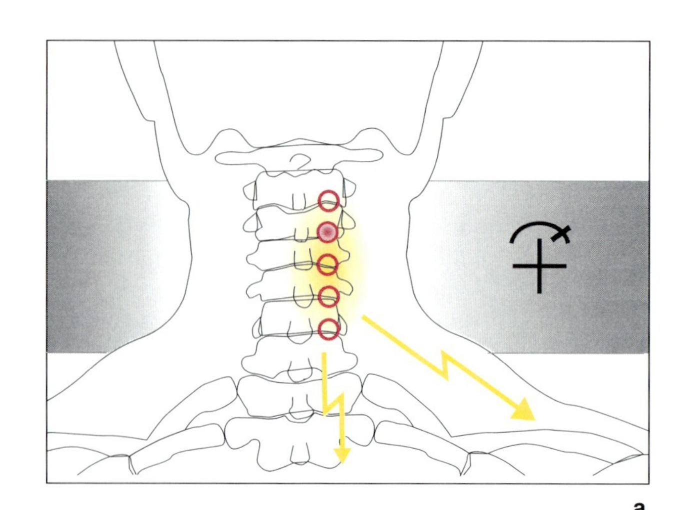

a

### Lagerung

- Patient in Rückenlage.
- Mit der Grundphalanx des Zeigefingers der impulsgebenden Hand nimmt der Therapeut Tiefenkontakt mit dem Gelenkfortsatz des kaudalen Wirbels.
- Mit der anderen Hand wird das gegenseitige Okziput gefaßt.
- Einstellen des Segmentes an die pathologische Bewegungsgrenze durch passive Seitneigung zur Seite der Irritationszone und geringe Rotation (b).

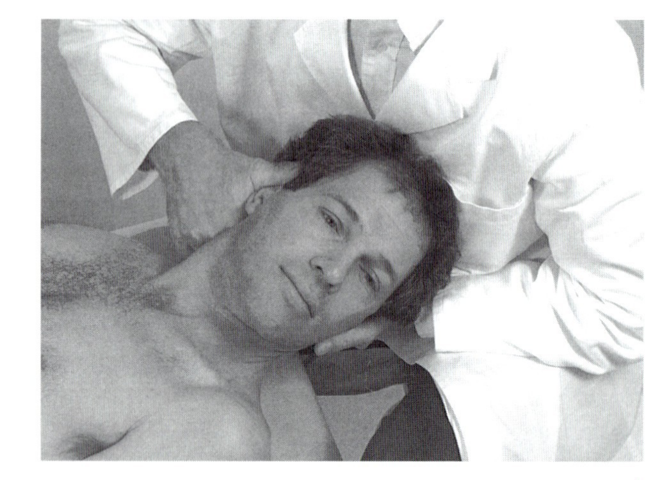

b

### Therapeutische Maßnahme

- Leichte Traktion auf die gesamte HWS (b).
- Impuls in Richtung Rotation (c).

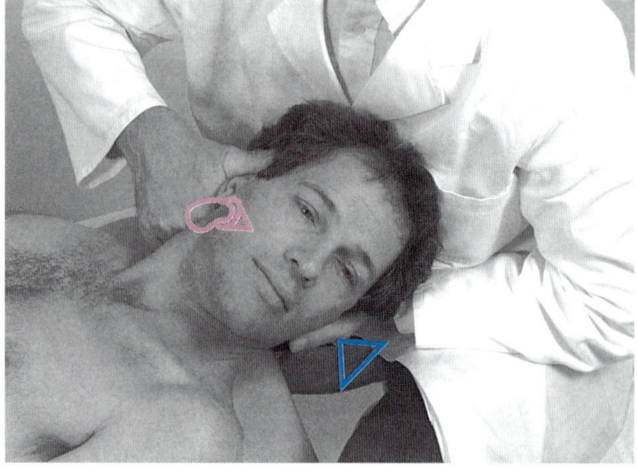

c

### Hinweise

Der mobilisierende Impuls wird von den kranialen auf die kaudalen HWS-Segmente übertragen, wobei er an Intensität abnimmt.
Da diese Technik eine Beanspruchung für die A. vertebralis darstellen kann, sind Vorsichtsmaßnahmen zu treffen.

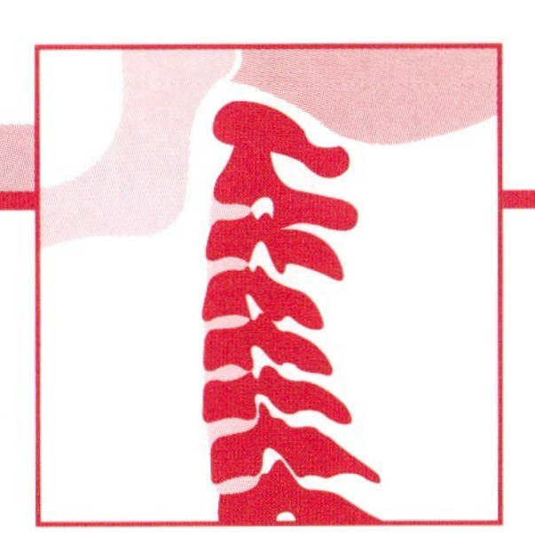



# $C_1$ bis $C_6$
## Mobilisation mit Impuls: Rotation

### Indikationen

*Irritationszone:* $C_1/C_2$, $C_2/C_3$, $C_3/C_4$, $C_4/C_5$, $C_5/C_6$

*Bewegungstest:* Segmentale oder regionale Hypomobilität für Rotation und Lateralflexion mit hartem Stopp.

*Schmerz:* Lokal, evtl. spondylogen ausstrahlend in die Arme und in die Interskapulärregion (a).

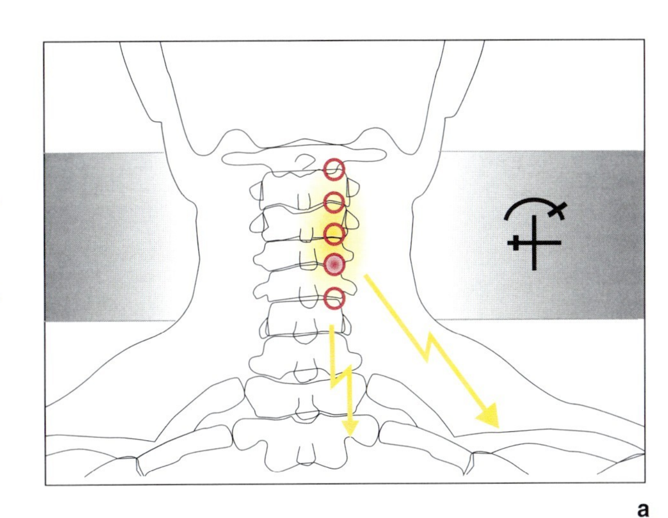

a

### Lagerung

- Patient sitzend, der Therapeut steht seitlich.
- Mit einer Hand fixiert der Therapeut den Kopf des Patienten im Bereich der Schläfen (b), während er mit dem Mittelfinger (unterstützt durch den Zeigefinger) der anderen Hand Tiefenkontakt mit dem Gelenkfortsatz des kaudal zum mobilisierenden Segment liegenden Wirbels aufnimmt (c, d).
- Einstellen des Segmentes an die pathologische Bewegungsgrenze durch passive Lateralflexion und Rotation, bei gleichzeitig leichter Traktion (c).

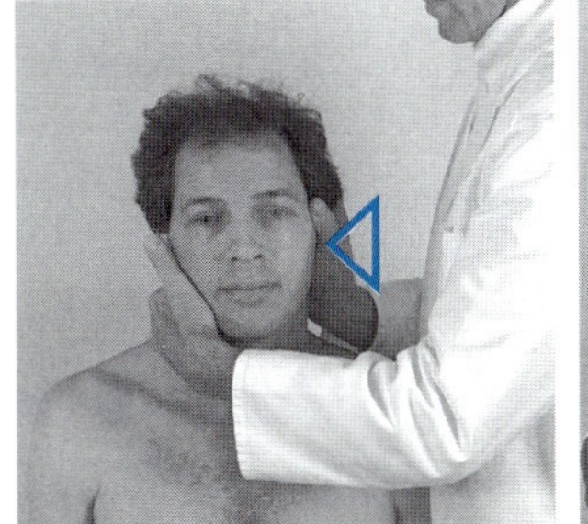

b

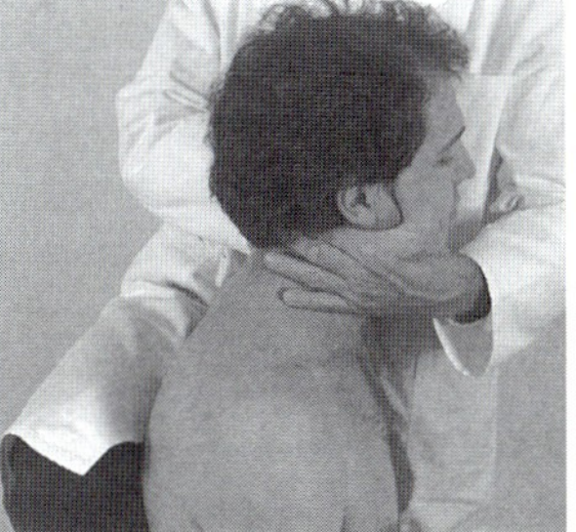

c

### Therapeutische Maßnahme

- Impuls über den jeweils kaudalen Gelenkfortsatz in ventral-kraniale Richtung, unter Berücksichtigung der Gelenkflächenneigung (e).
  Ein Impuls mit der Fixationshand ist in jedem Falle zu vermeiden.

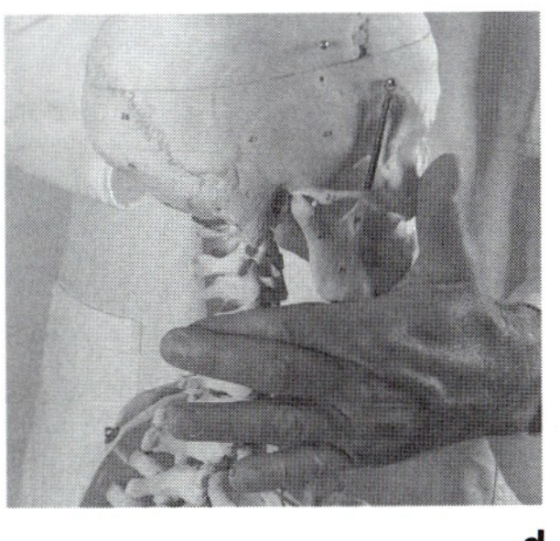

d

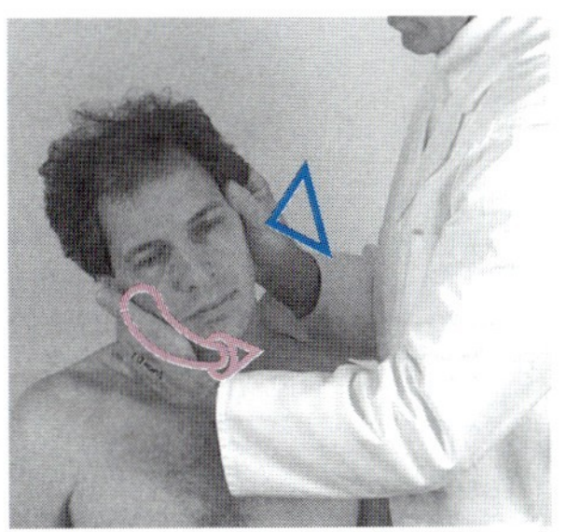

e

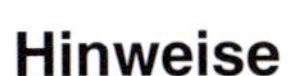

### Hinweise

Diese für die HWS schonende Technik eignet sich gut bei ängstlichen oder verspannten Patienten.

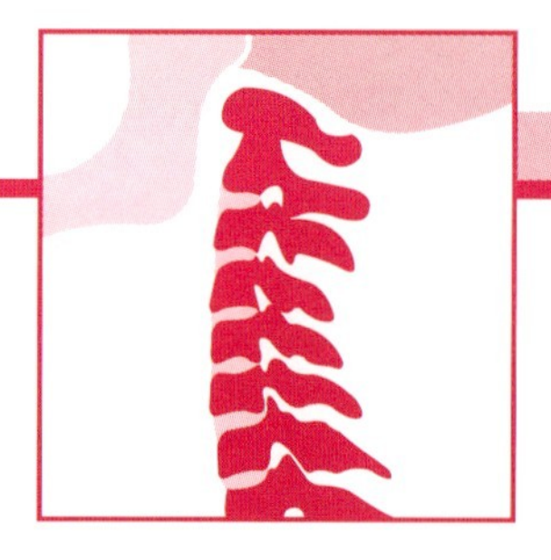





# $C_2$ bis $C_6$
## Mobilisation mit Impuls: Rotation

### Indikationen

*Irritationszone:* $C_2/C_3$, $C_3/C_4$, $C_4/C_5$, $C_5/C_6$, $C_6/C_7$,

*Bewegungstest:* Segmentale Hypomobilität für Lateralflexion und Rotation mit hartem Stopp .

*Schmerz:* Lokal, evtl. ausstrahlend in die Arme und in die Interskapulärregion (a).

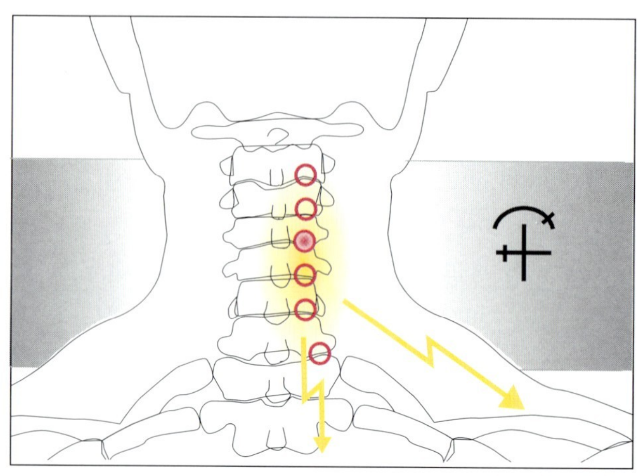

a

### Lagerung

- Patient sitzend.
- Der Therapeut nimmt mit dem Metakarpale II der einen Hand Tiefenkontakt mit dem Gelenkfortsatz des kaudal zum mobilisierenden Segment liegenden Wirbels auf.
- Mit dem anderen Arm umfaßt er den Kopf temporookzipital, wobei Hypothenar und Kleinfinger Tiefenkontakt mit dem kranial zum mobilisierenden Segment liegenden Wirbel aufnehmen (b).
- Von kranial her Einstellen des Segmentes an die pathologische Bewegungsgrenze durch passive Rotation.

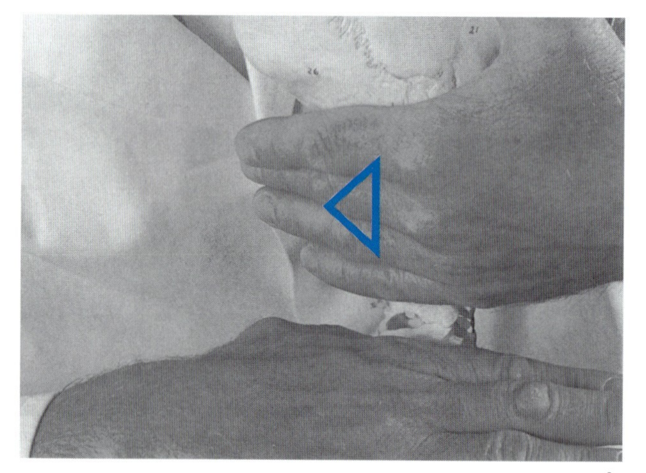

b

### Therapeutische Maßnahme

- Impuls in Richtung Rotation, 15° kranialwärts auf den kaudal zum mobilisierenden Segment liegenden Wirbel (c).
- Die Mobilisation erfolgt während einer Exspirationsphase.

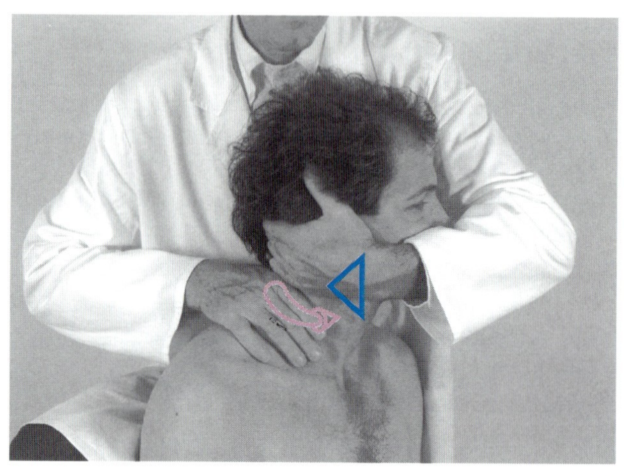

c

### Hinweise

Im Bereich der mittleren HWS ist dies eine der effizientesten Techniken.

- Der Patient muß entspannt sein.

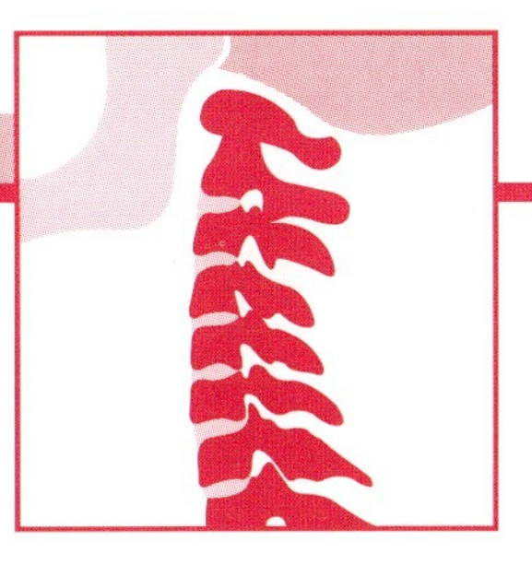



# $C_2$ bis $C_7$

## Mobilisation mit Impuls: Rotation

### Indikationen

*Irritationszone:* $C_2/C_3$, $C_3/C_4$, $C_4/C_5$, $C_5/C_6$, $C_6/C_7$.

*Bewegungstest:* Segmentale Hypomobilität für Rotation mit hartem Stopp .

*Schmerz:* Lokal, evtl. ausstrahlend in die Arme und in die Interskapulärregion (a).

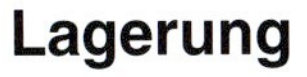

### Lagerung

- Patient sitzend.
- Der Therapeut umfaßt mit der Hand und dem Unterarm den Patientenkopf. Dabei nimmt der Hypothenar und Kleinfinger Tiefenkontakt mit dem Gelenkfortsatz des kranial zum mobilisierenden Segment liegenden Wirbels auf.
- Mit dem Metakarpale II und dem Daumen der anderen Hand nimmt er Tiefenkontakt mit dem Gelenkfortsatz des kaudal zum mobilisierenden Segment liegenden Wirbels auf (b, c).
- Durch passive Rotation der HWS Einstellen des Segmentes an die pathologische Bewegungsgrenze

### Therapeutische Maßnahme

- Impuls unter leichter Traktion in Richtung Rotation, während einer Exspirationspause auf den kranial zum mobilisierenden Segment liegenden Wirbel (d).

### Hinweise

Im Bereich der mittleren HWS ist dies eine der effizientesten Techniken. Sie gehört jedoch nur in die Hände eines erfahrenen Therapeuten, da die Mobilisationskräfte – bedingt durch die großflächige Griffanlage – schwierig zu dosieren sind.

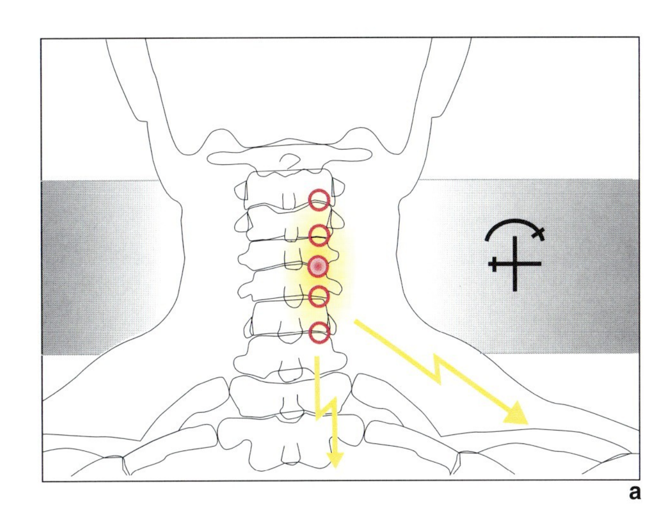

a

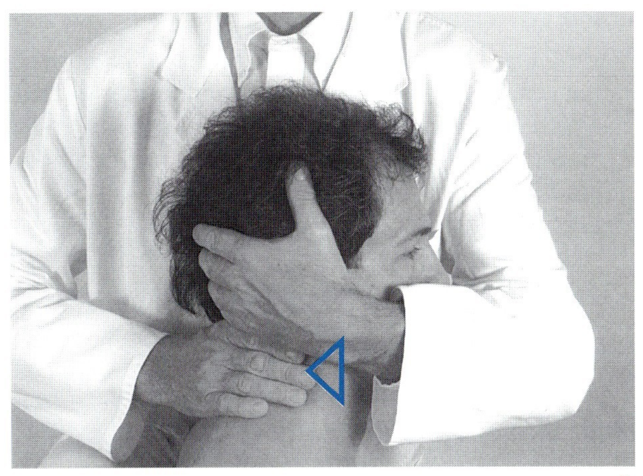

b

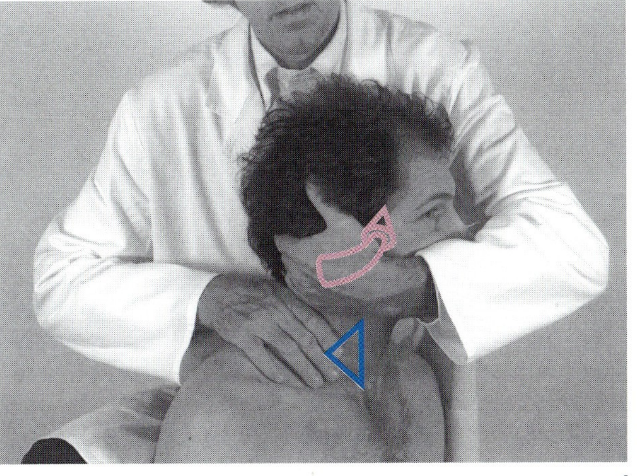

d

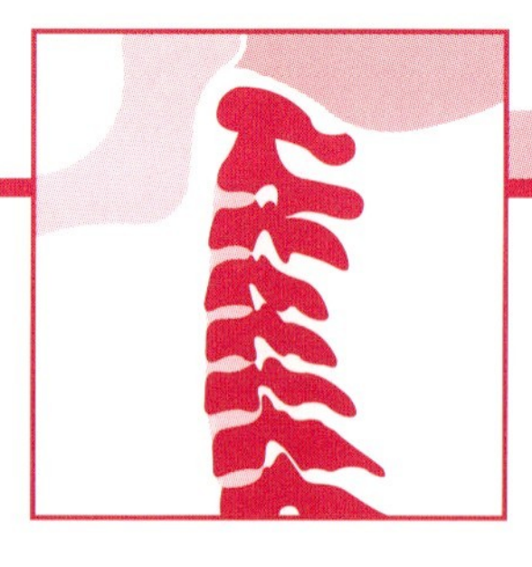

6

# $C_2$ bis $C_7$

## NMT 1: Rotation

### Indikationen

*Irritationszone:* $C_2/C_3$, $C_3/C_4$, $C_4/C_5$, $C_5/C_6$, $C_6/C_7$, $C_7/Th_1$.

*Bewegungstest:* Segmentale oder regionale Hypomobilität für Rotation und Lateralflexion mit weichem/hartem Stopp.

*Schmerz:* Chronisch im Nackenbereich oder ausstrahlend in die Schultern und die Arme, evtl. auch gegen das Okziput und die Interskapulärregion.

*Muskeltest:* Eine Verkürzung der Pars descendens des M. trapezius, des M. levator scapulae sowie eine Abschwächung der Schulterblattfixatoren ist fakultativ (a).

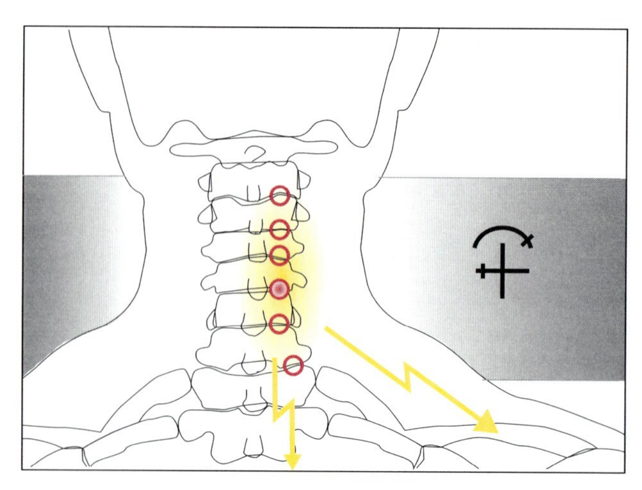

a

### Lagerung

- Patient sitzend.
- Der kaudale Wirbel des zu behandelnden Segmentes wird vom Therapeuten durch einen weichen Gabelgriff an den Gelenkfortsätzen fixiert und die kaudalen Halswirbelsäulenabschnitte mit der flachen Hand geschient (b).
- Einstellung der kranialen Halswirbelsäulenabschnitte bis an das zu behandelnde Segment.
- Treten bei der Einstellung der kranialen HWS-Abschnitte Schmerzen auf, so sind die Segmente $C_0$ bis $C_3$ zu untersuchen und zuerst zu behandeln.

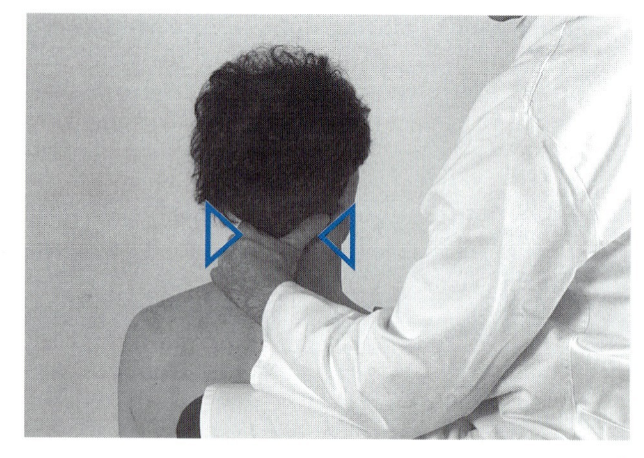

b

### Therapeutische Maßnahme

- Aktive Mobilisation durch Rotation, wobei der Blick der Bewegung folgt (c).

### Hinweise

Treten Schmerzen während der Mobilisation auf, so ist als mögliche Ursache auszuschließen:

- zu harte Griffassung im Bereiche der Irritationszone. Tritt eine kurzfristige Besserung, anschließend aber eine massive Verschlechterung auf, weist dies auf eine (posttraumatische) Instabilität hin.
- Treten bei der Einstellung der kranialen HWS-Abschnitte Schmerzen auf, so sind die Segmente $C_0$ bis $C_3$ zu untersuchen und zuerst zu behandeln.

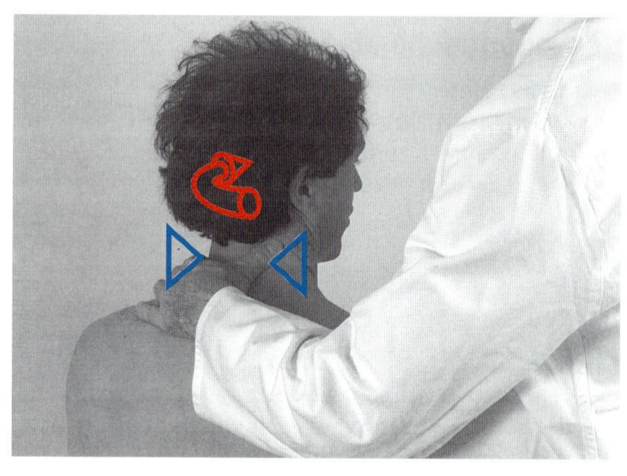

c

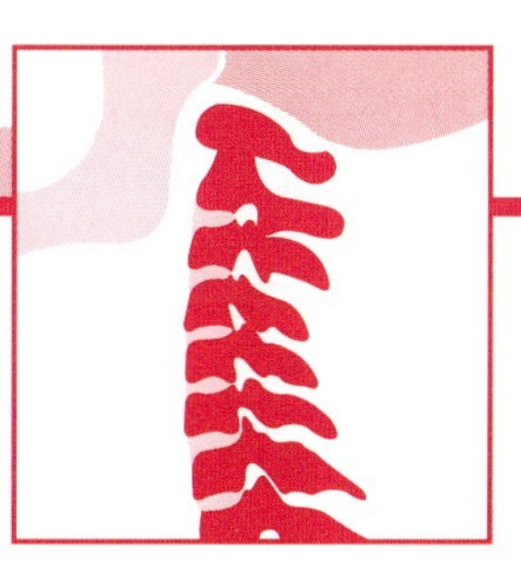



# $C_2$ bis $C_7$

## Selbst-Mobilisation: Rotation

### Indikationen

*Irritationszone:* $C_2/C_3$, $C_3/C_4$, $C_4/C_5$, $C_5/C_6$, $C_6/C_7$, $C_7/Th_1$

*Bewegungstest:* Segmentale oder regionale Hypomobilität für Rotation und Lateralflexion mit weichem/hartem Stopp.

*Schmerz:* Chronisch im Nackenbereich oder ausstrahlend in die Schultern und Arme, evtl. auch gegen das Okziput und die Interskapulärregion.

*Muskeltest:* Eine Verkürzung der Pars descendens des M. trapezius, des M. levator scapulae sowie eine Abschwächung der Schulterblattfixatoren ist fakultativ (a).

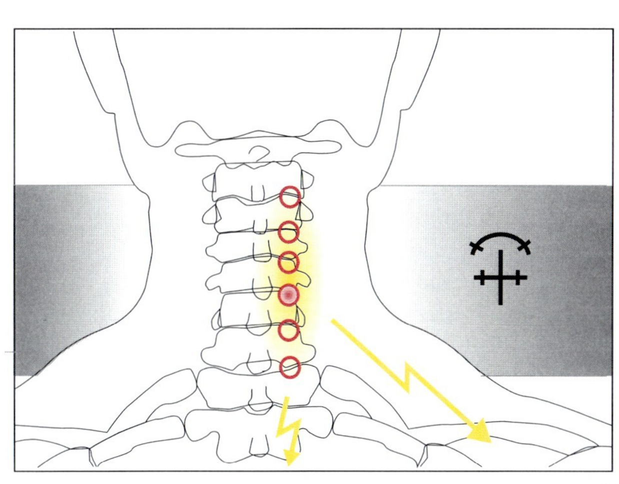

a

### Lagerung

- Patient sitzend.
- Fixation des kaudalen Wirbels des zu mobilisierenden Segmentes mit dem Kleinfinger. Die übrigen HWS-Anteile werden durch die flach aufgelegten Fingern I-IV stabilisiert.
- Einstellen des Segmentes an die pathologische Bewegungsgrenze (b).

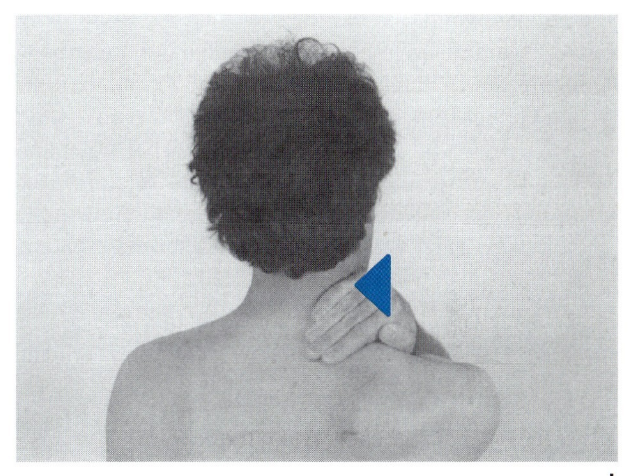

b

### Therapeutische Maßnahme

- Selbst-Mobilisation: Der kaudale Wirbel des zu behandelnden Segmentes wird mit dem Kleinfinger am Gelenkfortsatz fixiert. Die Fixation liegt auf der Seite, in deren Richtung die Mobilisation stattfinden soll. Einstellung der kranialen HWS-Abschnitte an das zu behandelnde Segment (c).

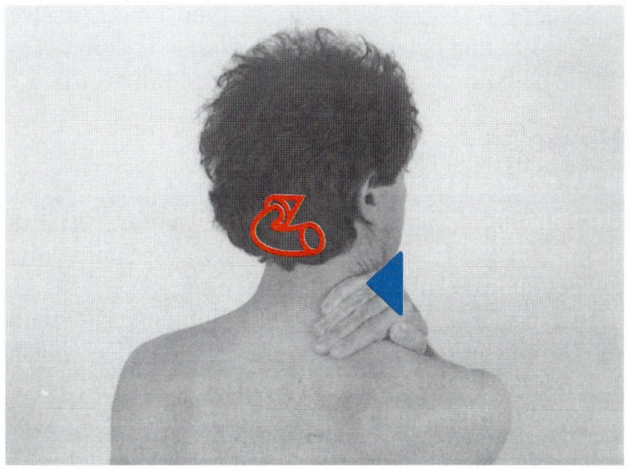

c

### Hinweise

- Die autonome Mobilisation eignet sich sehr gut für Patienten, bei welchen durch stereotype Belastungen (z. B. Maschinenschreiben) immer wieder Blockierungen und Schmerzen auftreten. Meistens muß die Mobilisation vor der Dehnung des M. trapezius durchgeführt werden.

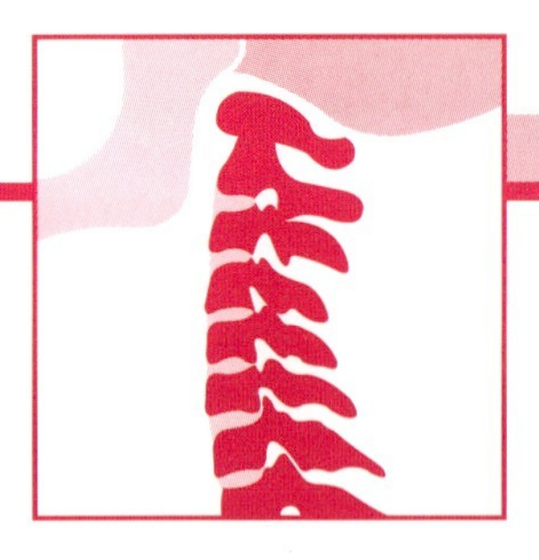

6

# $C_2$ bis $C_6$
## NMT 2: Rotation

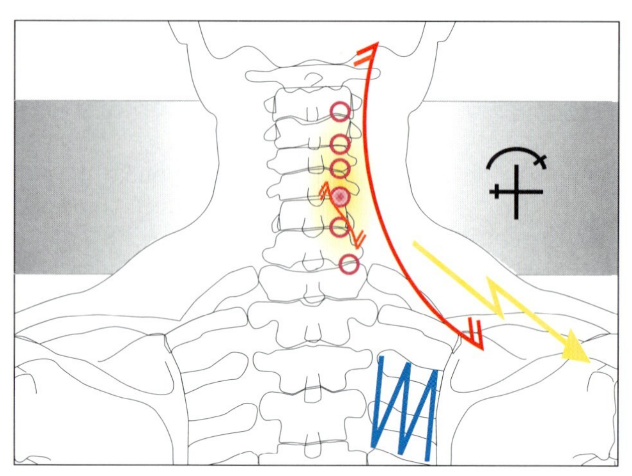

a

### Indikationen

*Irritationszone:* $C_2/C_3$, $C_3/C_4$, $C_4/C_5$, $C_5/C_6$, $C_6/C_7$, $C_7/Th_1$

*Bewegungstest:* Segmentale Hypomobilität für Rotation mit weichem Stopp.

*Schmerz:* Chronisch im Nackenbereich, evtl. ausstrahlend in die Arme.

*Muskeltest:* Eine Verkürzung der Pars descendens des M. trapezius, des M. levator scapulae, der transversospinalen Muskulatur sowie eine Abschwächung der medialen Schulterblattfixatoren und des M. erector spinae im mittleren Thorakalbereich (a).

### Lagerung

- Patient sitzend.
- Der kaudale Wirbel der zu behandelnden Segmente wird durch einen weichen Gabelgriff an den Gelenkfortsätzen fixiert.
- Der Kopf und die oberen Halswirbelsäulenabschnitte werden zangenartig umfaßt. Gleichzeitig nimmt der Kleinfinger Tiefenkontakt mit dem Gelenkfortsatz des kranial zum mobilisierenden Segment liegenden Wirbels auf (b).
- Einstellen des Segmentes an die pathologische Bewegungsgrenze.

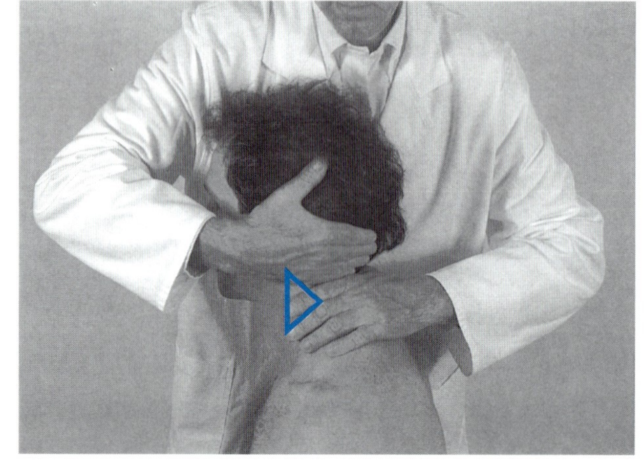

b

### Therapeutische Maßnahme

- Isometrische, aktive Anspannung von der pathologischen Bewegungsgrenze weg mit Blickrichtung Rotation (c).
- In der postisometrischen Relaxationsphase passive Mobilisation bei gleichzeitiger axialer Traktion über die pathologische Bewegungsgrenze hinaus (d).

### Hinweise

Die einzelnen Dehnschritte sind klein.

Sind mehrere Segmente zu mobilisieren, soll mit dem Segment begonnen werden, welches die ausgeprägteste Irritationszone aufweist.

Tritt ein radikulär ausstrahlender Schmerz auf, muß die Mobilisation sofort abgebrochen werden. Nach Überprüfung der Indikation dieser Technik evtl. wechseln auf Traktion.

Eine zu harte Griffassung im Bereiche der Irritationszone kann einen heftigen lokalen Schmerz auslösen.

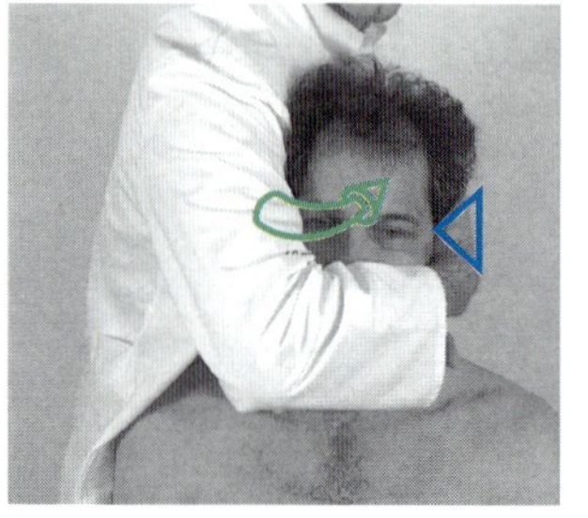

c

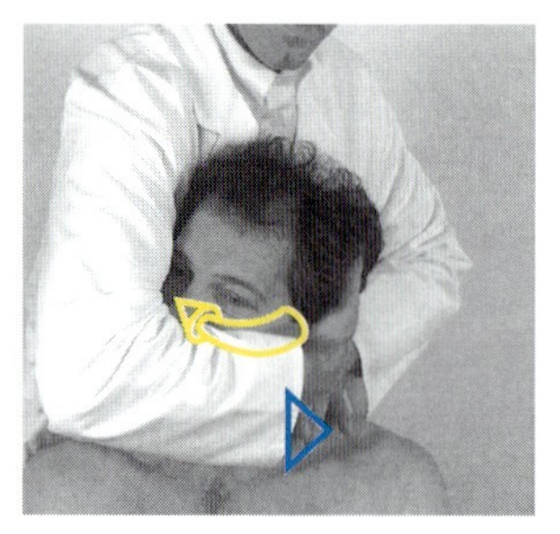

d

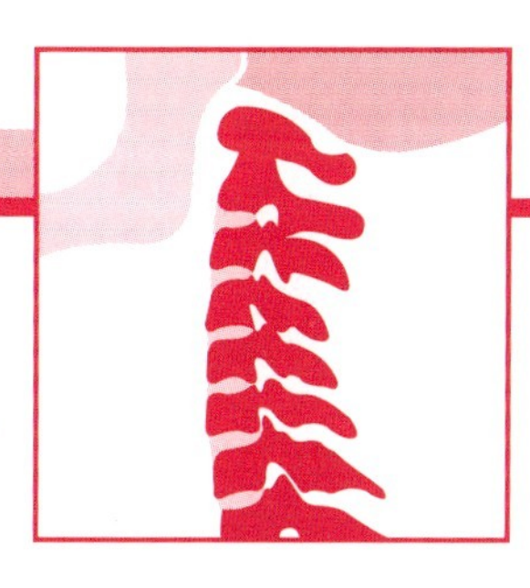



# $C_2$ bis $C_6$
## NMT 3: Rotation

### Indikationen

*Irritationszone:* $C_2/C_3$, $C_3/C_4$, $C_4/C_5$, $C_5/C_6$, $C_6/C_7$,
*Bewegungstest:* Segmentale Hypomobilität für Rotation mit weichem Stopp.
*Schmerz:* Chronisch im Nackenbereich, evtl. ausstrahlend in die Arme.
*Muskeltest:* Eine Verkürzung der Pars descendens des M. trapezius, des M. levator scapulae, der transversospinalen Muskulatur sowie eine Abschwächung der medialen Schulterblattfixatoren und des M. erector spinae im mittleren Thorakalbereich (a).

### Lagerung

- Patient sitzend.
- Der kaudale Wirbel der zu behandelnden Segmente wird durch einen weichen Gabelgriff an den Gelenkfortsätzen fixiert.
- Der Kopf und die oberen Halswirbelsäulenabschnitte werden zangenartig umfaßt. Gleichzeitig nimmt der Kleinfinger Tiefenkontakt mit dem Gelenkfortsatz des kranial zum mobilisierenden Segment liegenden Wirbels auf (b).
- Einstellen des Segmentes an die pathologische Bewegungsgrenze.

### Therapeutische Maßnahme

- Isometrische, aktive Anspannung in Richtung pathologische Bewegungsgrenze (c).
- Passive Neueinstellung an der Bewegungsgrenze (d).

### Hinweise

Die einzelnen Dehnschritte sind klein.
Sind mehrere Segmente zu mobilisieren, soll mit dem Segment begonnen werden, welches die ausgeprägteste Irritationszone aufweist.
Tritt ein radikulär ausstrahlender Schmerz auf, muß die Mobilisation sofort abgebrochen und auf schonendere Techniken gewechselt werden:

- Mobilisation ohne Impuls,
- NMT1,
  Ein zu harter Druck im Bereiche der Irritationszone kann einen heftigen lokalen Schmerz auslösen.

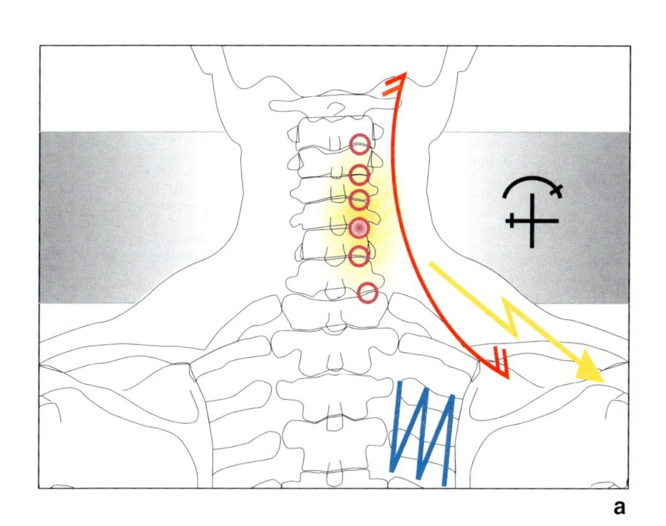

a

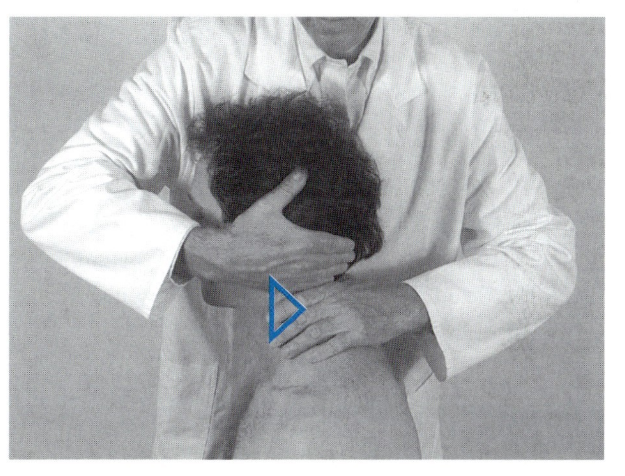

b

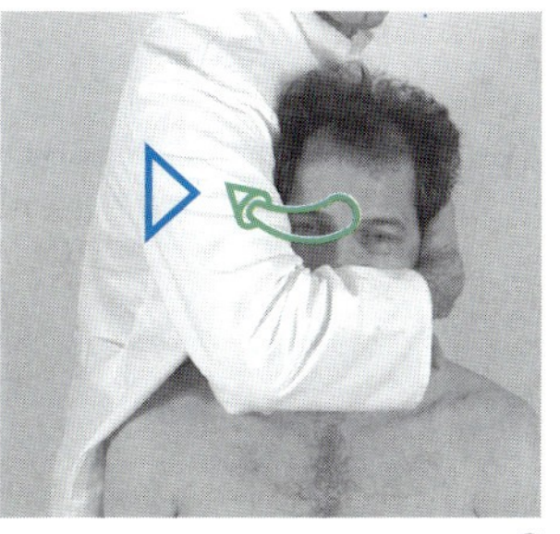

c

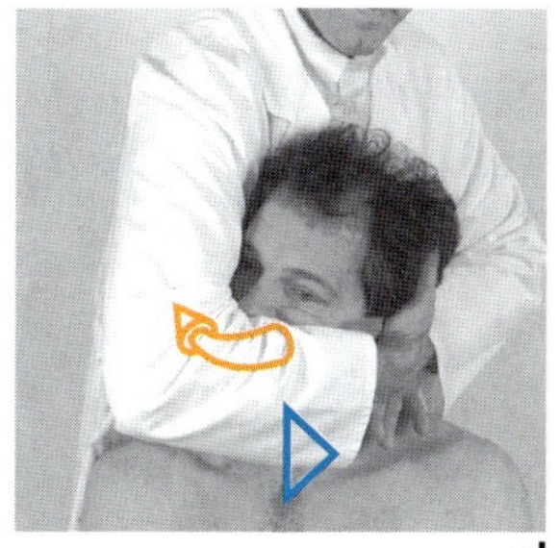

d

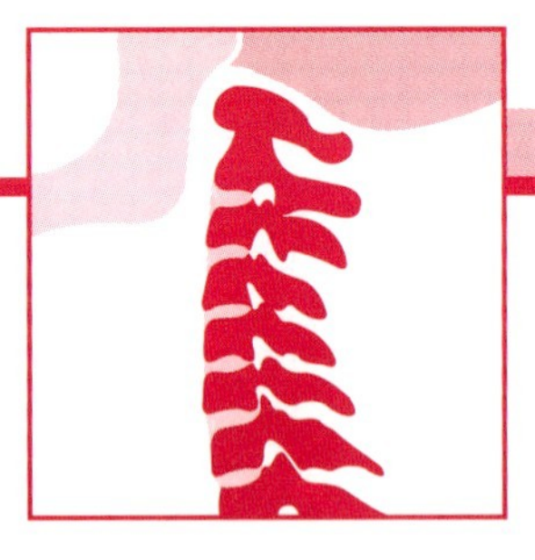

6

# $C_2$ bis $C_6$

## NMT 2: Lateralflexion

### Indikationen

*Irritationszone:* $C_2/C_3$, $C_3/C_4$, $C_4/C_5$, $C_5/C_6$

*Bewegungstest:* Regionale Hypomobilität für Lateralflexion mit weichem Stopp.

*Schmerz:* Lokal und/oder ausstrahlend in die Arme.

*Vegetative Symptome:* Stellungsabhängiger unsystematischer Schwindel. Nächtliches Einschlafen der Arme.

*Muskeltest:* Verkürzung der Pars descendens des M. trapezius sowie des M. levator scapulae.

*Bemerkung:* Eine isoliert eingeschränkte Lateralflexion weist auf eine spondylotische Randzackenbildung der lateralen Anteile der Wirbelkörperkanten hin (Regio uncinata). Durch die unmittelbare Nachbarschaft der A. vertebralis und des Spinalnervs spielt ein lokalmechanischer Faktor häufig eine wesentliche Rolle (a).

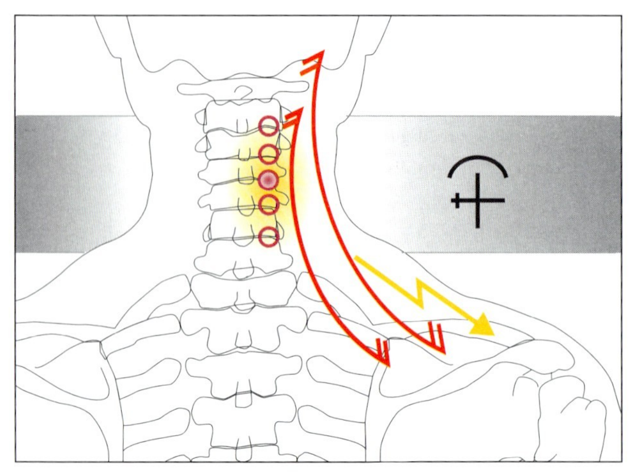

a

### Lagerung

- Patient sitzend.
- Der kaudale Wirbel des zu behandelnden Segmentes wird durch einen weichen Gabelgriff an den Gelenkfortsätzen fixiert.
- Der Kopf und die oberen Halswirbelsäulenabschnitte werden vom Therapeut zangengriffartig umfaßt. Gleichzeitig nimmt der Kleinfinger Tiefenkontakt mit dem Gelenkfortsatz des kranial zum mobilisierenden Segment liegenden Wirbels auf (b)
- Einstellen des Segmentes an die pathologische Bewegungsgrenze.

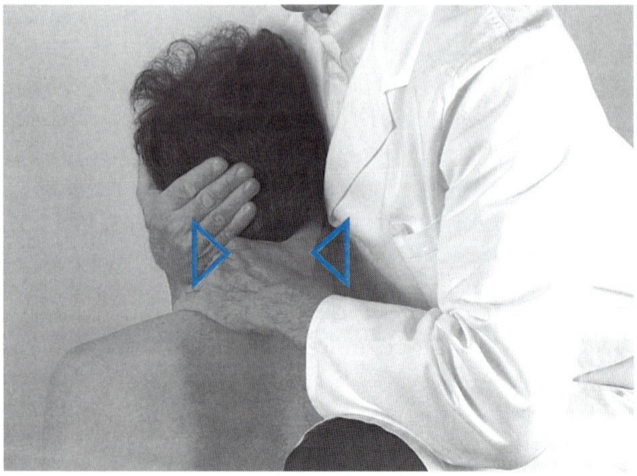

b

### Therapeutische Maßnahme

- Isometrische, aktive Anspannung weg von der pathologischen Bewegungsgrenze (c).
- In der postisometrischen Relaxationsphase passive Lateralflexion. Die Bewegung wird mit dem Thorax und der kranial gelegenen Hand geführt, bei gleichzeitig sanfter Traktion (d).

### Hinweise

Treten während der Therapie Schwindel auf, soll die Mobilisation abgebrochen werden.

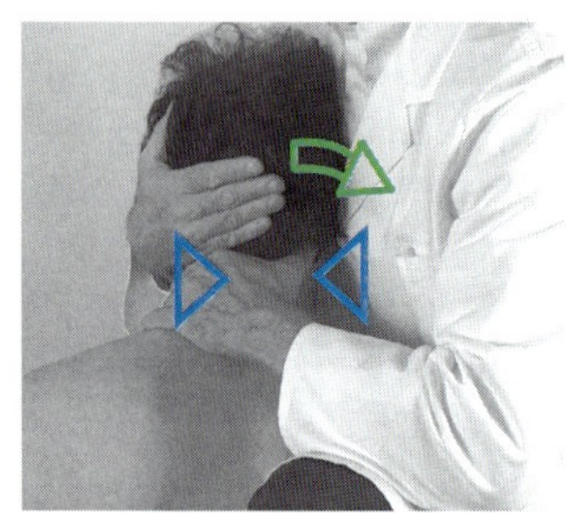

c

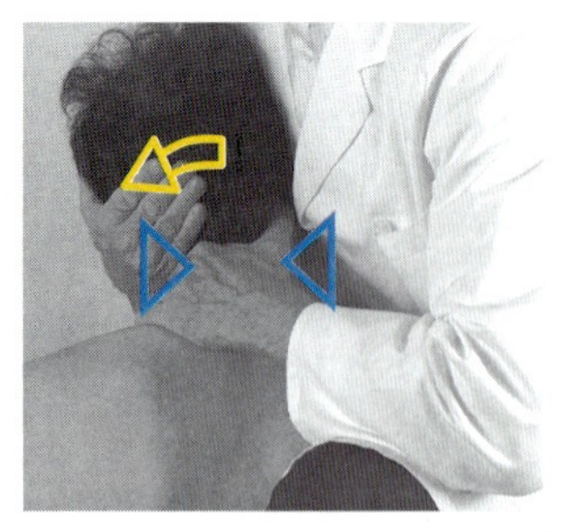

d

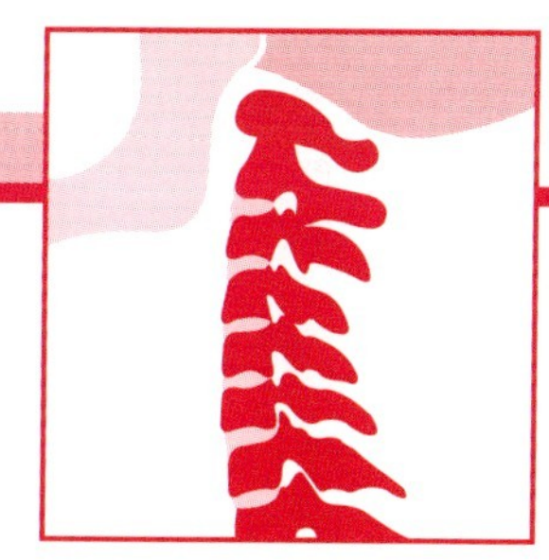



# $C_2$ bis $C_6$

## NMT 3: Lateralflexion

### Indikationen

*Irritationszone:* $C_2/C_3$, $C_3/C_4$, $C_4/C_5$, $C_5/C_6$

*Bewegungstest:* Segmentale Hypomobilität für Lateralflexion mit weichem Stopp.

*Schmerz:* Lokal und/oder ausstrahlend in die Arme, evtl. in die Region des zervikothoralen Überganges.

*Vegetative Symptome:* Stellungsabhängiger unsystematischer Schwindel. Nächtliches Einschlafen der Arme.

*Muskeltest:* Verkürzung der Pars descendens des M. trapezius sowie des M. levator scapulae.

*Bemerkung:* Eine isoliert eingeschränkte Lateralflexion weist auf eine spondylotische Randzackenbildung der lateralen Anteile der Wirbelkörperkanten hin (Regio uncinata). Durch die unmittelbare Nachbarschaft der A. vertebralis und des Spinalnervs spielt ein lokalmechanischer Faktor häufig eine wesentliche Rolle (a).

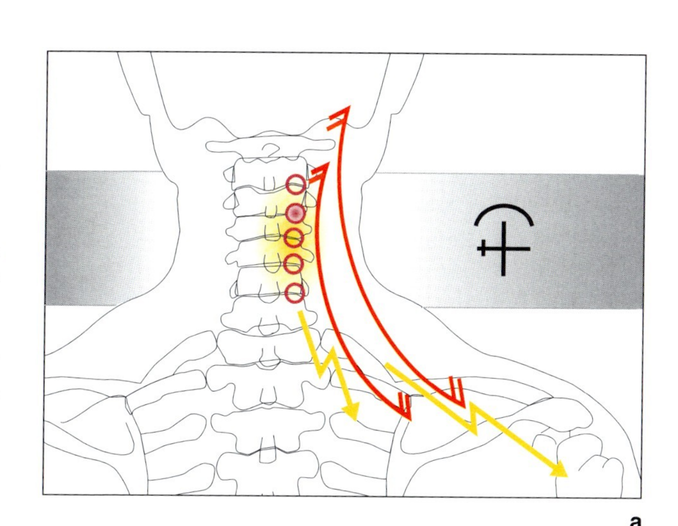

a

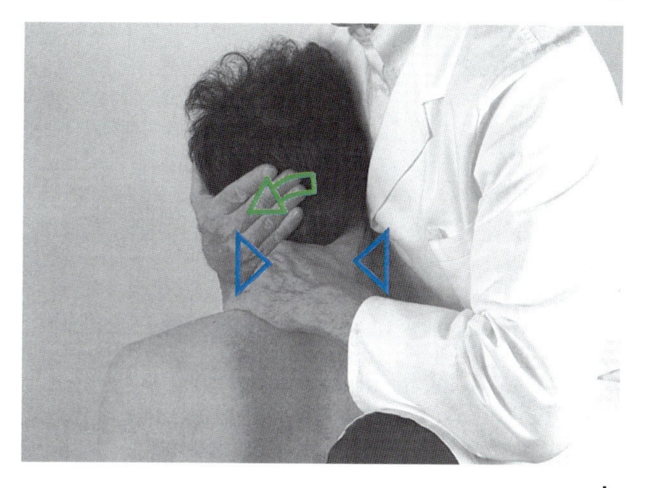

b

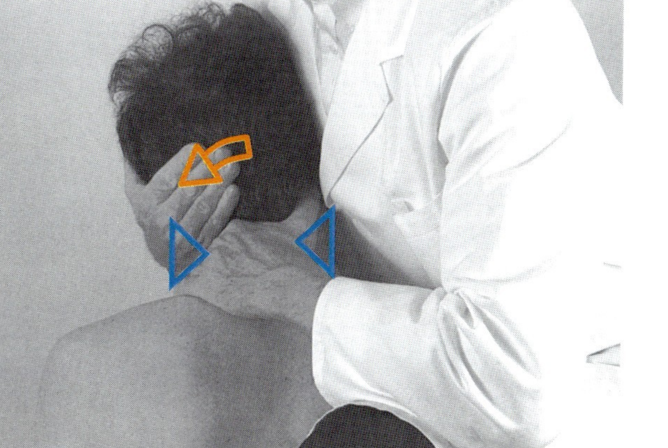

c

### Lagerung

- Patient sitzend.
- Der kaudale Wirbel des zu behandelnden Segmentes wird durch einen weichen Gabelgriff an den Gelenkfortsätzen fixiert.
- Der Kopf und die oberen Halswirbelsäulenabschnitte werden vom Therapeut zangengriffartig umfaßt. Gleichzeitig nimmt der Kleinfinger Tiefenkontakt mit dem Gelenkfortsatz des kranial zum mobilisierenden Segment liegenden Wirbels auf (b).
- Einstellen des Segmentes an die pathologische Bewegungsgrenze.

### Therapeutische Maßnahme

- Isometrische, aktive Anspannung in Richtung der pathologischen Bewegungsgrenze (b).
- In der Relaxationsphase passive Lateralflexion (c) und Neueinstellung an der Bewegungsgrenze.

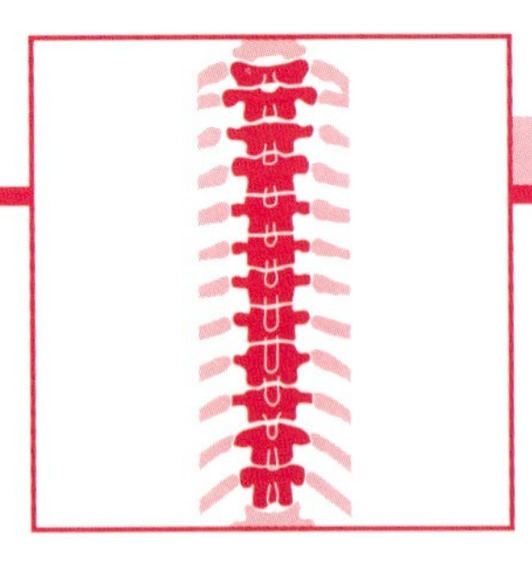

6

# $C_7$ bis $Th_5$
## Mobilisation mit Impuls: Extension

### Indikationen

*Irritationszone:* $C_7/Th_1$, $Th_1/Th_2$, $Th_2/Th_3$, $Th_3/Th_4$, $Th_4/Th_5$.

*Bewegungstest:* Segmentale Hypomobilitat für Extension und Rotation.

*Schmerz:* Lokal im zervikothorakalen Bereiche, evtl. ausstrahlend in die Schultergürtel- oder interskapuläre Region (a).

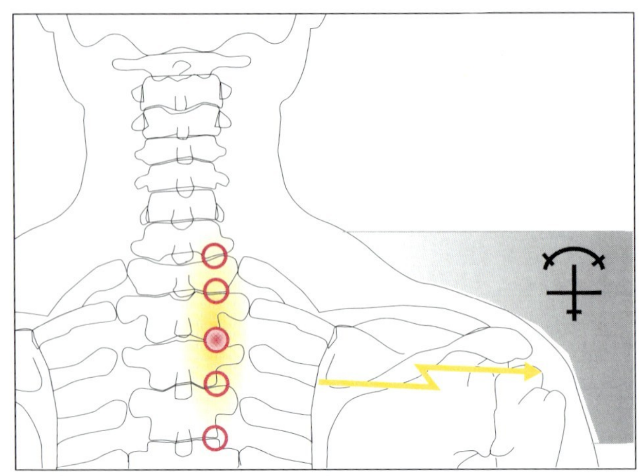

a

### Lagerung

- Patient in Rückenlage, Beine flektiert.
- Der kaudale Wirbel des zu behandelnden Segmentes wird durch die Hand des Therapeuten bzw. einen Sandsack über dem Dornfortsatz fixiert (b).
- Unterstützung der kranialen Wirbelsäulenabschnitte durch die im Nacken verschränkten Hände des Patienten.

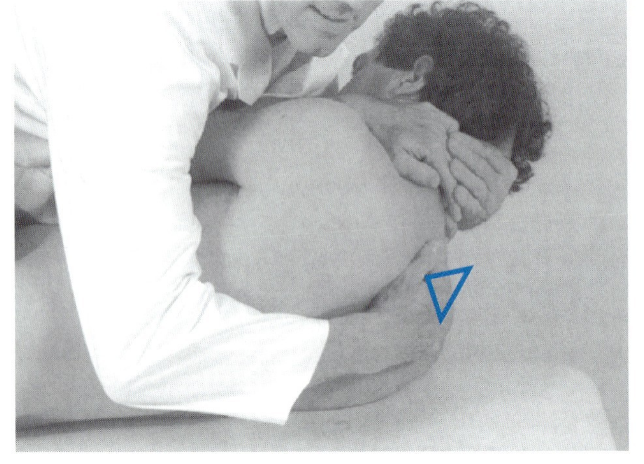

b

### Therapeutische Maßnahme

- Passive Extension über die Hand des Therapeuten Eine Intensivierung der Mobilisation mittels Druck auf die Ellbogen des Patienten ist möglich (c).

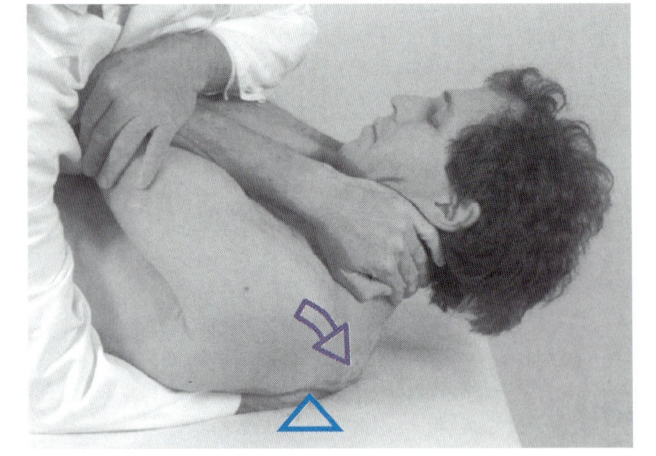

c

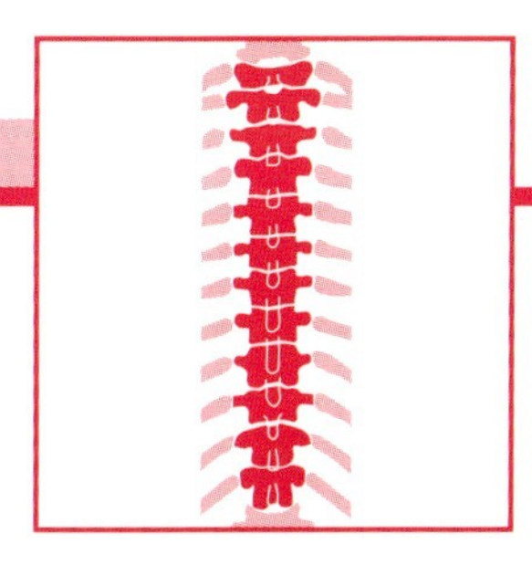



# $C_7$ bis $Th_6$

## Mobilisation mit Impuls: Traktion

### Indikationen

*Irritationszone:* $C_7/Th_1$, $Th_1/Th_2$, $Th_2/Th_3$, $Th_3/Th_4$, $Th_4/Th_5$, $Th_5/Th_6$.

*Bewegungstest:* Segmentale Hypomobilität mit hartem Stopp.

*Schmerz:* Zervikothorakal, ausstrahlend in die Interscapulärregion und in die Arme (a).

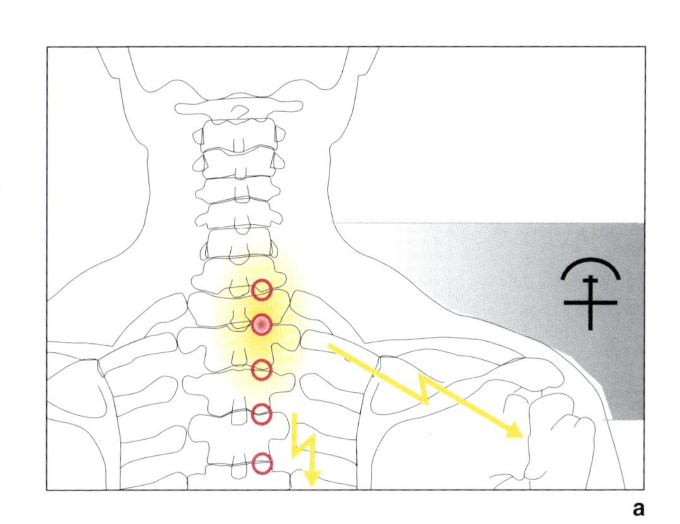

a

### Lagerung

- Der Patient sitzt quer über die Untersuchungsliege mit dem Rücken so nahe als möglich beim Therapeuten. Der Patient hält seine Arme im Schultergelenk 90° abduziert und außenrotiert.
- Der Therapeut führt seinen Arm von vorne über den horizontalen Patientenarm und zielt mit seinem Daumen unter den zu behandelnden Dornfortsatz. Als erster Arm wird jener auf der Seite der Irritationszone angelegt.
- Der Therapeut faltet seine Hände hinter dem Nacken des Patienten (b).
- Der Patient faltet anschließend seine Hände über den Händen des Therapeuten und lehnt sich bequem entspannt auf die Brust des Therapeuten (c).
- Der Therapeut steht in Grätschstellung mit leichter Knieflexion.
  Der Oberkörper des Patienten liegt voll auf der Brust des Therapeuten auf.

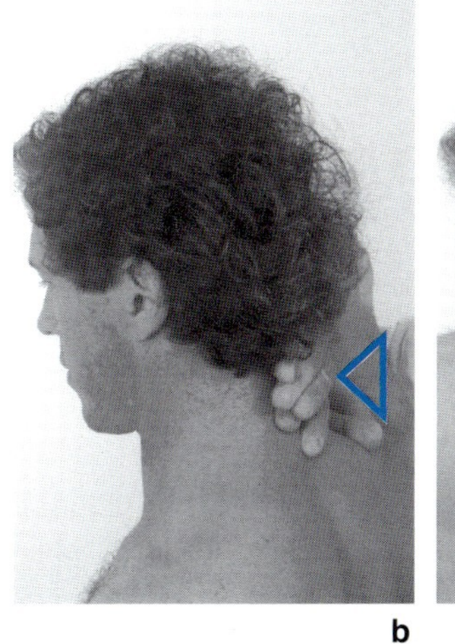

b

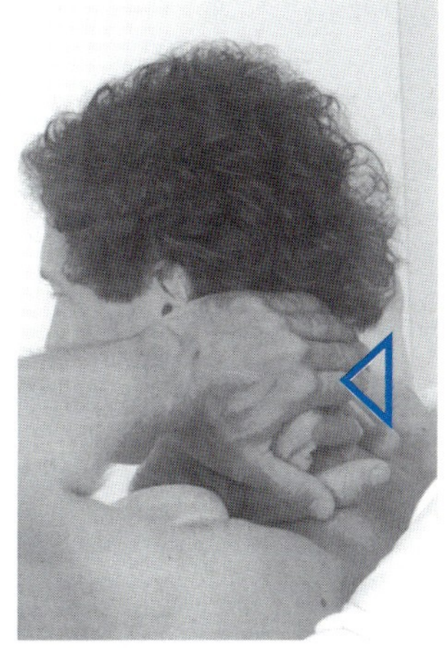

c

### Therapeutische Maßnahme

- Während der Exspiration führt der Therapeut eine Mobilisation nach kranial über den zerviko-thorakalen Übergang des Patienten durch.
- Ein Impuls in die Richtung der HWS Lordose ist zu vermeiden (d).

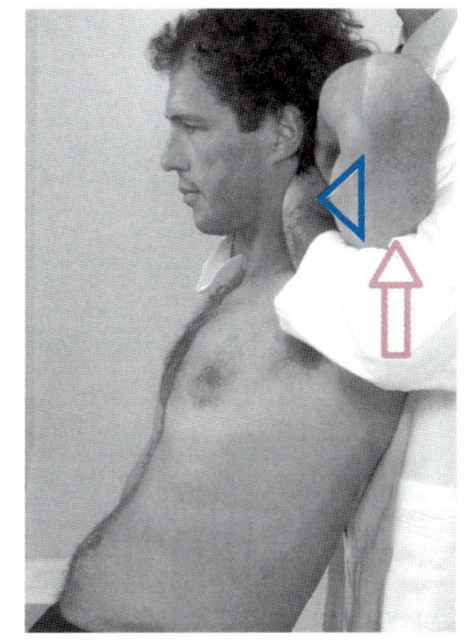

d

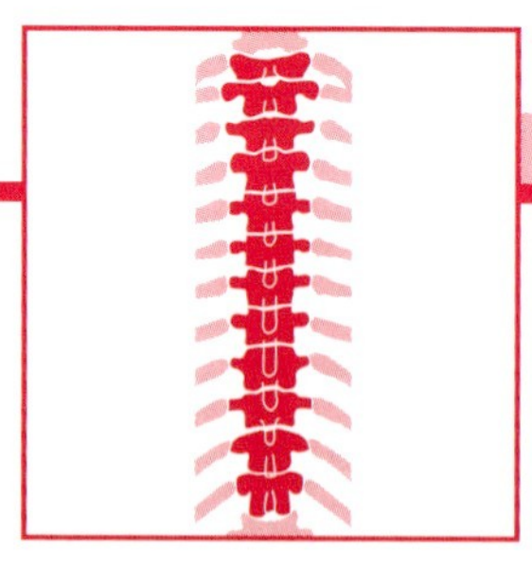

# $C_6$ bis $Th_4$

## Mobilisation mit Impuls: Rotation

### Indikationen

*Irritationszone:* $C_6/C_7$, $C_7/Th_1$, $Th_1/Th_2$, $Th_2/Th_3$, $Th_3/Th_4$.

*Bewegungstest:* Segmentale Hypomobilität mit hartem Stopp.

*Schmerz:* Zervikothorakal, ausstrahlend in die Interskapulärregion und in die Arme (a).

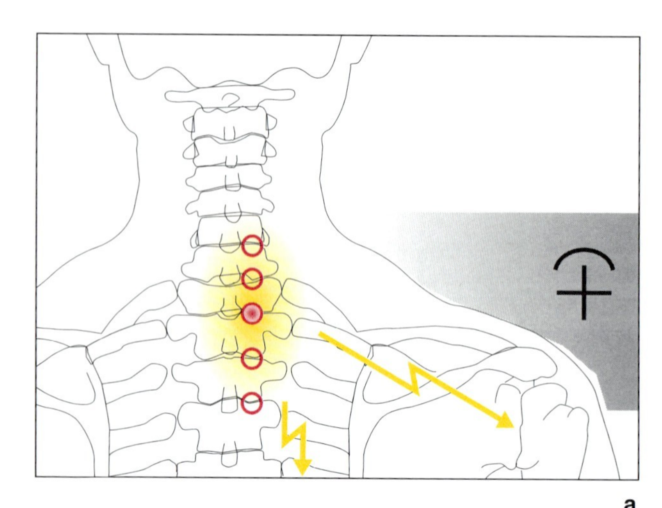

a

### Lagerung

- Patient sitzend, die Hände im Nacken verschränkt, ohne daß ein ventral gerichteter Zug auf die HWS ausgeübt wird.
- Der Therapeut steht seitlich und umgreift mit einer Hand von unten die Arme des Patienten (b)
- Den Daumen der impulsgebenden Hand legt er von lateral her auf den Dornfortsatz des kaudal zum mobilisierenden Segment liegenden Wirbels (c).
- Einstellen des Segmentes an die pathologische Bewegungsgrenze durch passive Rotation (über die Arme).
- Verstärkung der BWS-Kyphose.

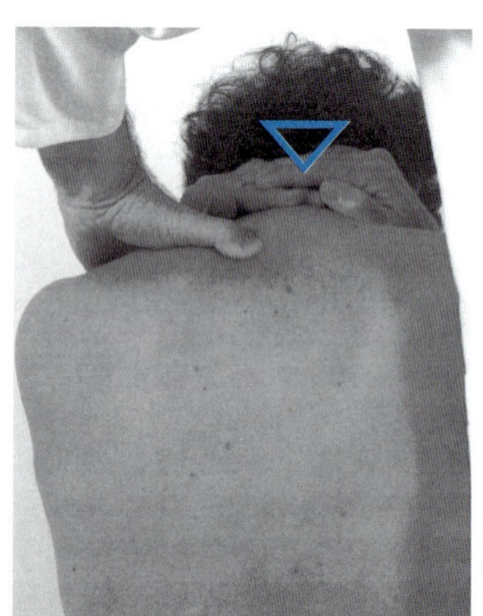

b

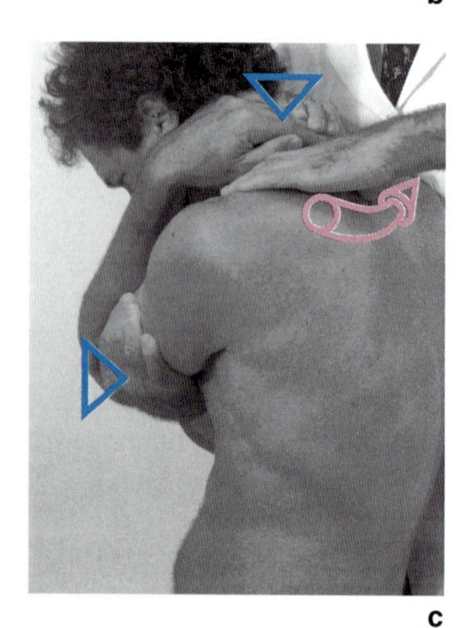

c

### Therapeutische Maßnahme

- Impuls während einer Exspirationsphase gegen den Dornfortsatz.

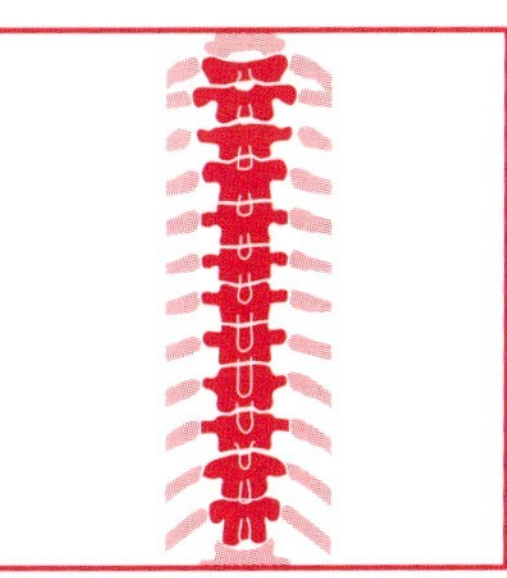



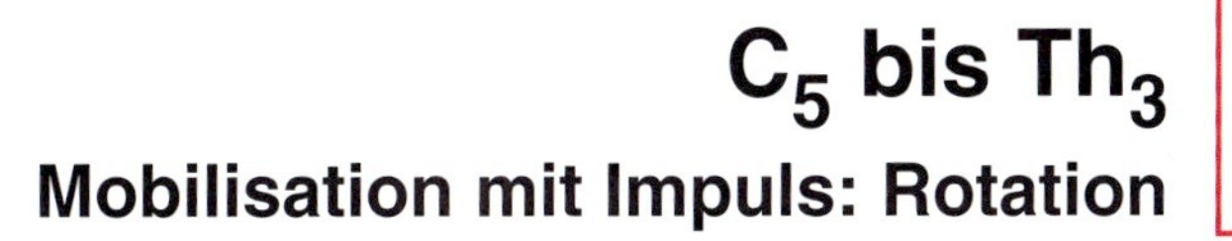

# $C_5$ bis $Th_3$
## Mobilisation mit Impuls: Rotation

### Indikationen

*Irritationszone:* $C_5/C_6$, $C_6/C_7$, $C_7/Th_1$, $Th_1/Th_2$, $Th_2/Th_3$.

*Bewegungstest:* Segmentale Hypomobilität für Rotation und Lateralflexion mit hartem Stopp.

*Schmerz:* Zervikothorakal, evtl. ausstrahlend in die Arme, gelegentlich bis in die Hände und in die Interskapulärregion (a).

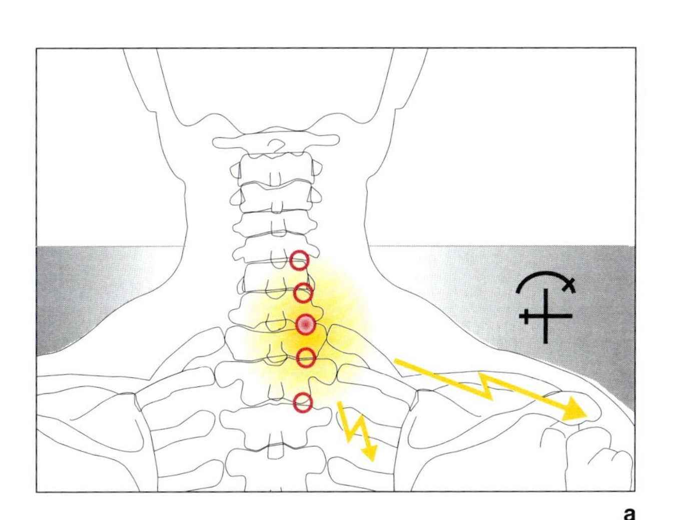

a

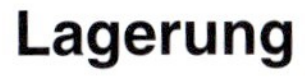

### Lagerung

- Der Patient sitzt entspannt, leicht kyphosiert, die HWS ist flektiert.
- Der Therapeut steht hinter dem Patienten und legt den Daumen der impulsgebenden Hand von lateral her auf den Dornfortsatz des kaudal zum mobilisierenden Segment liegenden Wirbels. Die übrigen Finger dürfen das laterale Halsdreieck unter keinen Umständen komprimieren.
- Mit dem anderen Arm greift er zangenartig um den Kopf, wobei der Hypothenar der Hand Tiefenkontakt mit dem Gelenkfortsatz des kranial zum mobilisierenden Segment liegenden Wirbels aufnimmt.
- Mit dem zangenartig greifenden Arm Einstellen des Segmentes an die pathologische Bewegungsgrenze durch passive Rotation (b).

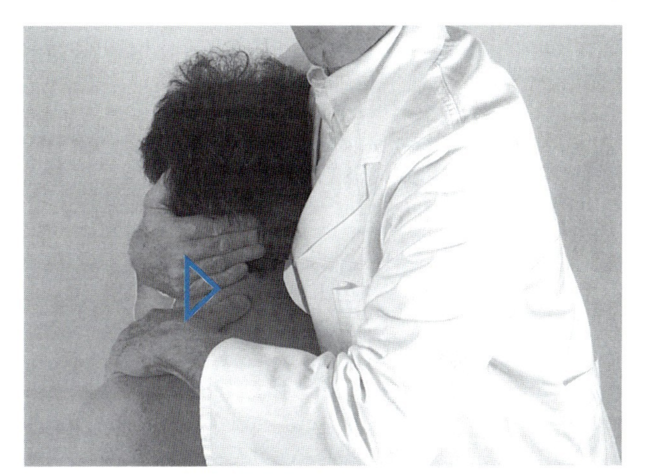

b

### Therapeutische Maßnahme

- Während einer Exspirationsphase unter leichter axialer Traktion gibt der Daumen den Impuls gegen den Dornfortsatz des kaudalen Wirbels (c).

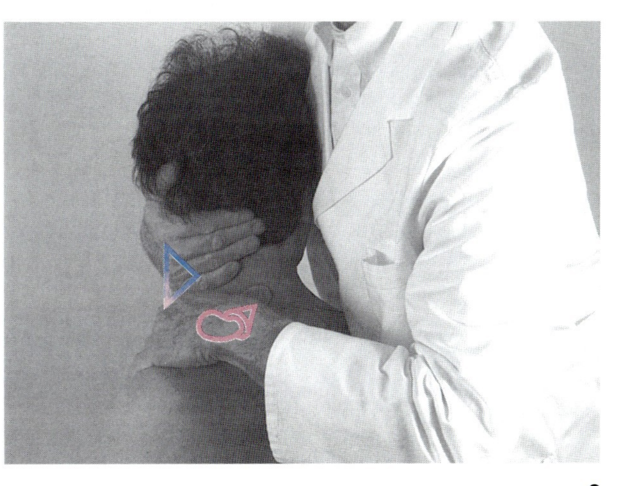

c

### Hinweise

Eine Kompression des lateralen Halsdreiecks ist zu vermeiden.

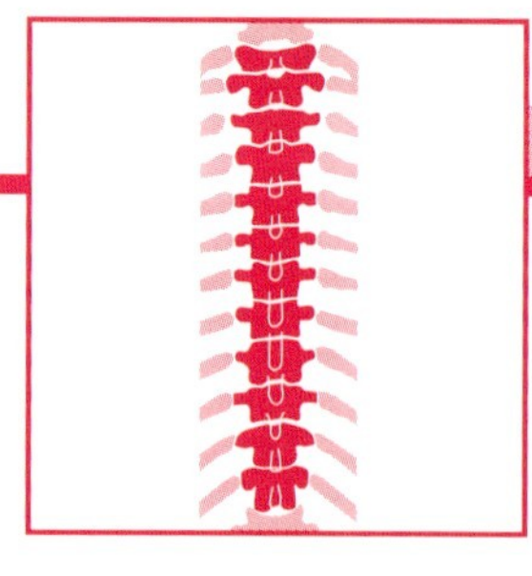

6

# $C_7$ bis $Th_3$

## Mobilisation mit Impuls: Rotation

### Indikationen

*Irritationszone:* $C_7/Th_1$, $Th_1/Th_2$, $Th_2/Th_3$
*Bewegungstest:* Segmentale oder regionale Hypomobilität des zervikothorakalen Überganges.
*Schmerz:* Zervikothorakal lokal, evtl. ausstrahlend in die Interskapularregion oder in den Schultergürtel (a).

### Lagerung

- Patient in Bauchlage. BWS und HWS leicht flektiert.
- Der seitlich stehende Therapeut umfaßt den Kopf flächig mit beiden Händen und führt eine maximale passive Lateralflexion der HWS zu sich (b) und anschließend eine Rotation zur Gegenseite durch (c). Dadurch wird die HWS von kranial her verriegelt.
- Mit dem Os pisiforme der impulsierenden Hand nimmt der Therapeut Kontakt mit dem Dornfortsatz des zu mobilisierenden Wirbels auf.
- Die andere Hand fixiert den Kopf des Patienten in Rotationstellung.

### Therapeutische Maßnahme

Während einer Exspirationsphase wird mit dem Os pisiforme der impulsierenden Hand ein lateral-kaudal gerichteter Impuls auf den kaudalen Wirbel ausgeführt (d).

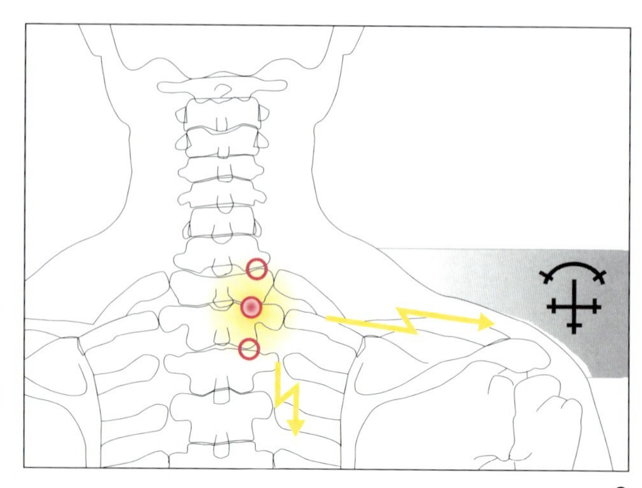

a

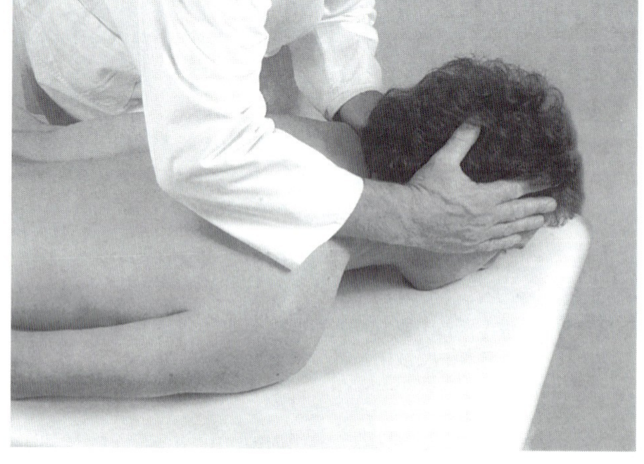

b

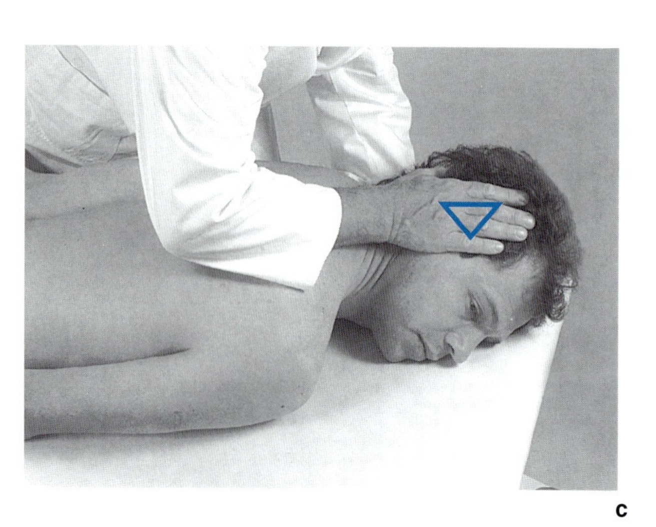

c

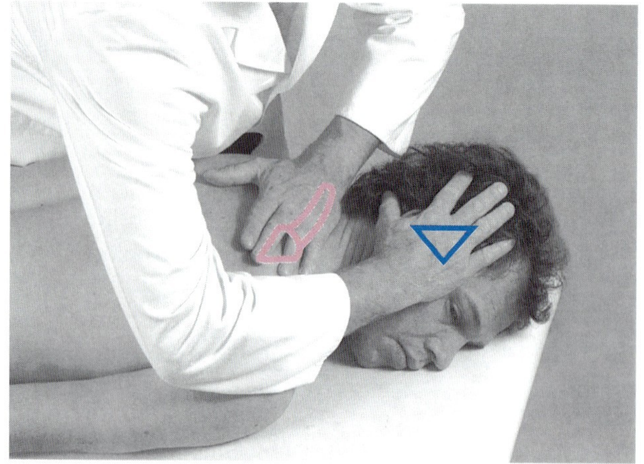

d

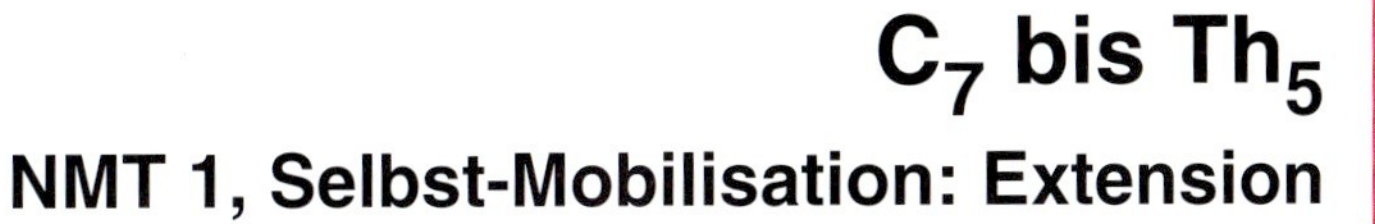

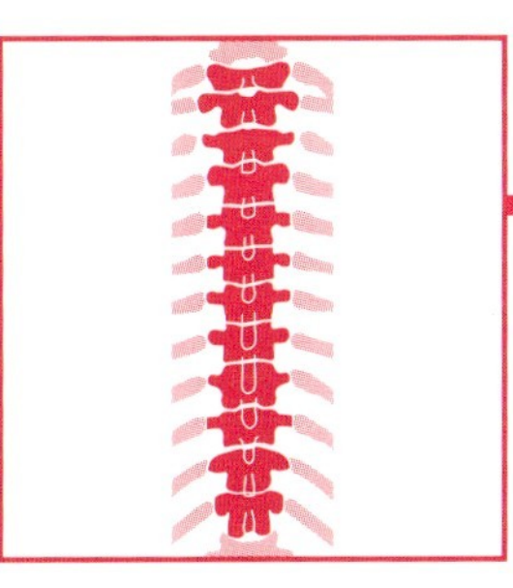



# $C_7$ bis $Th_5$

## NMT 1, Selbst-Mobilisation: Extension

### Indikationen

*Irritationszone:* $C_7/Th_1$, $Th_1/Th_2$, $Th_2/Th_3$, $Th_3/Th_4$, $Th_4/Th_5$.

*Bewegungstest:* Segmentale Hypomobilitat für Extension .

*Schmerz:* Lokal im zervikothorakalen oder interskapulären Bereich, evtl. austrahlend in den Schultergürtel (a).

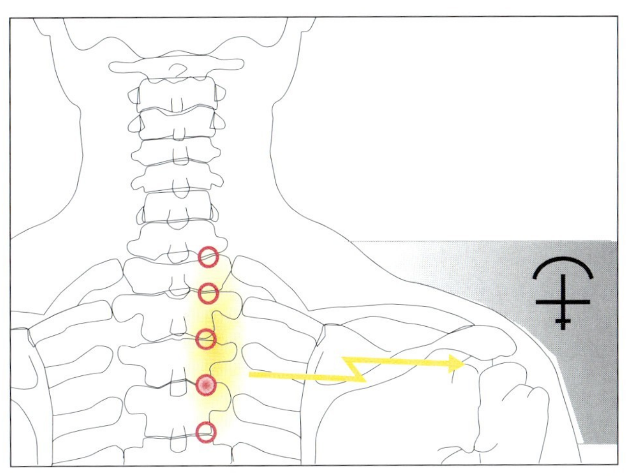

a

### Lagerung

- Patient in Rückenlage, Beine flektiert.
- Der kaudale Wirbel des zu behandelnden Segmentes wird durch einen Sandsack über dem Dornfortsatz fixiert (b).
- Unterstützung der kranialen Wirbelsäulenabschnitte durch die im Nacken verschränkten Hände des Patienten.

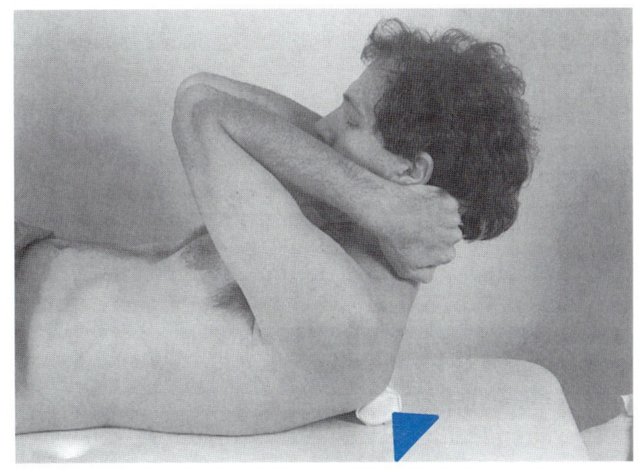

b

### Therapeutische Maßnahmen

- NMT 1
- Selbst-Mobilisation
  Aktive Extension über dem unterlegenen Sandsack während der Exspirationsphase (c).

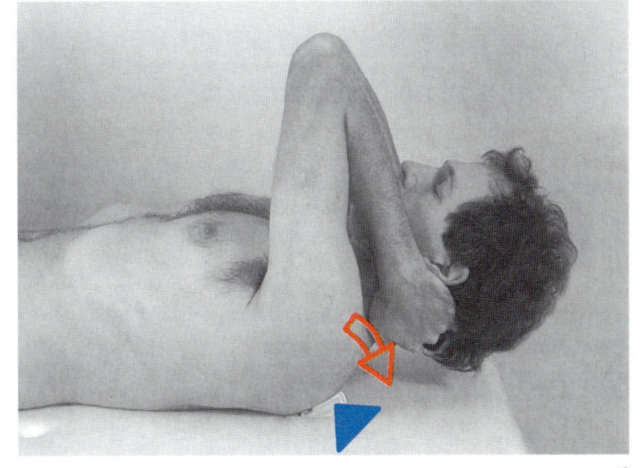

c

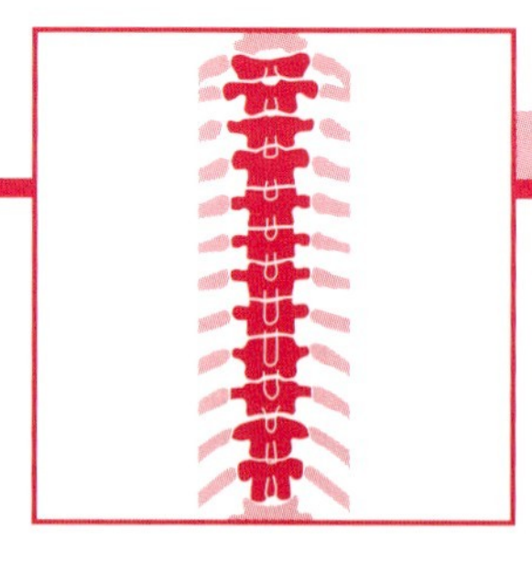





# $Th_6$ bis $Th_{12}$

## Mobilisation ohne Impuls: Rotation

### Indikationen

*Irritationszone:* $Th_6/Th_7$, $Th_7/Th_8$, $Th_8/Th_9$, $Th_9/Th_{10}$, $Th_{10}/Th_{11}$, $Th_{11}/Th_{12}$

*Bewegungstest:* Segmentale Hypomobilität für Rotation.

*Schmerz:* Lokal, gelegentlich segmental ausstrahlend lateral zwischen die Rippen und evtl. lateroventral gegen das Sternum (a).

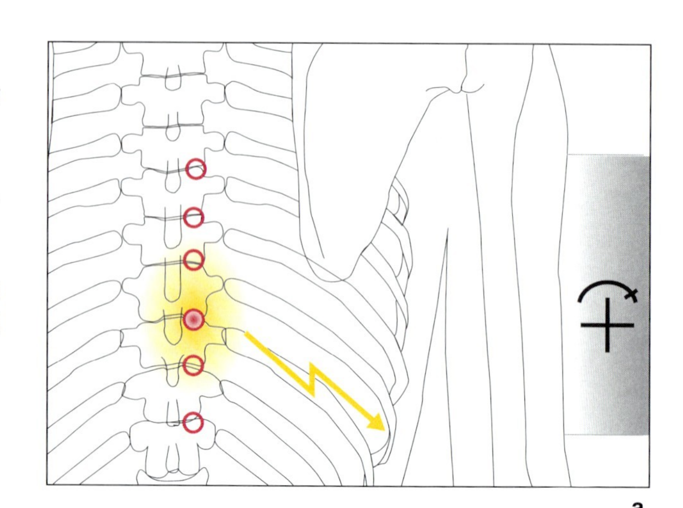

a

### Lagerung

- Patient sitzend, die Arme über der Brust gekreuzt.
- Mit einem Arm greift der Therapeut von vorne um den Schultergürtel.
- Einstellen der pathologischen Bewegungsgrenze im zu mobilisierenden Segment durch Rotation und Kyphosierung.
- Mit dem Daumen der Mobilisationshand nimmt der Therapeut Tiefenkontakt im Bereiche des Dornfortsatzes des kaudalen Wirbels im zu mobilisierenden Segment auf (b).

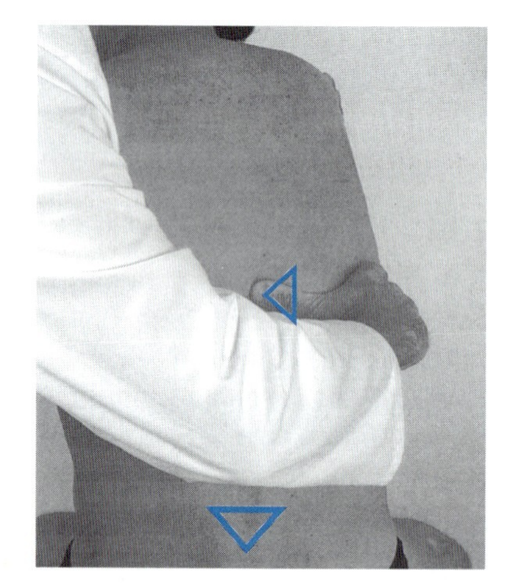

b

### Therapeutische Maßnahme

- Passive Mobilisation durch Steigerung des Druckes am Dornfortsatz des kaudalen Wirbels, unterstützt durch vorsichtiges Weiterführen der BWS-Rotation (c).

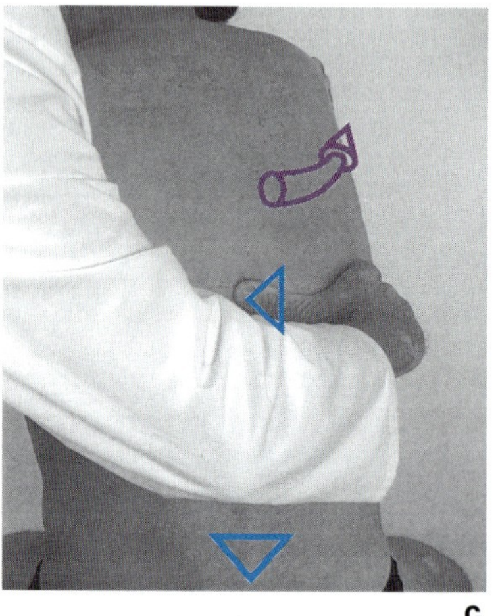

c

### Hinweise

Diese Technik eignet sich nur bei isolierten Blockierungen.

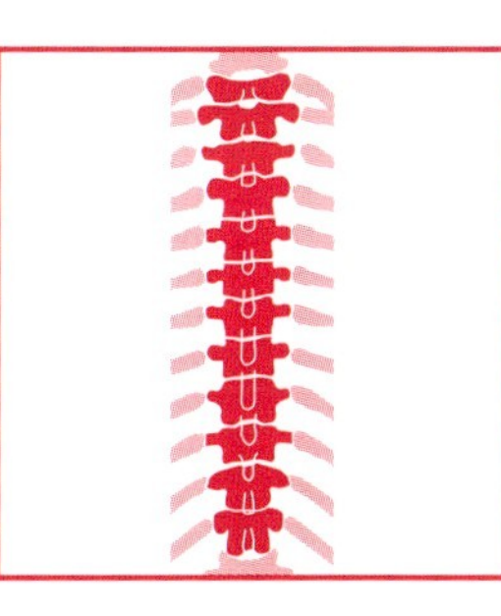



# $Th_3$ bis $Th_{10}$

## Mobilisation ohne Impuls und NMT 2: Extension

### Indikationen

*Irritationszone:* $Th_3/Th_4$, $Th_4/Th_5$, $Th_5/Th_6$, $Th_6/Th_7$, $Th_7/Th_8$, $Th_8/Th_9$, $Th_9/Th_{10}$

*Bewegungstest:* Segmentale oder regionale Hypomobilität für Extension, evtl. Lateralflexion.

*Schmerz:* Akut oder chronisch, möglicherweise atmungsabhängig. Lokal, gelegentlich segmental ausstrahlend lateral zwischen die Rippen und evtl. hinziehend gegen ventral bis zum Sternum.

*Muskeltest:* Abschwächung des M. erector spinae im Thorakalbereich sowie der medialen Schulterblattfixatoren (a).

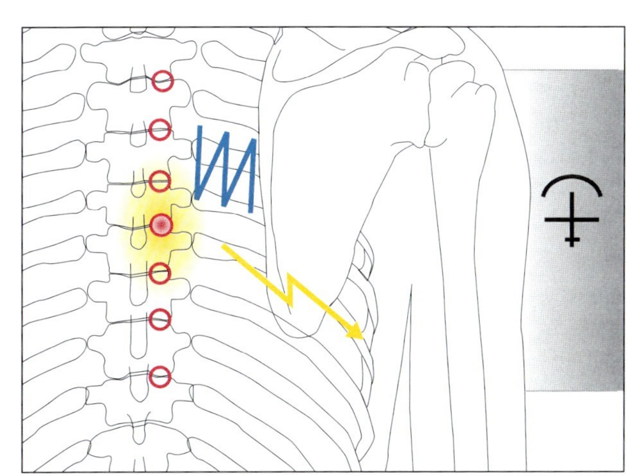

a

### Lagerung

- Patient in Rückenlage, Beine flektiert, Arme über der Brust gekreuzt.
- Der Therapeut rotiert den Patienten passiv zu sich und fixiert den kaudalen Wirbel des zu behandelnden Segmentes mit dem Thenar und dem gebeugten Mittelfinger an den Gelenkfortsätzen (b).

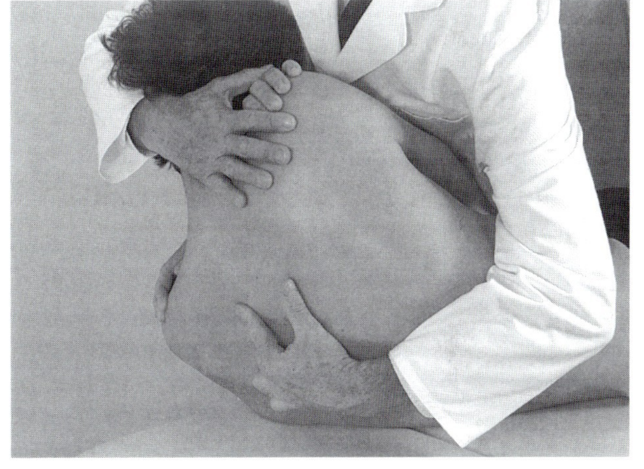

b

### Therapeutische Maßnahmen

Mobilisation ohne Impuls

- Der Patient wird zurückgedreht. Mobilisation mittels Schwerkraft, sie wird unterstützt durch Druck auf die Ellbogen des Patienten in Richtung Extension (c).

NMT 2

- Einstellen des Segmentes an die pathologische Bewegungsgrenze durch Extension. Optimale isometrische Anspannung in Richtung Flexion.
- In der postisometrischen Relaxationsphase passive Mobilisation in Richtung Extension über die pathologische Bewegungsgrenze hinaus.

*Bemerkung:* Die isometrische Anspannung verläuft synchron zur Inspirationsphase, die Mobilisation synchron zur Exspirationsphase.

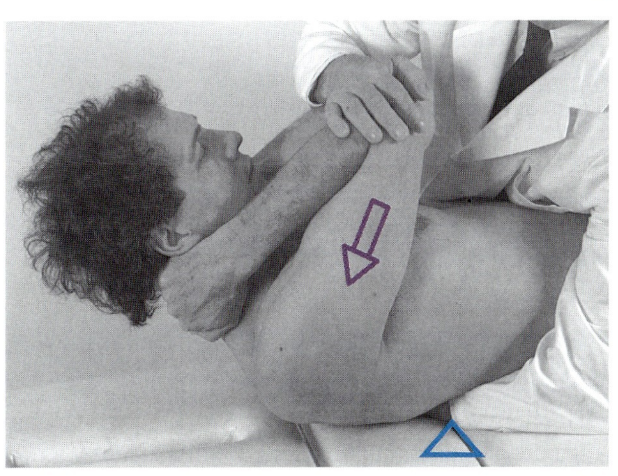

c

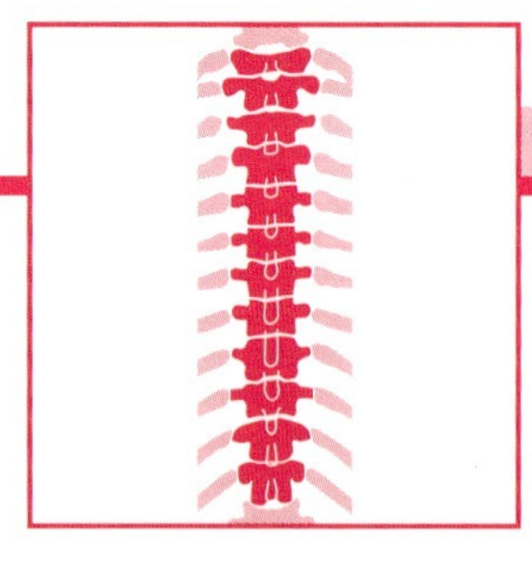





# $Th_6$ bis $Th_{12}$

## Mobilisation ohne Impuls und NMT 2: Rotation

### Indikationen

*Irritationszone:* $Th_6/Th_7$, $Th_7/Th_8$, $Th_8/Th_9$, $Th_9/Th_{10}$ $Th_{10}/Th_{11}$, $Th_{11}/Th_{12}$.

*Bewegungstest:* Segmentale Hypomobilität für Rotation

*Schmerz:* Akut oder chronisch, möglicherweise atmungsabhängig. Lokal, gelegentlich segmental ausstrahlend lateral zwischen die Rippen (a).

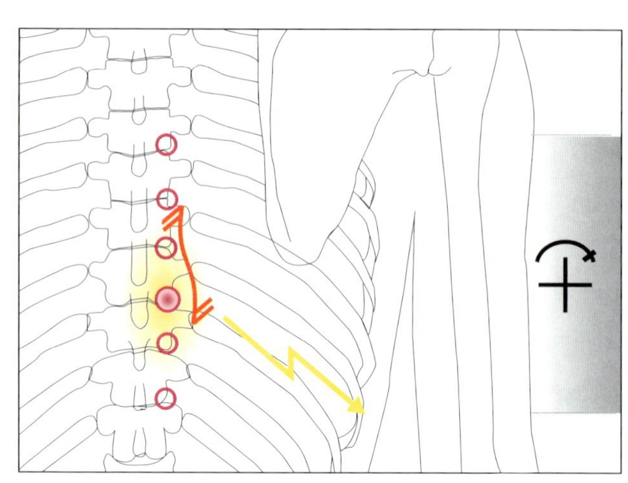

a

### Lagerung

- Patient in Seitenlage.
- In einer ersten Phase werden die kaudal gelegenen, in einer zweiten Phase die kranial gelegenen Wirbelsäulenabschnitte durch Rotation bis an das zu mobilisierende Segment eingestellt.
- Der kraniale Wirbel des zu behandelnden Segmentes wird mit der Daumenkuppe an der tischfernen Seite des Dornfortsatzes fixiert (b).
- Mit den Fingerspitzen der anderen Hand nimmt der Therapeut Tiefenkontakt mit der tischnahen Seite des Dornfortsatzes des kaudalen Wirbels auf (b).
- Einstellen des Segmentes an die pathologische Bewegungsgrenze.

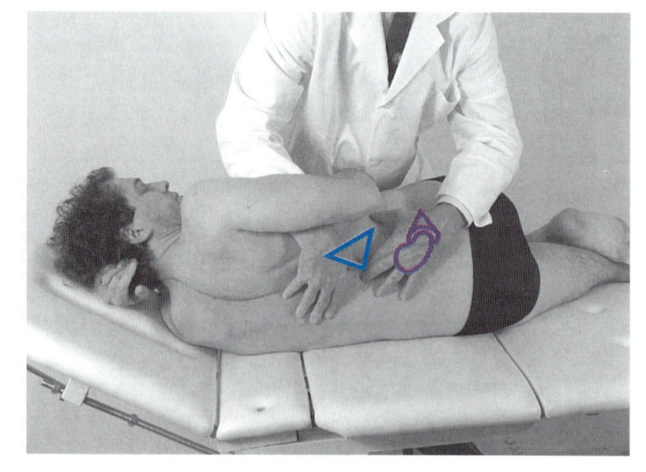

b

### Therapeutische Maßnahmen

Mobilisation ohne Impuls

- Passive Mobilisation der Rotation im Segment durch direkten Zug am Dornfortsatz des kaudalen Wirbels, unterstützt durch Weiterführung der Rotation der kaudal gelegenen Wirbelsäulenabschnitte (b).

NMT 2

- Isometrische Rotation von der Bewegungsgrenze weg (Inspiration).
- Während der postisometrischen Relaxation am Ende der Exspiration eine Mobilisation über die pathologische Bewegungsgrenze hinaus (c).

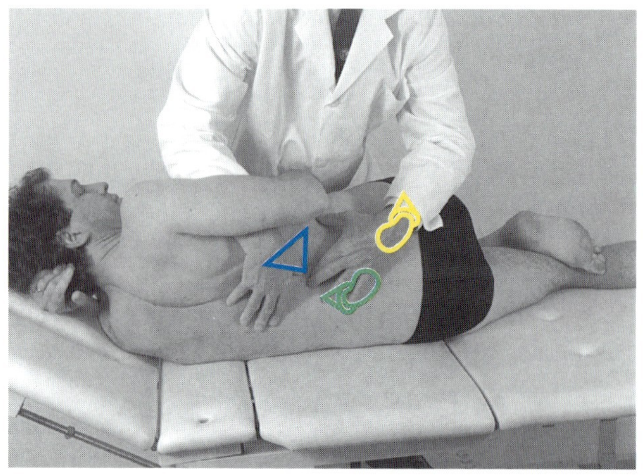

c

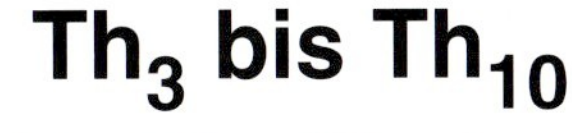

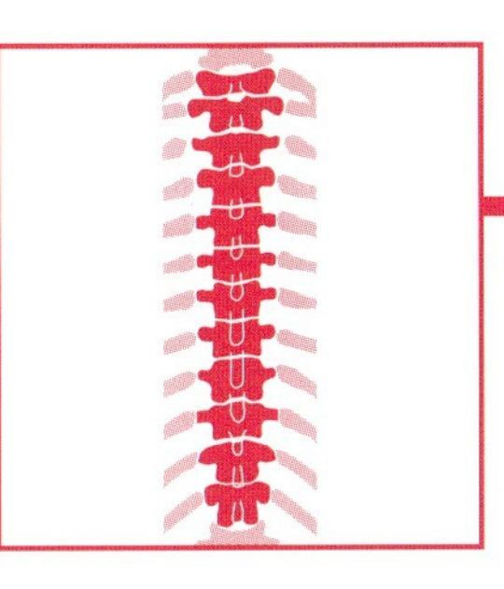



# $Th_3$ bis $Th_{10}$

## Mobilisation mit Impuls: Traktion/Flexion

### Indikationen

*Irritationszone:* $Th_3/Th_4$, $Th_4/Th_5$, $Th_5/Th_6$, $Th_6/Th_7$, $Th_7/Th_8$, $Th_8/Th_9$, $Th_9/Th_{10}$.

*Bewegungstest:* Segmentale oder regionale Hypomobilität.

*Schmerz:* Lokal im Bereich der mittleren und unteren BWS, evtl. gürtelförmig ausstrahlend zwischen die Rippen (a).

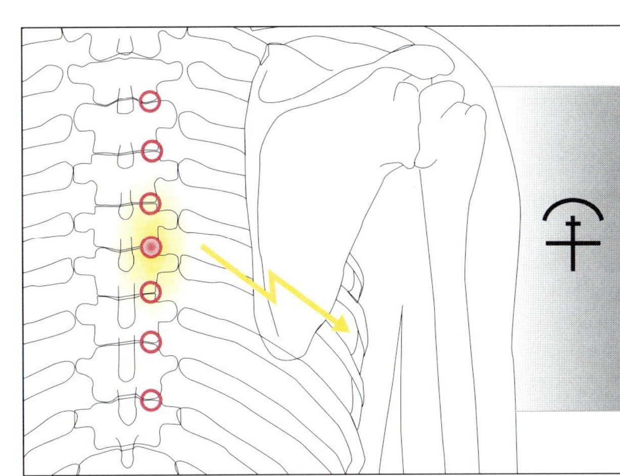

a

### Lagerung

- Patient in Bauchlage.
- Exakte Einstellung der BWS in Kyphose, mit Scheitelpunkt auf Höhe des zu mobilisierenden Segmentes bzw. der zu mobilisierenden Region.
- Der Therapeut steht seitlich des Patienten und nimmt mit dem Thenar jeder Hand Tiefenkontakt mit dem Querfortsatz des zu mobilisierenden Wirbels auf. Die restliche Handfläche und der Hypothenar liegen auf der dazugehörenden Rippe.
- Die Unterarme des Therapeuten stehen möglichst tangential zu der entsprechenden Wirbelsäulenregion (b).

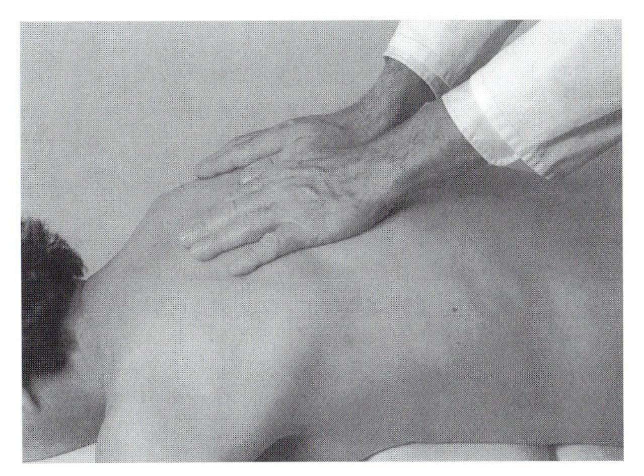

b

### Therapeutische Maßnahme

- Passive Mobilisation durch einen kranial und leicht ventral gerichteten Impuls mit beiden Händen (c).
- Impuls am Ende der Exspiration.

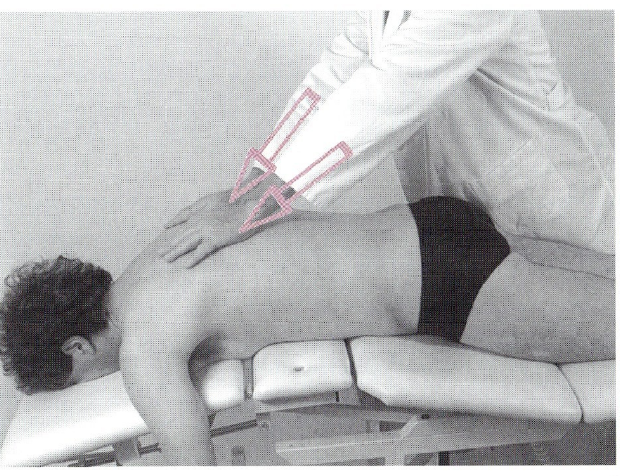

c

### Hinweise

Verschiebt der Therapeut eine Hand um ein Segment, so erhält der Impuls eine zusätzliche Rotationskomponente.

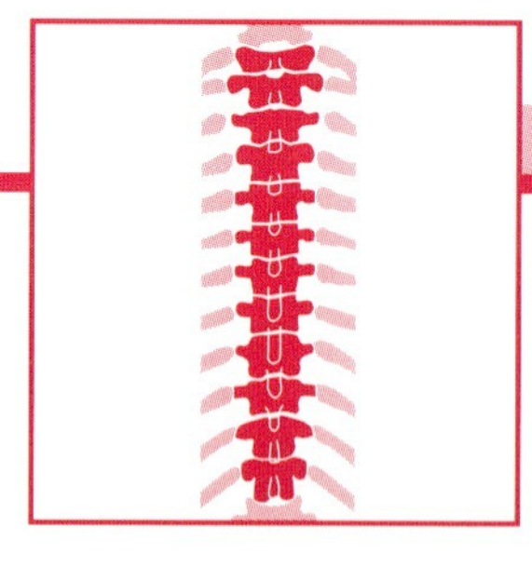



6

# $Th_4$ bis $Th_{10}$

## Mobilisation mit Impuls: Rotation

### Indikationen

*Irritationszone:* $Th_4/Th_5$, $Th_5/Th_6$, $Th_6/Th_7$, $Th_7/Th_8$, $Th_8/Th_9$, $Th_9/Th_{10}$.

*Bewegungstest:* Segmentale Hypomobilität

*Schmerz:* Akut oder chronisch lokal, segmental oder diffus im Bereiche der mittleren und unteren BWS, evtl. gürtelformig ausstrahlend nach lateroventral zwischen die Rippen. Oft husten- und atmungsabhängig (a).

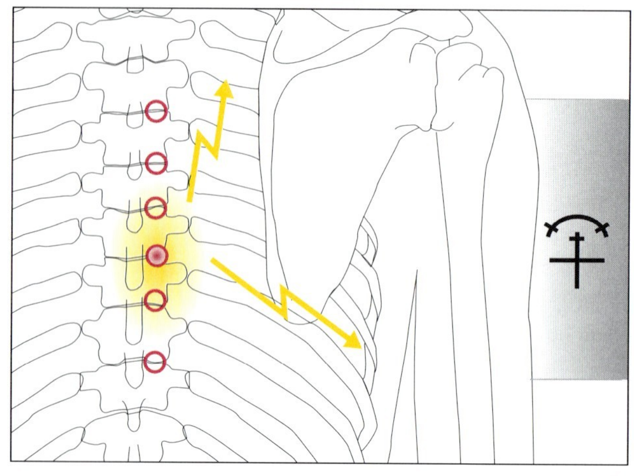

a

### Lagerung

- Patient in Bauchlage.
- Einstellen der BWS in Kyphose mit Scheitelpunkt auf Höhe des zu mobilisierenden Segmentes.
- Der Therapeut steht seitlich und nimmt mit dem Os pisiforme jeder Hand Tiefenkontakt mit dem jeweiligen Querfortsatz des kaudal bzw. kranial liegenden Wirbels des zu mobilisierenden Segmentes auf. Dabei sind die Arme gekreuzt, die Unterarme stehen in einem Winkel von ca. 45° zur Wirbelsäule (b).

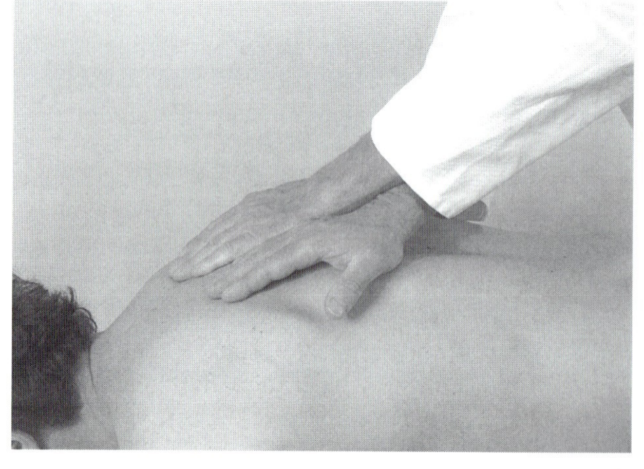

b

### Therapeutische Maßnahme

- Aus der verriegelten Stellung am Ende einer Exspirationsphase Impuls mit beiden Händen in kranioventrale Richtung (c).

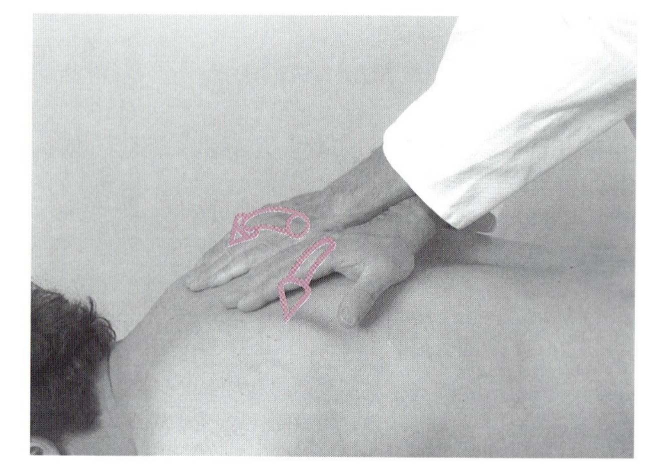

c

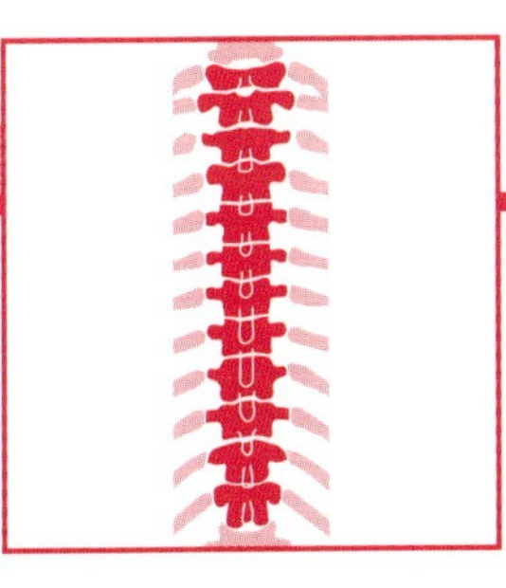



# $Th_3$ bis $Th_{10}$

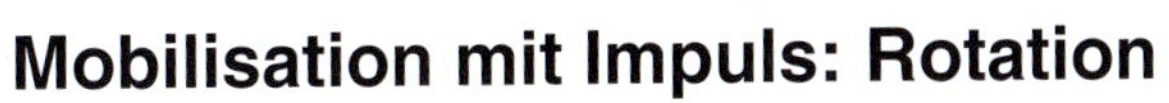

## Mobilisation mit Impuls: Rotation

### Indikationen

*Irritationszone:* $Th_3$/Th4, $Th_4/Th_5$, $Th_5/Th_6$, $Th_6/Th_7$, $Th_7/Th_8$, $Th_8/Th_9$, $Th_9/Th_{10}$.

*Bewegungstest:* Segmentale Hypomobilität.

*Schmerz:* Im Bereich der mittleren oder unteren BWS lokal oder gürtelformig ausstrahlend (a).

a

### Lagerung

- Patient in der Bauchlage mit kyphosierter BWS mit Scheitelpunkt in der Region des behandelten Segmentes
- Die Hände des Therapeuten werden wie Kreuz übereinandergelegt, so daß der Tabatière-Bereich der linken Hand den Processus styloideus ulnae der rechten Hand berührt. Die ulnare linke Handkante ist die Führungshand. Sie wird der Dornfortsatzreihe entlang auf der rechten Seite angelegt (b). Die Finger zeigen nach kranial.
- Das Os pisiforme der rechten Hand kommt auf der Gegenseite auf den nachsthöheren Querfortsatz eines Brustwirbels zu liegen (c).

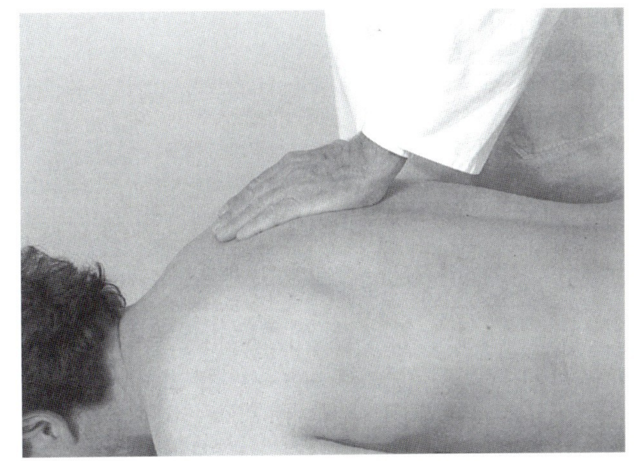

b

### Therapeutische Maßnahme

- Impuls über das Os pisiforme, die Arme des Therapeuten sind im Ellbogen leicht gebeugt. Der Impuls erfolgt in der maximalen Exspirationslage (c).

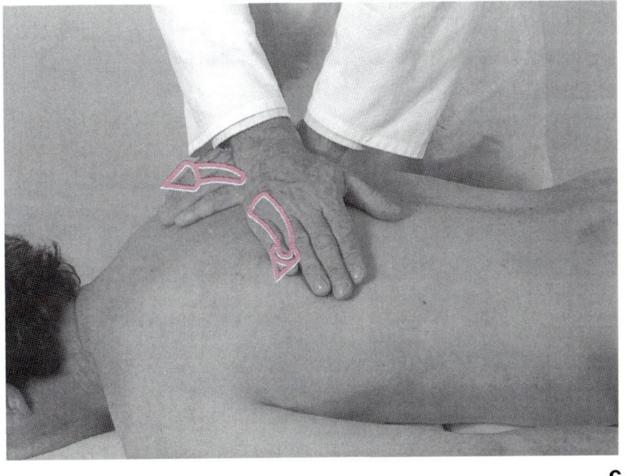

c

### Hinweise

Bei älteren Patienten ist die Mobilisation mit Impuls vorsichtig durchzuführen.

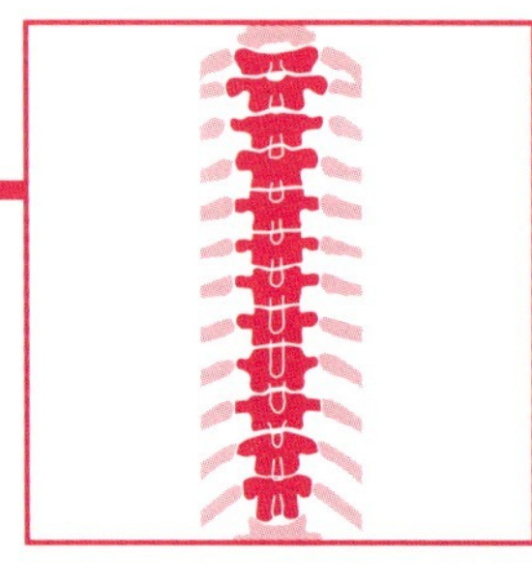

# $Th_4$ bis $Th_9$

## Mobilisation mit Impuls: Rotation

### Indikationen

*Irritationszone:* $Th_4/Th_5$, $Th_5/Th_6$, $Th_6/Th_7$, $Th_7/Th_8$, $Th_8/Th_9$

*Bewegungstest:* Segmentale Hypomobilität für Rotation und Lateralflexion mit hartem Stopp.

*Schmerz:* Im Bereich der mittleren Brustwirbelsäule lokal oder gürtelförmig ausstrahlend zwischen die Rippen (a).

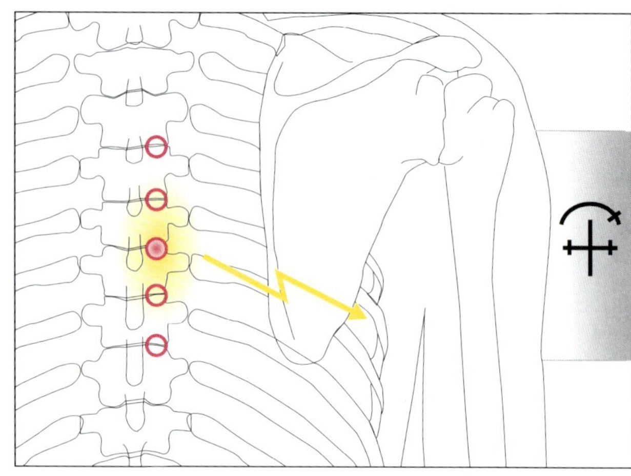

a

### Lagerung

- Patient in Rückenlage, die Hande über der Brust verschränkt.
- Der Therapeut dreht den Patienten passiv zu sich und faßt mit einer Hand den Hinterkopf und die obere HWS, um die Flexion des zerviko-thorakalen Überganges zu kontrollieren (b).
- Daumen und Zeigefinger der anderen Hand hat er gestreckt, die Finger III bis V flektiert.
- Der Thenar dieser Hand wird auf den Querfortsatz des kaudal liegenden Wirbels der einen Seite , der flektierte Mittelfinger auf den Querfortsatz des kranial liegenden Wirbels oder anderen Seite des zu mobilisierenden Segmentes gelegt (b)

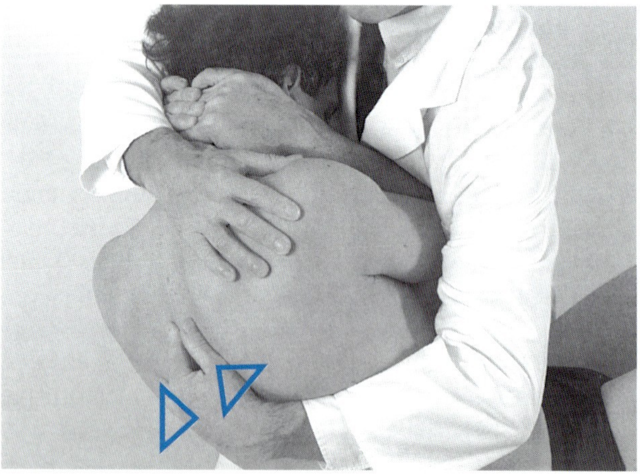

b

### Therapeutische Maßnahme

- Der Patient wird in die Rückenlage zurückgedreht.
- Über die Arme des Patienten übt der Therapeut einen zunehmenden Druck aus und gibt während einer Exspirationsphase den Impuls (c).

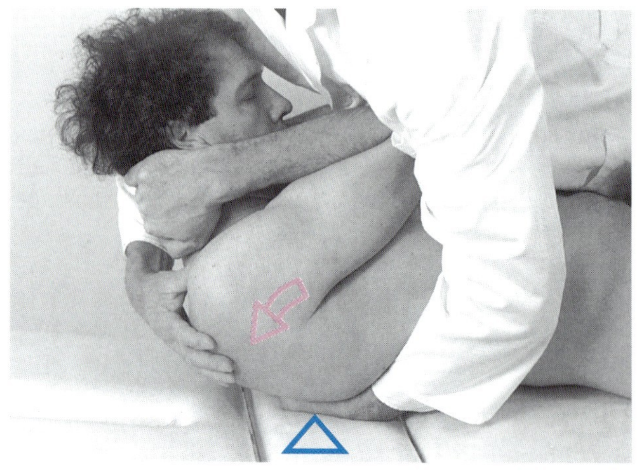

c

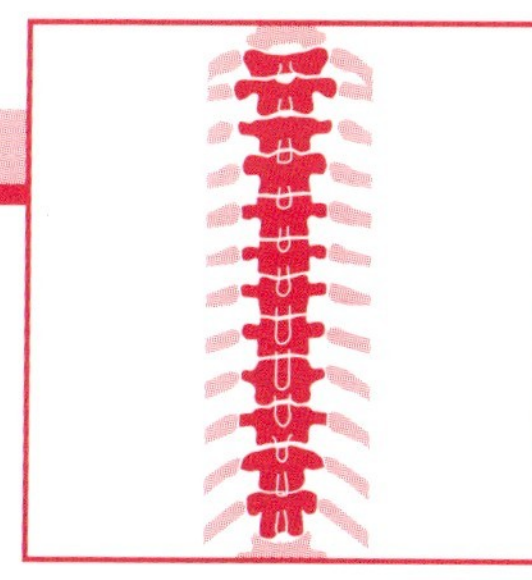



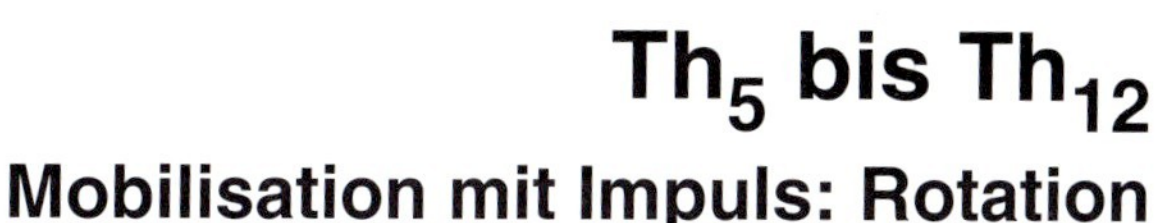

# $Th_5$ bis $Th_{12}$

## Mobilisation mit Impuls: Rotation

### Indikationen

*Irritationszone:* $Th_5/Th_6$, $Th_6/Th_7$, $Th_7/Th_8$, $Th_8/Th_9$, $Th_9/Th_{10}$, $Th_{10}/Th_{11}$, $Th_{11}/Th_{12}$
*Bewegungstest:* Segmentale Hypomobilität
*Schmerz:* Lokal, evtl. ausstrahlend lateroventral zwischen die Rippen oder interskapulär (a).

### Lagerung

- Patient in Seitlage, relativ nahe am Tischrand.
- Der Therapeut fixiert mit einer Hand das Becken, während er mit der anderen Hand den unteren Arm des Patienten umfaßt und die tischnahe Seite des Schultergürtels zu sich zieht. Gleichzeitig rotiert die tischferne Seite des Schultergürtels nach hinten, und es kommt zu einer Rotation in der BWS.
- Die BWS wird so weit rotiert, bis die pathologische Bewegungsgrenze im zu mobilisierenden Segment erreicht ist.
- Die Wirbelsäule wird von kaudal her eingestellt. Mit der am Becken liegenden Hand stellt der Therapeut durch zunehmende passive Hüftflexion des tischfernen Beines die LWS in leichte Flexion ein. Der Fuß wird dann in die Kniekehle des tischnahen Beines gelegt. Der Therapeut legt sein Knie in den lateralen Anteil der Poplitea des flektierten Beines des Patienten.
- Mit Fingerspitzen oder Daumen der Hand des kranial liegenden Armes fixiert der Therapeut die tischferne Seite des Dornfortsatzes des kranial liegenden Wirbels des zu mobilisierenden Segmentes.
- Mit den Fingerspitzen der Hand des kaudalen Armes nimmt er Tiefenkontakt mit der tischnahen Seite des Dornfortsatzes des kaudal liegenden Wirbel des zu mobilisierenden Segmentes auf. Der Unterarm ist am Becken abgestützt (b).

### Therapeutische Maßnahme

- Mit der Hand des kaudal liegenden Armes Impuls über den Dornfortsatz in laterokaudale Richtung (c).

### Hinweise

Zu beachten ist eine gute Fixation bei exakter Lagerung des Patienten.Treten während der Lagerung Schmerzen auf, ist dies meistens ein Zeichen einer ungenügenden LWS-Flexion.

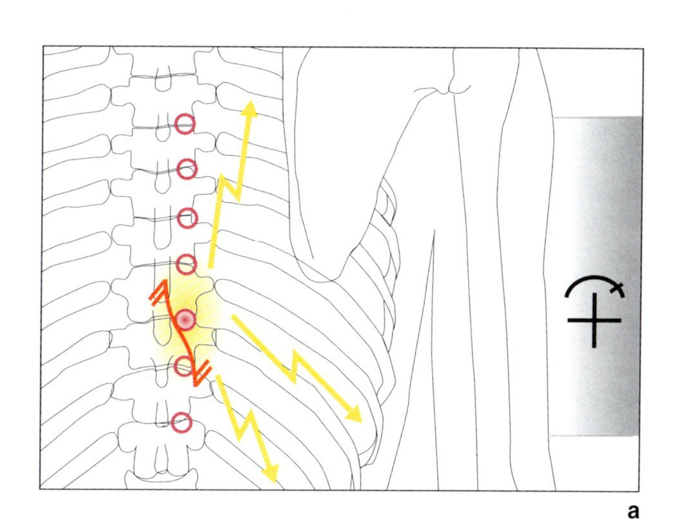

a

b

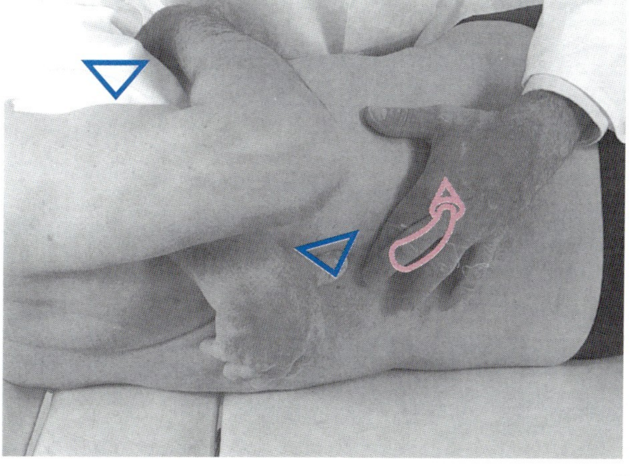

c

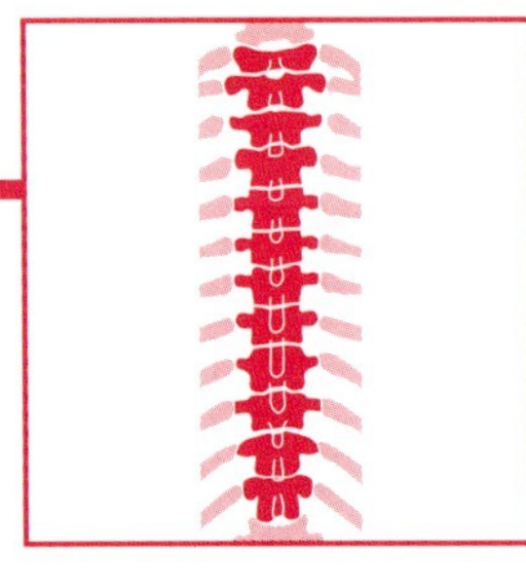


# $Th_6$ bis $Th_{12}$

## Mobilisation ohne und mit Impuls: Rotation

### Indikationen

*Irritationszone:* $Th_6/Th_7$, $Th_7/Th_8$, $Th_8/Th_9$, $Th_9/Th_{10}$, $Th_{10}/Th_{11}$, $Th_{11}/Th_{12}$.

*Bewegungstest:* Regionale Hypomobilität mit hartem Stopp.

*Schmerz:* Lokal und/oder ausstrahlend zwischen die Rippen, kranial- oder kaudalwärts entlang der Wirbelsäule.

*Muskeltest:* Verkürzung der transversospinalen Muskulatur sowie des M. longissimus dorsi (a).

a

### Lagerung

- Der Patient sitzt „rittlings“ auf der Behandlungsliege, die Arme über der Brust gekreuzt.
- Der Therapeut greift mit einem Arm von vorne um den Patienten und führt eine passive Rotation bei gleichzeitig leichter Flexion der BWS durch.
- Mit dem Os pisiforme der anderen Hand nimmt er Tiefenkontakt mit dem Querfortsatz des kranial liegenden Wirbels des zu mobilisierenden Segmentes auf (b, c).
- Einstellen des Segmentes an die pathologische Bewegungsgrenze durch Rotation.

b

### Therapeutische Maßnahmen

- Am Ende der Exspirationsphase Mobilisation ohne Impuls (b) oder Mobilisation mit Impuls (c) über den Querfortsatz des kaudalen Wirbels, entsprechend der segmentalen Gelenkflächenneigung, in Richtung Rotation.

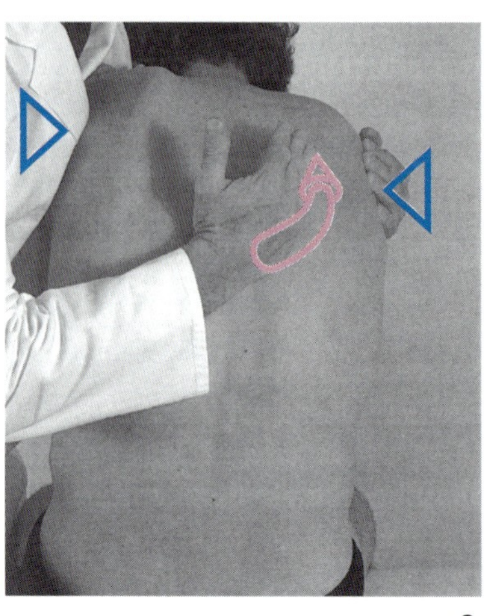

c

### Hinweise

Modifikation: Wird mit dem Os pisiforme Tiefenkontakt mit dem Angulus costae aufgenommen, kommt es zu einer Mobilisation der Rippe und indirekt zu einer Mobilisation des dazugehörenden BWS-Abschnittes.

# $Th_{10}$ bis $L_5$

## Mobilisation ohne Impuls und NMT 2: Rotation LWS, BWS

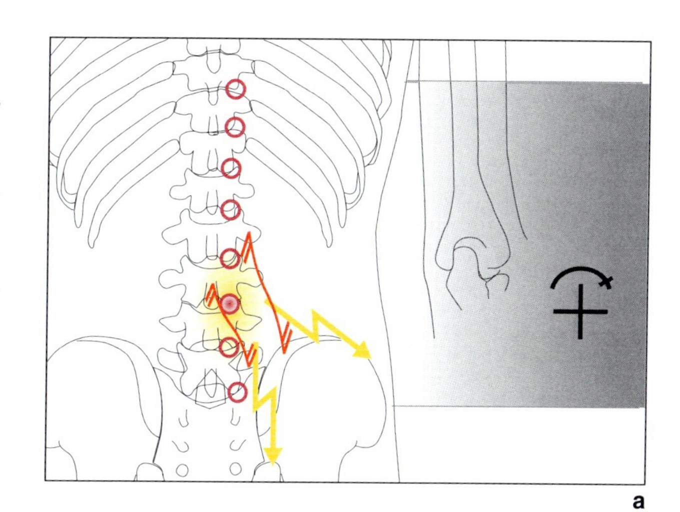
a

### Indikationen

*Irritationszone:* $Th_{10}/Th_{11}$, $Th_{11}/Th_{12}$, $Th_{12}/L_1$, $L_1/L_2$, $L_2/L_3$, $L_3/L_4$, $L_4/L_5$, $L_5$/S.

*Bewegungstest:* Segmentale Hypomobilität für Rotation und Lateralflexion mit eher hartem Stopp.

*Schmerz:* Lokal oder ausstrahlend in die Flankengegend und ins Gesäß. Akut oder chronisch.

*Muskeltest:* Verkürzung des M. longissimus lumborum, des Transversospinalsystems und des M. quadratus lumborum (a).

### Lagerung

- Patient sitzend, die Arme verschränkt und die Hände auf dem Schultergürtel aufgelegt.
- Einstellen der kranial gelegenen Wirbelsäulenabschnitte durch Flexion und Rotation bis an die pathologische Bewegungsgrenze im zu mobilisierenden Segment (b).
- Mit der Daumenspitze nimmt der Therapeut fixierenden Tiefenkontakt mit dem Dornfortsatz des kaudal zum mobilisierenden Segment liegenden Wirbels auf.

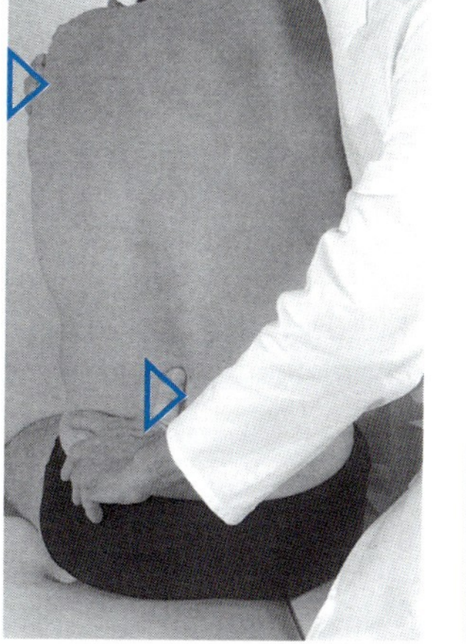
b

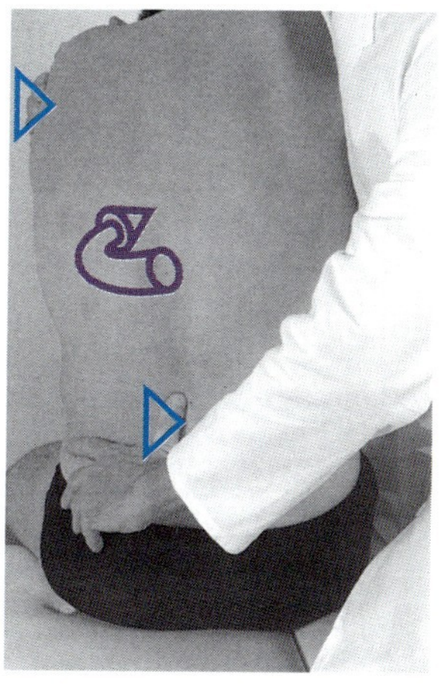
c

### Therapeutische Maßnahmen

Mobilisation

- Passive Mobilisation ohne Impuls durch rotierenden Zug am Schultergürtel und an der BWS (c).

NMT 2

- Isometrische Rotation von der Bewegungsgrenze weg während Inspiration (d).
- Während der postisometrischen Relaxation Mobilisation und Dehnung der verkürzten Muskeln über die pathologische Bewegungsgrenze hinaus Die Mobilisation erfolgt in der Exspiration (e).

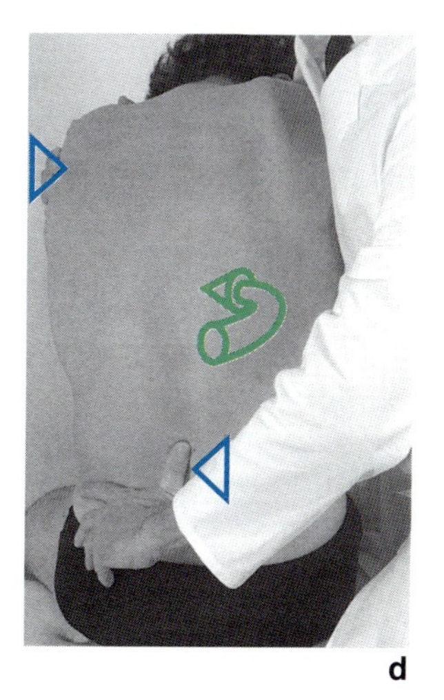
d

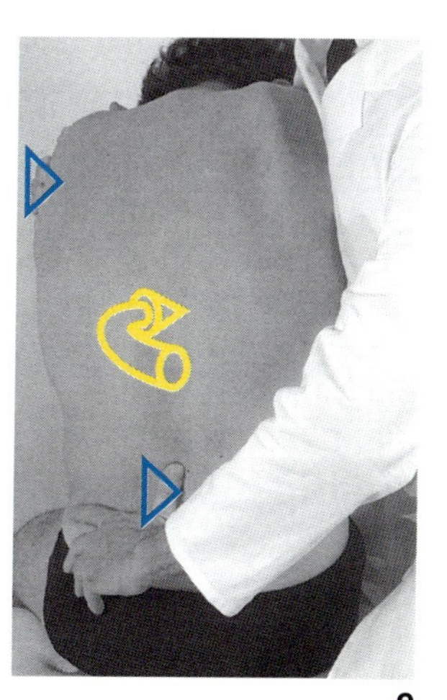
e

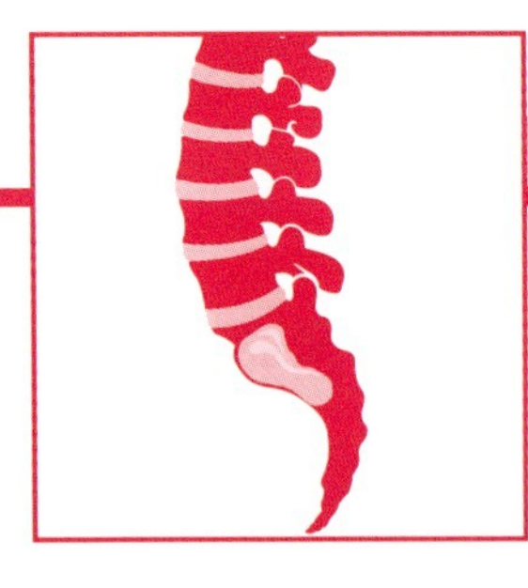



6

# $Th_{12}$ bis S

## Mobilisation ohne Impuls: Flexion und Traktion der LWS

### Indikationen

*Irritationszone:* $L_1/S_2$, $L_2/L_3$, $L_3/L_4$, $L_4/L_5$, $L_5/S_1$.

*Bewegungstest:* Hypomobilität für $L_1$ bis Sakrum
Harter Stopp bei passiver Bewegung für Mobilisation ohne Impuls.
Weicher Stopp bei passiver Bewegung für NMT 2.

*Muskeltest:* Verkürzung des M. erector spinae im Lumbalbereich.

*Schmerz:* Chronisch, lokal. Gelegentliche Ausstrahlung lateralwärts in die Flankengegend (a).

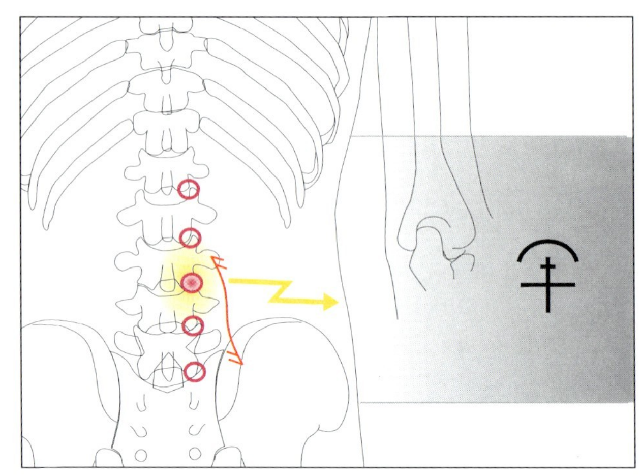

a

### Lagerung

- Patient in Seitenlage.
- Die Hüftgelenke werden flektiert und die Unterschenkel am Körper des Therapeuten abgestützt
- Fixation des entsprechenden Dornfortsatzes lumbal mit den Fingerspitzen. Die Handflächen und Unterarme nehmen mit der Dornfortsatzreihe Tiefenkontakt auf.
- Mit der anderen Hand nimmt der Therapeut Tiefenkontakt mit dem Dornfortsatz $S_1$ sowie der ganzen Sakrumfläche auf.
- Einstellen der LWS an die pathologische Bewegungsgrenze durch Flexion (b).

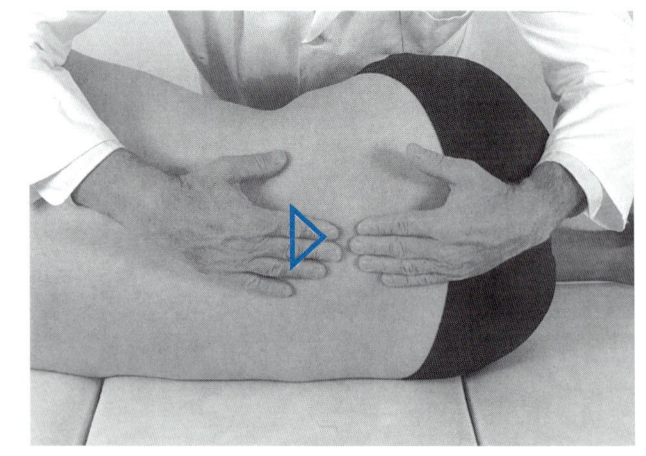

b

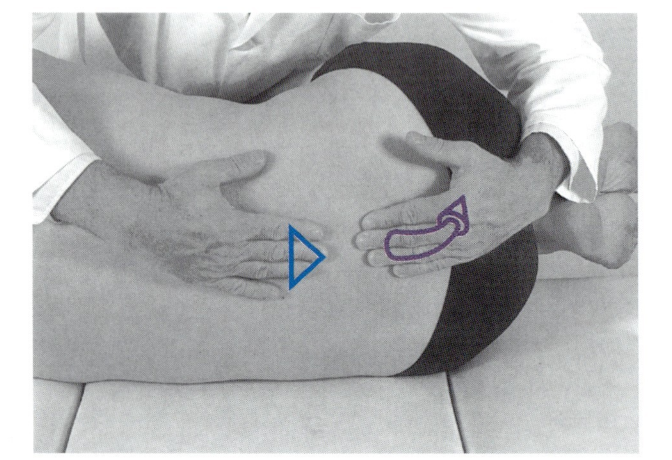

c

### Therapeutische Maßnahme

- Passive Mobilisation durch Flexion im Segment mittels Zug, unterstützt durch zunehmende Flexion der Hüftgelenke (c).

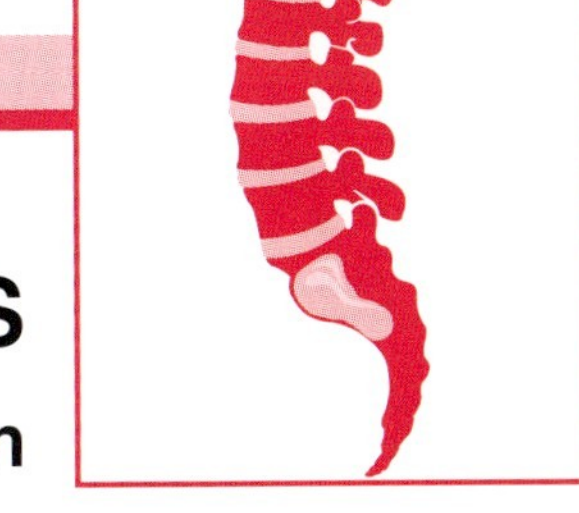



# $Th_{12}$ bis S

## Mobilisation ohne Impuls und NMT 2: Rotation

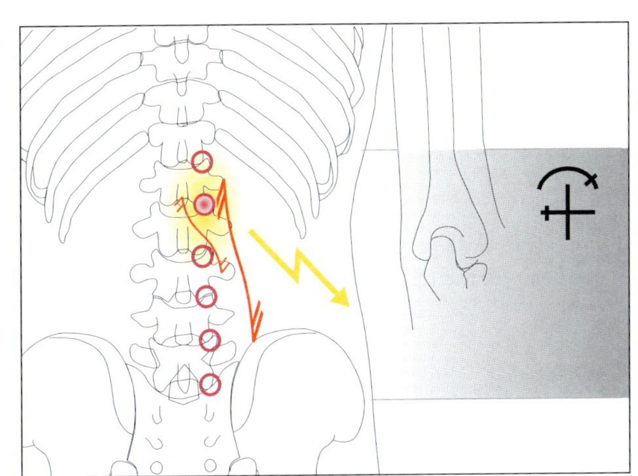

a

### Indikationen

*Irritationszone:* $Th_{12}/L_1$, $L_1/L_2$, $L_2/L_3$, $L_3/L_4$, $L_4/L_5$, $L_5/S$.

*Bewegungstest:* Segmentale Hypomobilität für Rotation und Lateralflexion mit hartem oder weichem Stopp.
Bei hartem Stopp wird die Mobilisation ohne Impuls, bei weichem Stopp NMT 2 angewendet.

*Schmerz:* Chronisch oder akut, meistens segmental lokalisiert.

*Muskeltest:* Verkürzung des Transversospinalsystems, des M. erector spinae im Lumbalbereich und möglicherweise auch des M. quadratus lumborum.

b

### Lagerung

- Patient in Seitenlage.
- In einer ersten Phase werden die kaudal gelegenen, in einer zweiten Phase die kranial gelegenen Wirbelsäulenabschnitte durch Rotation bis an das zu mobilisierende Segment eingestellt.
- Der kraniale Wirbel des zu behandelnden Segmentes wird mit dem Daumen oder den Fingerspitzen an der tischfernen Seite des Dornfortsatzes fixiert.
- Mit den Fingerspitzen der anderen Hand nimmt der Therapeut Tiefenkontakt mit der tischnahen Seite des Dornfortsatzes des kaudalen Wirbels auf (b).
- Einstellen des Segmentes an die pathologische Bewegungsgrenze.

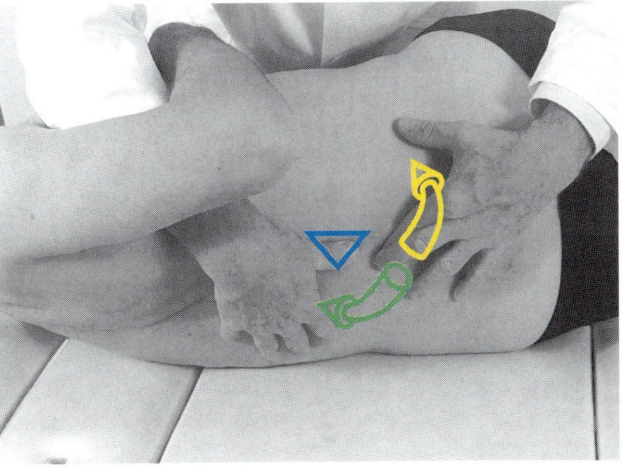

c

### Therapeutische Maßnahme

Mobilisation

- Passive Mobilisation durch Rotation im Segment durch direkten Zug am kaudalen Dornfortsatz, unterstützt durch Weiterführen der Rotation der kaudal gelegenen LWS-Segmente (b).

NMT 2

- Isometrische Rotation von der Bewegungsgrenze weg während Inspiration. Während der postisometrischen Relaxation und Exspiration erfolgt die Mobilisation über die pathologische Bewegungsgrenze hinaus (c).

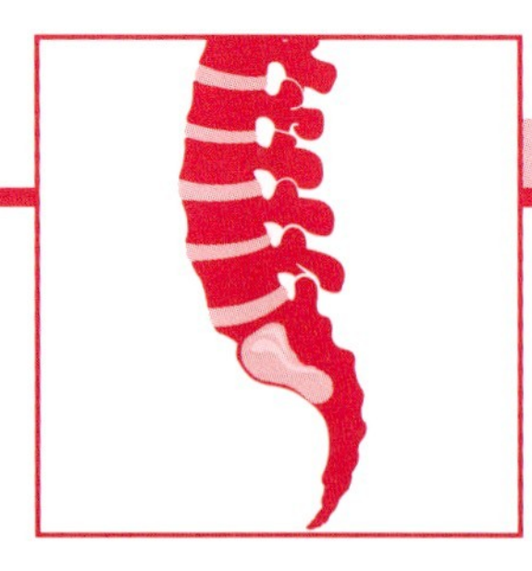


# $L_1$ bis S

## Mobilisation mit Impuls: Rotation

### Indikationen

*Irritationszone:* $L_1/L_2$, $L_2/L_3$, $L_3/L_4$, $L_4/L_5$, $L_5/S$

*Bewegungstest:* Regionale Hypomobilität mit hartem Stopp.

*Schmerz:* Lokal und/oder ausstrahlend in das Gesäß und die Beine (a).

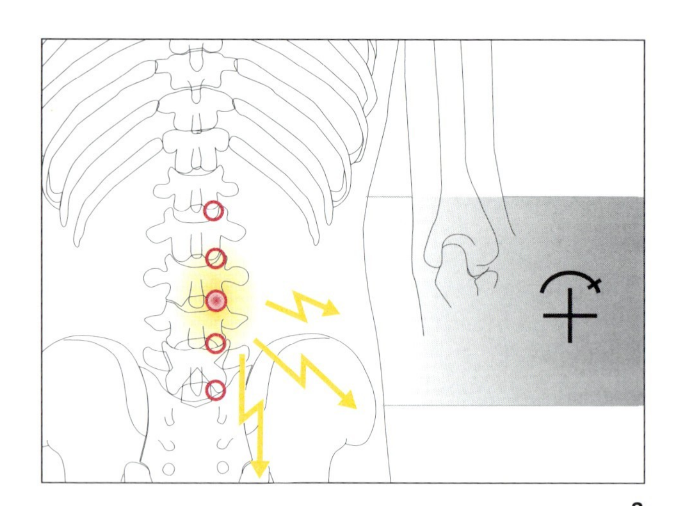

a

### Lagerung

- Der Patient in Seitlage, relativ nahe am Tischrand. Mit einer Hand fixiert der Therapeut das Becken.
- Mit der anderen Hand umfaßt der Therapeut den unteren Arm des Patienten und zieht die tischnahe Seite des Schultergürtels zu sich.
- Gleichzeitig rotiert die tischferne Seite des Schultergürtels nach hinten, und es kommt zu einer Rotation in der BWS.
- Die BWS und LWS wird so weit rotiert, bis die pathologische Bewegungsgrenze am zu mobilisierenden Segment erreicht ist. Diese Einstellung wird dann vom Therapeuten durch Griff an der Schulter oder durch Abstützen des Ellbogens in der Axilla fixiert.
- Während der Patient seinen Blick zur eingestellten Rotation richtet, wird eine reflektorische Entspannung der Rückenmuskulatur erreicht (b).
- Nun wird die Wirbelsäule von kaudal her eingestellt. Mit der am Becken liegenden Hand stellt der Therapeut durch zunehmende passive Hüftflexion des tischfernen Beines die LWS in geringer Flexion ein. Der Fuß wird dann in die Kniekehle des tischnahen Beines gelegt .
- Der Therapeut legt sein Knie in den lateralen Anteil der Poplitea des flektierten Beines des Patienten, um die Stellung zu kontrollieren (c). LWS und Becken müssen jetzt zusätzlich so gedreht werden, daß die Spina iliaca anterior auf den Tisch zu liegen kommt. Um dies zu erreichen ist es eventuell nötig, die Einstellung der BWS- und LWS-Rotation etwas zu verringern.

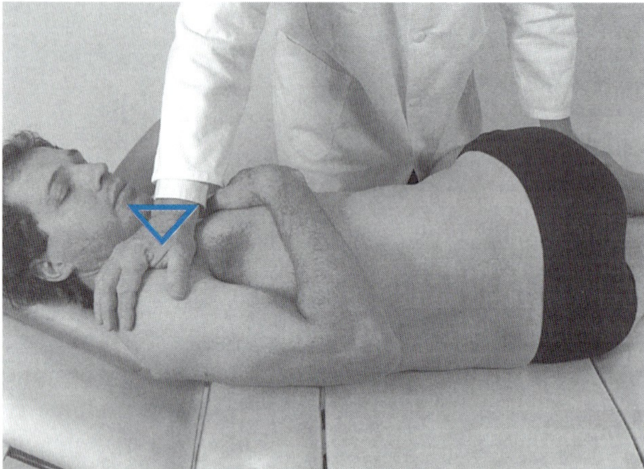

b

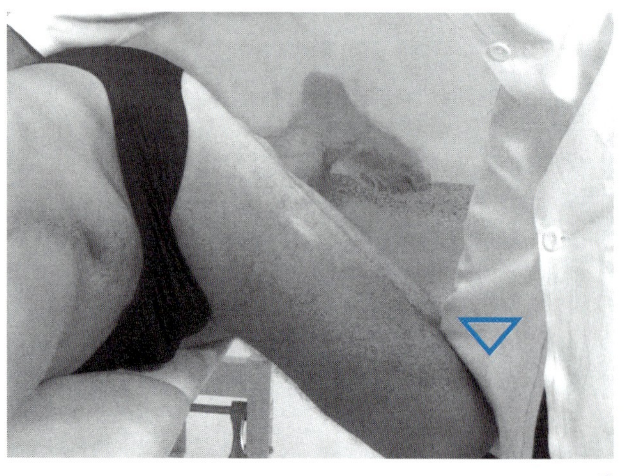

c

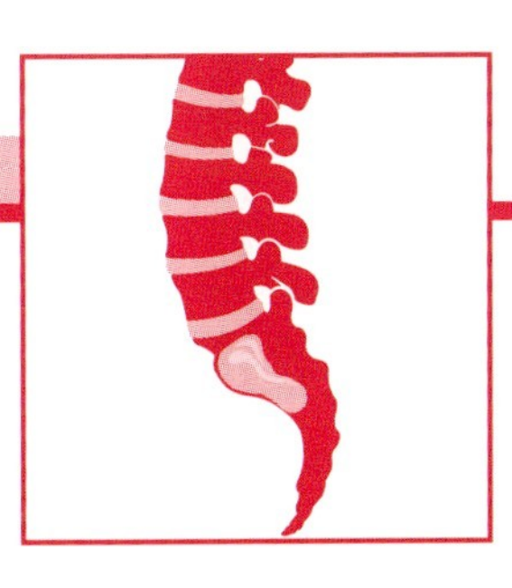



# $L_1$ bis S

## Mobilisation mit Impuls: Rotation

- Die Handwurzel der Impulshand wird nun über dem Sakrum angelegt, der Vorderarm ruht auf der Gesäßbacke. Durch Kranialverschieben des Schwerpunktes des Therapeuten entsteht eine zusätzliche Spannung, das Fixationsknie wird dabei ebenfalls leicht kranial verschoben (d).

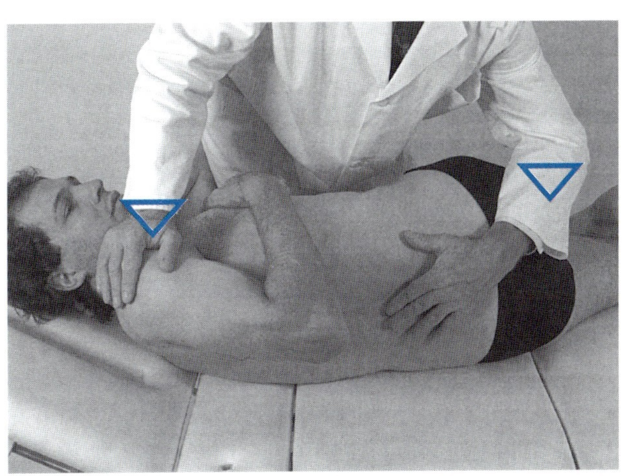

d

### Therapeutische Maßnahme

- Die Segmente sind an der pathologischen Bewegungsgrenze eingestellt.
- Aus verriegelter Stellung erfolgt ein Impuls über das Os sacrum nach kaudal und ventral (e).

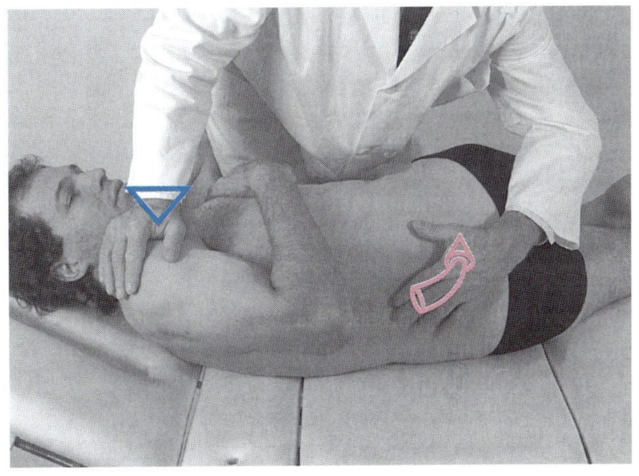

e

### Hinweise

Zu beachten ist:

- Impuls während einer Exspirationsphase.
- Bei schmerzhafter Koxarthrose ist die Stabilisation der Lagerung über das flektierte tischferne Bein des Patienten nicht möglich.

Bei Patienten mit Hüftendoprothesen soll diese Technik nicht angewendet werden.

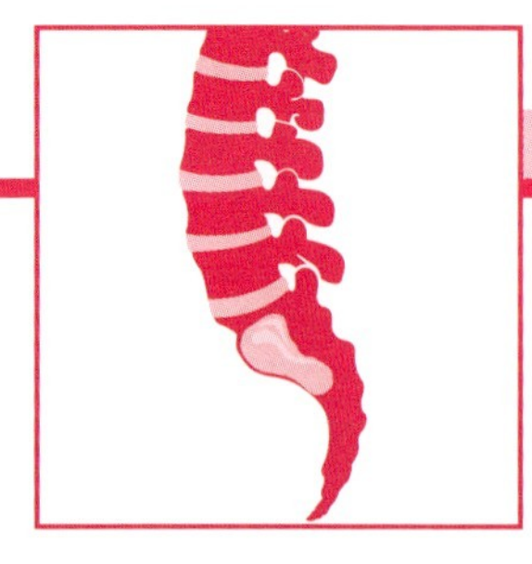

6

# $L_1$ bis $L_5$

## Mobilisation mit Impuls: Rotation

### Indikationen

*Irritationszone:* $L_1/L_2$, $L_2/L_3$, $L_3/L_4$, $L_4/L_5$.

*Bewegungstest:* Segmentale Hypomobilität mit hartem Stopp.

*Schmerz:* Lokal und/oder ausstrahlend in das Gesäß und die Beine (a).

### Lagerung

- Patient in Seitlage, relativ nahe am Tischrand.
- Mit einer Hand fixiert der Therapeut das Becken.
- Anschließend umfaßt er mit der anderen Hand den unteren Arm des Patienten und zieht die tischnahe Seite des Schultergürtels zu sich.
- Gleichzeitig rotiert die tischferne Seite des Schultergürtels nach hinten, und es kommt zu einer Rotation in der BWS.
- Die BWS und LWS wird so weit rotiert, bis die pathologische Bewegungsgrenze im zu mobilisierenden Segment erreicht ist.
- Diese Einstellung wird dann vom Therapeuten durch Griff an der Schulter oder durch Abstützen des Ellbogens in der Axilla fixiert (b).
- Während der Patient seinen Blick zur eingestellten Rotation richtet, wird eine reflektorische Entspannung der Rückenmuskulatur erreicht.
- Die Wirbelsäule wird von kaudal her eingestellt. Mit der am Becken liegenden Hand stellt der Therapeut durch zunehmende passive Hüftflexion des tischfernen Beines die LWS in Richtung auf eine Flexion ein. Der Fuß wird dann in die Kniekehle des tischnahen Beines gelegt.
- Der Therapeut legt sein Knie in den lateralen Anteil der Poplitea des flektierten Beines des Patienten. LWS und Becken müssen jetzt zusätzlich so gedreht werden, daß die Spina iliaca anterior superior auf den Tisch zu liegen kommt. Um dies zu erreichen ist es eventuell nötig, die Einstellung der BWS-Rotation etwas zu verringern (c).
- Mit dem Os pisiforme der Impulshand des kaudalen Armes nimmt der Therapeut Tiefenkontakt mit der tischfernen Seite des Dornfortsatzes des kaudal zum mobilisierenden Segment liegenden Wirbels auf (d).

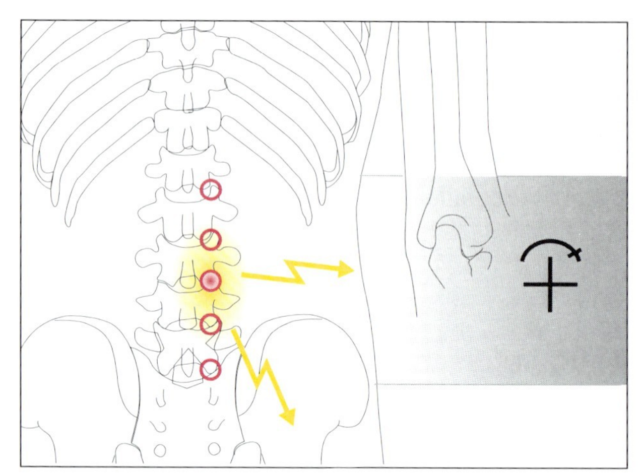

a

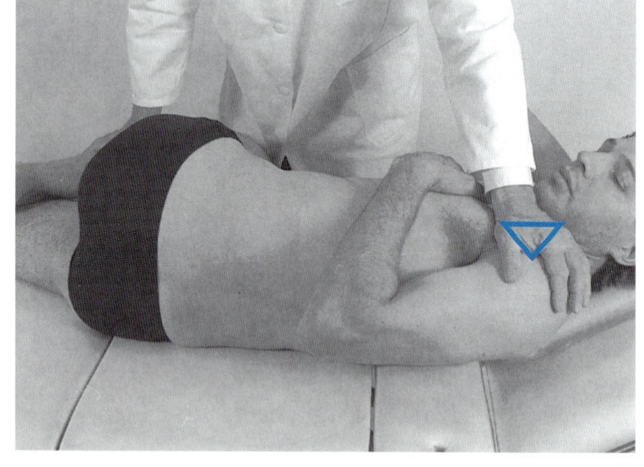

b

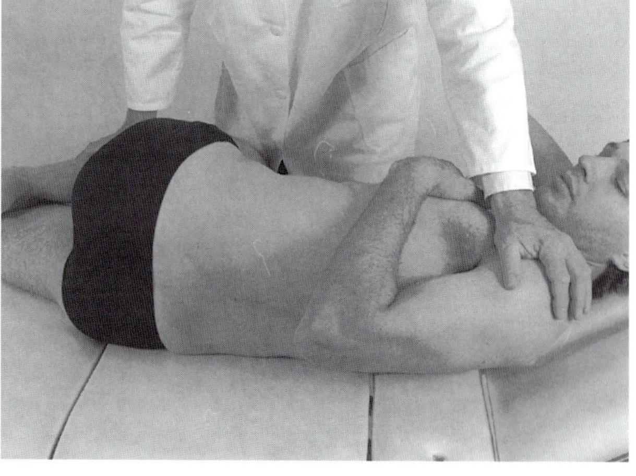

c

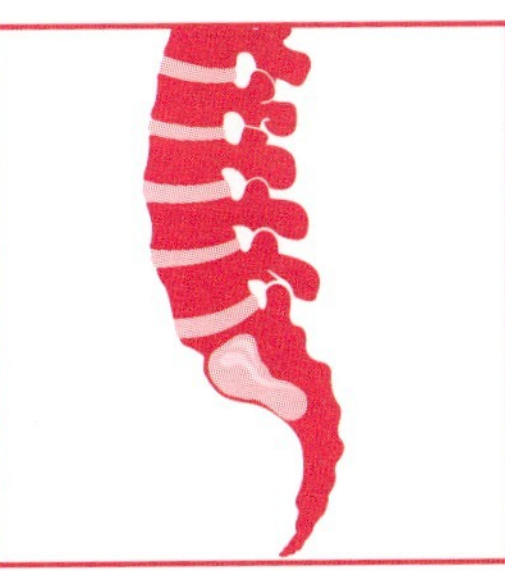



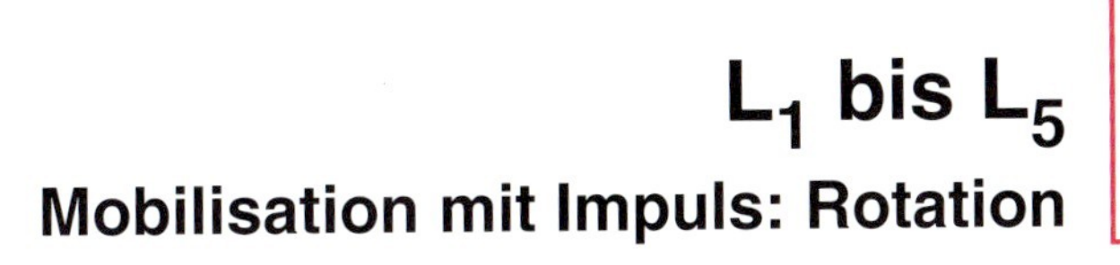

# $L_1$ bis $L_5$

## Mobilisation mit Impuls: Rotation

### Therapeutische Maßnahme

- Das Segment ist an der pathologischen Bewegungsgrenze eingestellt.
- Während der Exspirationsphase erfolgt ein Rotationsimpuls mit dem Os pisiforme über den Dornfortsatz des kranialen Wirbels in Richtung Tischfläche (d).

### Hinweise

Bei schmerzhafter Koxarthrose ist die Stabilisation der Lagerung über das flektierte tischferne Bein des Patienten nicht möglich.

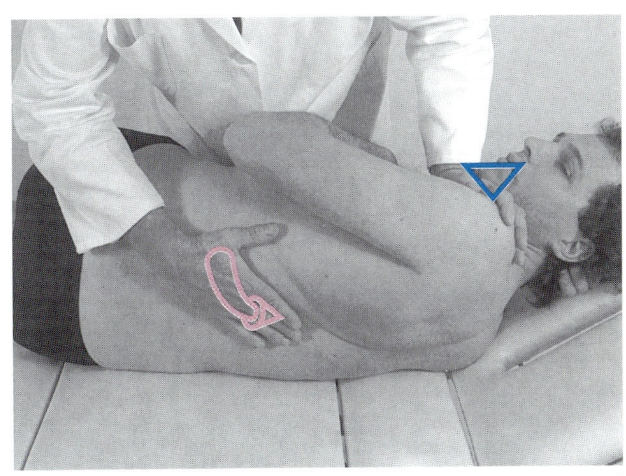

d

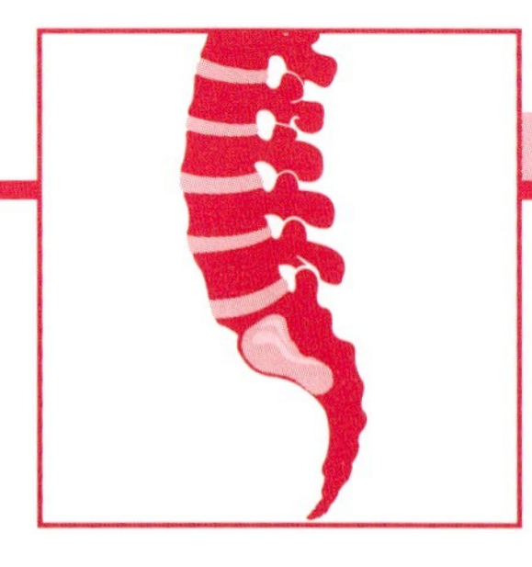

6

# $L_1$ bis $L_5$

## Mobilisation mit Impuls: Rotation

### Indikationen

*Irritationszone:* $L_1/L_2$, $L_2/L_3$, $L_3/L_4$, $L_4/L_5$

*Bewegungstest:* Segmentale Hypomobilität mit hartem Stopp.

*Schmerz:* Lokal und/oder ausstrahlend in das Gesäß und die Beine (a).

### Lagerung

- Patient in Seitlage, relativ nahe am Tischrand. Mit einer Hand fixiert der Therapeut das Becken.
- Mit der anderen Hand umfaßt der Therapeut den unteren Arm des Patienten und zieht die tischnahe Seite des Schultergürtels zu sich.
- Gleichzeitig rotiert die tischferne Seite des Schultergürtels nach hinten, und es kommt zu einer Rotation in der BWS. Die BWS und LWS wird so weit rotiert, bis die pathologische Bewegungsgrenze im zu mobilisierenden Segment erreicht ist (b). Diese Einstellung wird dann vom Therapeuten durch Griff an der Schulter oder durch Abstützen des Ellbogens in der Axilla fixiert.
- Der kraniale Winkel des zu behandelnden Segmentes wird mit Daumen an der tischfernen Seite des Dornfortsatzes fixiert (c).
- Indem der Patient seinen Blick zur eingestellten Rotation richtet, wird eine reflektorische Entspannung der Rückenmuskulatur erreicht.
- Die Wirbelsäule wird von kaudal her eingestellt.
- Mit der am Becken liegenden Hand stellt der Therapeut durch zunehmende passive Hüftflexion des tischfernen Beines die LWS in Richtung auf Flexion ein. Der Fuß wird dann in die Kniekehle des tischnahen Beines gelegt.
- Der Therapeut legt sein Knie in den lateralen Anteil der Poplitea des flektierten Beines des Patienten, um die Stellung zu kontrollieren. LWS und Becken müssen jetzt zusätzlich so gedreht werden, daß die Spina iliaca anterior auf den Tisch zu liegen kommt. Um dies zu erreichen ist es eventuell nötig, die Einstellung der BWS- und LWS-Rotation etwas zu verringern.

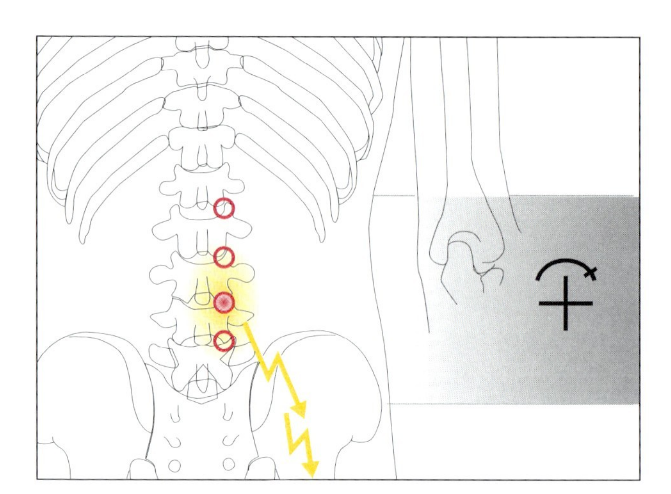

a

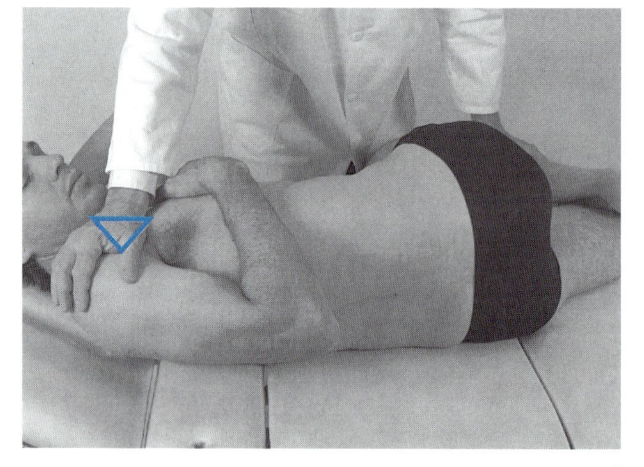

b

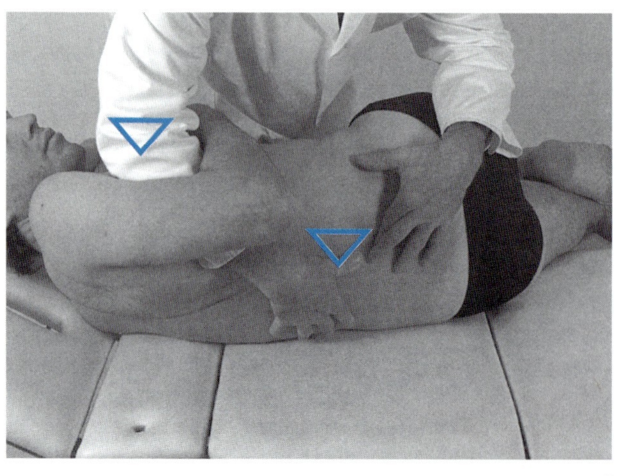

c

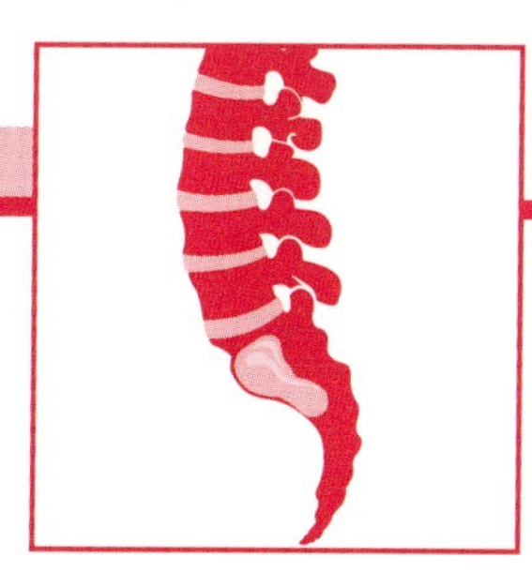



# $L_1$ bis $L_5$

## Mobilisation mit Impuls: Rotation

- Mit einer geschienten Fingerspitze (Finger I und II) der Hand des kaudalen Armes nimmt der Therapeut Tiefenkontakt mit der tischnahen Seite des Dornfortsatzes des kaudal zum mobilisierenden Segment liegenden Wirbels auf. Der Unterarm wird am Becken abgestützt (d).

### Therapeutische Maßnahme

- Das Segment ist an der pathologischen Bewegungsgrenze eingestellt. Die Vorspannung erfolgt mit dem Unterarm über das Ileum und wird über die Hand auf die Fingerspitzen zum Dornfortsatz weitergeleitet.

- Impuls über den Dornfortsatz des kaudalen Wirbels in Richtung der Rotation (e).

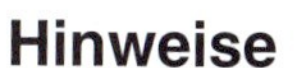

### Hinweise

Diese Technik kann auch im unteren Thorakalbereich angewendet werden.
Bei schmerzhafter Koxarthrose ist die Stabilisation der Lagerung über das flektierte tischferne Bein des Patienten nicht möglich.
Hier ist es wichtig, daß der Therapeut seinen Unterarm gut am Becken des Patienten abstützt und so eine Stabilisation gewährleistet.

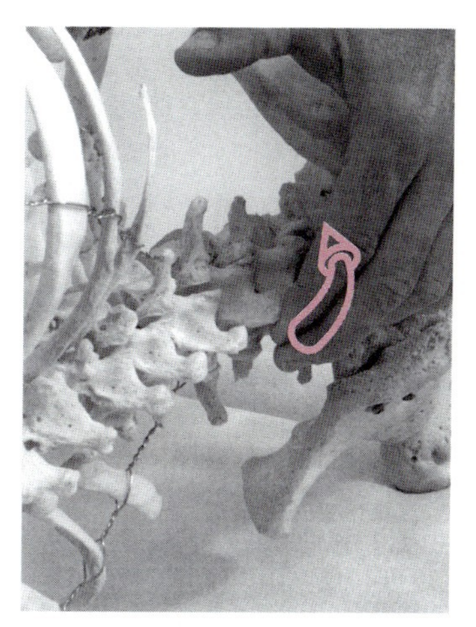

d

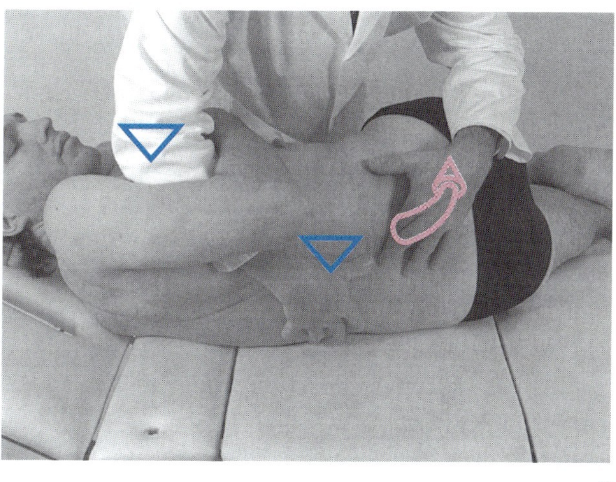

e

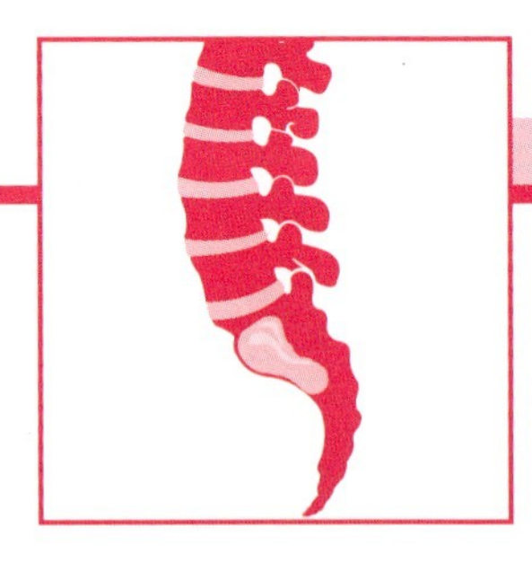



6

# $L_2$ bis $L_5$

## Mobilisation mit Impuls: Rotation

### Indikationen

*Irritationszone,* $L_2/L_3$, $L_3/L_4$, $L_4/L_5$.

*Bewegungstest:* Segmentale oder regionale Hypomobilität mit hartem Stopp.

*Schmerz:* Lokal und/oder ausstrahlend in die Glutäalregion, Flankengegend und die Beine (a).

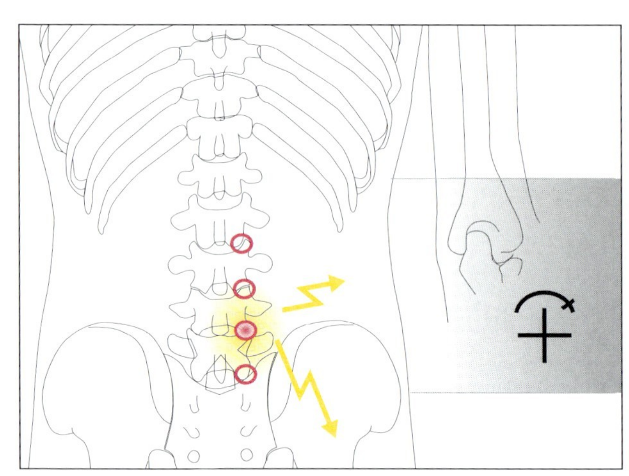

a

### Lagerung

- Der Patient liegt auf der Seite, ca. 10 cm von der Tischkante entfernt.
- Mit der später impulsgebenden Hand des Therapeuten wird er am Becken gesichert. Der Oberkörper wird rotiert, so d.aß der Patient möglichst mit beiden Schulterblättern auf den Tisch zu liegen kommt.
- Die eine Hand des Patienten wird unter den Kopf, die andere auf die Brust gelegt.
- Mit der einen Hand greift der Therapeut möglichst mit flächigem Griff an den Schultergürtel im Bereich des M. pectoralis major und fixiert dadurch den Oberkörper auf der Behandlungsliege. Druck auf Humeruskopf ist zu vermeiden.
- Das obere Bein des Patienten wird passiv flektiert und das Therapeutenknie in die Kniekehle des Patienten gelegt. Nun bringt das Knie des Therapeuten das Patientenknie so lange bodenwärts, bis eine maximale Rotation und Verriegelung der Lendenwirbelsäule erreicht ist (b).
- Sobald diese eintritt, läßt die Schulterhand den Schultergürtel mitrotieren, bis der Therapeut mit dem verriegelnden Bein Bodenkontakt hat.
- Der mit dem Mittelfinger geschiente Zeigefinger der Impulshand wird auf den Dornfortsatz des kaudalen Wirbels von lateral hergelegt (c).

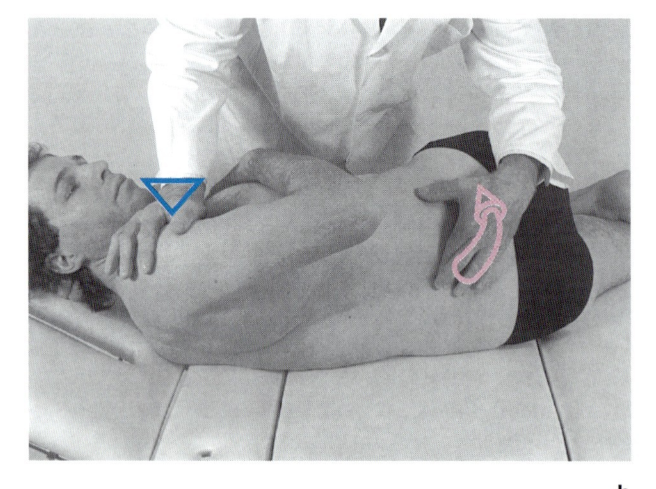

b

### Therapeutische Maßnahme

- Nachdem eine maximale Rotation und Lateralflexion durch steigenden Druck der Fixierungshand erreicht wurde, Impuls über den Dornfortsatz des kaudalen Wirbels in die Richtung der Rotation (c).

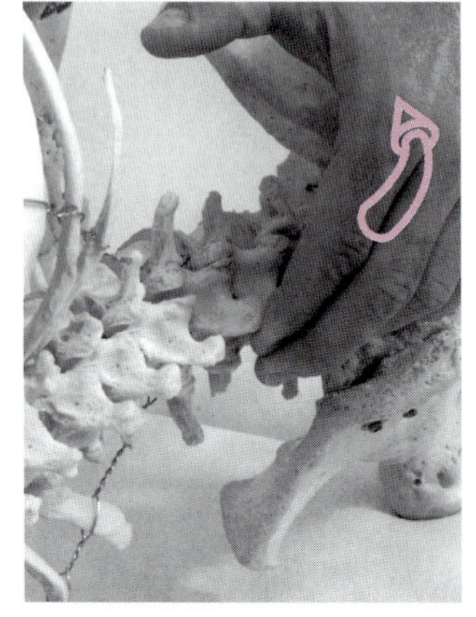

c

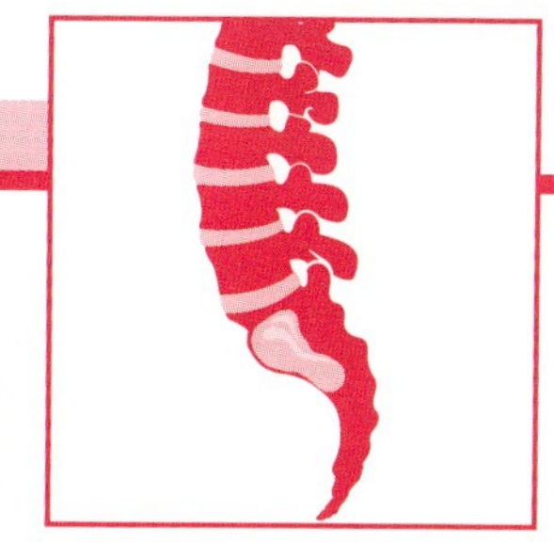



# $Th_{10}$ / $L_5$

## NMT 1 und Selbst-Mobilisation: Rotation LWS und BWS

### Indikationen

*Irritationszone:* $Th_{10}/Th_{11}$, $Th_{11}/Th_{12}$, $Th_{12}/L_1$, $L_1/L_2$, $L_2/L_3$, $L_3/L_4$, $L_4/L_5$, $L_5/S$.

*Bewegungstest:* Segmentale Hypomobilität für Rotation und Lateralflexion. Harter oder weicher Stopp bei passiver Bewegung.

*Schmerz:* Chronisch, lokal.

*Muskeltest:* Verkürzung des M. erector spinae im Lumbalbereich, möglicherweise des M. quadratus lumborum (a).

### Lagerung

- Patient in Seitenlage. Becken durch flektiertes tischfernes Bein stabilisiert. Von kranial herkommende Rotationsverriegelung der Wirbelsäule bis an das zu mobilisierende Segment.
- Der kaudale Wirbel des zu behandelnden Segmentes wird mit dem Daumen oder den Fingerspitzen am Dornfortsatz fixiert, gleichzeitig mit dem Unterarm Unterstützung der Fixation am Beckenkamm und Trochanter major (b).

### Therapeutische Maßnahmen

NMT 1

- Einstellen der LWS und BWS an der pathologischen Bewegungsgrenze.
- Aktive Mobilisation für Rotation über die pathologische Bewegungsgrenze hinaus.
- Während der Mobilisation Blick in Richtung Rotation.

Selbst-Mobilisation

- Aktive Mobilisation über die pathologische Bewegungsgrenze hinaus.

### Hinweise

Bei der Lagerung ist auf eine Einstellung der Lendenwirbelsäule in Neutralstellung oder leichter Kyphose zu achten.
Eine Lordosierung ist zu vermeiden.

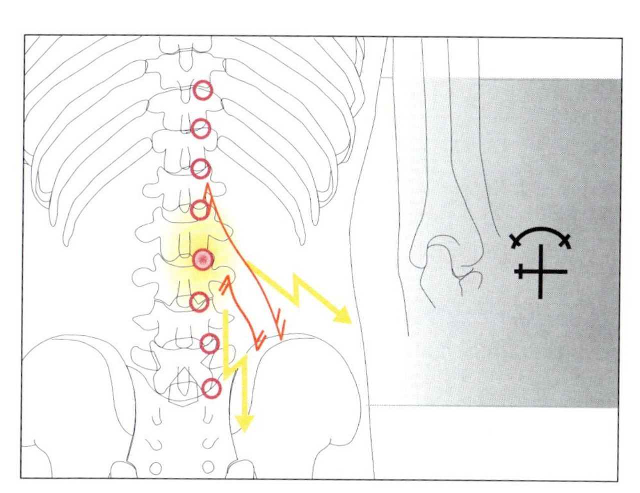

a

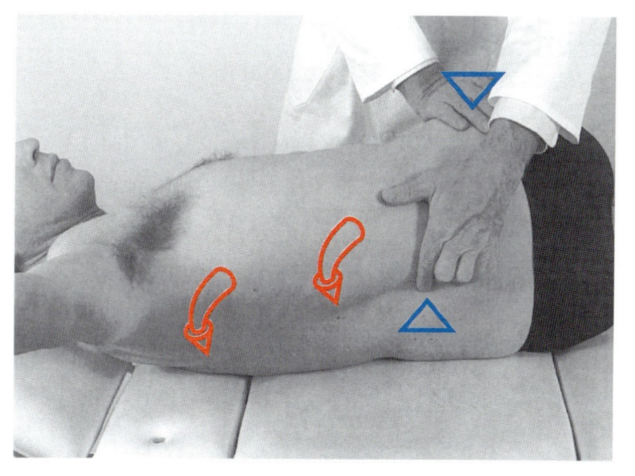

b

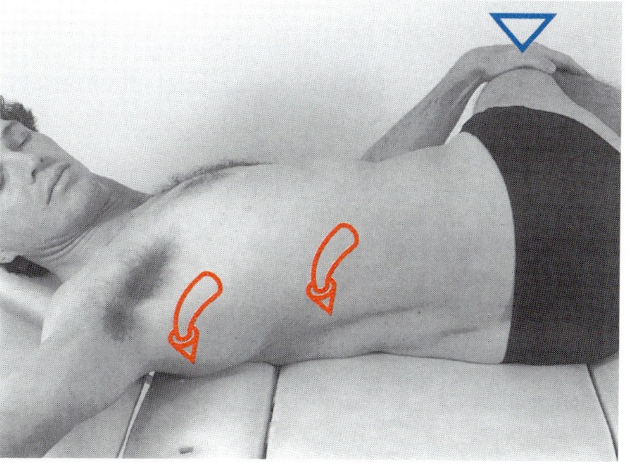

c

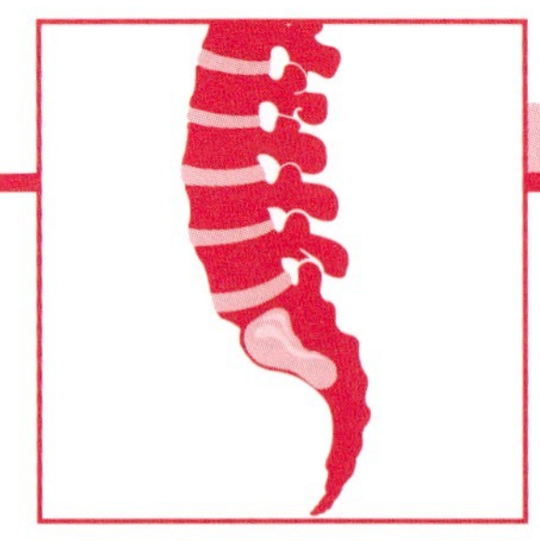

6

# $L_1$ bis S

## NMT 2

### Indikationen

*Irritationszone:* $L_1/L_2$, $L_2/L_3$, $L_3/L_4$, $L_5$/S.

*Bewegungstest:* Hypomobilität für $L_1$ bis S.
Harter Stopp bei passiver Bewegung für Mobilisation ohne Impuls.
Weicher Stopp bei passiver Bewegung für NMT 2.

*Muskeltest:* Verkürzung des M. erector spinae im Lumbalbereich.

*Schmerz:* Chronisch, lokal. Ausstrahlung lateralwärts in die Flankengegend möglich (a).

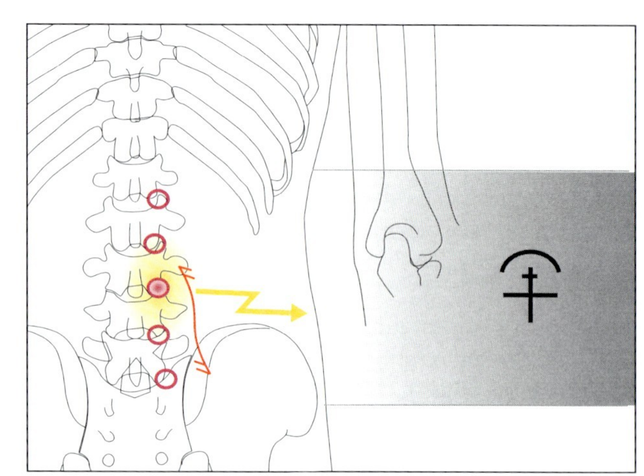

a

### Lagerung

- Patient in Seitenlage, LWS flektiert.
- Die Hüftgelenke werden flektiert und die Unterschenkel am Körper des Therapeuten abgestützt.
- Fixation des entsprechenden Dornfortsatzes lumbal mit den Fingerspitzen. Die Handflächen und Unterarme nehmen mit der Dornfortsatzreihe Tiefenkontakt auf.
- Mit der anderen Hand nimmt der Therapeut Tiefenkontakt mit dem Dornfortsatz $S_1$ sowie der ganzen Sakrumfläche auf.

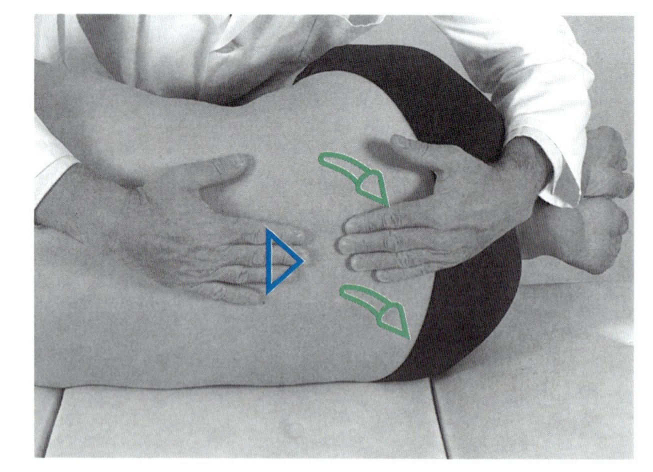

b

### Therapeutische Maßnahme

- Einstellen des Segmentes an die pathologische Bewegungsgrenze.
- Isometrische Extension von der Bewegungsgrenze weg während Inspiration (b).
- Während der postisometrischen Relaxationsphase Mobilisation über die pathologische Bewegungsgrenze hinaus (c).
  Die Mobilisation erfolgt während Exspiration.

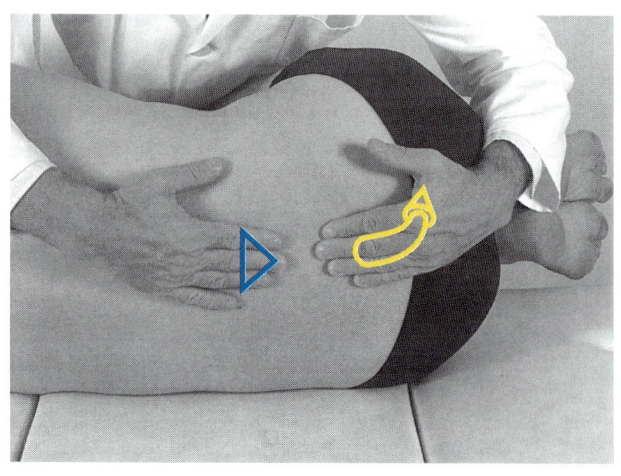

c

# $L_1$ bis S
## NMT 3

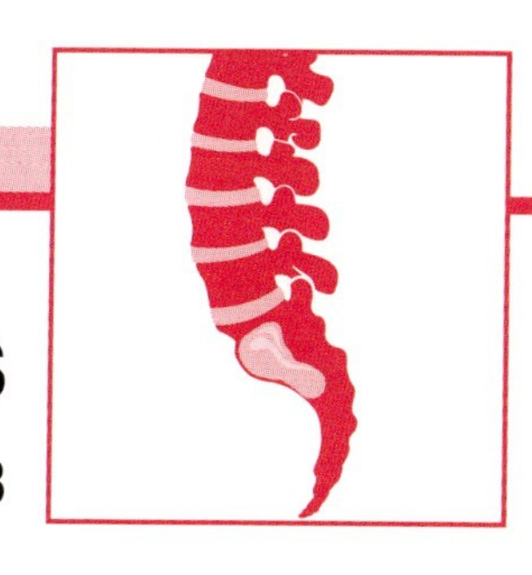



### Indikationen

*Irritationszone:* $L_1/L_2$, $L_2/L_3$, $L_3/L_4$, $L_4/L_5$, $L_5$/S.

*Bewegungstest:* Hypomobilität für $L_1$ bis Sakrum.
Harter Stopp bei passiver Bewegung für Mobilisation ohne Impuls.
Weicher Stopp bei passiver Bewegung für NMT 2.

*Muskeltest:* Verkürzung des M. erector spinae im Lumbalbereich.

*Schmerz:* Chronisch, lokal. Gelegentlich ausstrahlend lateralwärts in die Flankengegend (a).

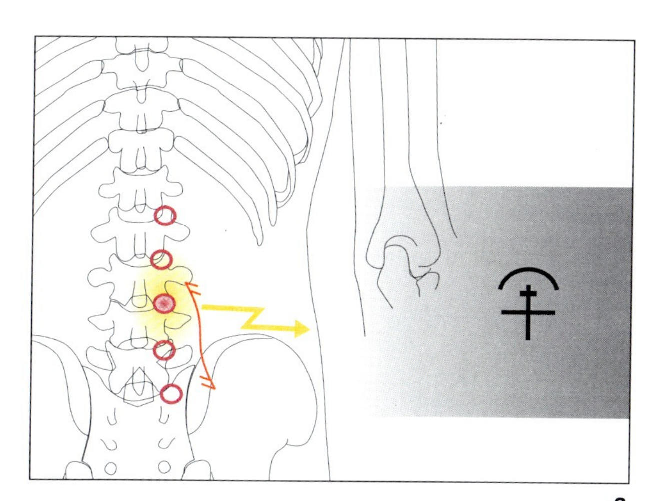

a

### Lagerung

- Patient in Seitenlage, LWS flektiert.
- Die Hüftgelenke werden flektiert und die Unterschenkel am Körper des Therapeuten abgestützt.
- Fixation des entsprechenden Dornfortsatzes lumbal mit den Fingerspitzen. Die Handflächen und Unterarme nehmen mit der Dornfortsatzreihe Tiefenkontakt auf.
- Mit der anderen Hand nimmt der Therapeut Tiefenkontakt mit dem Dornfortsatz $S_1$ sowie der ganzen Sakrumfläche auf.

b

### Therapeutische Maßnahme

- Einstellen des Segmentes an die pathologische Bewegungsgrenze.
- Isometrische Anspannung in die Richtung der pathologischen Bewegungsgrenze während Inspiration (b).
- Während der postisometrischen Relaxationsphase Mobilisation über die pathologische Bewegungsgrenze hinaus (c).

Die Mobilisation erfolgt während Exspiration.

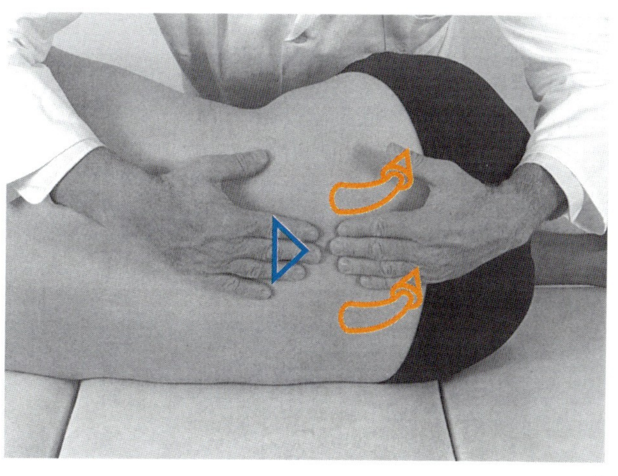

c

# SIG

## Mobilisation ohne Impuls: Ilium nach dorsal

### Indikationen

*Irritationszone:* $S_1$, $S_2$, $S_3$.

*Bewegungstest:* Hypomobilität des Sakroiliakalgelenkes.

*Schmerz:* Akut möglicherweise chronisch. Lokal oder ausstrahlend in das Gesäß und die Oberschenkelhinterseite.

*Muskeltest:* Möglicherweise Verkürzung des M. piriformis (a).

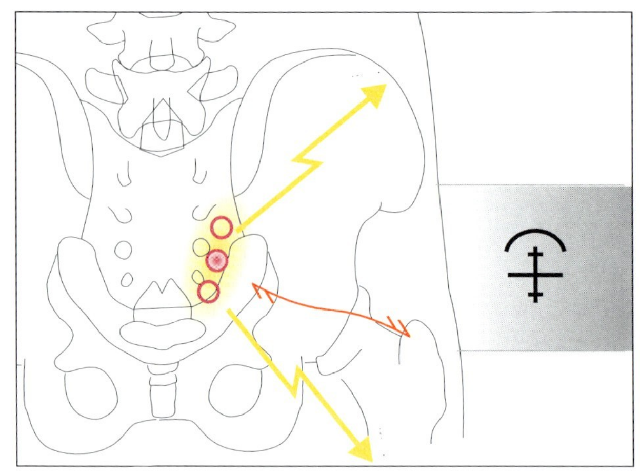

a

### Lagerung

- Patient in Rückenlage.
- Auf der zu mobilisierenden Seite wird das Hüftgelenk flektiert und leicht adduziert.
- Mit der flachen Hand fixiert der Therapeut das Sakrum (b).
- Einstellung des Segmentes an der pathologischen Bewegungsgrenze (c).

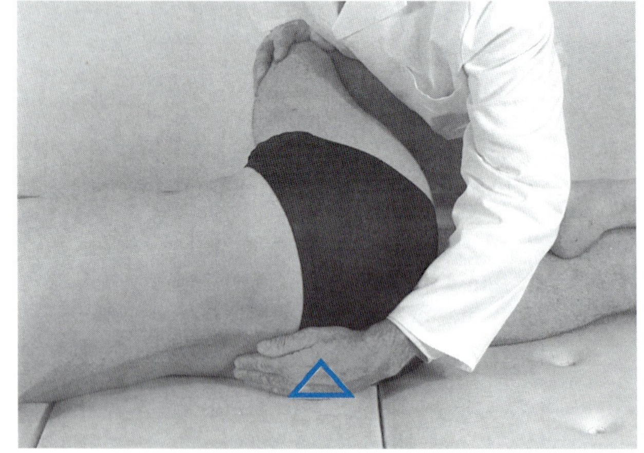

b

### Therapeutische Maßnahme

Mobilisation ohne Impuls:
- Der Therapeut übt einen längsgerichteten Druck auf das Femur aus, wodurch das Sakroiliakalgelenk indirekt mobilisiert wird (d).

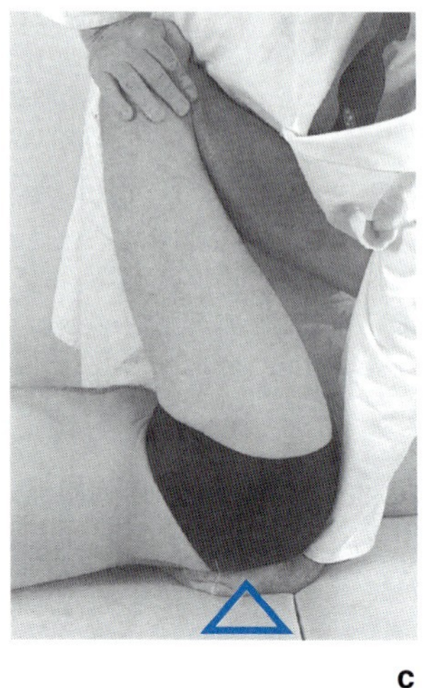

c

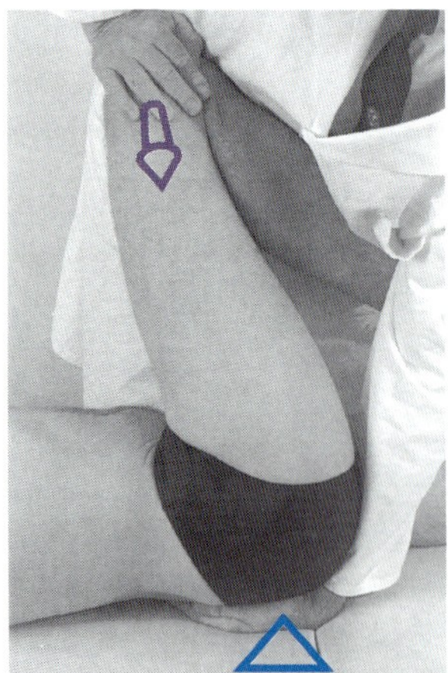

d

### Hinweise

Diese Technik ist nur bei schmerzfreiem Hüftgelenk durchführbar. Ein stark verkürzter M. piriformis sollte vor der Mobilisation gedehnt werden. Sehr geeignet bei SIG-Dysfunktionen in der Schwangerschaft.

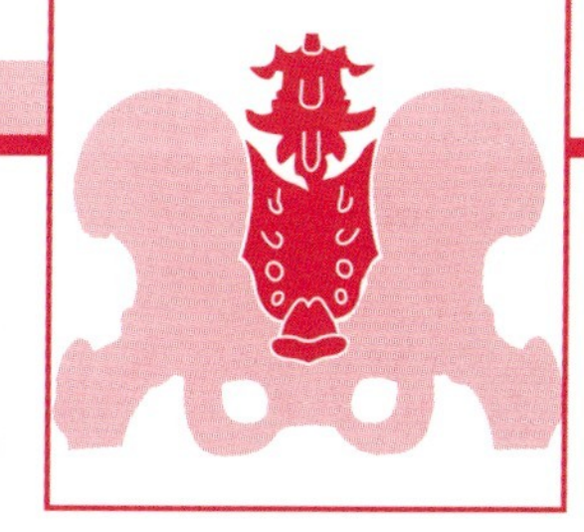



# SIG

## Mobilisation ohne Impuls und NMT 1: Sakrum nach ventral

### Indikationen

*Irritationszone:* $S_1$, $S_2$, $S_3$.

*Bewegungstest:* Hypomobilität des Sakroiliakalgelenkes mit hartem Stopp.

*Schmerz:* Chronisch, lokal. Gelegentlich ausstrahlend in das Gesäß und die Oberschenkelhinterseite.

*Muskeltest:* Möglicherweise Verkürzung des M. piriformis und der ischiokruralen Muskulatur (a).

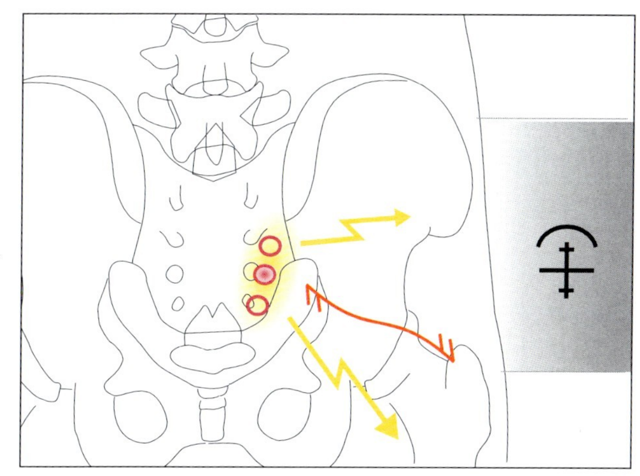

a

### Lagerung

- Patient in Bauchlage.
- Der Therapeut nimmt Tiefenkontakt mit dem zum bewegungsbehinderten SIG gehörenden Sakrumflügel auf (b).

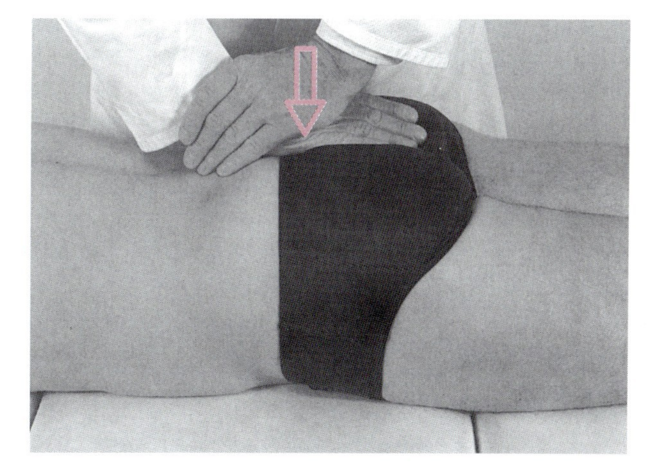

b

### Therapeutische Maßnahmen

Mobilisation ohne Impuls

- Passive Mobilisation nach ventral (b).

NMT 1

- Unter Beibehaltung der Sakrumfixation hebt der Patient das Becken auf der zu mobilisierenden Seite ab.
- Die Beckenextension erfolgt durch aktive Extension im Hüftgelenk (c).

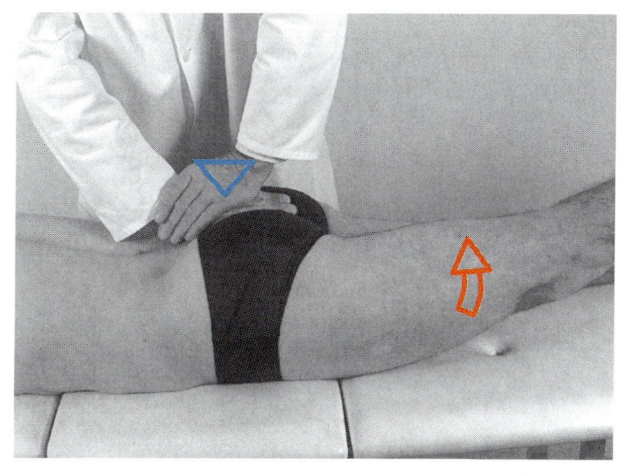

c

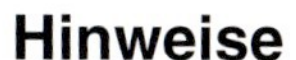

### Hinweise

Bei der aktiven Mobilisation soll eine zu starke Lordosierung der Lendenwirbelsäule vermieden werden.

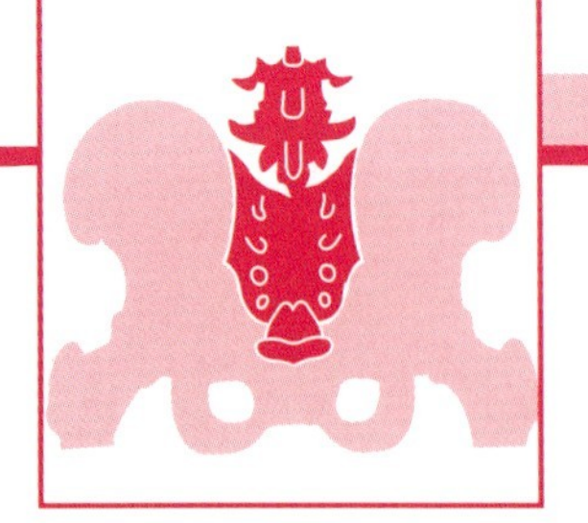

6

# SIG

## Mobilisation ohne Impuls: Sakrum nach ventral NMT 1: Ilium nach dorsal

### Indikationen

*Irritationszone:* $S_1$, $S_2$, $S_3$.

*Bewegungstest:* Hypomobilität des Sakroiliakalgelenkes mit hartem Stopp.

*Schmerz:* Akut oder chronisch. Lokal und ausstrahlend in das Gesäß und die Oberschenkelhinterseite.

*Muskeltest:* Möglicherweise Verkürzung des M. piriformis (a).

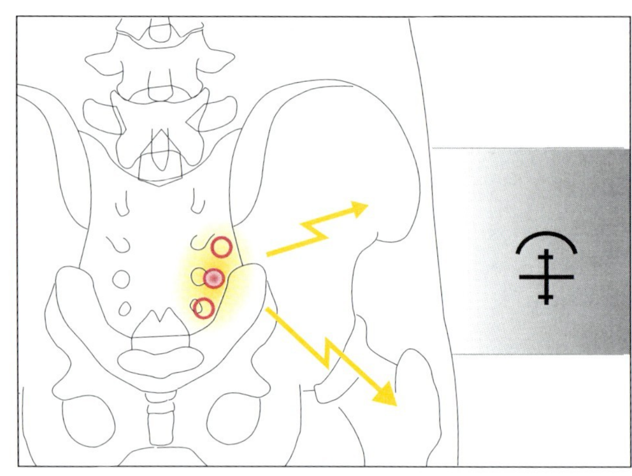

a

### Lagerung

- Patient in Seitenlage.
- Das hypomobile Iliosakralgelenk wird tischfern gelagert.
- Durch paßive, maximale Flexion des tischfernen Beines wird das Becken stabilisiert.
- Mit der lateralen Handkante fixiert der Therapeut das Sakrum.

*Bemerkung:* Die Lendenwirbelsäule soll in der Regel leicht kyphosiert eingestellt sein. Jegliche Mitbewegung im LWS-Bereich muß ausgeschlossen werden (b).

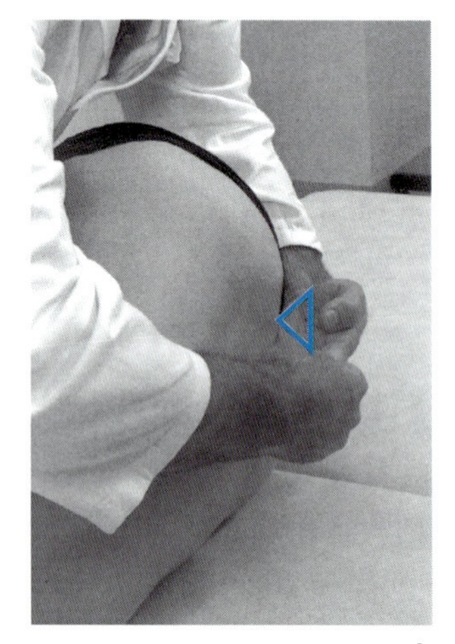

b

### Therapeutische Maßnahmen

Mobilisation ohne Impuls
- Mobilisation des Sakrums nach ventral, wobei das Becken über die Oberschenkel durch Gegendruck fixiert wird (c).

NMT 1
- Aktive Extension des Beckens gegen fixierenden Widerstand am Sakrum (c).

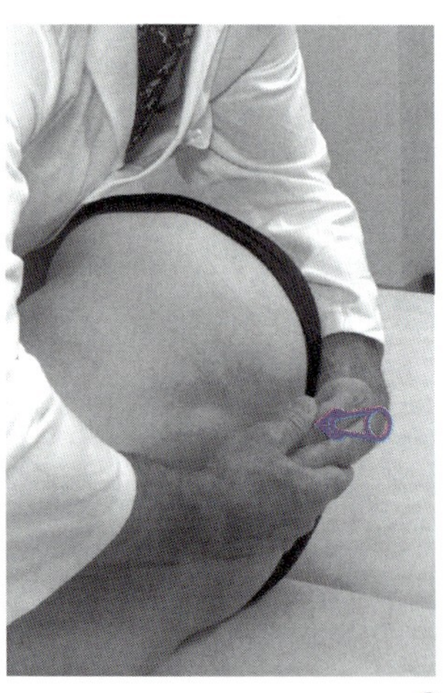

c

### Hinweise

Treten während der Mobilisation Schmerzen im Bereich der LWS auf, so sind als mögliche Ursachen auszuschließen:
- schlechte Einstellung der LWS,
- ungenügende Fixation des Sakrums,
- stark verkürzter M. piriformis (Dehnung vor der Mobilisation).

Die isometrische Beckenextension erfordert vom Patienten ein hohes Maß an Bewegungsgefühl.

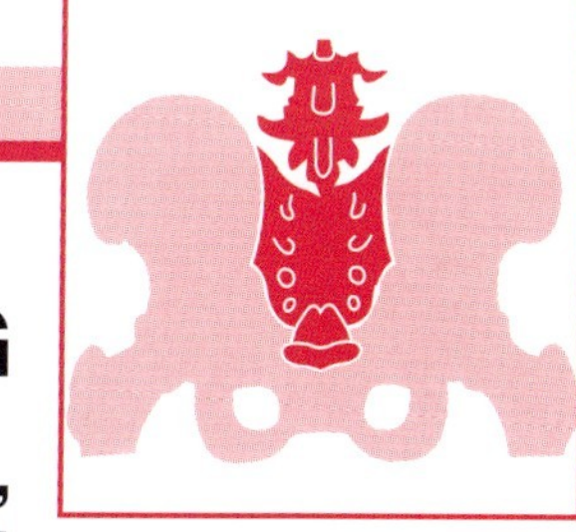



# SIG

## Mobilisation ohne Impuls: Sakrum nach ventral, Ilium nach dorsal

### Indikationen

*Irritationszone:* $S_1$, $S_2$, $S_3$.

*Bewegungstest:* Hypomobilität des Sakroiliakalgelenkes mit hartem Stopp.

*Schmerz:* Akut oder chronisch. Lokal und ausstrahlend in das Gesäß und die Oberschenkelhinterseite.

*Muskeltest:* Möglicherweise Verkürzung des M. piriformis (a).

a

### Lagerung

- Patient in Bauchlage.
- Das Os pisiforme einer Hand des Therapeuten wird auf den unteren Sakrumpol der zu mobilisierenden Seite gelegt.
- Das Os ilium wird mit der anderen Hand von kaudal über SISA (Spina iliaca superior anterior) fixiert (b).

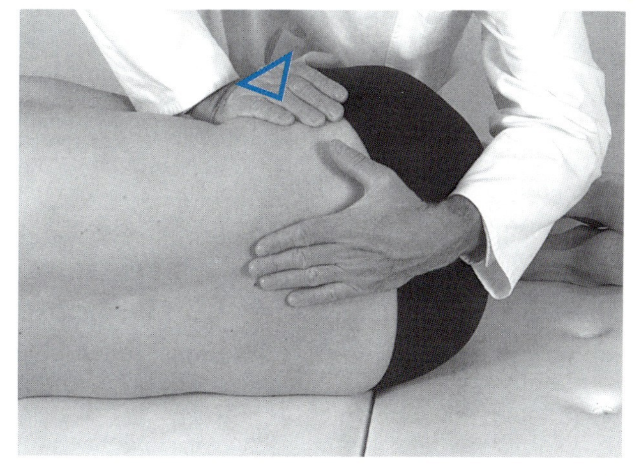

b

### Therapeutische Maßnahme

- Mit der einen Hand wird der distale Sakrumpol nach ventral-kaudal ohne Impuls mobilisiert.
- Mit der anderen Hand wird das Os ilium nach dorsal mobilisiert (c).

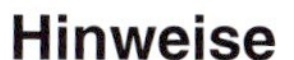

### Hinweise

Treten während der Mobilisation Schmerzen im LWS-Bereich auf, soll die LWS so gelagert werden, daß sie leicht flektiert wird.
Diese Technik kann auch bei Irritationszone $S_2$ bzw. $S_1$ angewendet werden. Mobilisation des Sakrums bei $S_2$ im mittleren Drittel nach ventral und bei $S_1$ im kranialen Drittel nach ventral.

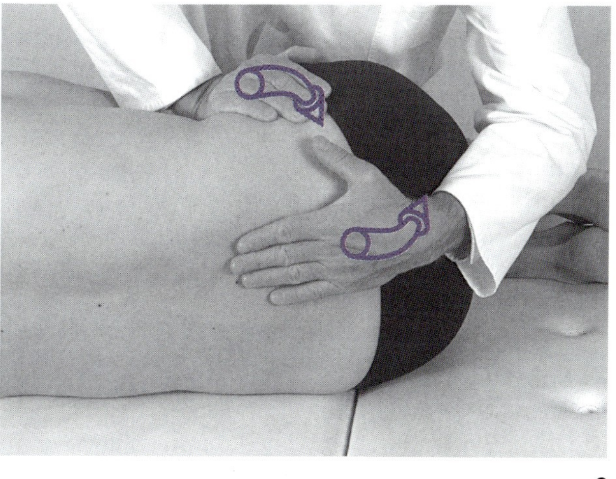

c

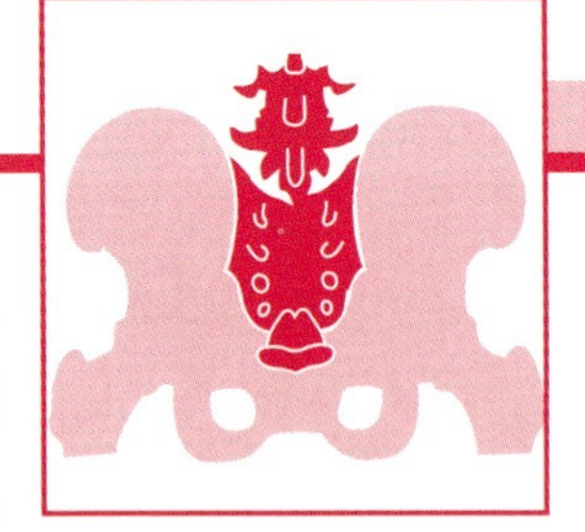


6

# SIG

## Mobilisation mit Impuls: Ilium nach ventral

### Indikationen

*Irritationszone:* $S_1$, $S_2$, $S_3$.

*Bewegungstest:* Hypomobilität des Sakroiliakalgelenkes mit hartem Stopp

*Schmerz:* Akut oder chronisch. Im Kreuzbereich und/oder ausstrahlend in das Gesäß, evtl. in die Kniekehle und gegen die Ferse (a).

### Lagerung

- Patient in Seitlage, relativ nahe am Tischrand. Das zu mobilisierende SIG ist tischfern gelagert.
- Mit einer Hand fixiert der Therapeut das Becken. Mit der anderen Hand umfaßt er den unteren Arm des Patienten und zieht die tischnahe Seite des Schultergürtels zu sich.
- Gleichzeitig rotiert die tischferne Seite des Schultergürtels nach hinten, und es kommt zu einer Rotation in der BWS. BWS/LWS werden so weit rotiert, bis die Bewegungsgrenze erreicht ist.
- Diese Einstellung wird dann vom Therapeuten durch Griff an der Schulter oder durch Abstützen des Ellbogens in der Axilla fixiert.
- Indem der Patient seinen Blick zur eingestellten Rotation richtet, wird eine reflektorische Entspannung der Rückenmuskulatur erreicht.
- Die Wirbelsäule wird von kaudal her eingestellt. Mit der am Becken liegenden Hand stellt der Therapeut durch zunehmende passive Hüftflexion des tischfernen Beines die LWS leicht kyphosiert ein. Der Fuß des Patientenbeines wird dann in die Kniekehle des tischnahen Beines gelegt (b).
- Der Therapeut legt sein Knie in den lateralen Anteil der Poplitea des flektierten Beines des Patienten, um die Stellung zu kontrollieren (b).
- Mit der Hand des kaudalen Armes nimmt der Therapeut Tiefenkontakt mit der tischfernen Crista iliaca auf, der Unterarm liegt über dem Trochanter major (c).

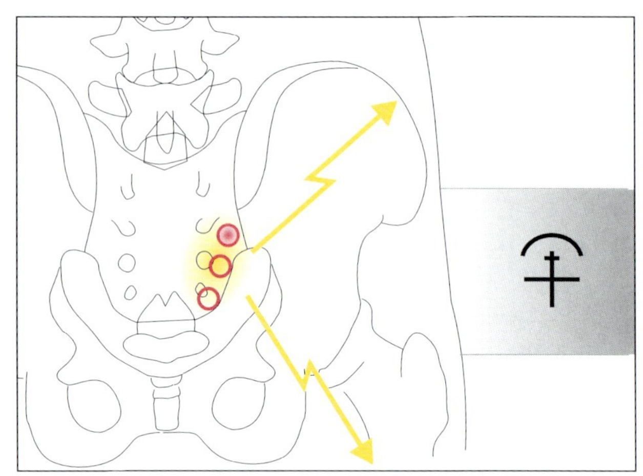

a

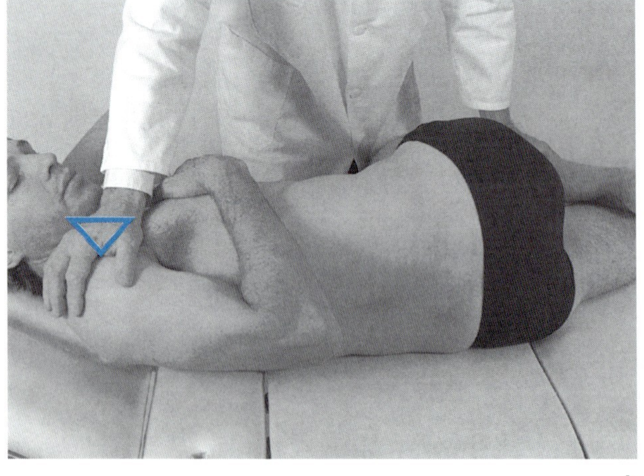

b

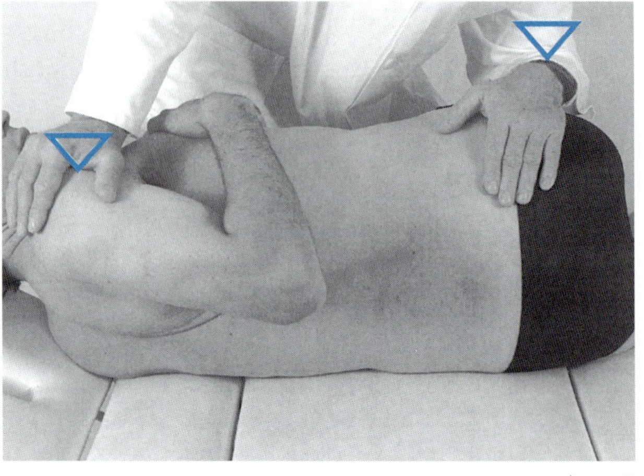

c

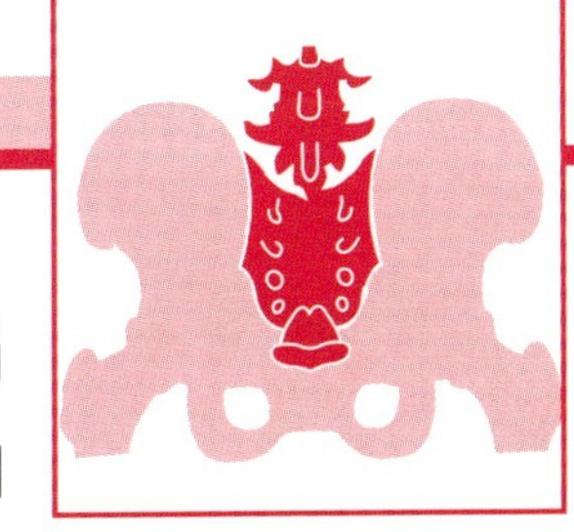



# SIG

## Mobilisation mit Impuls: Ilium nach ventral

### Therapeutische Maßnahme

- Mobilisation über die Crista iliaca und den Trochanter major in ventrokaudaler Richtung (d).

- Als Behandlungsvariante wird die impuls setzende Hand senkrecht und flach auf die tischferne Beckenhälfte positioniert.
  Der Therapeut beugt sich über den Patienten.
  Die Mobilisation mit Impuls erfolgt in die ventrale Richtung (e).

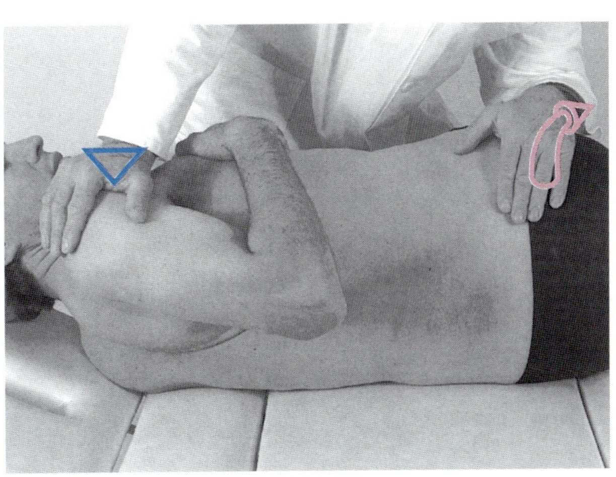

d

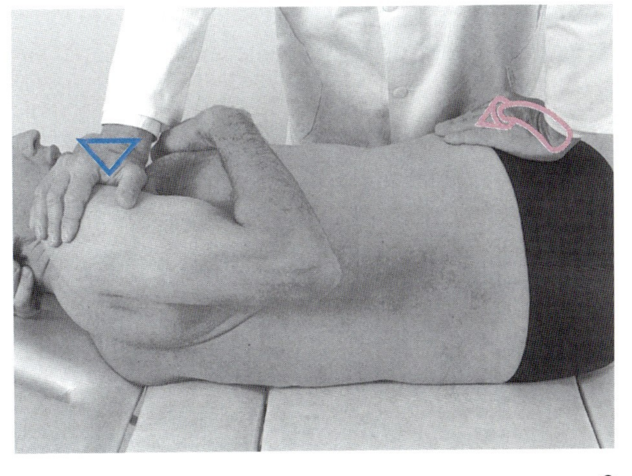

e

### Hinweise

Diese Mobilisationstechnik hat einen großen Vorteil aufzuweisen:
Die Irritationszone wird durch die Impulshand des Therapeuten nicht tangiert.

Eine ausgeprägte Verkürzung des M. piriformis kann bereits während der Lagerung lokale Schmerzen auslösen. In diesem Fall sollte vor der Mobilisation des sakroiliakalen Gelenks der M. piriformis mit NMT 2 behandelt werden.

Bei schmerzhafter Koxarthrose ist die Stabilisation der Lagerung über das flektierte tischferne Bein des Patienten nicht möglich. In diesen Fällen soll der Fuß des Patienten nicht in die Kniekehle gelegt werden.

Bei Patienten mit Hüftendoprothesen soll diese Technik nicht angewendet werden.

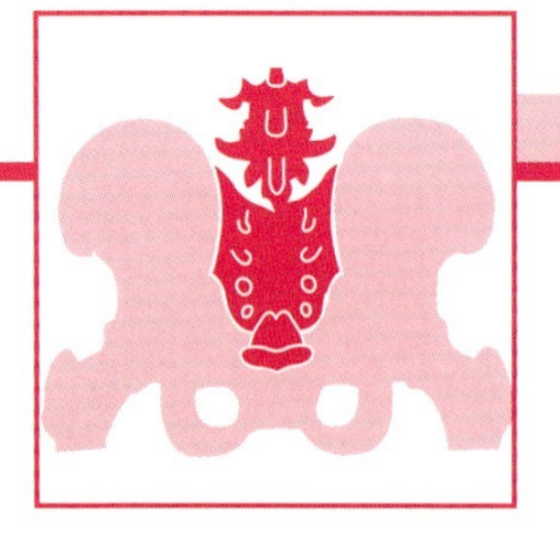

# SIG

## Mobilisation mit Impuls: Sakrum nach ventral

### Indikationen

*Irritationszone:* $S_2$.

*Bewegungstest:* Hypomobilität des Sakroiliakalgelenkes mit hartem Stopp.

*Schmerz:* Akut oder chronisch. Im Kreuzbereich und/oder ausstrahlend in das Gesäß, evtl. in die Kniekehle und gegen die Ferse.

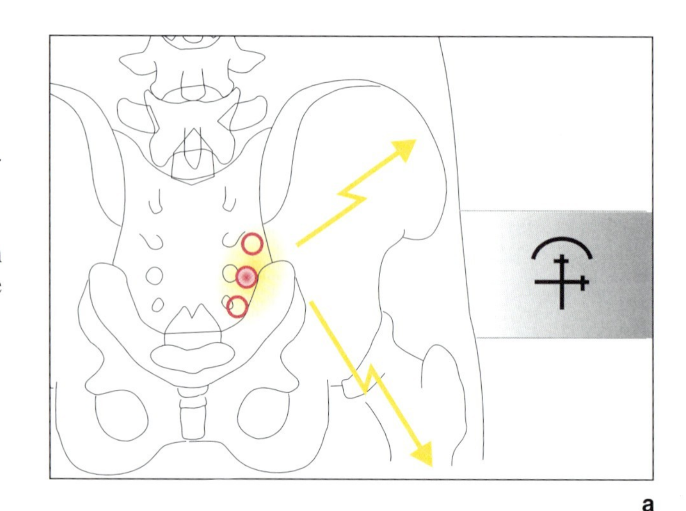

a

### Lagerung

- Patient in Seitlage, relativ nahe am Tischrand. Das zu mobilisierende Sakroiliakalgelenkes ist tischnahe gelagert.
- Mit einer Hand fixiert der Therapeut das Becken. Mit der anderen Hand umfaßt er den unteren Arm des Patienten und zieht die tischnahe Seite des Schultergürtels zu sich.
- Gleichzeitig rotiert die tischferne Seite des Schultergürtels nach hinten, und es kommt zu einer Rotation in der BWS. BWS und LWS werden so weit rotiert, bis die Bewegungsgrenze erreicht ist.
- Diese Einstellung wird dann vom Therapeuten durch Griff an der Schulter oder durch Abstützen des Ellbogens in der Axilla fixiert.
- Während der Patient seinen Blick zur eingestellten Rotation richtet, wird eine reflektorische Entspannung der Rückenmuskulatur erreicht (b).
- Die Wirbelsäule wird von kaudal her eingestellt. Mit der am Becken liegenden Hand stellt der Therapeut durch zunehmende passive Hüftflexion des tischfernen Beines die LWS in Richtung auf eine Flexion ein (nur ganz geringe Flexion). Der Fuß des Patientenbeines wird dann in die Kniekehle des tischnahen Beines gelegt (c).

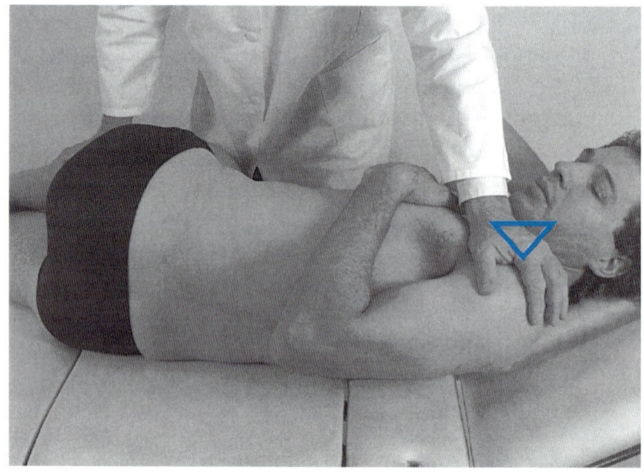

b

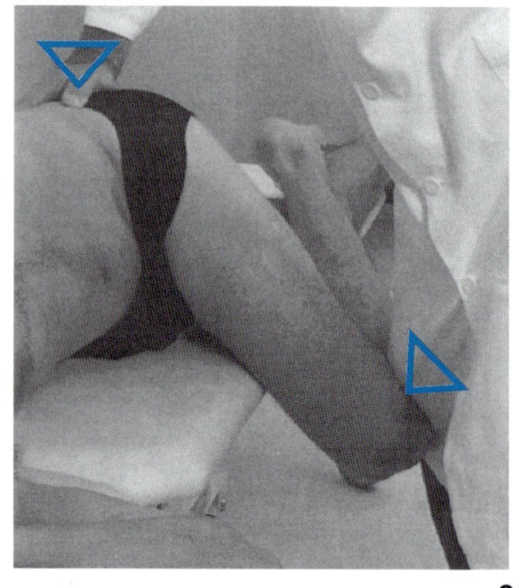

c

# SIG

## Mobilisation mit Impuls: Sakrum nach ventral

- Der Therapeut legt sein Knie in den lateralen Anteil der Poplitea des flektierten Beines des Patienten, um die Stellung zu kontrollieren.
- LWS und Becken müssen jetzt zusätzlich so gedreht werden, daß die Spina iliaca anterior superior auf den Tisch zu liegen kommt.
- Um dies zu erreichen, ist es nötig, die Einstellung der BWS und LWS-Rotation etwas zu verringern.
- Mit dem Hypothenar der Impulshand des kaudalen Armes nimmt der Therapeut Tiefenkontakt mit dem tischnahen Sakrumflügel auf.
- Das Os pisiforme kommt auf Höhe der Irritationszone zu liegen.
- Der Therapeut beugt sich über den Patienten. Der Unterarm der Impuls setzende Hand ist praktisch senkrecht zum Sakrum gedreht (d).

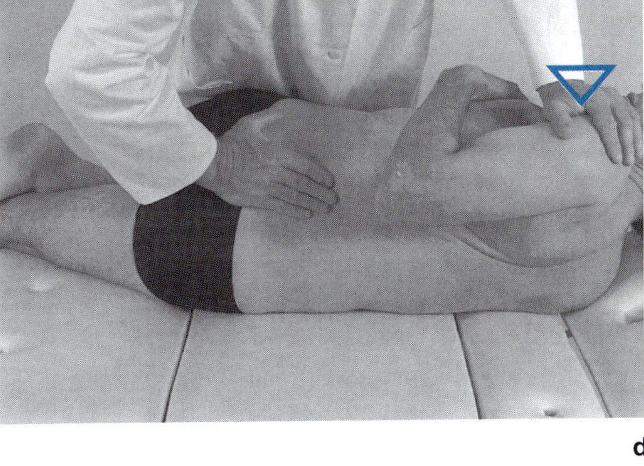

d

e

### Therapeutische Maßnahme

- Impuls in ventraler Richtung (e).

### Hinweise

Treten während der Lagerung lokale Schmerzen auf, sind als mögliche Ursachen auszuschließen:
Zu starke Rotationseinstellung der BWS und LWS.
Zu starke Fixation der Rotationseinstellung.
Eine ausgeprägte Verkürzung des M. piriformis. In diesem Fall sollte vor der Mobilisation des Sakroiliakalgelenkes der M. piriformis mit NMT 2 behandelt werden.
Bei schmerzhafter Koxarthrose ist die Stabilisation der Lagerung über das flektierte tischferne Bein des Patienten nicht möglich. Bei Patienten mit Hüftgelenkendoprothesen soll diese Technik nicht angewendet werden.

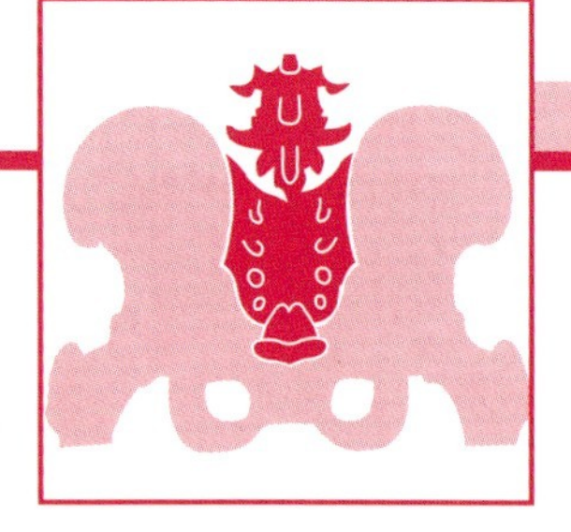

# SIG

## Mobilisation mit Impuls: Sakrum nach ventro-kranial

### Indikationen

*Irritationszone:* $S_1$.

*Bewegungstest:* Hypomobilität des Sakroilikalgelenkes mit hartem Stopp.

*Schmerz:* Akut oder chronisch. Im Kreuzbereich. und/oder ausstrahlend in das Gesäß, evtl. in die Kniekehle und gegen die Ferse (a).

### Lagerung

- Patient in Seitlage, relativ nahe am Tischrand.
- Das zu mobilisierende SIG ist tischnah gelagert.
- Mit einer Hand fixiert der Therapeut das Becken. Mit der anderen Hand umfaßt er den unteren Arm des Patienten und zieht die tischnahe Seite des Schultergürtels zu sich.
- Gleichzeitig rotiert die tischferne Seite des Schultergürtels nach hinten, und es kommt zu einer Rotation in der BWS. BWS/LWS werden so weit rotiert, bis die Bewegungsgrenze erreicht ist.
- Diese Einstellung wird dann vom Therapeuten durch Griff an der Schulter oder durch Abstützen des Ellbogens in der Axilla fixiert.
- Während der Patient seinen Blick zur eingestellten Rotation richtet, wird eine reflektorische Entspannung der Rückenmuskulatur erreicht.
- Die Wirbelsäule wird von kaudal her eingestellt. Mit der am Becken liegenden Hand stellt der Therapeut durch zunehmende passive Hüftflexion des tischfernen Beines die LWS in Flexion ein. Der Fuß des Patienten wird dann in die Kniekehle des tischnahen Beines gelegt (b).
- Der Therapeut legt sein Knie in den lateralen Anteil der Poplitea des flektierten Beines des Patienten, um die Stellung zu kontrollieren (c).
- LWS und Becken müssen jetzt zusätzlich so gedreht werden, daß die Spina iliaca anterior superior auf den Tisch zu liegen kommt.
- Um dies zu erreichen ist es nötig, die Einstellung der BWS/LWS-Rotation etwas zu verringern.

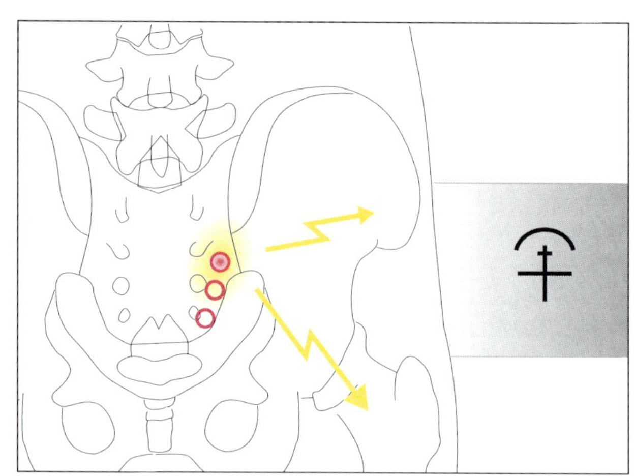

a

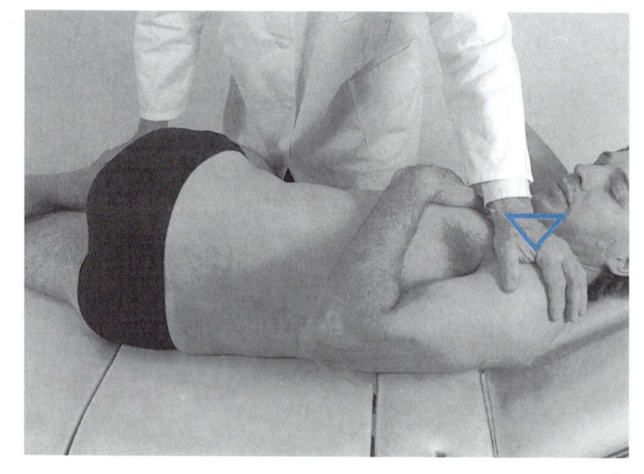

b

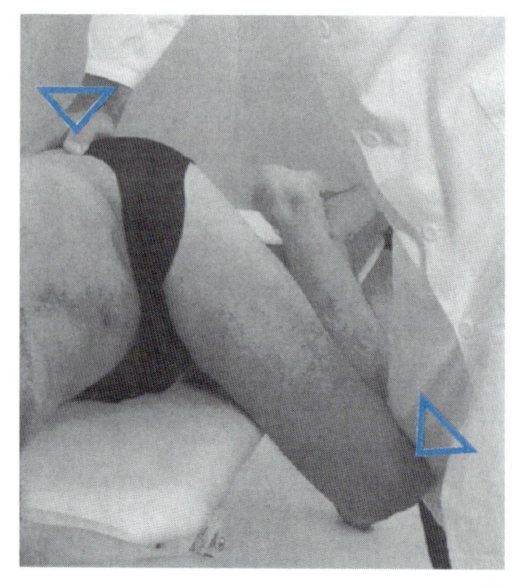

c

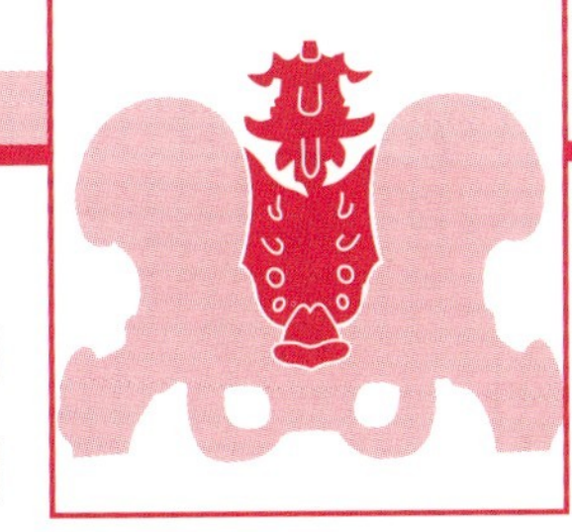



## SIG

# Mobilisation mit Impuls: Sakrum ventro-kranial

- Mit dem Hypothenar der Impulshand des kaudalen Armes nimmt der Therapeut Tiefenkontakt mit dem tischnahen Sakrumflügel auf (d).

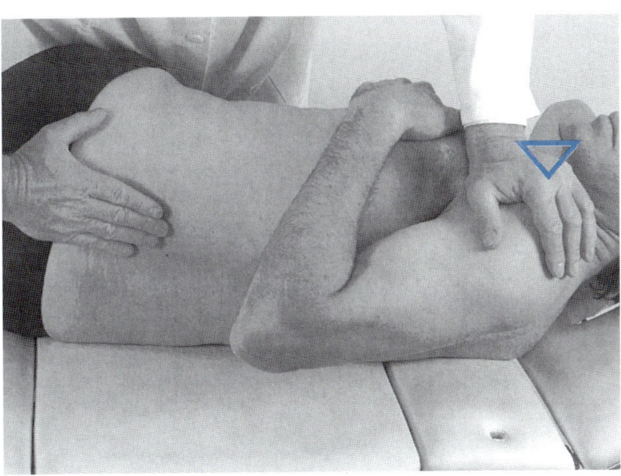

d

### Therapeutische Maßnahme

- Der Impuls ist möglichst kranial gerichtet, wobei eine ventrale Komponente in Kauf genommen werden muß (e).

### Hinweise

Treten während der Lagerung lokale Schmerzen auf, sind als mögliche Ursachen auszuschließen:

- Eine ungenügende Einstellung der LWS. Die LWS-Flexion sollte verstärkt werden.
- Eine ausgeprägte Verkürzung des M. piriformis. In diesem Fall sollte vor der des Sakroilikalgelenkes Mobilisation der M. piriformis mit NMT 2 behandelt werden.

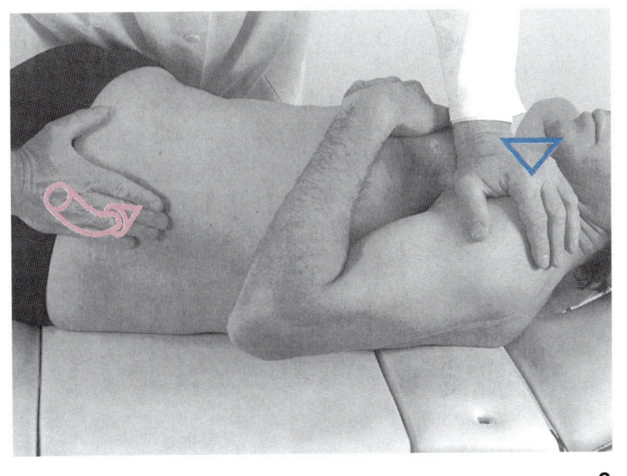

e

Bei schmerzhafter Koxarthrose ist die Stabilisation der Lagerung über das flektierte tischferne Bein des Patienten nicht möglich. In diesen Fällen soll der Fuß des Patienten nicht in die Kniekehle gelegt werden.
Bei Patienten mit Hüftendoprothesen soll diese Technik nicht angewendet werden.

# SIG

## Mobilisation mit Impuls: Sakrum ventro-kaudal

### Indikationen

*Irritationszone:* $S_3$, im kaudalen Bereich des Sakroiliakalgelenkes, mit entsprechendem Verhalten bei Provokation.

*Bewegungstest:* Hypomobilität des Sakroiliakalgelenkes mit hartem Stopp.

*Schmerz:* Akut oder chronisch. Im Kreuzbereich, und/oder ausstrahlend in das Gesäß, die Kniekehle und Ferse (a).

### Lagerung

- Patient in Seitlage, relativ nahe am Tischrand. Das zu mobilisierende SIG ist tischnahe gelagert.
- Mit einer Hand fixiert der Therapeut das Becken. Mit der anderen Hand umfaßt er den unteren Arm des Patienten und zieht die tischnahe Seite des Schultergürtels zu sich.
- Gleichzeitig rotiert die tischferne Seite des Schultergürtels nach hinten, und es kommt zu einer Rotation in der BWS. Die BWS und LWS werden so weit rotiert, bis die Bewegungsgrenze erreicht ist.
- Diese Einstellung wird dann vom Therapeuten durch Griff an der Schulter oder durch Abstützen des Ellbogens in der Axilla fixiert.
- Während der Patient seinen Blick zur eingestellten Rotation richtet, wird eine reflektorische Entspannung der Rückenmuskulatur erreicht.
- Nun wird die Wirbelsäule von kaudal her eingestellt. Mit der am Becken liegenden Hand stellt der Therapeut durch zunehmende passive Hüftflexion des tischfernen Beines die LWS in mittlerer Flexion ein. Der Fuß des Patientenbeines wird dann in die Kniekehle des tischnahen Beines gelegt (b).
- Der Therapeut legt sein Knie in den lateralen Anteil der Poplitea des flektierten Beines des Patienten, um die Stellung zu kontrollieren (c).
- Mit dem Hypothenar der Impulshand des kaudalen Armes nimmt der Therapeut Tiefenkontakt mit dem tischnahen Sakrumflügel zwischen der Crista iliaca und der Spina sacralis medialis auf (d).

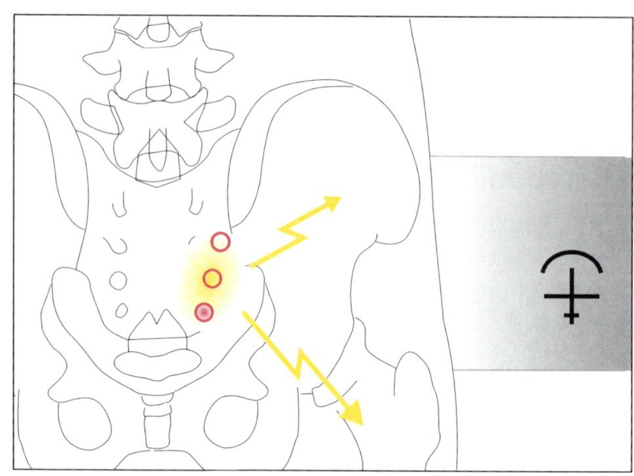

a

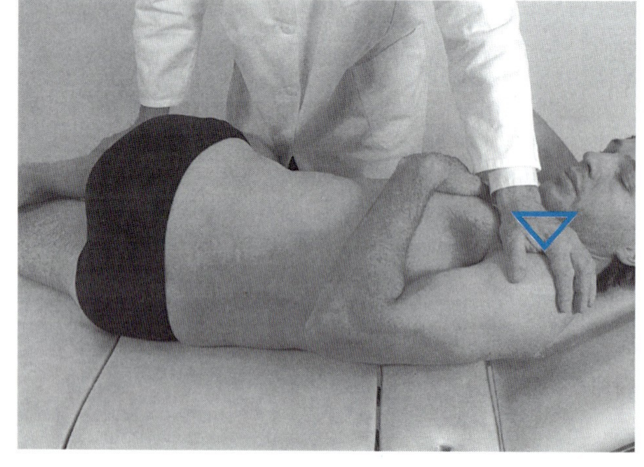

b

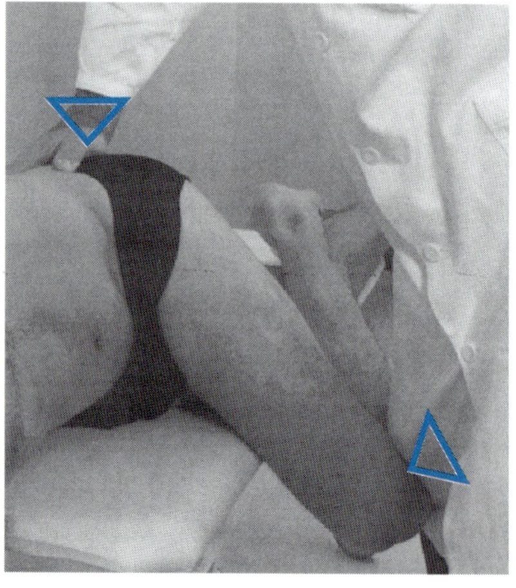

c

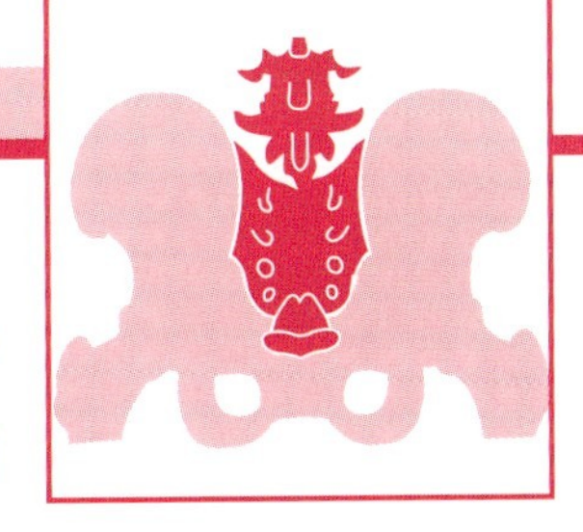



# SIG

## Mobilisation mit Impuls: Sakrum ventro-kaudal

### Therapeutische Maßnahme

- Impuls in die ventral-kaudale Richtung (e).

### Hinweise

Treten während der Lagerung lokale Schmerzen auf, sind als mögliche Ursachen auszuschließen:

- Zu starke Rotationseinstellung der BWS- und LWS. Zu starke Fixation der Rotationseinstellung.
- Eine ausgeprägte Verkürzung des M. piriformis. In diesem Fall sollte vor der Mobilisation des hakroilikalgelenkes der M. piriformis mit NMT 2 behandelt werden.

Bei schmerzhafter Koxarthrose ist die Stabilisation der Lagerung über das flektierte tischferne Bein des Patienten nicht möglich. Diese Technik kann auch verwendet werden bei $S_2$-Irritationszone.

Die Impulsrichtung erfolgt dann über das Sakrum in Richtung ventro-kranial (Sakrum-Extension).

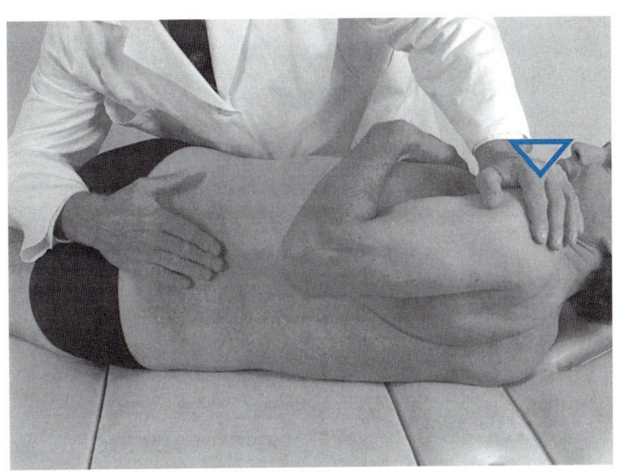

d

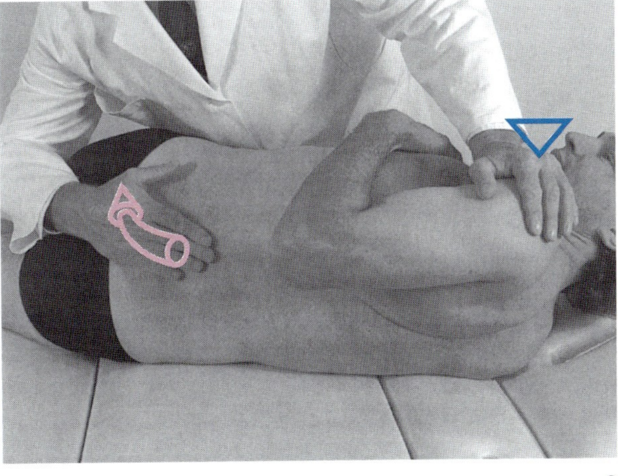

e

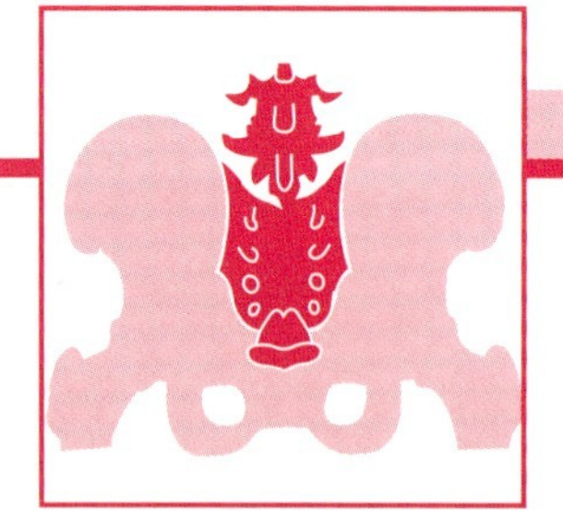





# SIG

## NMT 1: Ilium-Extension

### Indikationen

*Irritationszone:* $S_1$, $S_2$, $S_3$.

*Bewegungstest:* Hypomobilität des Sakroiliakalgelenkes mit hartem Stopp.
Fehlstellung im Bereich der Symphyse: der Schambeinast steht auf der zu mobilisierenden Seite vermehrt kranial.

*Schmerz:* Chronisch lokal und/oder evtl. ausstrahlend in das Gesäß, die Oberschenkelinnen- und -hinterseite.

*Muskeltest:* Verkürzung des M. piriformis, möglicherweise des M. psoas major und der Mm. adductores (a).

a

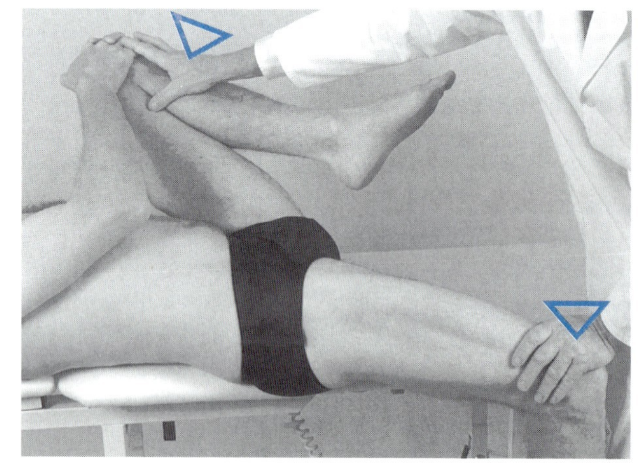

b

### Lagerung

- Patient in Rückenlage, Lordose ausgeglichen.
- Durch maximale Flexion im Hüft- und Kniegelenk des Beines der nicht zu mobilisierenden Seite wird das Becken stabilisiert.
- Der Therapeut fixiert das Bein der zu mobilisierenden Seite am Oberschenkel bei Extension im Hüftgelenk (b).

### Therapeutische Maßnahme

- Isometrische Anspannung des extendierten Oberschenkels in Richtung Flexion und Adduktion (c).

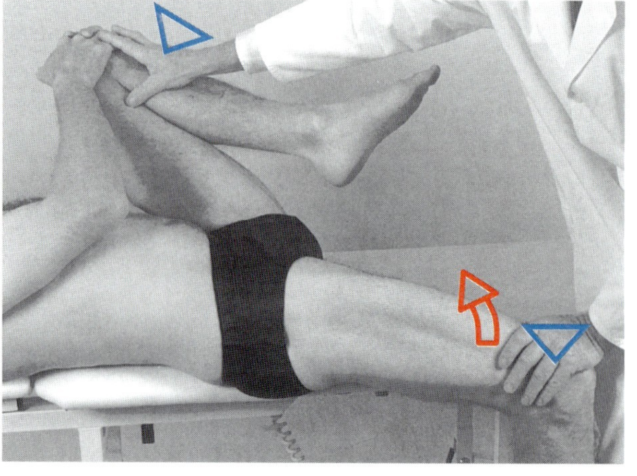

c

### Hinweise

Der Muskelzug auf das Os pubis und die Spina iliaca anterior bewirkt eine Extension des Iliums. Dies bedeutet, daß das Os pubis nach kaudal mobilisiert wird und eine gleichzeitige Mobilisation des Sakroilikalgelenkes stattfindet.

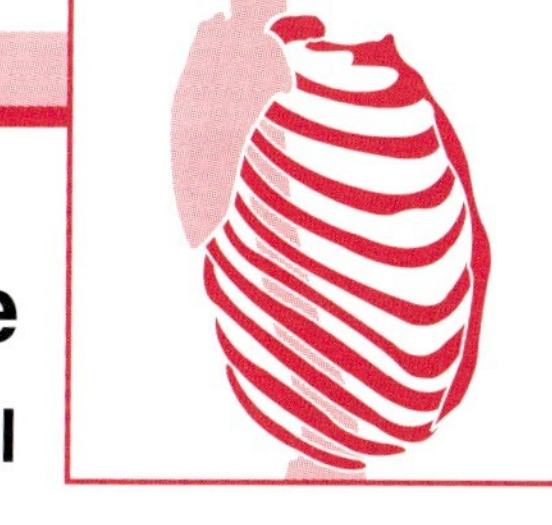



# 1. Rippe

## Mobilisation ohne Impuls: kaudal

### Indikationen

*Irritationszone:* 1. Rippe.

*Bewegungstest:* Hypomobilität der 1. Rippe für Exspiration mit hartem Stopp.

*Schmerz:* Akut und/oder chronisch. Lokal in supraklavikulärer Region mit möglicher Ausstrahlung in den Schulterbereich. Nächtliche Parästhesien im Arm möglich.

*Muskeltest:* Verkürzung der Mm. scaleni und möglicherweise der Pars descendens des M. trapezius (a).

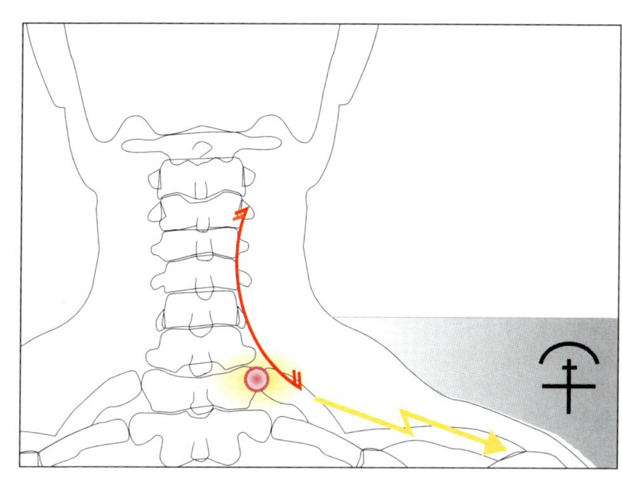

a

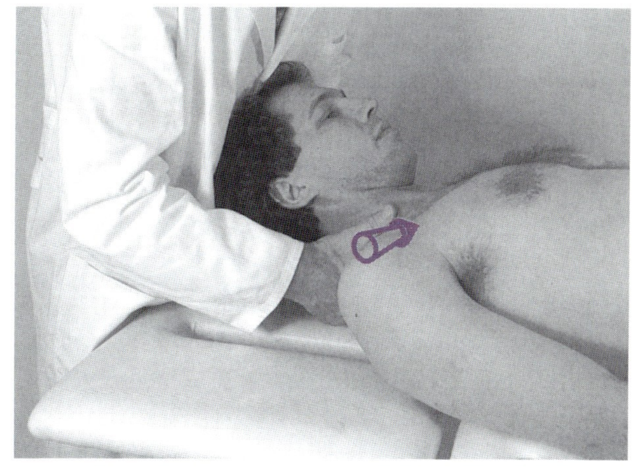

b

### Lagerung

- Patient in Rückenlage.
- Beine flektiert.
- Passive Lateralflexion der Halswirbelsäule zur mobilisierenden Seite.
- Weicher Gabelgriff mit der mobilisierenden Hand mit gutem Tiefenkontakt an der 1. Rippe (b).

### Therapeutische Maßnahme

- Passive Mobilisation synchron zur Exspiration nach kaudal-medial (b).

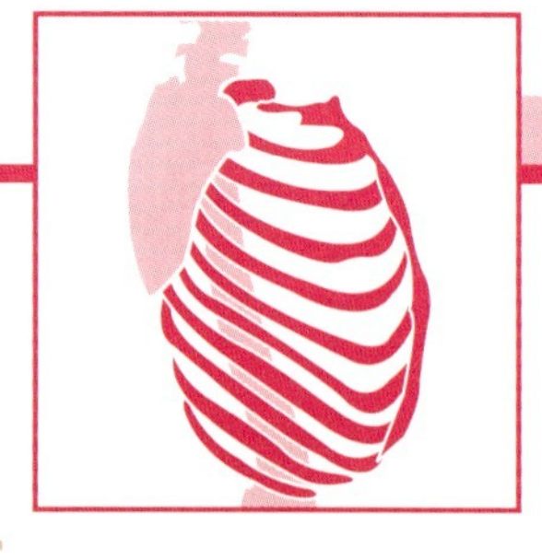





# 1. Rippe

## Mobilisation ohne Impuls: kaudal

### Indikationen

*Irritationszone:* 1. Rippe.

*Bewegungstest:* Hypomobilität der 1. Rippe für Exspiration mit hartem Stopp.

*Schmerz:* Akut und/oder chronisch. Lokal in supraklavikulärer Region mit möglicher Ausstrahlung in den Schulterbereich. Nächtliche Parästhesien im Arm möglich.

*Muskeltest:* Verkürzung der Mm. scaleni, möglicherweise auch der Pars descendens des M. trapezius (a).

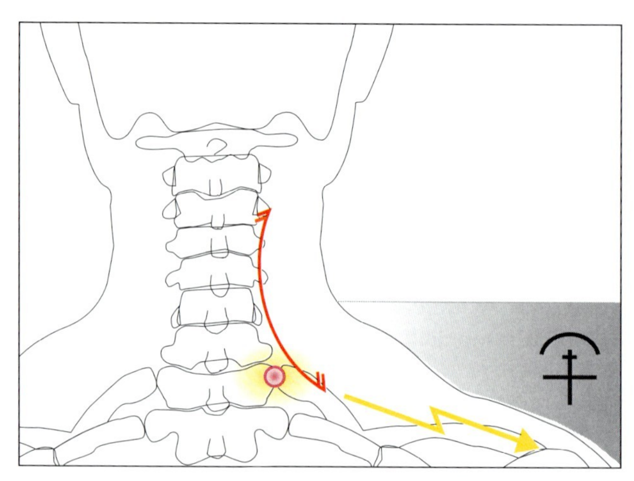

a

### Lagerung

- Patient sitzend.
- Die nicht zu behandelnde Seite des Schultergürtels wird mit dem Oberschenkel und dem Ellbogen des Therapeuten stabilisiert.
- Durch Fixation des Kopfes stabilisiert der Therapeut die Halswirbelsäule in einer Lateralflexion zur mobilisierenden Seite.
- Weicher Gabelgriff mit der mobilisierenden Hand, möglichst guter Tiefenkontakt mit der ersten Rippe (b).

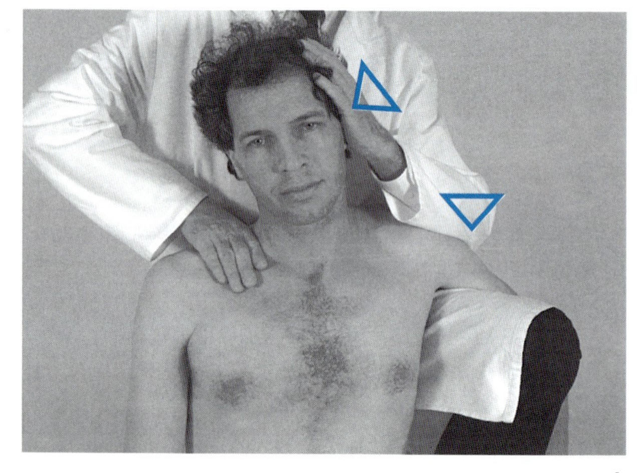

b

### Therapeutische Maßnahme

- Passive Mobilisation, synchron zur Exspiration nach kaudal-medial (c).

### Hinweise

Ein harter Gabelgriff im Bereiche des Armplexus kann Parästhesien im Arm auslösen.
Ein Druck auf den Processus transversus $Th_1$ und Klavikula ist zu vermeiden.
Die Lateralflexion der Halswirbelsäule soll während der Mobilisation nicht verstärkt werden.
Besteht gleichzeitig eine Hypomobilität im Bereiche des zervikothorakalen Überganges mit Irritationszone, soll dies zuerst behandelt werden, da der Gabelgriff für die 1. Rippe eine Irritationszone im zervikothorakalen Bereich tangiert.

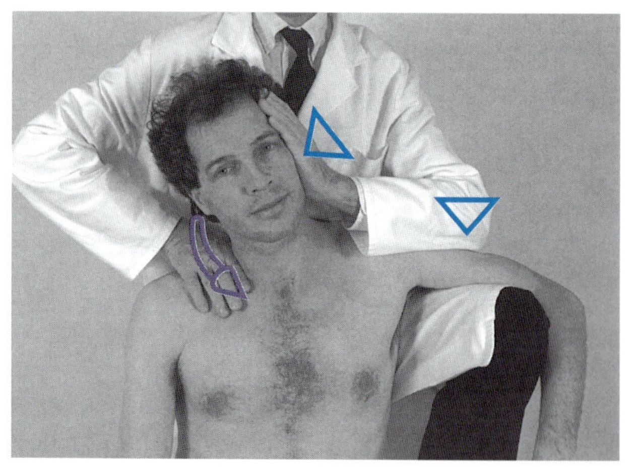

c

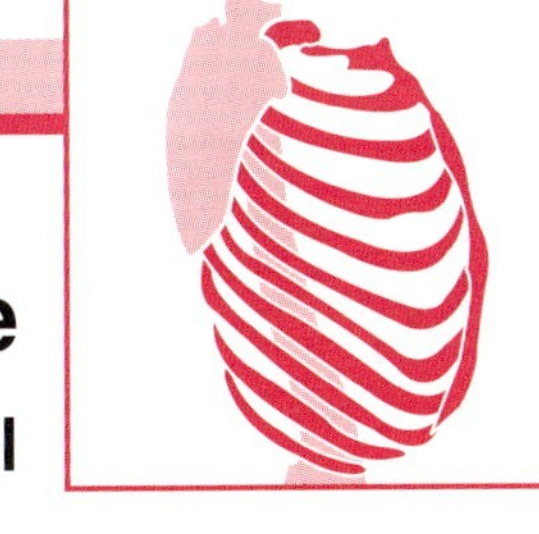



# 1. Rippe

## Mobilisation mit Impuls: kaudal

### Indikationen

*Irritationszone:* 1. Rippe.

*Bewegungstest:* Hypomobilität der 1. Rippe für Exspiration mit hartem Stopp.

*Schmerz:* Lokal und/oder ausstrahlend in die Arme mit möglichen Parästhesien (a).

### Lagerung

- Patient sitzend.
- Die nicht zu behandelnde Seite des Schultergürtels wird mit dem Oberschenkel und dem Ellbogen des Therapeuten stabilisiert.
- Durch Fixation des Kopfes wird die Halswirbelsäule in einer Lateralflexion zur mobilisierenden Seite stabilisiert.
- Mit dem Metakarpaleköpfchen II der impulsgebenden Hand nimmt der Therapeut Tiefenkontakt mit der ersten Rippe auf (b).

### Therapeutische Maßnahme

- Während einer Exspirationsphase Impuls nach kaudal-medial (c).

### Hinweise

Zu beachten ist:

- Ein zu harter Griff der Impulsgebenden Hand im Bereich des Armplexus kann Parästhesien auslösen.

Häufig ist eine hypomobile Rippe mit einer eingeschränkten Beweglichkeit im entsprechenden Brustwirbelsäulen-Segment kombiniert. In diesem Fall soll das hypomobile Brustwirbelsäulen-Segment vor der Rippe mobilisiert werden.

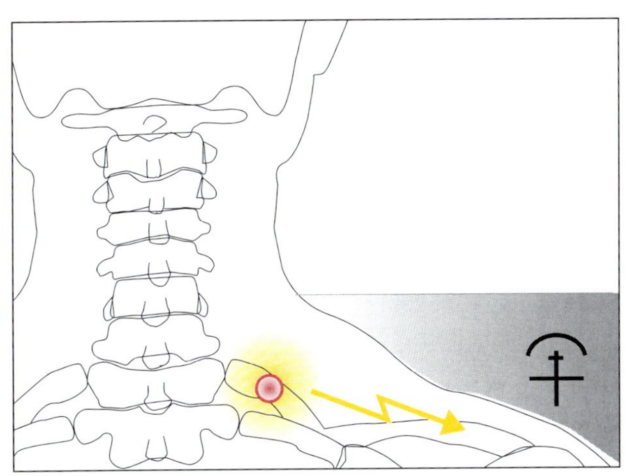

a

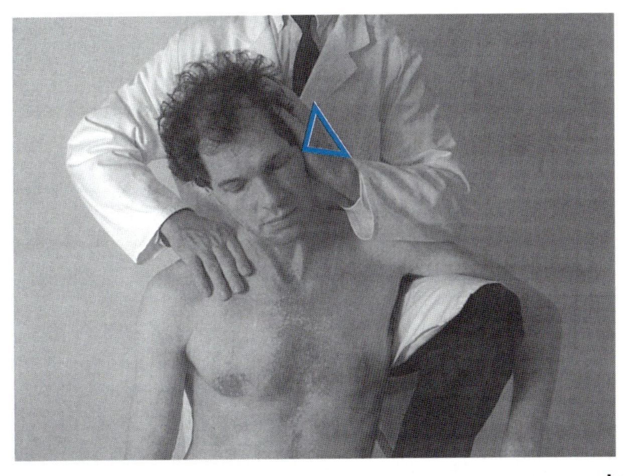

b

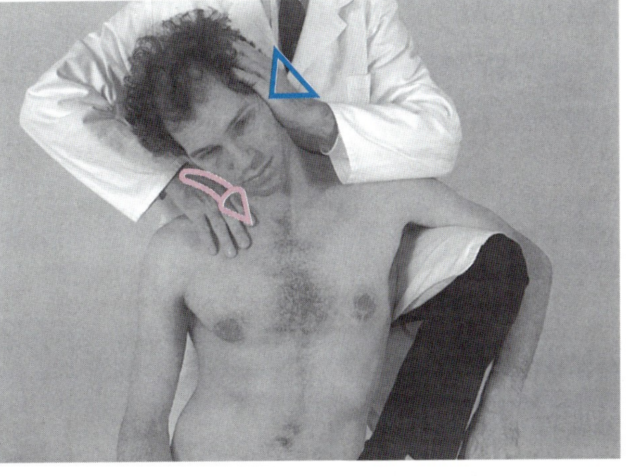

c

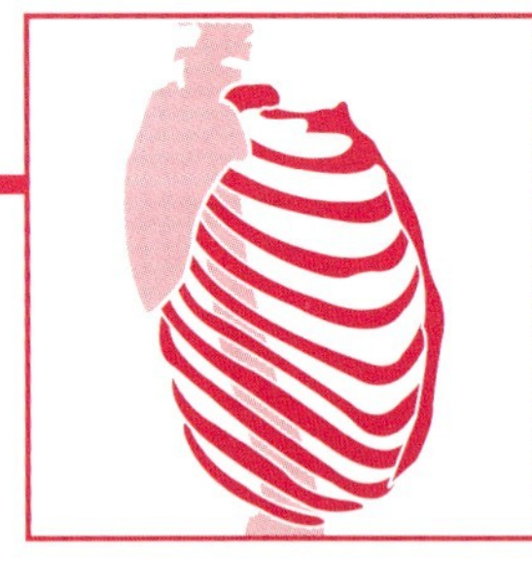

6

# Rippen VI bis XI

## Mobilisation ohne Impuls: lateral-ventral

### Indikationen

*Irritationszone:* C VI, C VII, C VIII, C IX, C X, C XI.

*Bewegungstest:* Hypomobilität der Rippe. Verminderung der regionalen Thoraxbeweglichkeit möglich.

*Schmerz:* Akut und/oder chronisch, häufig atmungsabhängig. Lokal oder der Rippe entlang ausstrahlend und gelegentlich zum Sternum hinziehend (a).

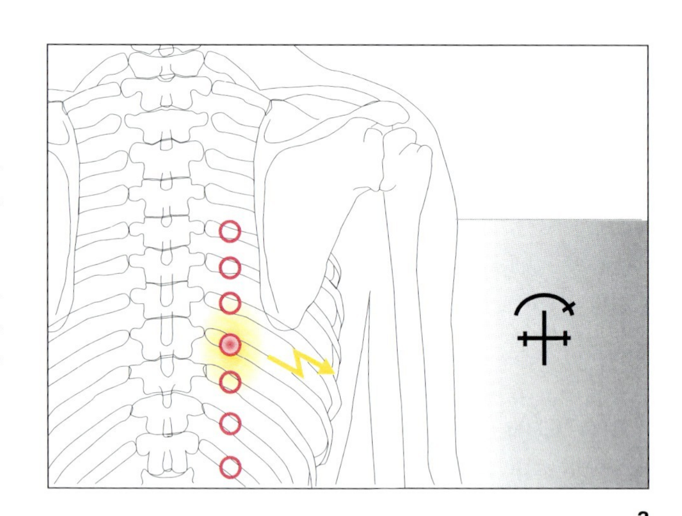

a

### Lagerung

- Patient in Bauchlage.
- Der Therapeut fixiert die zu mobilisierende Rippe mit dem Os pisiforme der impulsgebenden Hand im Bereiche des Angulus costae.
- Mit der anderen Hand Fixation der Spina iliaca anterior von kaudal her (b).
- Passive Rotation des Beckens und der Lendenwirbelsäule bis auf Höhe der zu mobilisierenden Rippe.

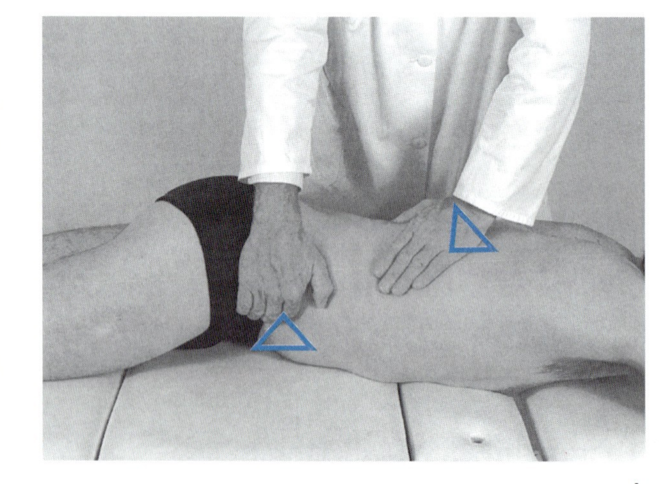

b

### Therapeutische Maßnahme

- Während der Exspiration Mobilisation der Rippe nach lateral-ventral (c).

### Hinweise

Diese Technik ist problematisch bei schmerzhaften Dysfunktionen:

- der Lendenwirbelsäule,
- der Sakroiliakalgelenke,
- der unteren Brustwirbelsäule.

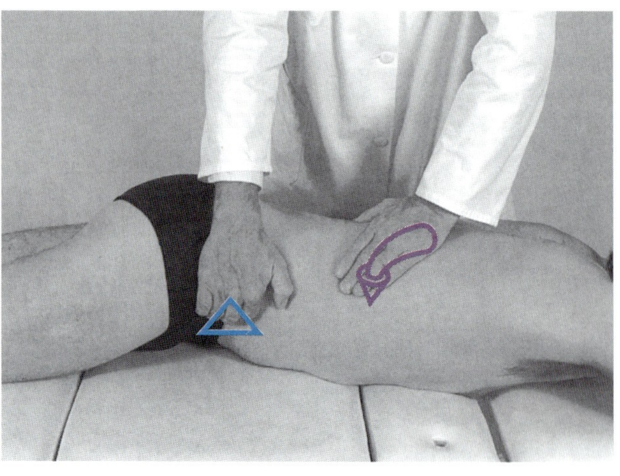

c

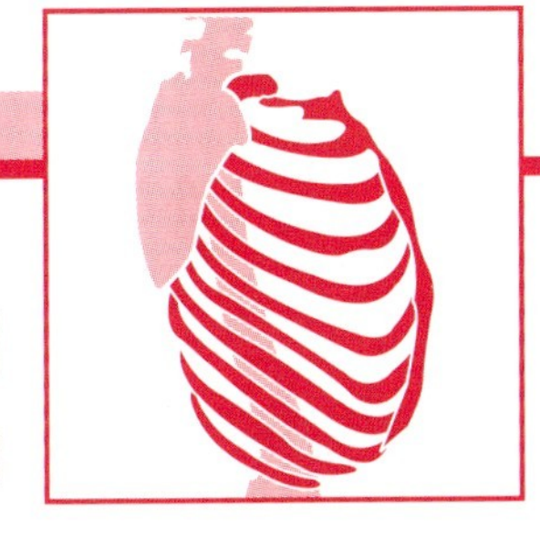



# Rippen IV bis XII

## Mobilisation ohne Impuls und NMT 1: lateral-ventral

### Indlkationen

*Irritationszone:* C IV, C V, C VI, C VII, C VIII, C IX, C X, C XI, C XII.

*Bewegungstest:* Hypomobilität der Rippe, evtl. Verminderung der regionalen Thoraxbeweglichkeit.

*Schmerz:* Akut und/oder chronisch, häufig atmungsabhängig.
Lokal oder entlang der Rippe hinziehend, evtl. ausstrahlend zum Sternum (a).

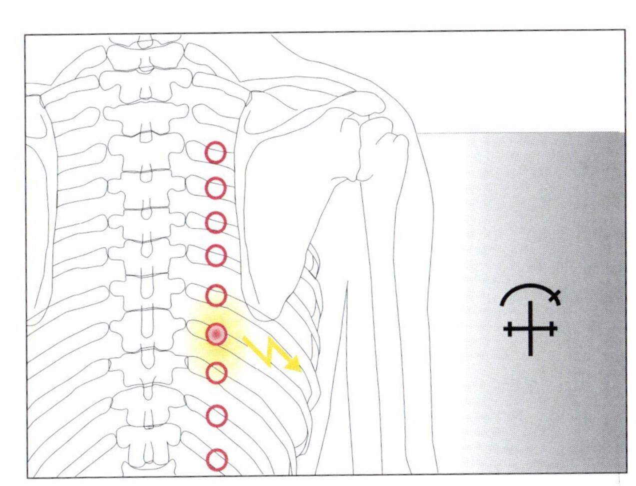

a

### Lagerung

- Patient in Bauchlage, die Arme in den Schultergelenken maximal innenrotiert, die Brustwirbelsäule in leichter Kyphose.
- Der Therapeut nimmt mit dem Thenar der mobilisierenden Hand Tiefenkontakt mit der zu mobilisierenden Rippe im Bereiche des Angulus costae auf (b).

b

### Therapeutische Maßnahmen

Mobilisation ohne Impuls:

- Passive Mobilisation der Rippe nach lateral-ventral .

NMT 1:

- Während einer tiefen Inspiration wird die Rippe durch Fixation am Angulus costae zurückgehalten und dadurch mobilisiert (c).

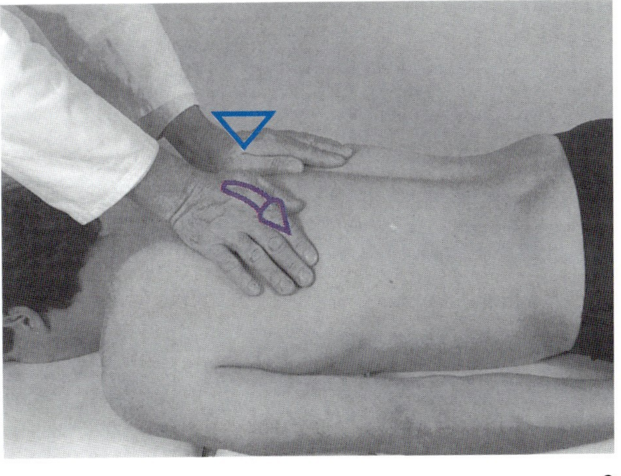

c

### Hinweise

Um Rippenfrakturen zu vermeiden, soll vor allem bei älteren Patienten der fixierende Druck dosiert sein.

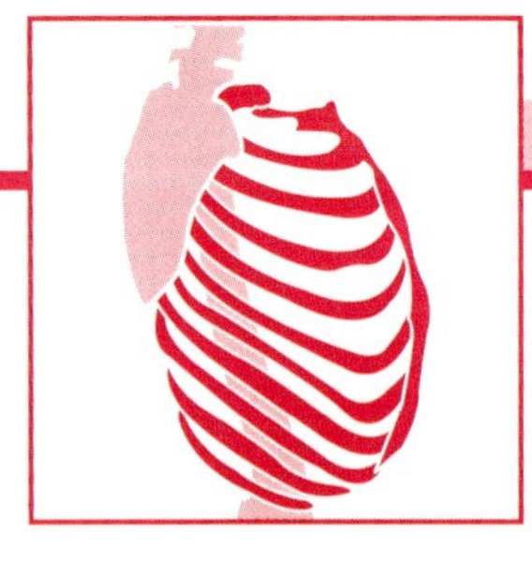

# Rippen IV bis XII

## Mobilisation ohne Impuls und NMT 1: ventral

### Indikationen

*Irritationszone:* C IV, C V, C VI, C VII, C VIII, C IX, C X, C XI, C XII.

*Bewegungstest:* Hypomobilität der Rippe mit eher hartem Stopp. Evtl. Verminderung der regionalen Thoraxbeweglichkeit.

*Schmerz:* Akut und/oder chronisch, häufig atmungsabhängig. Lokal oder entlang der Rippe hinziehend zum Sternum (a).

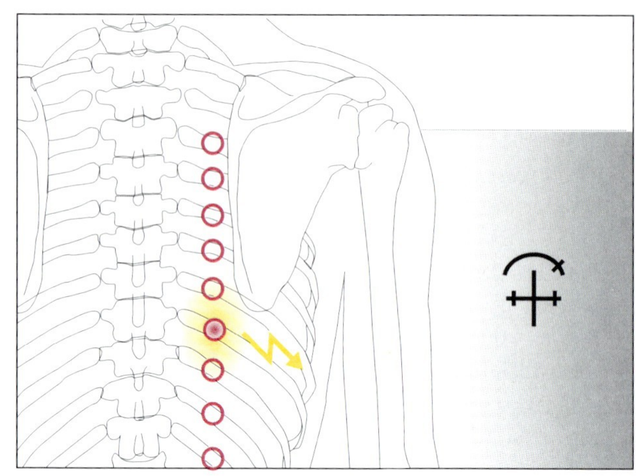

a

### Lagerung

- Patient in Rückenlage, Beine flektiert, Arme über der Brust gekreuzt.

- Der Therapeut steht auf der nicht zu mobilisierenden Seite, rotiert den Patienten passiv zu sich und nimmt mit dem Thenar im Bereiche des Angulus costae der hypomobilen Rippe Tiefenkontakt auf (b) .

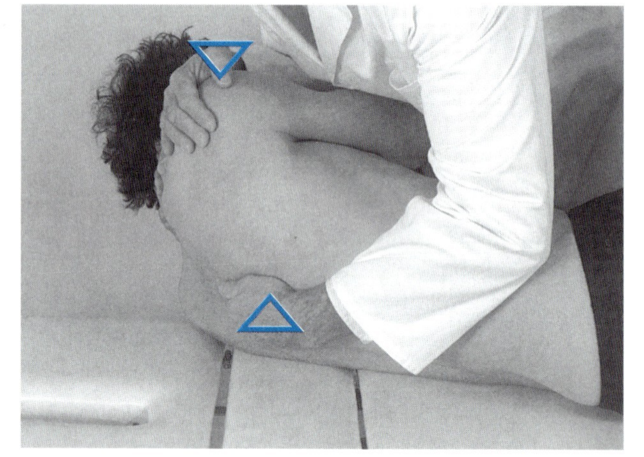

b

### Therapeutische Maßnahmen

Mobilisation ohne Impuls
- Mobilisation durch passive Rotation in Richtung Rückenlage, wobei der Thenar Widerstand gibt (c).

NMT 1
- Mobilisation durch tiefe Inspiration, wobei die zu mobilisierende Rippe im Bereiche der Bewegungsgrenze durch den Thenar des Therapeuten fixiert wird.

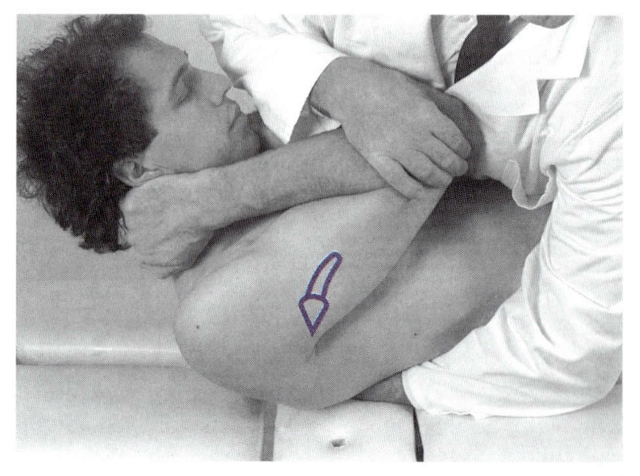

c

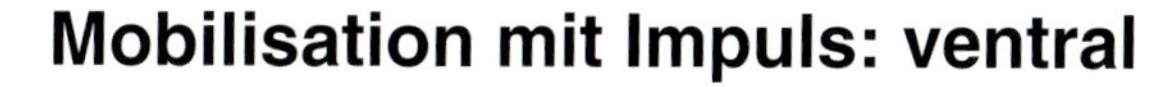

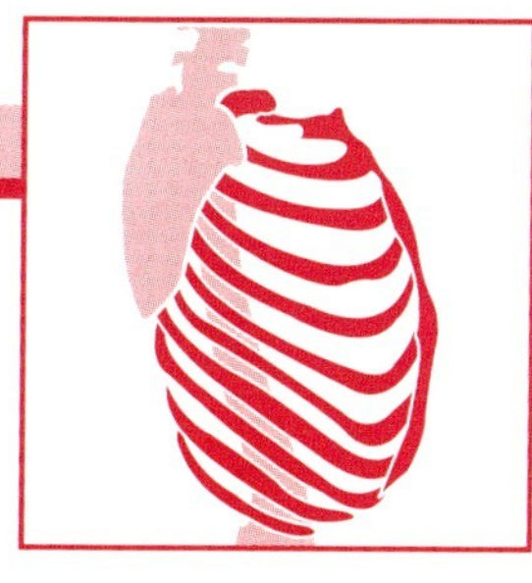



# Rippen III bis VIII

## Mobilisation mit Impuls: ventral

### Indikationen

*Irritationszone:* C III, C IV, C V, C VI, C VII, C VIII.

*Bewegungstest:* Hypomobilität der Rippe mit hartem Stopp

*Verminderte* Flankenatmung auf der entsprechenden Seite.

*Schmerz:* Atmungsabhängig. Entlang der Rippe hinziehend zum Sternum oder lokal ausstrahlend gegen Schulter (a).

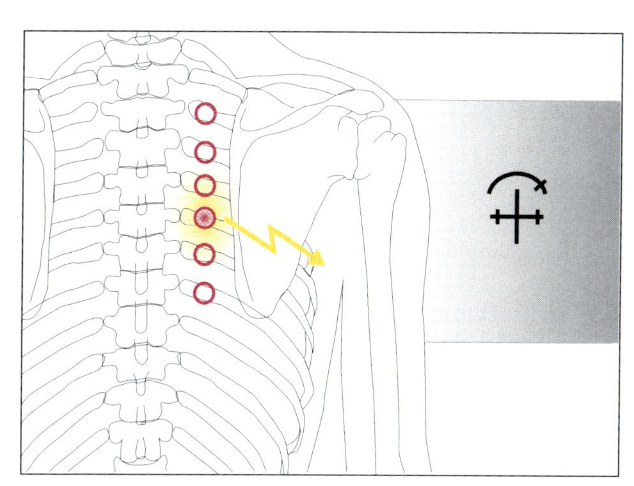

a

### Lagerung

- Patient in Rückenlage, die Arme im Ellenbogenflektiert und die Hände am Okziput verschränkt.
- Der Therapeut steht auf der nicht zu mobilisierenden Seite, rotiert den Patienten passiv zu sich und nimmt mit dem Thenar im Bereich des Angulus costae der blockierten Rippe Tiefenkontakt auf (b).
- Der Patient wird passiv in die Rückenlage zurückgelegt und ausschließend auf die Seite der hypomobilen Rippe leicht überdreht.

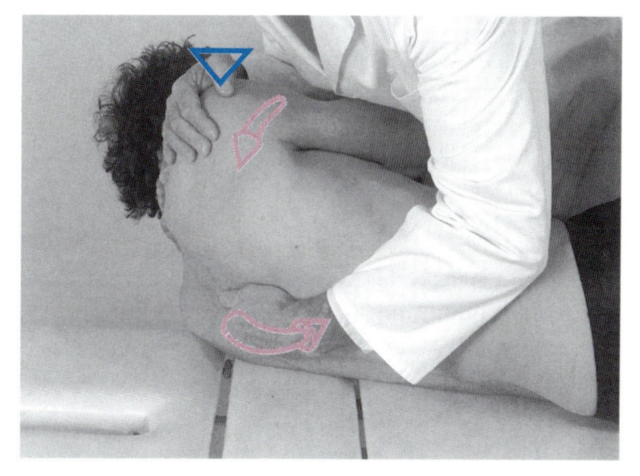

b

### Therapeutische Maßnahme

- Während einer Exspirationsphase Impuls auf die flektierten Arme des Patienten, wodurch auf die zu mobilisierende Rippe ein Impuls nach lateroventral entsteht (c).

### Hinweise

Häufig ist eine hypomobile Rippe mit einer eingeschränkten Beweglichkeit im entsprechenden Brustwirbelsäule-Segment kombiniert. In diesem Fall soll das hypomobile Brustwirbelsäulen-Segment vor der Rippe mobilisiert werden.

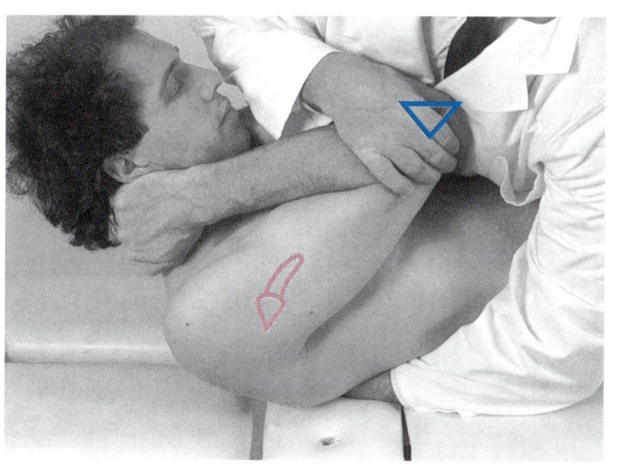

c

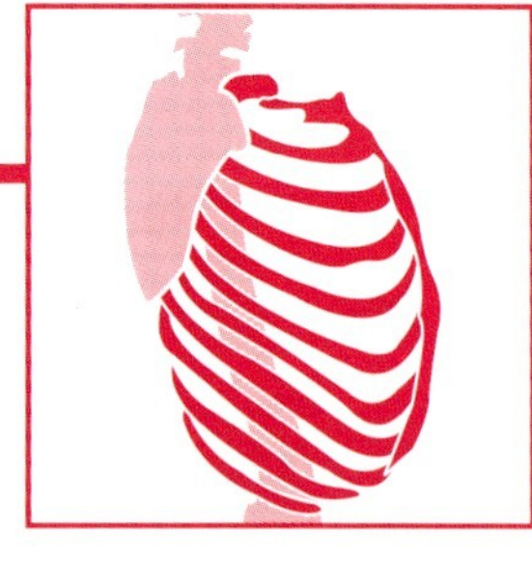



6

# Rippen VI bis XII

## Mobilisation mit Impuls: lateral-ventral

### Indlkatlonen

*Irritationszone:* C VI, C VII, C VIII, C IX, C X, C XI, C XII.

*Bewegungstest:* Hypomobilität der Rippen mit hartem Stopp. Verminderte Flankenatmung auf der entsprechenden Seite.

*Schmerz:* Atmungsabhängig. Lokal und/oder entlang der Rippe hinziehend (a).

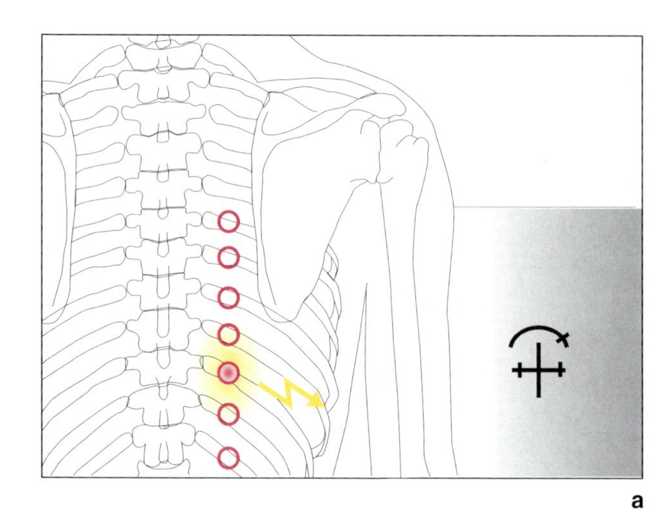

a

### Lagerung

- Patient in Bauchlage, BWS leicht kyphosiert.
- Der Therapeut fixiert mit dem Hypothenar der impulsgebenden Hand die zu mobilisierende Rippe im Bereich des Angulus costae.
- Mit der anderen Hand umfaßt er die Spina iliaca anterior der gleichen Seite.
- Durch Anheben der Spina iliaca anterior wird die Lendenwirbelsäule bis an die Bewegungsgrenze rotiert (b).

b

### Therapeutische Maßnahme

- Während einer Exspirationsphase mobilisierender Impuls mit dem Hypothenar nach lateral-ventral (c).

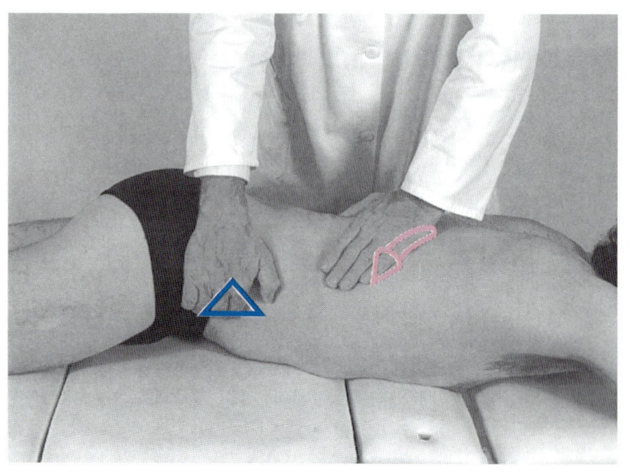

c

### Hinweise

- Bei Schmerzen in der Region der Lendenwirbelsäule oder Sakroiliakolgelenke ist diese Technik nicht geeignet.

Häufig ist eine hypomobile Rippe mit einer eingeschränkten Beweglichkeit im entsprechenden Brustwirbelsäulen-Segment verbunden.
In diesem Fall soll das hypomobile Segment zuerst mobilisiert werden.

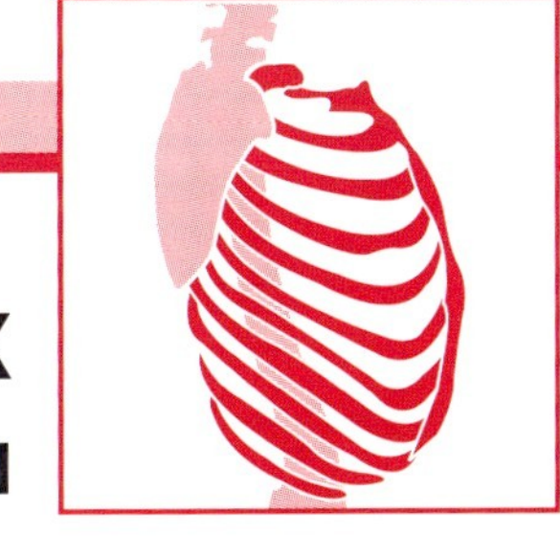



# Rippen IV bis X

## Mobilisation mit Impuls: lateral-ventral

### Indlkationen

*Irritationszone:* C IV, C V, C VI, C VII, C VIII, C IX, C X,

*Bewegungstest:* Hypomobilität der Rippe mit hartem Stopp. Verminderte Flankenatmung auf der entsprechenden Seite.

*Schmerz:* Atmungsabhängig. Lokal oder entlang der Rippe hinziehend, gelegentlich ausstrahlend zum Sternum, gelegentlich bis zur Schulter (a).

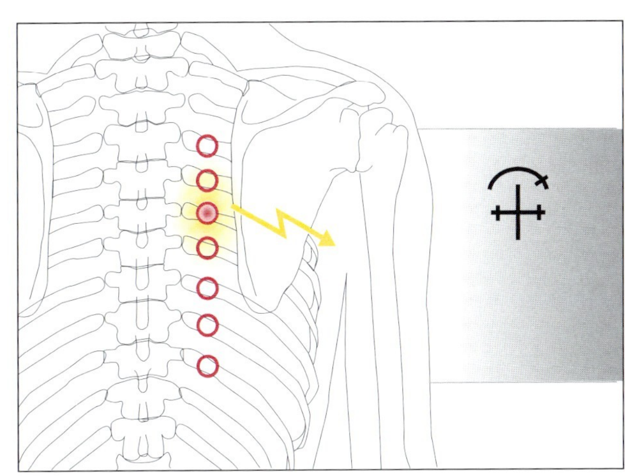

a

### Lagerung

- Patient in Bauchlage, die Arme innenrotiert, die Brustwirbelsäule in leichter Kyphose.
- Der Therapeut nimmt mit dem Thenar der einen Hand flächigen Tiefenkontakt mit der zu mobilisierenden Rippe im Bereich des Angulus costae auf.
- Die andere Hand legt er flächig auf die nicht zu mobilisierende Thoraxseite (Kontrolle!) (b).

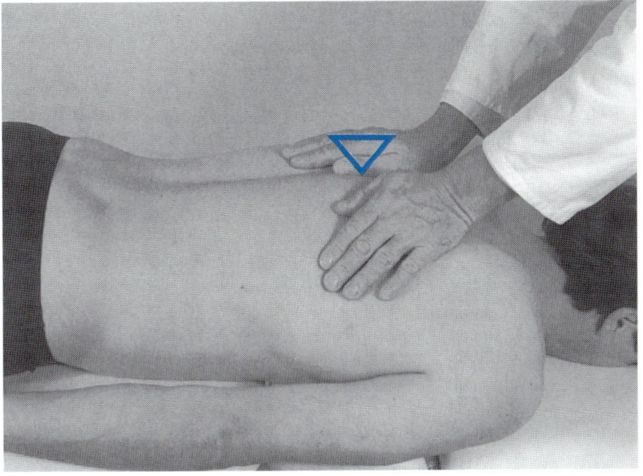

b

### Therapeutische Maßnahme

- Während einer Exspirationsphase erfolgt der Impuls auf die Rippe nach lateral-ventral (c).

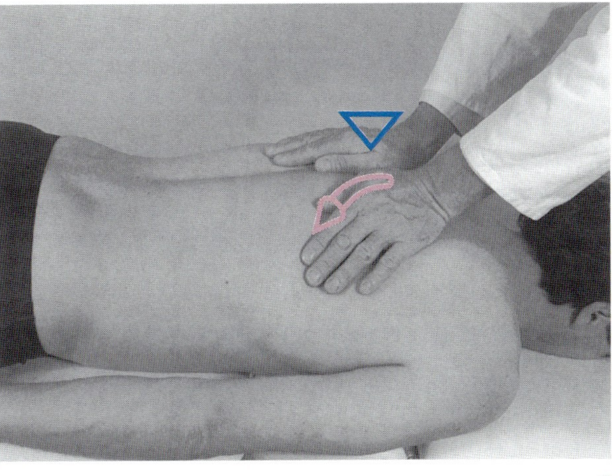

c

### Hinweise

Häufig ist eine hypomobile Rippe mit einer eingeschränkten Beweglichkeit im entsprechenden Brustwirbelsäulen-Segment kombiniert. Ist dies der Fall, soll das hypomobile Brustwirbelsäulen-Segment vor der Rippe mobilisiert werden.

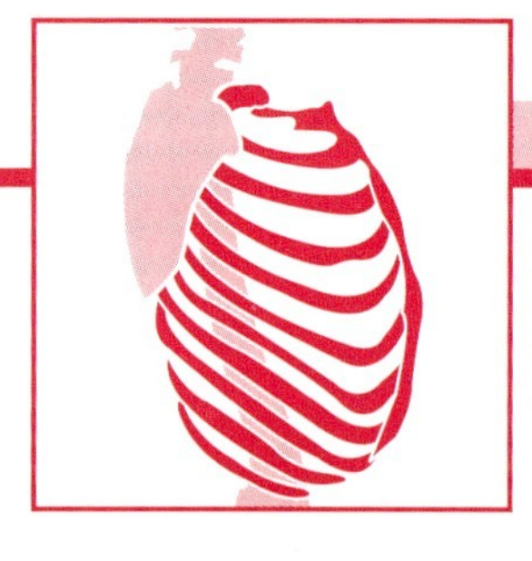

# Rippen IV bis XII

## NMT 2: ventral

### Indikationen

*Irritationszone:* C IV, C V, C VI, C VII, C VIII, C IX, C X, C XI, C XII.

*Bewegungstest:* Hypomobilität der Rippe mit eher weichem Stopp.

*Schmerz:* Akut oder chronisch, häufig atmungsabhängig. Entlang der Rippe hinziehend zum Sternum oder lokal (a).

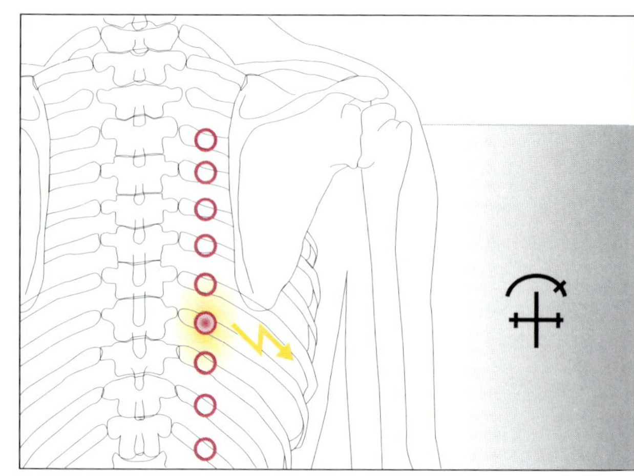

a

### Lagerung

- Patient in Seitenlage.
- Von kranial her Einstellen der BWS durch Rotation bis auf Höhe der zu mobilisierenden Rippe, mit welcher der Therapeut Tiefenkontakt aufnimmt (Mittel- oder Zeigefinger, flächiger Griff; b)

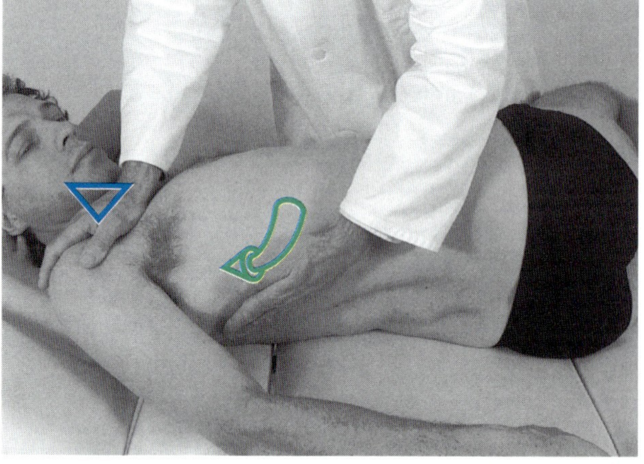

b

### Therapeutische Maßnahme

- Fixierender Widerstand an der Bewegungsgrenze der zu mobilisierenden Rippe.
- Tiefe Inspiration und isometrische Anspannung der paravertebralen und interkostalen Muskulatur (b).
- Während der Exspirationsphase passive Mobilisation nach ventral-kaudal (c).

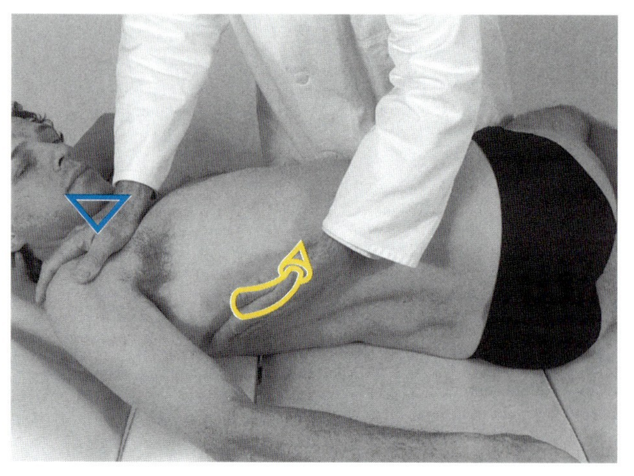

c

### Blickrichtung des Patienten

- Bei Inspiration: zur mobilisierenden Seite,
- Bei Exspiration: von der mobilisierenden Seite weg.

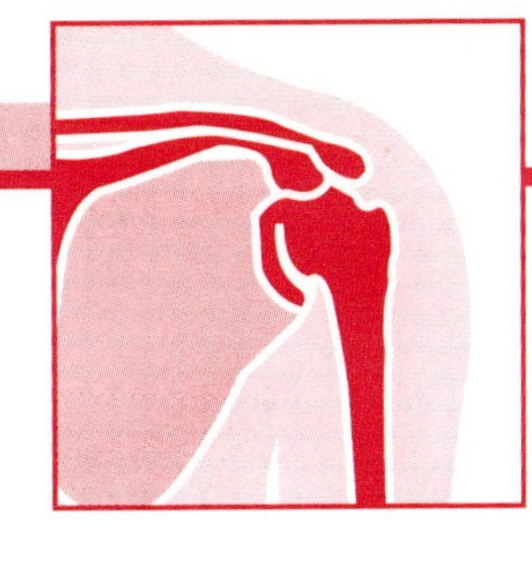



## 6.4 Behandlung der peripheren Gelenke

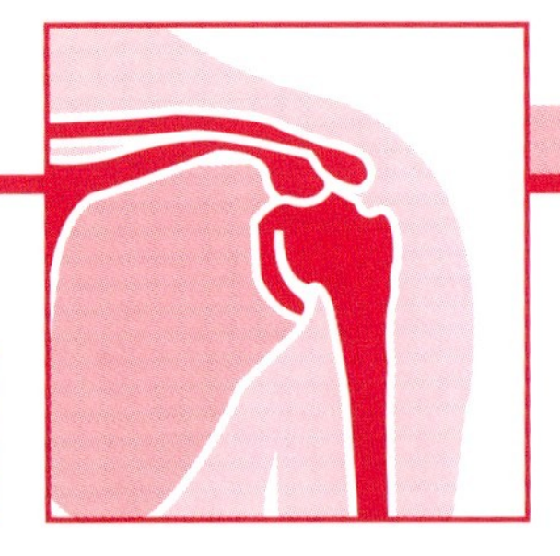



6

# Schultergelenk

## Mobilisation ohne Impuls: Traktion

### Indikationen

*Bewegungstest:* Anguläre Bewegungseinschränkung. Verminderte translatorische Bewegung mit hartelastischem Stopp.

*Schmerz:* Akut oder chronisch. Lokal und/oder ausstrahlend gegen die Oberarmaußenseite. Bewegungs- und/oder ausgeprägter Ruheschmerz. Möglicherweise nur endphasiger Bewegungsschmerz.

*Muskeltest:* Häufig findet sich eine Verkürzung des Pars descendens des M. trapezius, des M. pectoralis major sowie eine Abschwächung der medialen Schulterblattfixatoren (a).

a

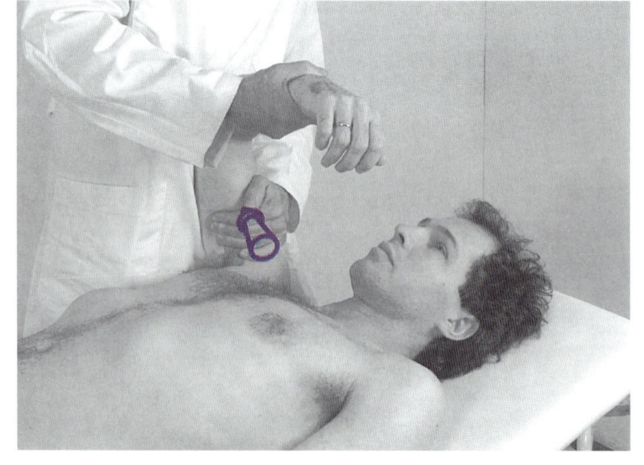

b

### Lagerung

- Patient in Rückenlage, nahe am Tischrand.
- Schulterblatt und Thorax werden eventuell mit einem Gurt fixiert.
- Mit einer Hand faßt der Therapeut flächig, möglichst gelenknahe, die Oberarminnenseite des Patienten, während er die andere Hand im Bereich des distalen Unterarmes anlegt, im Sinne einer Begleitfixation.
- Einstellen der aktuellen Ruhestellung im Gelenk (b).

### Therapeutische Maßnahme

- Passive Mobilisation.
- Jede anguläre Bewegungskomponente soll vermieden werden (b).

### Hinweise

Diese Technik eignet sich gut für eine Schmerzbehandlung. In diesem Fall darf die Traktionsstufe 1 nicht überschritten werden.

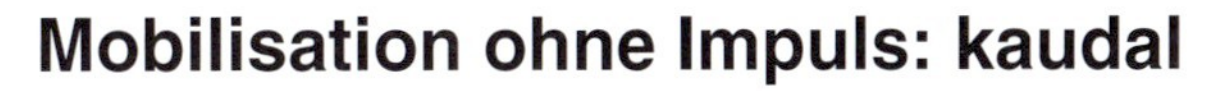

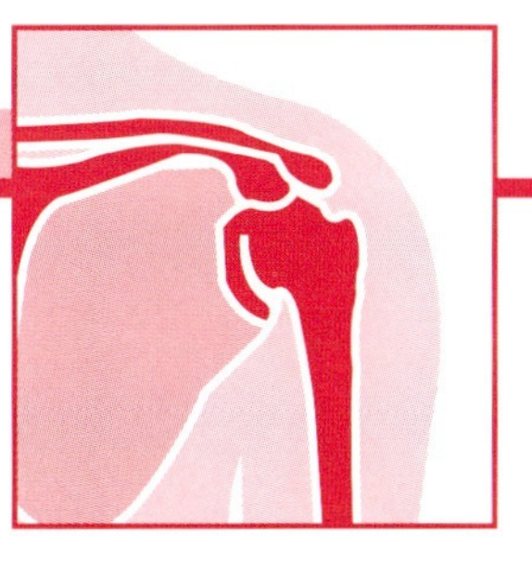



# Schultergelenk

## Mobilisation ohne Impuls: kaudal

### Indikationen

*Bewegungstest:* Anguläre Bewegungseinschränkung der Abduktion-Elevation, evtl. auch der Innenrotation-Außenrotation. Verminderte translatorische Bewegung nach kaudal mit hart-elastischem Stopp.

*Schmerz:* Akut oder chronisch. Lokal und/oder ausstrahlend gegen die Oberarmaußenseite. Bewegungs- und/oder ausgeprägter Ruheschmerz. Möglicherweise nur endphasiger Bewegungsschmerz.

*Muskeltest:* Häufig findet sich eine Verkürzung der Pars descendens des M. trapezius, des M. pectoralis major sowie eine Abschwächung der medialen Schulterblattfixatoren (a).

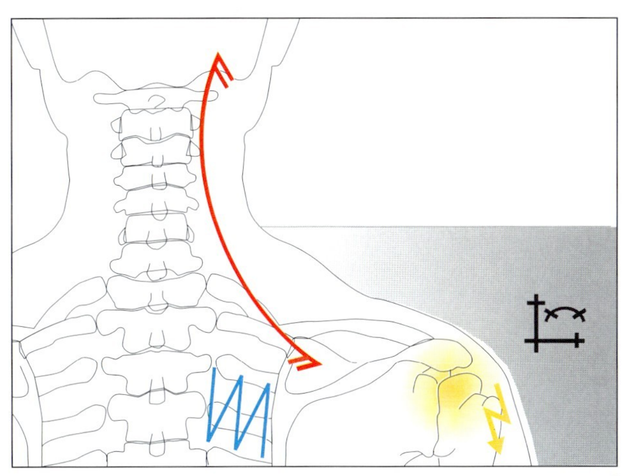

a

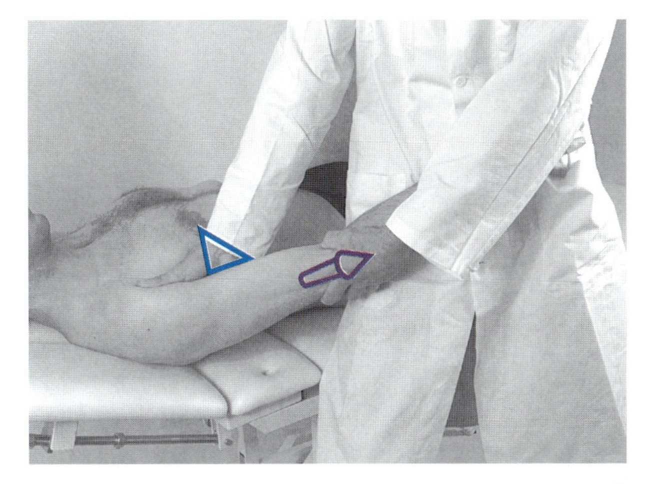

b

### Lagerung

- Patient in Rückenlage, nahe am Tischrand.
- Fixation des Schultergürtels durch den Therapeuten.
- Mit der anderen Hand umfaßt der Therapeut den Arm des Patienten flächig und möglichst distal, aber proximal des Ellbogengelenkes (b).
- Einstellen der aktuellen Ruhestellung im Gelenk.

### Therapeutische Maßnahme

- Passive Mobilisation nach kaudal, parallel zur Behandlungsebene (b).

### Hinweise

Ohne eine normale translatorische Bewegung nach kaudal sind keine vollständigen angulären Bewegungen im Schultergelenk möglich.
Bei eingeschränkter angulärer Beweglichkeit ist deshalb in den meisten Fällen diese Mobilisation von zentraler Bedeutung.
Bei anamnestischem Hinweis auf eine Luxation oder Subluxation ist eine Mobilisation mit Impuls kontraindiziert.

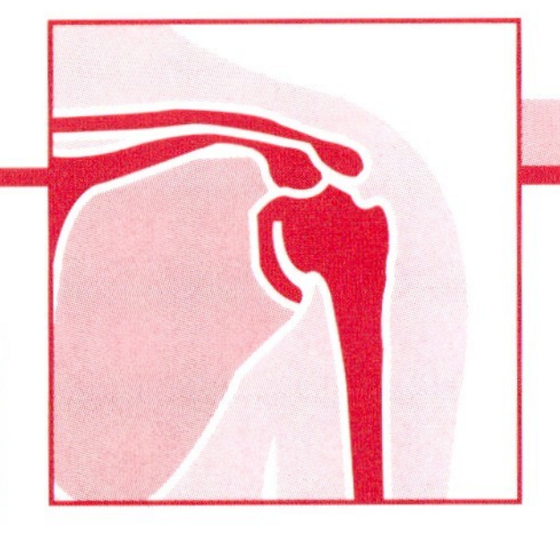

6

# Schultergelenk

## Mobilisation ohne Impuls: dorsal

### Indikationen

*Bewegungstest:* Anguläre Bewegungseinschränkung der Innenrotation und/oder der Elevation. Verminderte translatorische Bewegung nach dorsal mit elastischem Stopp.

*Schmerz:* Akut oder chronisch. Druckdolenz der ventralen Kapselanteile. Bewegungs- und/oder Ruheschmerz.

*Muskeltest:* Häufig findet sich eine Verkürzung des M. pectoralis major, der Pars descendens des M. trapezius sowie eine Abschwächung der medialen Schulterblattfixatoren (a).

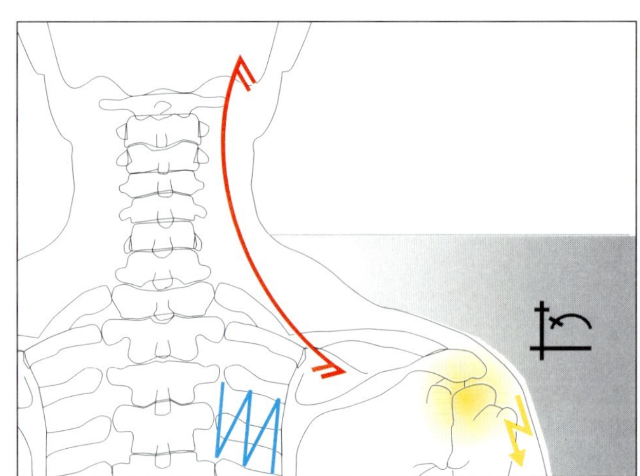

a

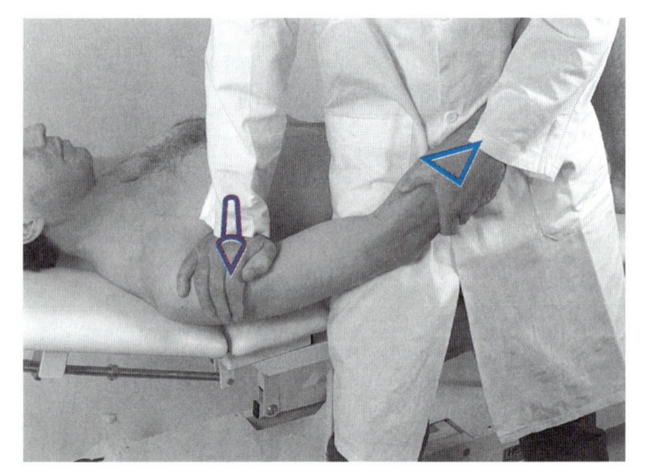

b

### Lagerung

- Patient in Rückenlage, nahe am Tischrand.
- Mit einem Sandsack oder einem Keil wird das Schulterblatt unterstützt.
- Der Therapeut faßt mit einer Hand um den flektierten Ellbogen des Patienten und stabilisiert den Arm an seinem Körper.
- Einstellen der aktuellen Ruhestellung im Gelenk.
- Die andere Hand legt der Therapeut flächig im ventralen gelenknahen Bereich des Oberarmes an

### Therapeutische Maßnahme

- Traktion Stufe I; diese wird während der ganzen Behandlung beibehalten.
- Passive Mobilisation nach dorsal, parallel zur Behandlungsebene (b).

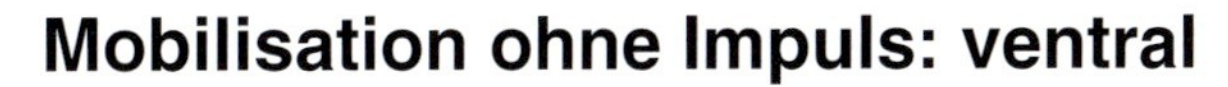

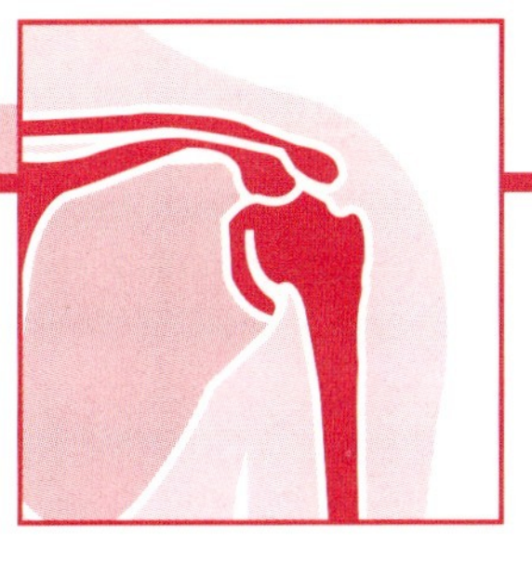



# Schultergelenk

## Mobilisation ohne Impuls: ventral

### Indikationen

*Bewegungstest:* Anguläre Bewegungseinschränkung der Außenrotation und/oder der Extension. Verminderte translatorische Bewegung nach ventral mit elastischem Stopp.

*Schmerz:* Chronisch, lokal. Druckdolenz der ventralen Kapselanteile. Bewegungs- und/oder ausgeprägter Ruheschmerz.

*Muskeltest:* Häufig findet sich eine Verkürzung der Pars descendens des M. trapezius, des M. pectoralis major sowie eine Abschwächung der medialen Schulterblattfixatoren (a).

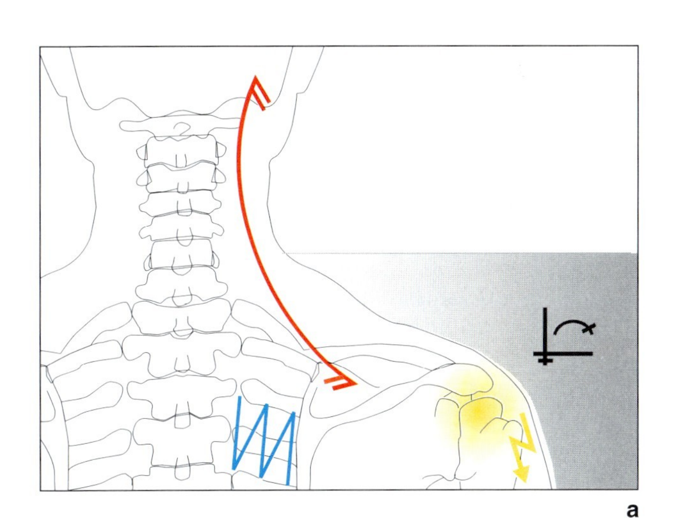

a

### Lagerung

- Patient in Bauchlage, nahe am Tischrand.
- Mit einem Sandsack oder einem Keil wird der Processus coracoideus unterstützt, wodurch eine gewisse Stabilisation des Schulterblattes erreicht wird.
- Der Therapeut faßt mit einer Hand den distalen Oberarm des Patienten.
- Einstellen der aktuellen Ruhestellung im Gelenk.
- Meist befindet sich der Oberarm in der Verlängerung der Spina scapulae.
- Die andere Hand legt der Therapeut flächig im dorsalen, gelenknahen Bereich des Oberarmes an (b).

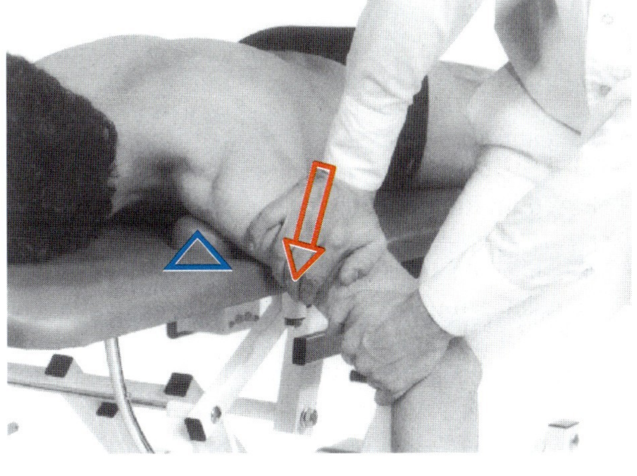

b

*Bemerkung*: Es ist darauf zu achten, daß ventral nur der Processus coracoideus und nicht der Humeruskopf unterstützt wird.

Reicht diese ventrale Unterstützung zur Stabilisation des Schulterblattes nicht aus, kann zusätzlich ein Gurt zu Hilfe genommen werden.

### Therapeutische Maßnahme

- Traktion Stufe I: diese wird während der ganzen Behandlung beibehalten.
- Passive Mobilisation nach ventral, parallel zur Behandlungsebene (b).

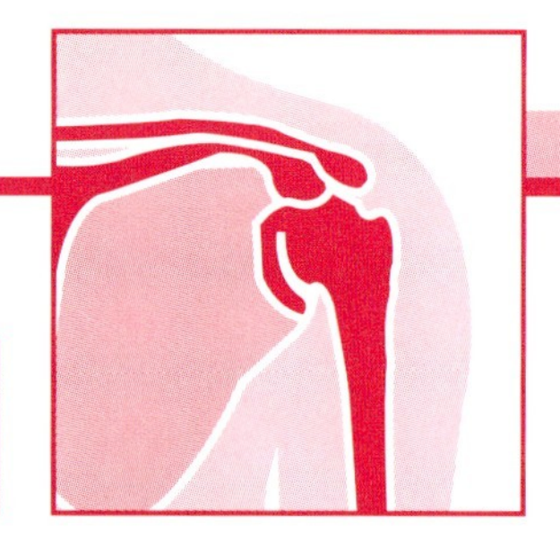



# Sternoklavikulargelenk

## Mobilisation ohne Impuls nach kranial
## Mobilisation ohne Impuls nach kaudal

### Indikationen

*Bewegungstest:* Verminderte translatorische Bewegung nach dorsal mit hartem Stopp.

*Schmerz:* Bewegungsabhängig. Schmerzhafte Palpation der Gelenkkapsel.

*Muskeltest:* Möglicherweise Verkürzung des M. sternocleidomastoideus und/oder der Mm. scaleni (a).

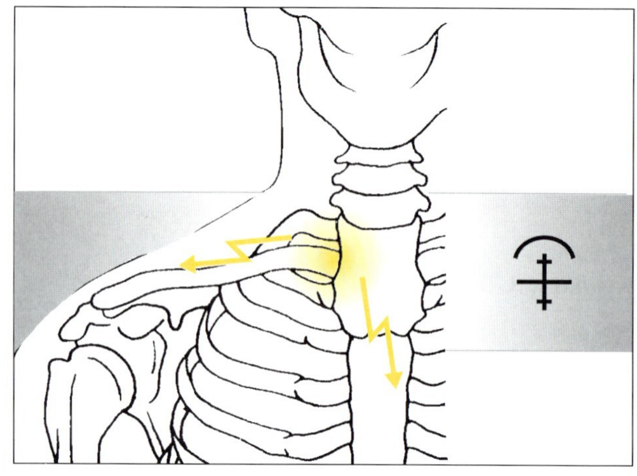

a

### Lagerung

- Patient in Rückenlage.
- Mobilisation nach kranial:
  Der Therapeut nimmt mit dem Thenar der einen Hand Tiefenkontakt mit dem medialen Schlüsselbeinende auf und unterstützt die mobilisierende Hand mit der anderen Hand (b).
- Mobilisation nach kaudal:
  Von kranial her Fixation des medialen Schlüsselbeinendes mit Daumen und Zeigefinger (c).

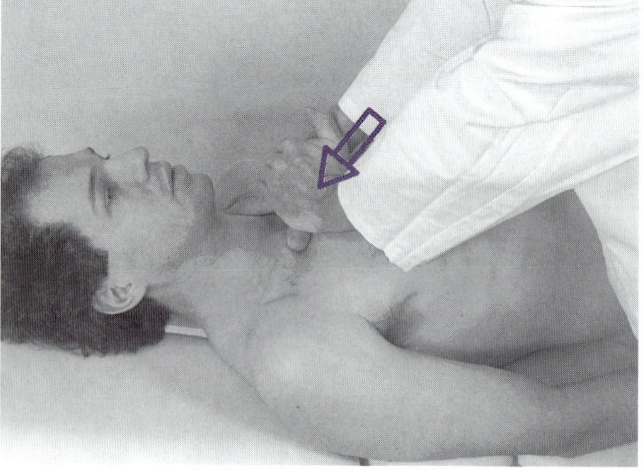

b

### Therapeutische Maßnahme

- Mobilisation des medialen Schlüsselbeinendes nach kranial bzw. kaudal.
  Die Mobilisation nach kranial kann synchron zur Exspiration durchgeführt werden. Es ist auf eine möglichst weiche Griffassung außerhalb der Gelenkkapsel zu achten.

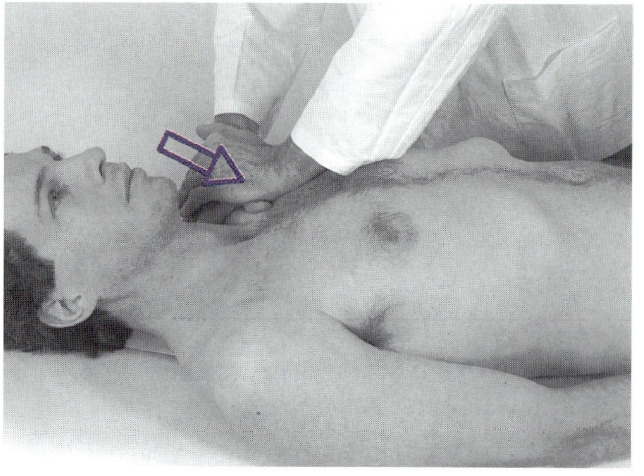

c

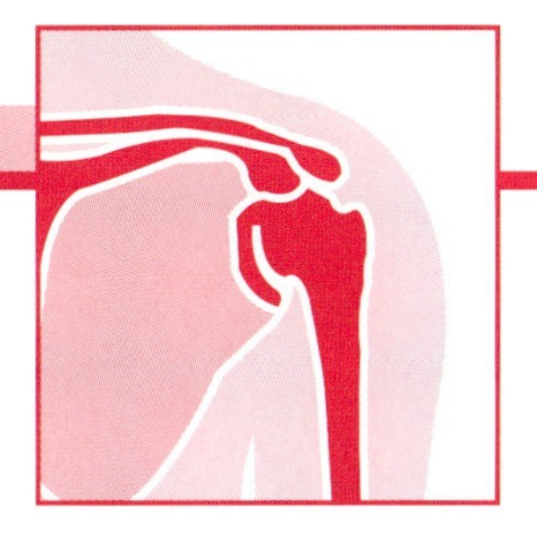



# Akromioklavikulargelenk

## NMT 1: kranial

### Indikationen

*Bewegungstest:* Verminderte translatorische Bewegung der Klavikula nach ventral/kaudal und endphasig schmerzhaft eingeschränkte Abduktion des Armes (Abduktionswinkel 120–180°).

*Schmerz:* Chronisch meistens lokal, akzentuiert bei Provokation. Möglicherweise schmerzhafter Bogen bei Abduktion des Armes. Schmerzhafte Palpation des Gelenkspaltes.

*Muskeltest:* Verkürzung der Pars descendens des M. trapezius (a).

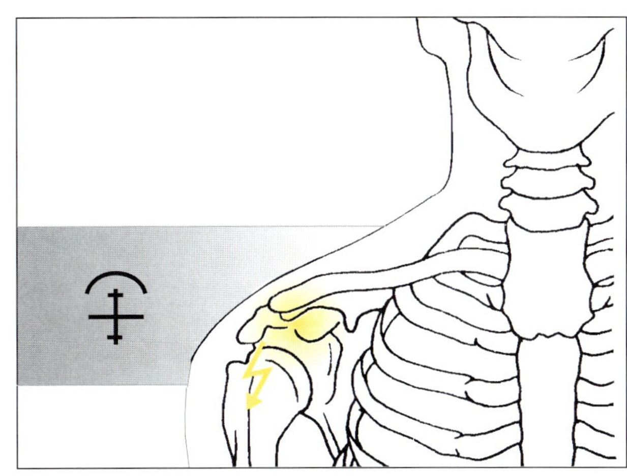

a

### Lagerung

- Patient sitzend, wobei auf eine Streckung der BWS zu achten ist.
- Der hinter dem Patient stehende Therapeut fixiert mit der Palmarseite des Unterarmes die Klavikula.
- Mit der anderen Hand fixiert er den Kopf des Patienten und stabilisiert so die HWS (b).

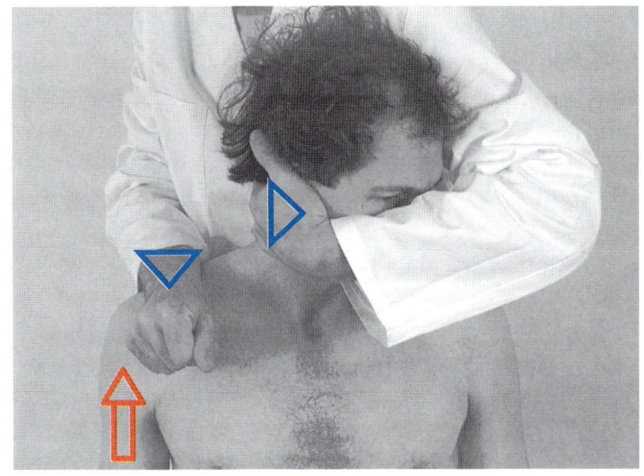

b

### Therapeutische Maßnahme

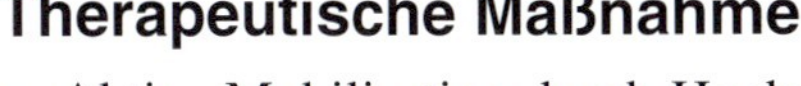

- Aktive Mobilisation durch Hochziehen des Schulterblattes im Verhältnis zur fixierten Klavikula.
- Die Mobilisation wird synchron zur Inspiration durchgeführt (b).

### Hinweise

Bei dieser Technik kommt es zu einer translatorischen Bewegung des Akromions gegenüber der Klavikula nach kranial.

Treten während der Mobilisation Schmerzen im Bereich der HWS auf, muß die Behandlung abgebrochen, die HWS untersucht und ggf. behandelt werden.

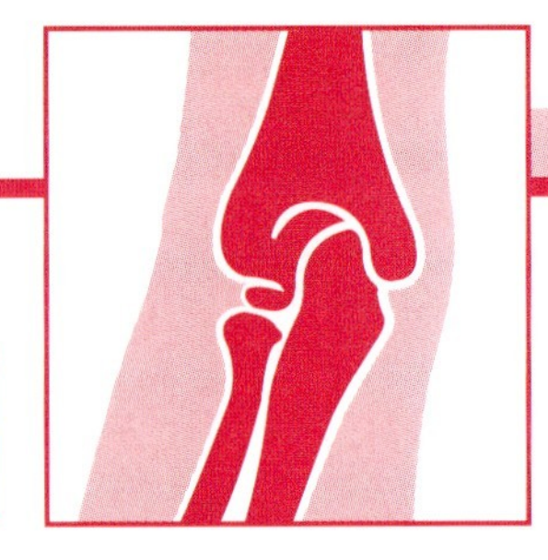


# Ellbogengelenk

## Mobilisation ohne Impuls: Traktion

### Indikationen

*Bewegungstest:* Anguläre Bewegungseinschränkung der Flexion und/oder der Extension. Verminderte translatorische Bewegung mit hartem Stopp.

*Schmerz:* Chronisch oder lokal. Belastungs- und/oder bewegungsabhängig.

*Muskeltest:* Verkürzung des M. biceps brachii und/oder der Handgelenkextensoren sowie Abschwächung des M. triceps brachii (a).

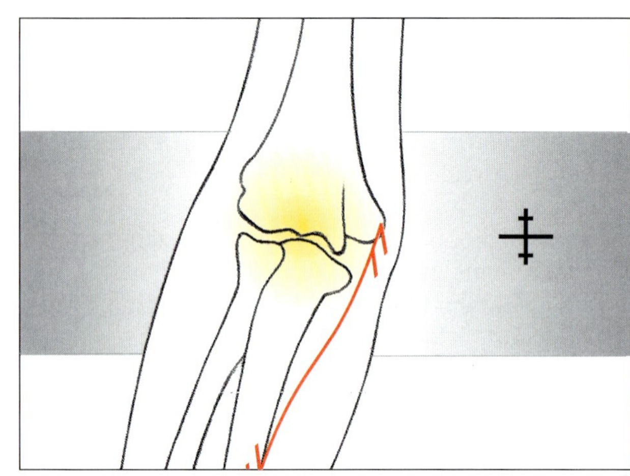

a

### Lagerung

- Patient in Rückenlage.
- Der Oberarm und das Olekranon überragen die Tischkante.
- Einstellen der aktuellen Ruhestellung.
- Der Therapeut umfaßt das Handgelenk, stabilisiert den Unterarm des Patienten an seinem Körper und legt die andere Hand flächig im gelenknahen Bereich des Unterarmes an (b).

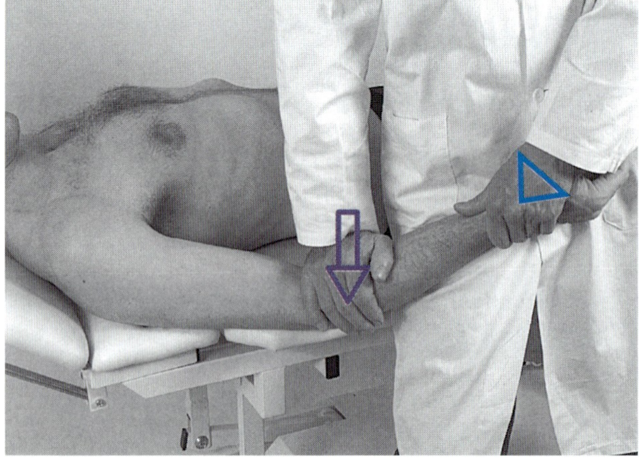

b

### Therapeutische Maßnahme

- Traktion, senkrecht zur Behandlungsebene, d. h. rechtwinklig zum Unterarm (b).

### Hinweise

Die Traktionsfähigkeit im Ellbogengelenk ist minimal, da die Kollateralbänder straff und kräftig sind.

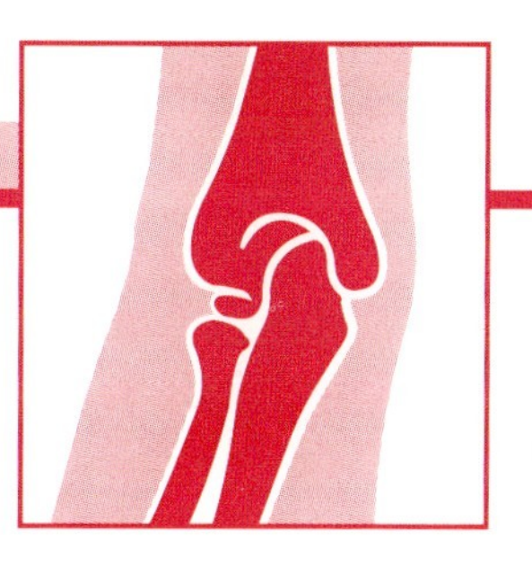

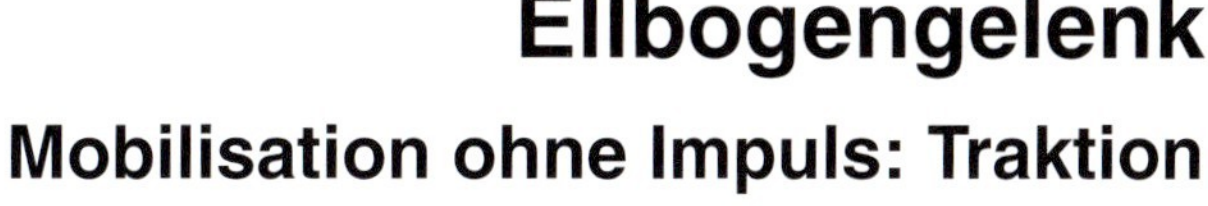

# Ellbogengelenk

## Mobilisation ohne Impuls: Traktion



### Indikationen

*Bewegungstest:* Anguläre Bewegungseinschränkung der Pro- und/oder der Supination mit weich elastischem Stopp. Verminderte translatorische Bewegung mit weich elastischem Stopp.

*Schmerz:* Chronisch lokal. Druckdolenz des humeroradialen Gelenkspaltes und/oder im Bereich des Lig. anulare radii. Bewegungs- und/oder Ruheschmerz.

*Muskeltest:* Verkürzung der Handgelenk- und Fingerextensoren (a).

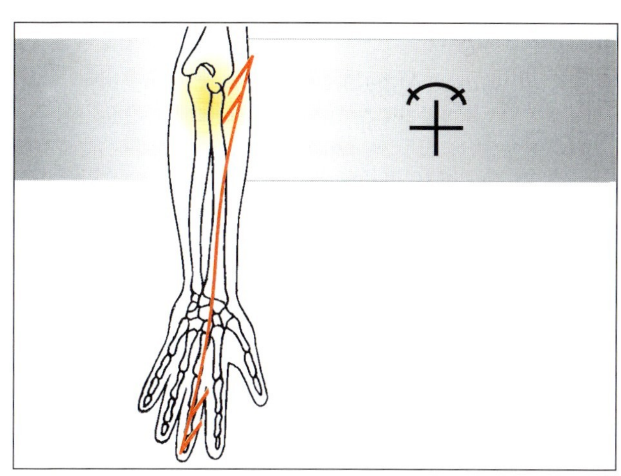

a

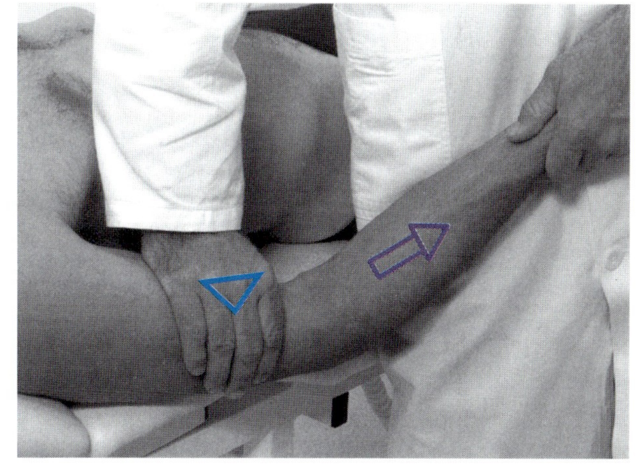

b

### Lagerung

- Patient in Rückenlage.
- Flächig fixiert der Therapeut mit einer Hand den Oberarm, möglichst gelenknahe.
- Mit der anderen Hand faßt er gabelgriffartig um das distale Radiusende (b).
- Einstellen der aktuellen Ruhestellung im Gelenk.

### Therapeutische Maßnahme

- Traktion in Richtung der Radiuslängsachse (b).

  Eine anguläre Bewegungskomponente ist zu vermeiden. Diese Traktion im Radiohumeralgelenk ist immer mit einem Gleiten im Radioulnargelenk verbunden.

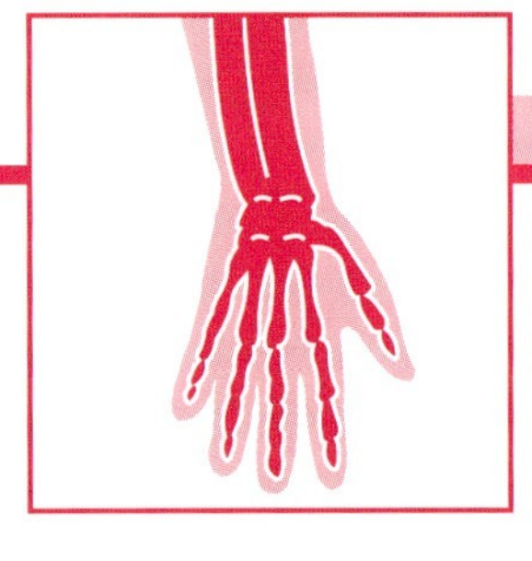

# Proximales Radioulnargelenk

## Mobilisation ohne Impuls: dorsal-ventral

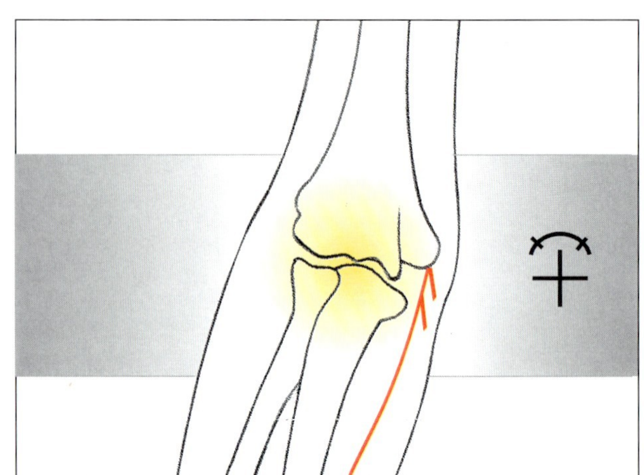

a

### Indikationen

*Bewegungstest:* Anguläre Bewegungseinschränkung der Pro- und/oder Supination mit hart elastischem Stopp.
Verminderte translatorische Bewegung nach dorsal/ventral mit hart elastischem Stopp.

*Schmerz:* Chronisch, lokal. Druckdolenz des humeroradialen Gelenkspaltes. Bewegungs- und/oder Ruheschmerz.

*Muskeltest:* Verkürzung der Handgelenk- und Fingerextensoren.

b

### Lagerung

- Patient sitzend, der Unterarm wird auf den Tisch gelagert.
- Einstellen der aktuellen Ruhestellung.
- Der Therapeut fixiert die Ulna mit einer Hand.
- Mit dem Thenar der anderen Hand nimmt er Tiefenkontakt mit dem Radiusköpfchen auf (b).

*Bemerkung:* Der Therapeut steht an der Innenseite des Armes für die Mobilisation nach dorsal, an der Außenseite des Armes für die Mobilisation nach ventral.

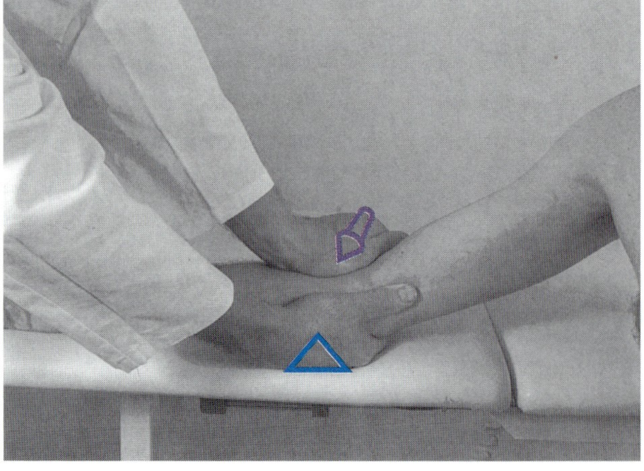

c

### Therapeutische Maßnahme

- Gleiten nach dorsal (b) und ventral (c).

### Hinweise

Um bei Insertionstendinopathien am Ellbogen Schmerzen zu vermeiden, ist auf eine weiche Griffassung zu achten.

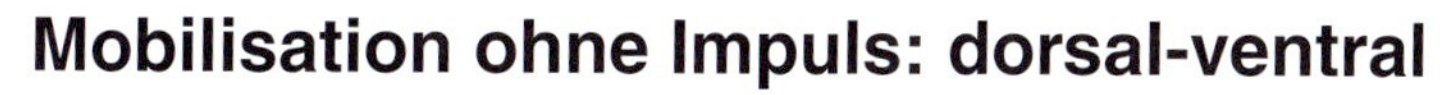

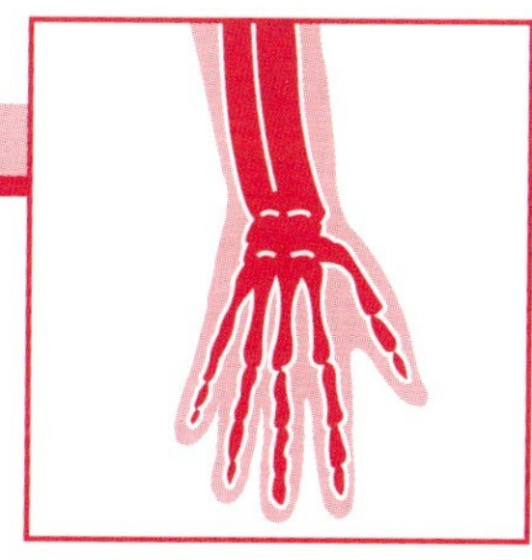



# Distales Radioulnargelenk

## Mobilisation ohne Impuls: dorsal-ventral

### Indikationen

*Bewegungstest:* Anguläre Bewegungseinschränkung der Pro- und/oder Supination.

Mögliche anguläre Bewegungseinschränkung im Handgelenk mit hartem Stopp. Verminderte translatorische Bewegung nach dorsal oder ventral mit hart elastischem Stopp.

*Schmerz:* Chronisch, lokal. Druckdolenz des Gelenkspaltes. Möglicherweise Bewegungsschmerzen.

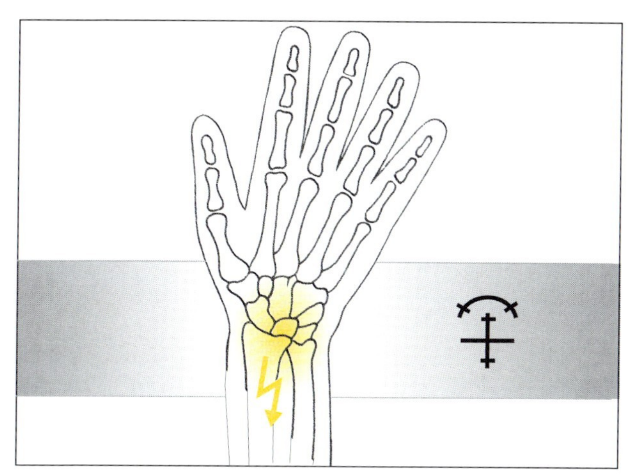

a

### Lagerung

- Patient sitzend, der Unterarm wird in Supination auf den Tisch gelagert, die Ulna vom Therapeuten möglichst distal und weich fixiert.
- Mit der anderen Hand faßt der Therapeut ebenfalls distal und weich um den Radius (b).

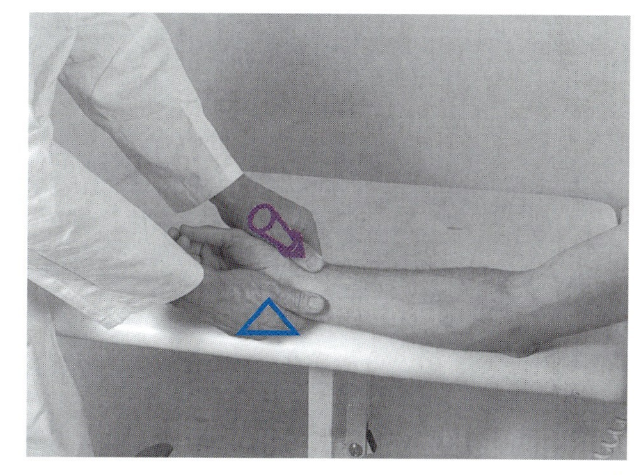

b

### Therapeutische Maßnahme

- Passive Mobilisation des Radius nach dorsal (b) oder ventral (c).

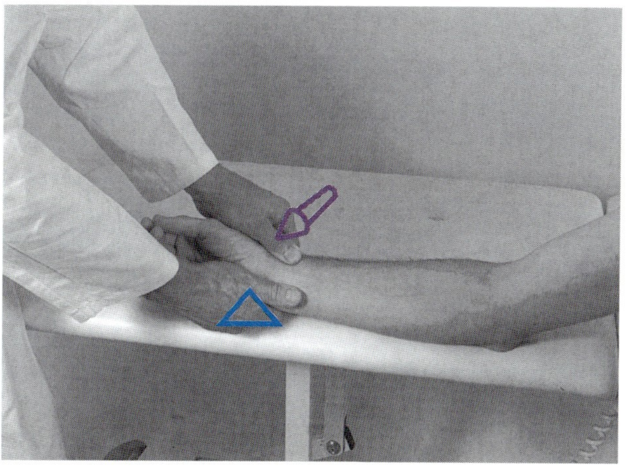

c

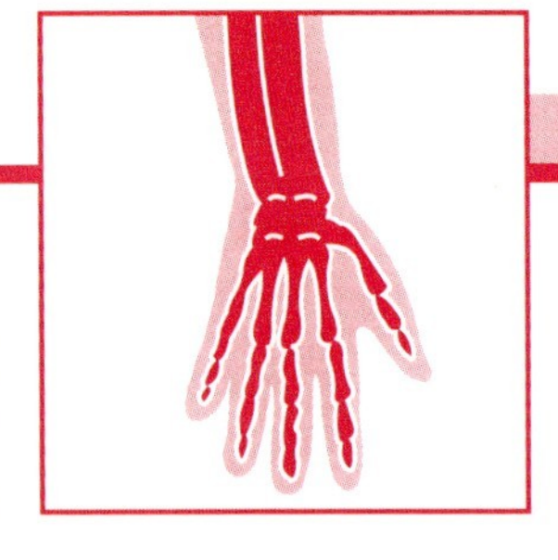



# Proximales und distales Handgelenk

## Mobilisation ohne Impuls: Traktion

### Indikationen

*Bewegungstest:* Anguläre Bewegungseinschränkung im Handgelenk, in mindestens eine Richtung. Verminderte translatorische Bewegung mit hartem Stopp.

*Schmerz:* Chronisch, lokal. Bewegungsabhängiger Schmerz, ggf. nur endphasig (a).

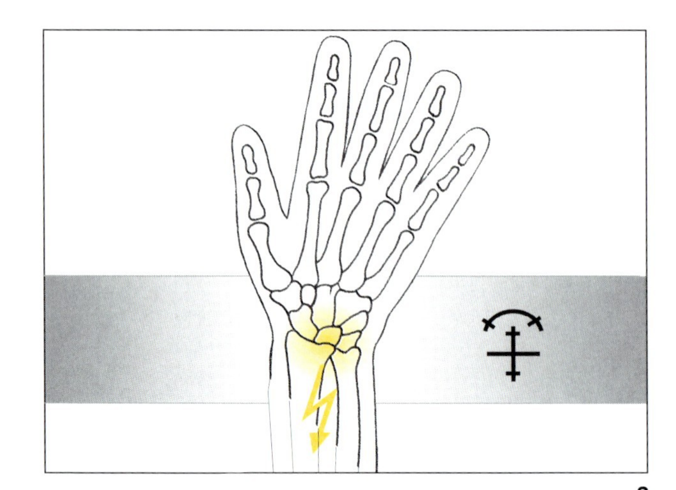

a

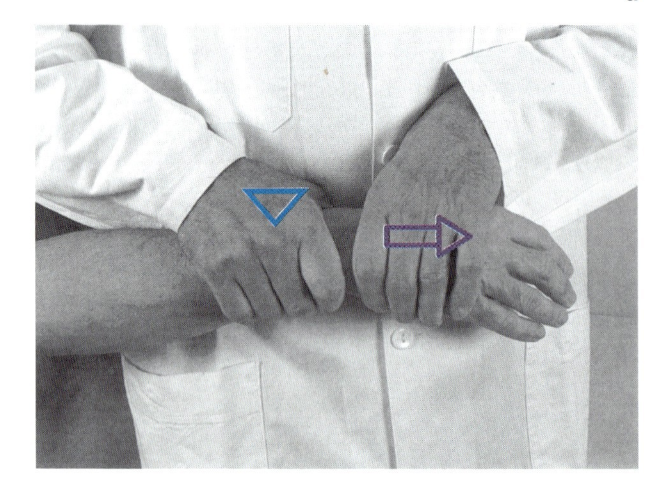

b

### Lagerung

- Patient sitzend.
- Mit einer Hand fixiert der Therapeut den Unterarm des Patienten gelenknahe für Traktion im proximalen Handgelenk.
- Für Traktion im distalen Handgelenk wird die proximale Handwurzelreihe mitfixiert.
- Mit der anderen Hand wird zangenartig die proximale bzw. distale Handwurzelreihe umfaßt.
- Einstellen der aktuellen Ruhestellung (b).

### Therapeutische Maßnahme

- Traktion im Handgelenk, wobei der Unterarm der mobilisierenden Hand in die Richtung der Traktion verläuft, während der Unterarm der Fixationshand am Körper gehalten wird (b).

### Hinweise

Diese Technik ist besonders als Schmerzbehandlung geeignet, wobei allerdings die Traktion Stufe II nicht überschritten werden soll.
Jede anguläre Komponente ist zu vermeiden.

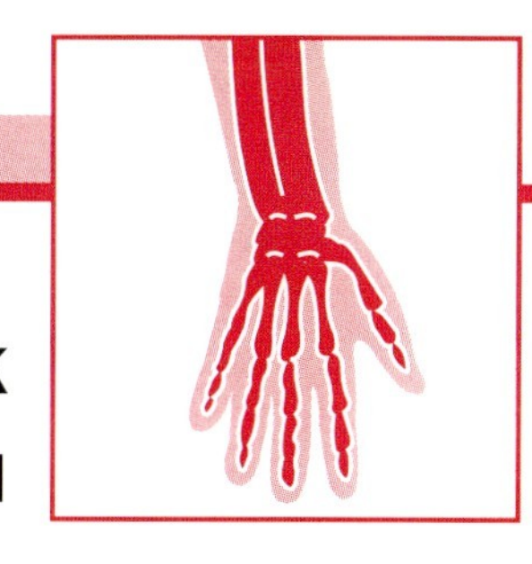



# Proximales und distales Handgelenk

## Mobilisation ohne Impuls: palmar-dorsal

### Indikationen

*Bewegungstest:* Anguläre Bewegungseinschränkung der Palmar- bzw. Dorsalextension mit hartem Stopp.

Verminderte translatorische Bewegung nach palmar-dorsal mit hartem Stopp.

*Schmerz:* Endphasiger Bewegungsschmerz (a).

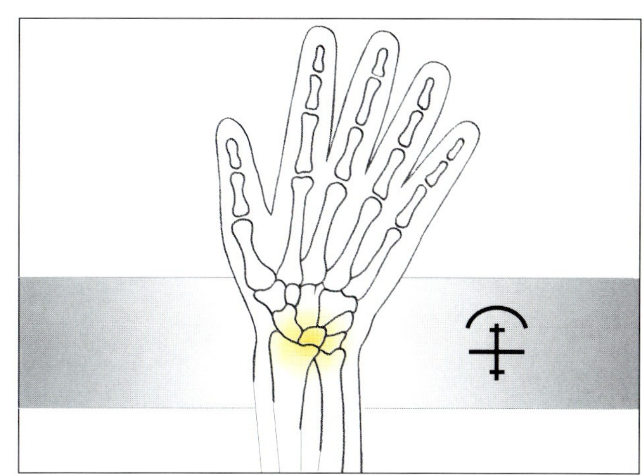

a

### Lagerung

- Patient sitzend.
- Der auf dem Tisch gelagerte Unterarm des Patienten wird vom Therapeuten möglichst gelenknahe fixiert.
- Mit der anderen Hand umfaßt der Therapeut:
  - die proximale Handwurzelreihe für Mobilisation im proximalen Handgelenk,
  - die distale Handwurzelreihe für Mobilisation im distalen Handgelenk.
- Einstellen der aktuellen Ruhestellung (b).
- Wichtig ist eine gelenknahe Griffassung.

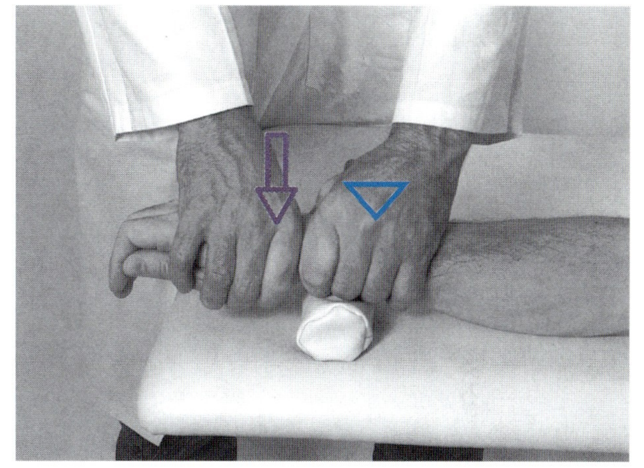

b

### Therapeutische Maßnahme

- Traktionsstufe I.
- Mobilisation nach palmar (b) und dorsal (c) im proximalen oder distalen Handgelenk (b).

### Hinweise

Treten während der Mobilisation Schmerzen auf, empfiehlt es sich, das Gelenk vorerst nur mit Traktion zu behandeln.

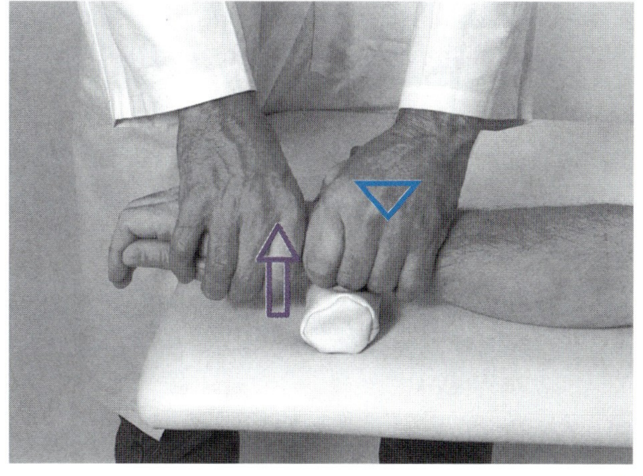

c

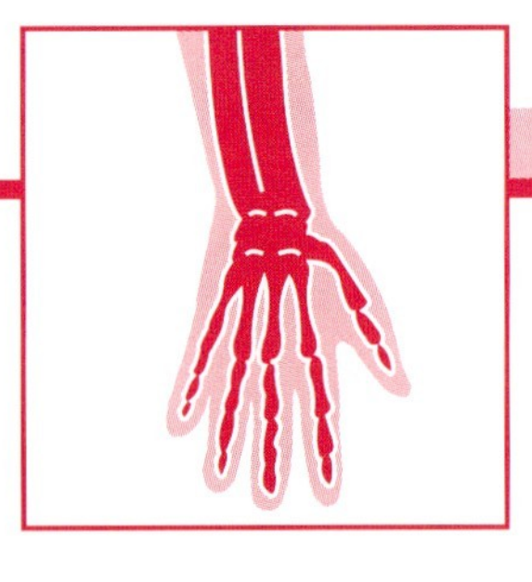


# Proximales Handgelenk

## Mobilisation ohne Impuls: ulnar-radial

### Indikationen

*Bewegungstest:* Anguläre Bewegungseinschränkung der Radial- bzw. Ulnarabduktion mit hartem Stopp. Verminderte translatorische Bewegung nach radial oder ulnar mit hartem Stopp. Verminderte Kippung des Os naviculare.

*Schmerz:* Endphasiger Bewegungsschmerz (a).

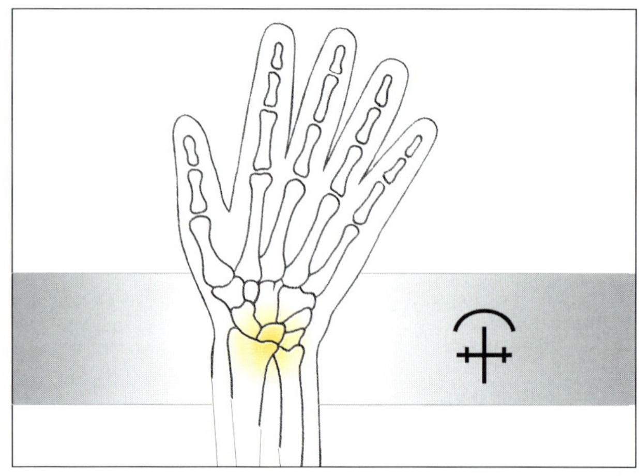

a

### Lagerung

- Patient sitzend.
- Der Arm des Patienten wird so gelagert, daß die Ulnar- bzw. Radialseite des Unterarmes auf dem Tisch aufliegt.
- Mit einer Hand fixiert der Therapeut den Unterarm des Patienten möglichst gelenknahe auf der Unterlage.
- Mit der anderen Hand umfaßt er weich die proximale Handwurzelreihe.
- Einstellen der aktuellen Ruhestellung (b).

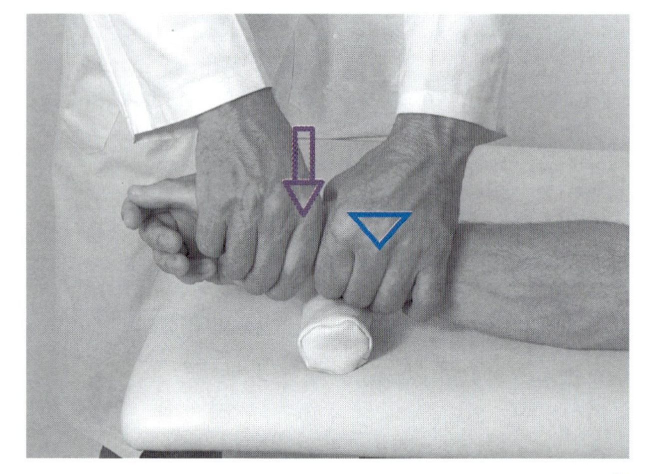

b

### Therapeutische Maßnahme

- Traktionsstufe I.
- Passive Mobilisation nach ulnar (b) bzw. radial (c).

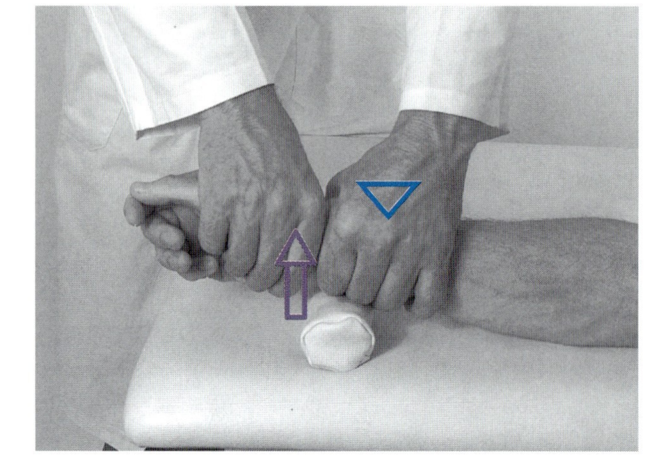

c

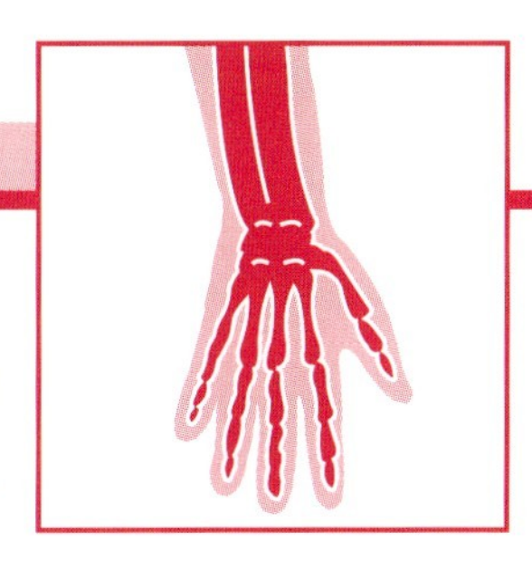



# Handwurzelknochen

## Mobilisation ohne Impuls: dorsal-palmar

### Indikationen

*Bewegungstest:* Anguläre Bewegungseinschränkung im Handgelenk mit hartem Stopp für die Dorsalextension, Palmarflexion und Radial-/Ulnarabduktion. Verminderte translatorische Bewegung der Handwurzelknochen nach dorsal oder palmar mit hartem Stopp.

*Schmerz:* Akut, chronisch, lokal. Endphasiger Bewegungsschmerz (a).

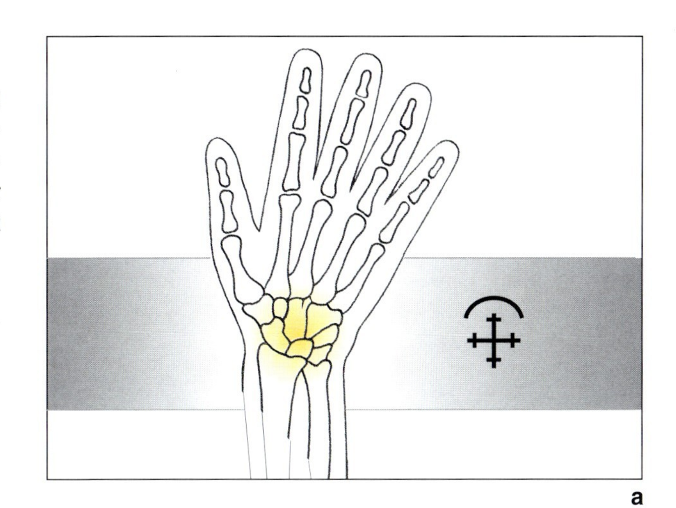

a

### Lagerung

- Patient sitzend.
- Der Therapeut stabilisiert den Unterarm des Patienten an seinem Körper, fixiert mit Daumen und Zeigefinger der einen Hand den entsprechenden Handwurzelknochen der proximalen Handwurzelreihe.
- Mit Zeigefinger und Daumen der andern Hand fixiert er den distalen Handwurzelknochen.
- Das intrakarpale Gelenk befindet sich in der aktuellen Ruhestellung.

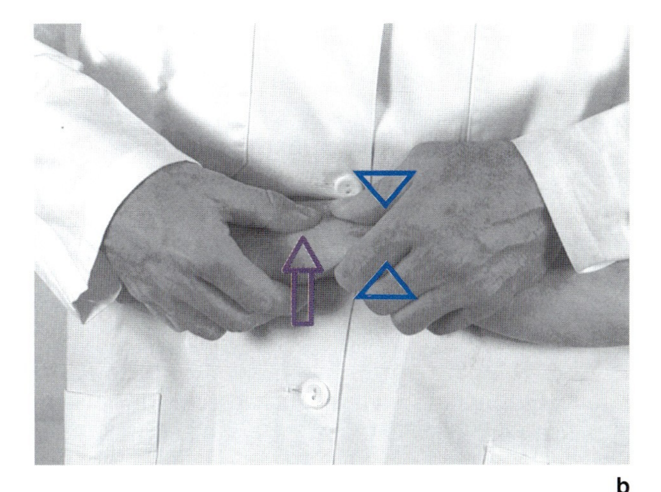

b

### Therapeutische Maßnahme

- Mobilisation der distalen Reihe der Handwurzelknochen nach dorsal (b) bzw. palmar (c).

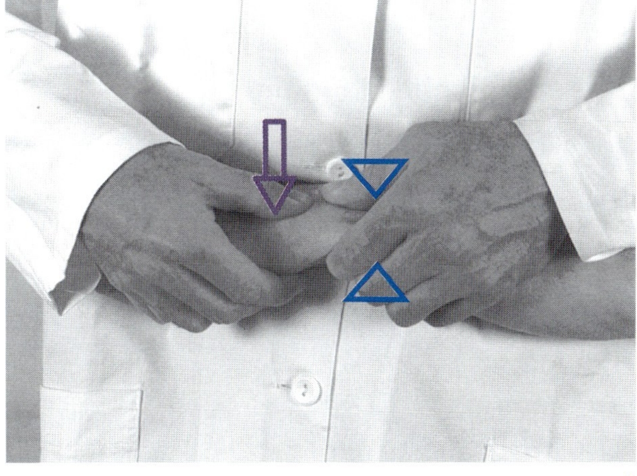

c

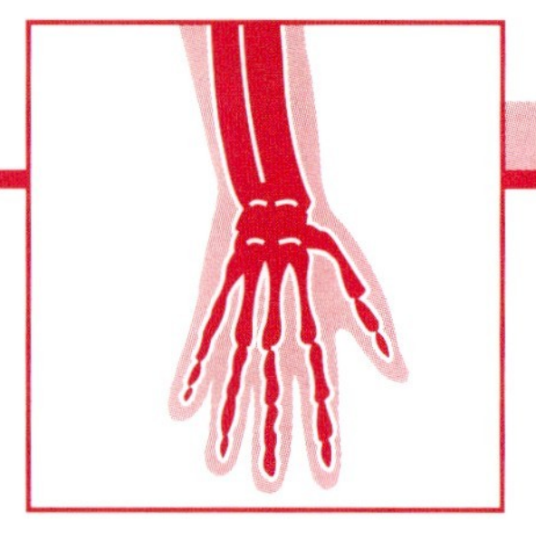



6

# Fingergelenke

## Mobilisation ohne Impuls: Traktion

### Indikationen

*Bewegungstest:* Anguläre Bewegungseinschränkung der Flexion und/oder der Extension mit hartem Stopp.

Verminderte translatorische Bewegung mit hartem Stopp

*Schmerz:* Akut, chronisch, lokal. Bewegungs- und/ oder Ruheschmerz (a).

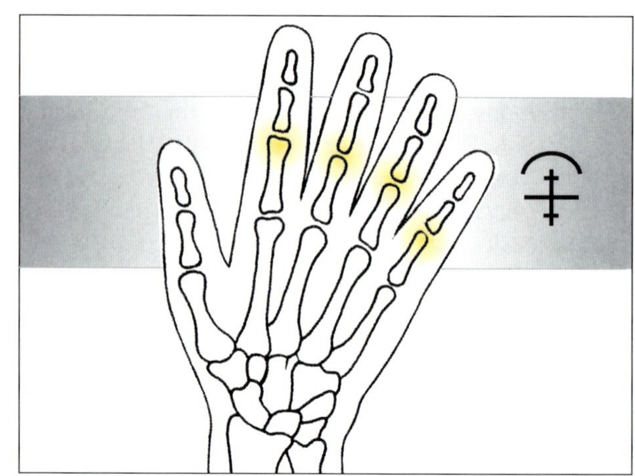

a

### Lagerung

- Patient sitzend.
- Der Therapeut stabilisiert den Unterarm des Patienten an seinem Körper, fixiert mit Daumen und Zeigefinger der einen Hand die proximale Phalanx (Metaphalanx) und faßt mit dem anderen Daumen und Zeigefinger die distale Phalanx möglichst gelenknahe.
- Einstellen der aktuellen Ruhestellung (b).
- Die Griffassung soll möglichst gelenknahe und weich sein.

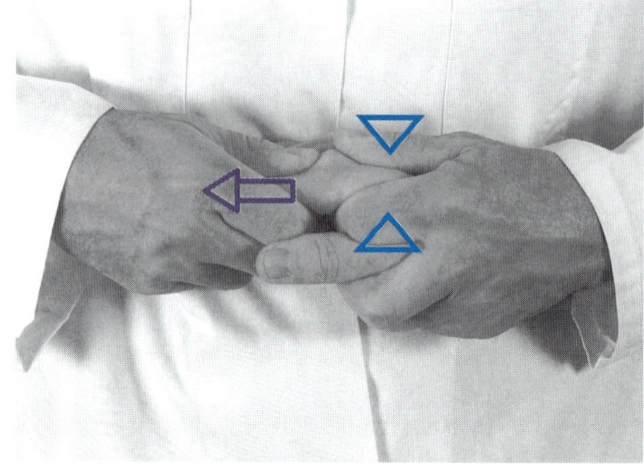

b

### Therapeutische Maßnahme

- Passive Traktion, senkrecht zur Behandlungsebene (b).

### Hinweise

Diese Technik ist als Schmerzbehandlung gut geeignet, wobei die Traktionsstufe II aber nicht überschritten werden soll.

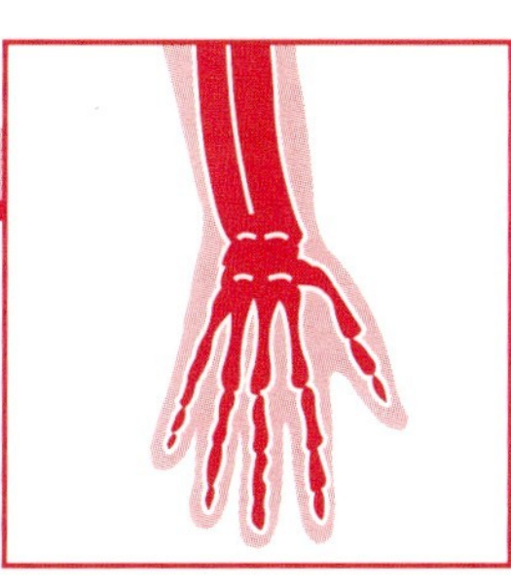



# Fingergelenke

## Mobilisation ohne Impuls: palmar-dorsal

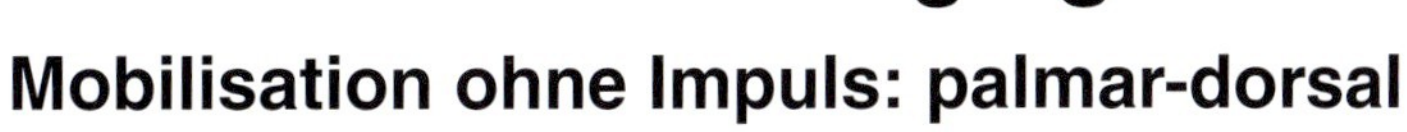

### Indikationen

*Bewegungstest:* Anguläre Bewegungseinschränkung der Flexion bzw. Extension mit hartem Stopp. Verminderte translatorische Bewegung nach palmar oder dorsal mit hartem Stopp.

*Schmerz:* Chronisch, lokal. Bewegungs- und/oder Ruheschmerz.

*Muskeltest:* Mögliche Verkürzung der Fingerextensoren (a).

a

### Lagerung

- Patient sitzend, den Unterarm auf dem Tisch aufgelegt.
- Das zu mobilisierende Gelenk wird proximal des Gelenkspaltes vom Therapeuten fixiert.
- Mit Thenar und Zeigefinger der anderen Hand faßt der Therapeut distal des Gelenkspaltes den Finger des Patienten (b).
- Einstellen der aktuellen Ruhestellung.

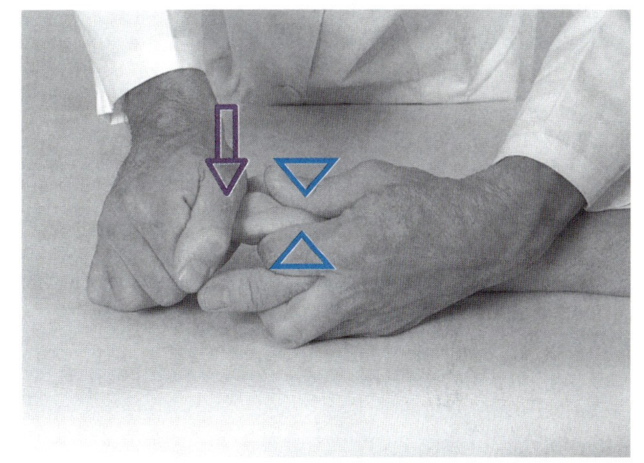

b

### Therapeutische Maßnahme

- Traktionsstufe I.
- Passive Mobilisation nach palmar (b) bzw. dorsal (c), parallel zur Behandlungsebene.
- Das Daumensattelgelenk wird wie folgt behandelt:
- Eine verminderte Flexion wird mit einer Mobilisation nach ulnar behandelt, eine eingeschränkte Extension mit einer Mobilisation nach radial.
- Eine verminderte Abduktion soll mit einer Mobilisation nach dorsal, eine verminderte Adduktion mit einer Mobilisation nach palmar behandelt werden.

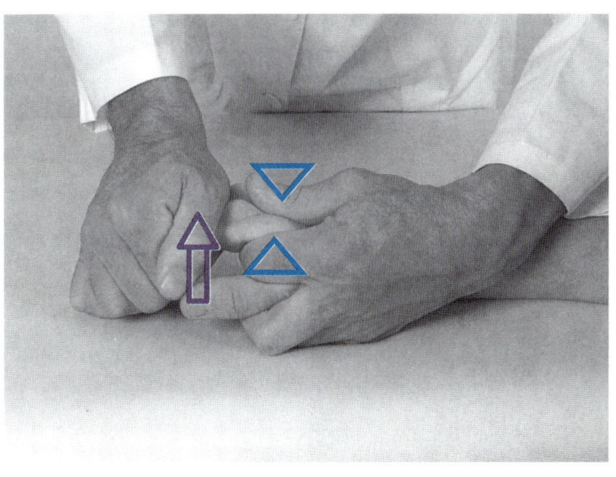

c

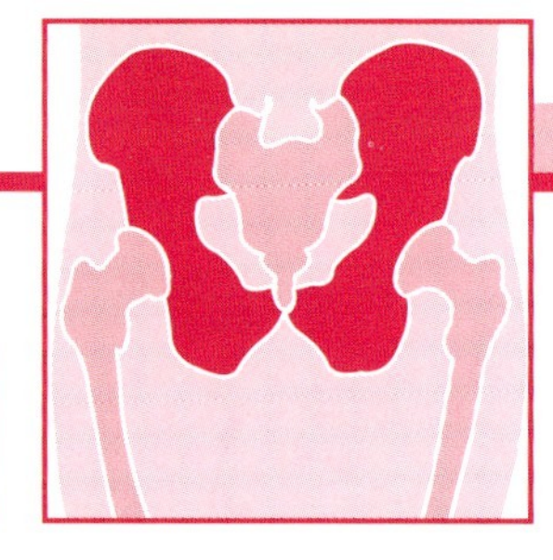



# Hüftgelenk

## Mobilisation ohne Impuls: Traktion kaudal

### Indikationen

*Bewegungstest:* Anguläre Bewegungseinschränkung mit hartem Stopp. Verminderte translatorische Bewegung nach kaudal mit hartem Stopp.

*Schmerz:* Akut oder chronisch, lokal und/oder ausstrahlend in die Leistengegend sowie die Oberschenkelaußenseite. Belastungs- und/oder Ruheschmerz. Anlaufschmerz.
Endphasiger Schmerz bei Flexion/Innenrotation.

*Muskeltest:* In den meisten Fällen findet sich eine Verkürzung des M. rectus femoris und des M. iliopsoas sowie eine Abschwächung der Mm. glutaei. Häufig liegt auch eine Verkürzung der ischiokruralen Muskulatur und des M. tensor fasciae latae vor (a).

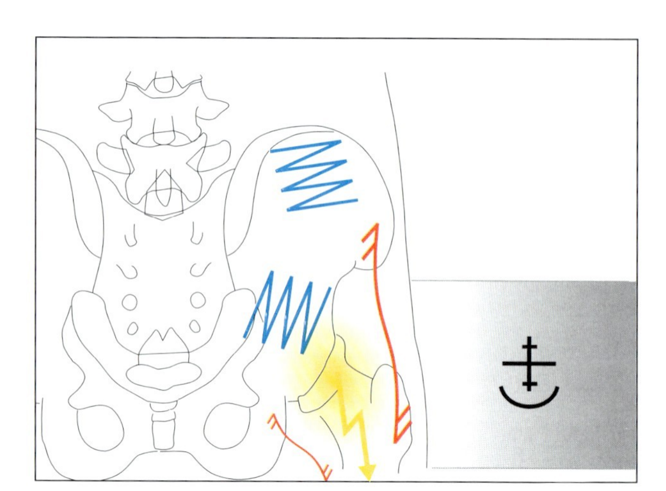

a

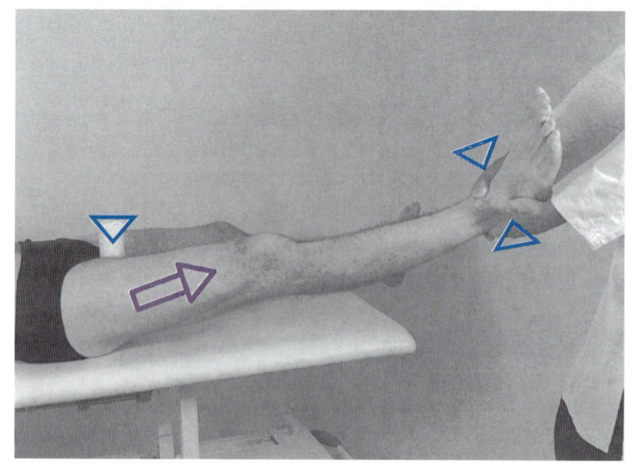

b

### Lagerung

- Patient in Rückenlage.
- Das Becken wird mit einem Gurt und einem Horn fixiert.
- Der Therapeut faßt mit beiden Händen flächig um die Malleolen, das Kniegelenk ist gestreckt.
- Einstellen der aktuellen Ruhestellung.
  Die Griffassung des Therapeuten muß proximal des Sprunggelenkes liegen. Die Ruhestellung muß ganz exakt eingestellt werden, der Patient muß völlig entspannt und schmerzfrei sein (b).

### Therapeutische Maßnahme

- Traktion in Richtung der Beinachse.

### Hinweise

Treten Schmerzen während der Mobilisation auf, muß die Ruhestellung überprüft werden.
Bei einer Erkrankung des Kniegelenkes flächige Fassung des Oberschenkels proximal des Knies.
Da der Femurkopf teilweise vom Lig. capitis femoris und von Gelenkkapselgefäßen arteriell versorgt wird, ist die Traktionsstufe III nicht länger als 10–15 Sekunden durchzuführen.

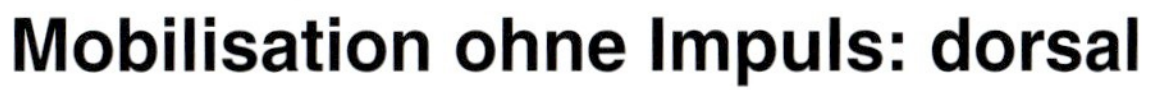

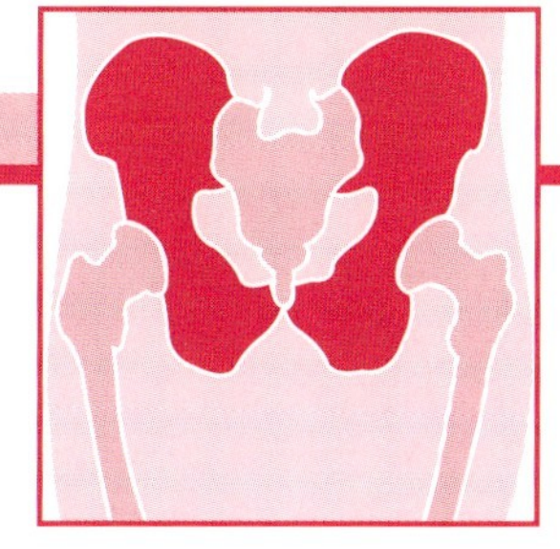



# Hüftgelenk

## Mobilisation ohne Impuls: dorsal

### Indikationen

*Bewegungstest:* Anguläre Bewegungseinschränkung der Flexion mit hartem Stopp. Verminderte translatorische Bewegung nach dorsal mit hartem Stopp.

*Schmerz:* Chronisch, lokal. Belastungs- und/oder Anlaufschmerz.

*Muskeltest:* In den meisten Fällen findet sich eine Verkürzung des M. iliopsoas und des M. rectus femoris sowie eine Abschwächung des M. glutaeus maximus, M. glutaeus medius sowie der Mm. abdominis (a).

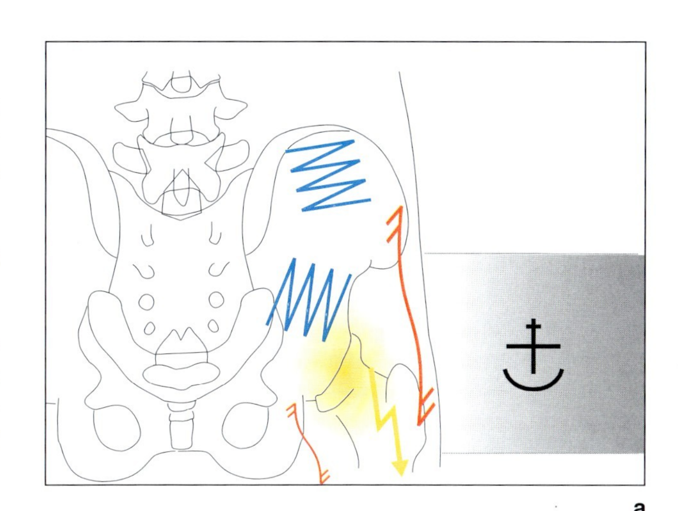

a

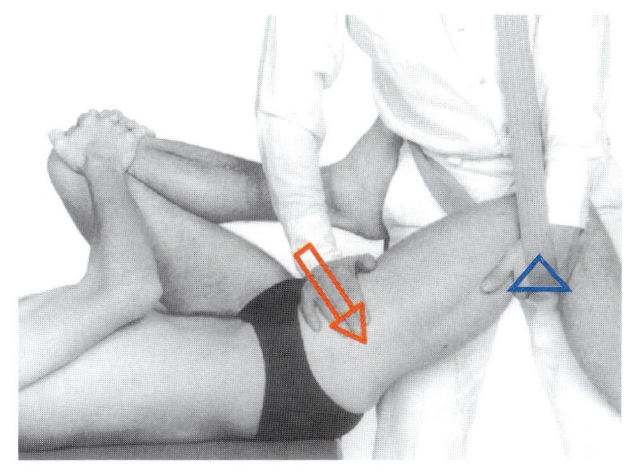

b

### Lagerung

- Der Patient liegt am Tischende in Rückenlage.
- Das nicht behandelte Bein wird in Hüfte und Knie maximal flektiert und vom Patienten gehalten, um einen Ausgleich der Lendenlordose zu erhalten.
- Das zu behandelnde Bein wird so gelagert, daß sich das Gelenk in der aktuellen Ruhestellung befindet.
- Der Therapeut nimmt zur Reduzierung des Gewichts des Oberschenkels einen Gurt zu Hilfe.
- Die fixierende Hand wird zwischen Oberschenkelunterseite und Gurt gelegt, um eine weiche Fassung des Griffes zu ermöglichen und gleichzeitig einen Längszug auszuüben (b).

### Therapeutische Maßnahme

- Passive Mobilisation nach dorsal.

- Es ist speziell darauf zu achten, daß die mobilisierende Hand möglichst gelenknahe ist und sich der ganze Oberschenkel parallel verschiebt. Das heißt, es darf keine anguläre Kompression entstehen.

### Hinweise

Da diese Technik körperlich für den Therapeuten sehr anstrengend ist, empfiehlt sich bei längerer Behandlungsdauer die Zuhilfenahme der Einrichtungen des Schlingentisches.

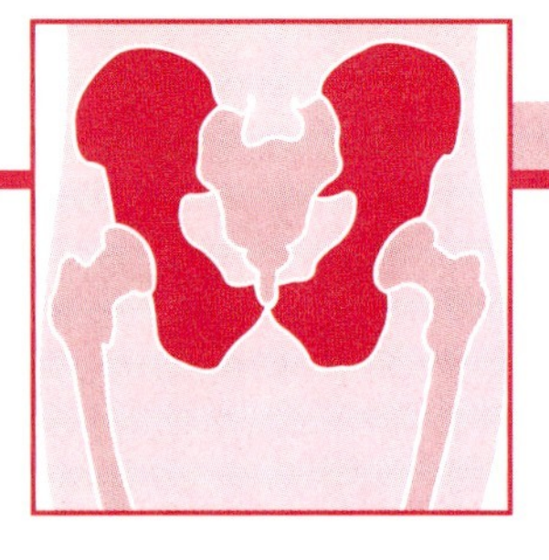

# Hüftgelenk

## Mobilisation ohne Impuls: ventral

### Indikationen

*Bewegungstest:* Anguläre Bewegungseinschränkung der Extension. Verminderte translatorische Bewegung nach ventral mit hartem Stopp.

*Schmerz:* Chronisch, lokal. Belastungs- und/oder Anlaufschmerz.

*Muskeltest:* In den meisten Fällen findet sich eine Verkürzung des M. iliopsoas und des M. rectus femoris sowie eine Abschwächung des M. glutaeus maximus und des M. glutaeus medius (a).

a

### Lagerung

- Patient in Bauchlage, wobei beide Beine über die Tischkante hängen, das Becken aber gut auf der Unterlage fixiert ist. Hüft- und Kniegelenke sind leicht gebeugt, die Füße haben Kontakt mit dem Boden.
- Ein Gurt um die eigene Schulter und den Oberschenkel des Patienten nimmt dem Therapeuten das Gewicht der Beine des Patienten ab.
- Mit einer Hand faßt er am Unterschenkel, bringt das Knie in ca. 90° Flexion und stabilisiert den Unterschenkel zwischen Unterarm und Oberschenkel.
- Einstellen der aktuellen Ruhestellung im Gelenk.
- Die andere Hand legt der Therapeut flächig und gelenknahe auf den Oberschenkel des Patienten (b).

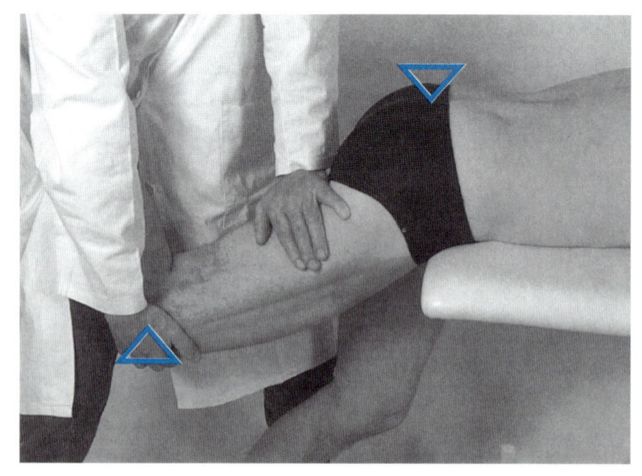

b

### Therapeutische Maßnahme

- Passive Mobilisation nach ventral (c).
- Um eine anguläre Bewegung zu vermeiden, der Therapeut beugt während der Mobilisation leicht seine Knie und „bewegt" so das ganze Bein in ventrale Richtung.

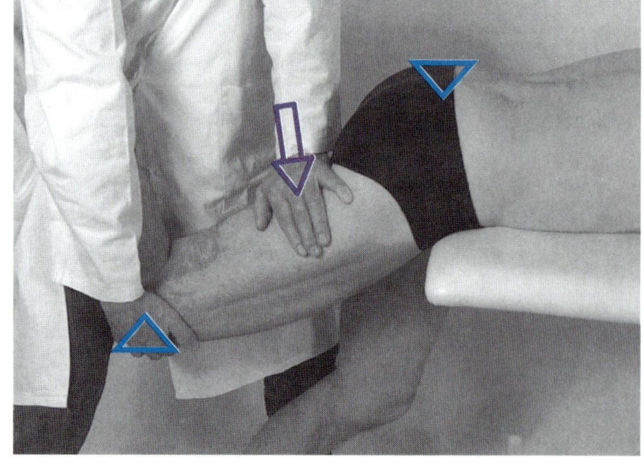

c

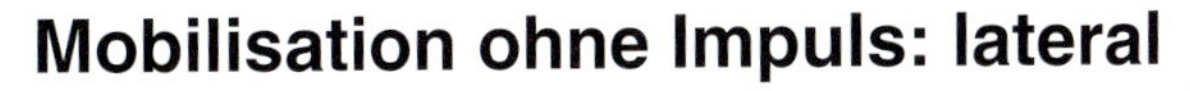

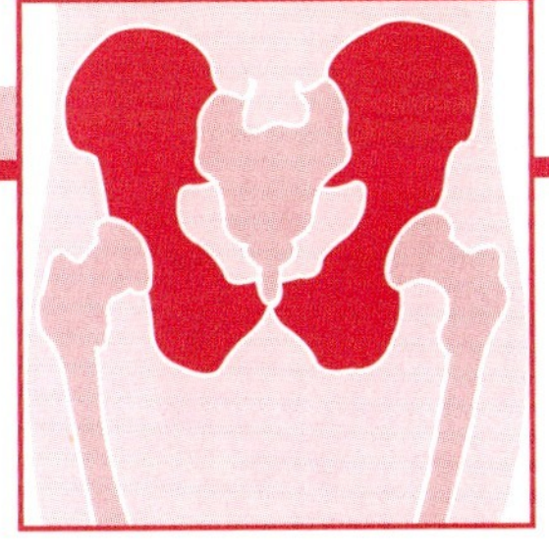



# Hüftgelenk

## Mobilisation ohne Impuls: lateral

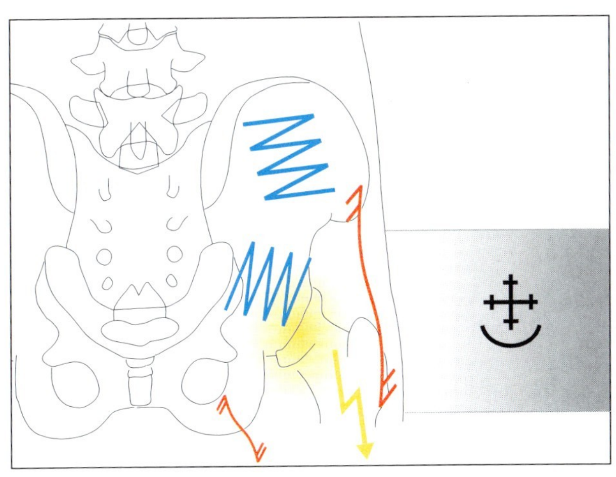

a

### Indikationen

*Bewegungstest:* Anguläre Bewegungseinschränkung in allen Richtungen und verminderte translatorische Bewegung nach lateral mit hartem Stopp.

*Schmerz:* Akut oder chronisch. Lokal und/oder ausstrahlend in die Leiste, Oberschenkelaußenseite oder Oberschenkelinnenseite. Anlaufschmerz.

*Muskeltest:* In den meisten Fällen findet sich eine Verkürzung des M. tensor fasciae latae und der Mm. adductores sowie eine Abschwächung der Mm. glutaei (a).

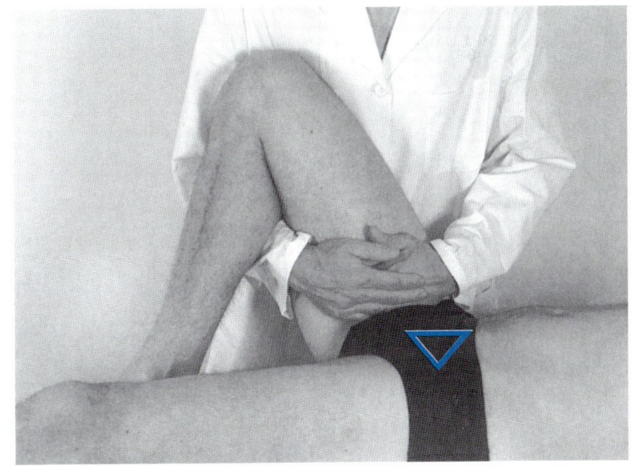

b

### Lagerung

- Patient in Rückenlage.
- Das Hüftgelenk wird in der aktuellen Ruhestellung eingestellt.
- Das Becken wird mit einem Gurt fixiert, so daß eine Verschiebung nach lateral verhindert wird.
- Die mobilisierende Hand wird gelenknahe an der Innenseite des Oberschenkels angelegt (b).
- Ein zweiter Gurt kann über die Hand und um das Becken des Therapeuten gelegt werden, um die Mobilisation zu unterstützen.

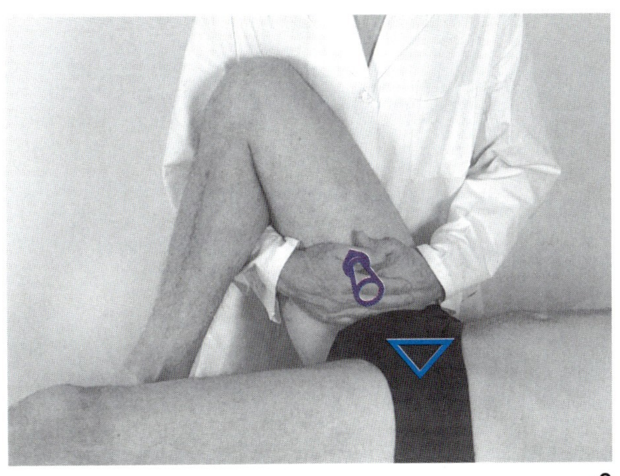

c

### Therapeutische Maßnahme

- Passive Mobilisation nach lateral (c).
- Es ist darauf zu achten, daß die zweite stabilisierende Hand des Therapeuten, welche sich distal befindet, die Bewegung nach lateral mitvollzieht.
  Diese Behandlungstechnik eignet sich ausgezeichnet als Schmerzbehandlung.

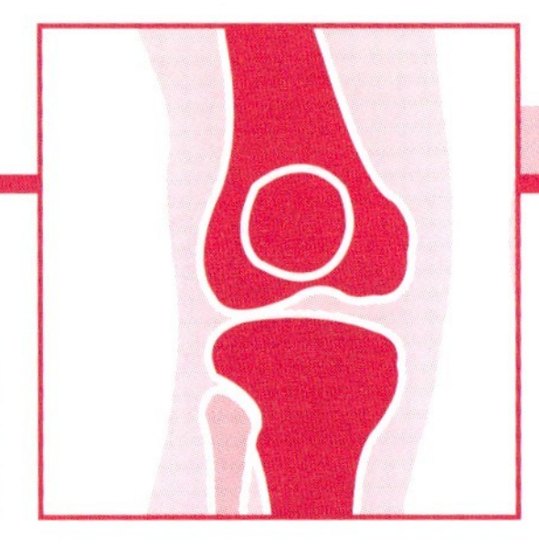

# Kniegelenk

## Mobilisation ohne Impuls: Traktion

### Indikationen

*Bewegungstest:* Anguläre Bewegungseinschränkung der Flexion und/oder Extension mit hartem Stopp.

*Schmerz:* Lokal, subakut. Bewegungs- und/oder Ruheschmerz.

*Muskeltest:* Verkürzung des M. rectus femoris, evtl. des M. tensor fasciae latae und der ischiokruralen Muskulatur. Abschwächung des M. vastus medialis (a).

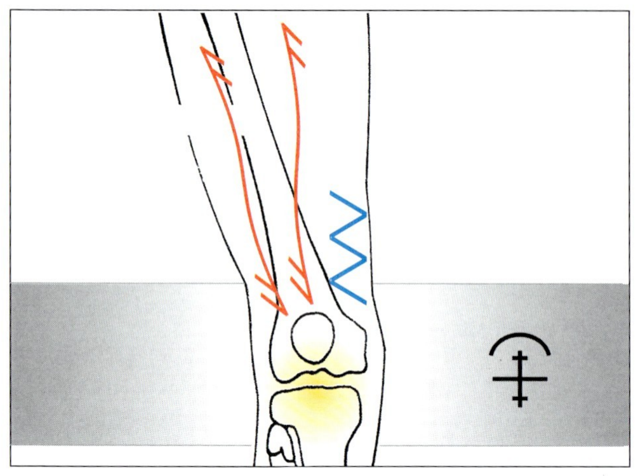

a

### Lagerung

- Patient in Bauchlage, der Oberschenkel wird vom Therapeuten mit einer Hand auf dem Tisch fixiert.
- Mit der anderen Hand umfaßt der Therapeut weich den Fuß des Patienten im Bereich der Malleolen.
- Einstellen des Kniegelenkes in der aktuellen Ruhestellung (b).

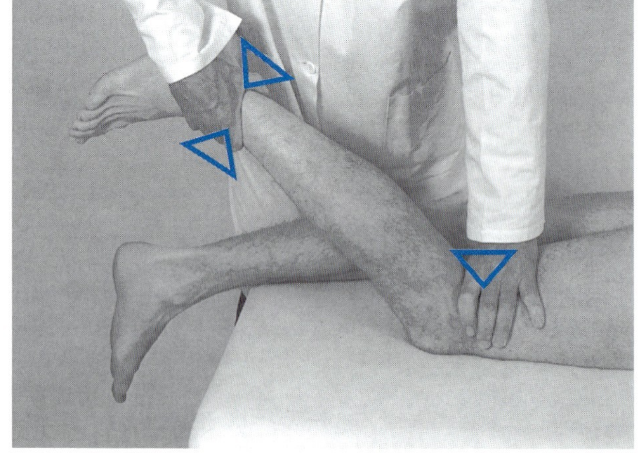

b

### Therapeutische Maßnahme

- Traktion, in Verlängerung des Unterschenkels (c).

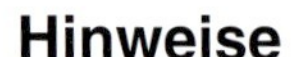

### Hinweise

Diese Technik ist besonders als Schmerzbehandlung geeignet, wobei aber die Traktionsstufe II nicht überschritten werden soll.

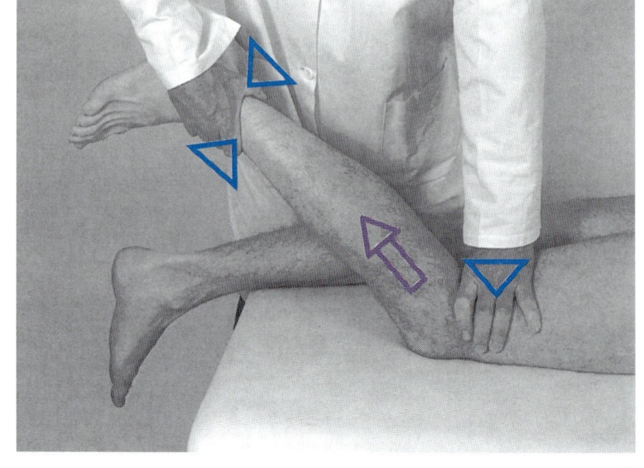

c

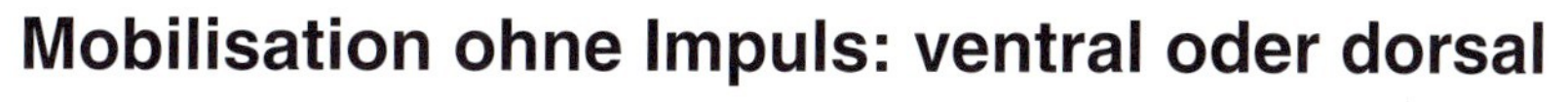

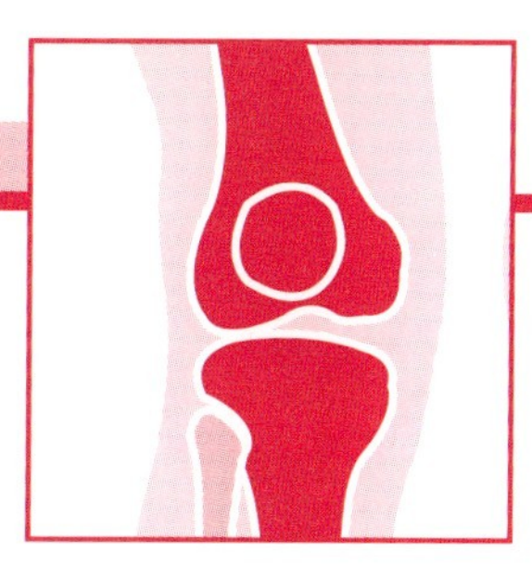



# Kniegelenk

## Mobilisation ohne Impuls: ventral oder dorsal

### Indikationen

*Bewegungstest:* Anguläre Bewegungseinschränkung der Extension, Flexion mit hartem Stopp. Verminderte translatorische Bewegung nach ventral mit hartem Stopp.

*Schmerz:* Chronisch, lokal. Bewegungs- und/oder Ruheschmerz.

*Muskeltest:* Verkürzung des M. rectus femoris, evtl. des M. tensor fasciae latae und der ischiokruralen Muskulatur. Abschwächung des M. vastus medialis (a).

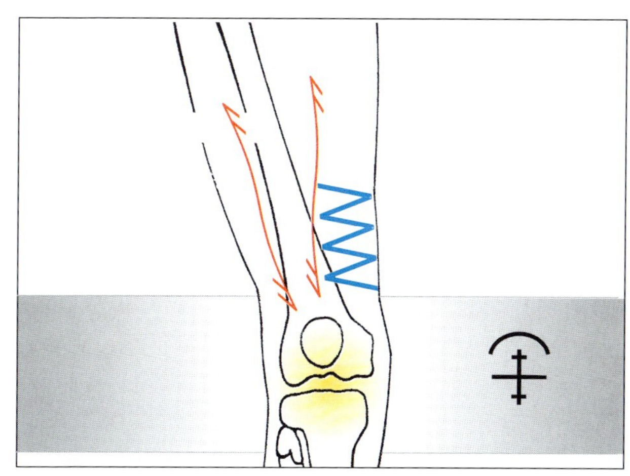

a

### Lagerung

- Patient in Bauchlage (b) oder Rückenlage (c).
- Der Unterschenkel überragt das Tischende.
- Der Oberschenkel kann mit einem Gurt fixiert werden.
- Der Therapeut umfaßt das distale Ende des Unterschenkels und legt die andere Hand flächig und proximal im Bereich des Unterschenkels an (b, c).
- Einstellen der aktuellen Ruhestellung.

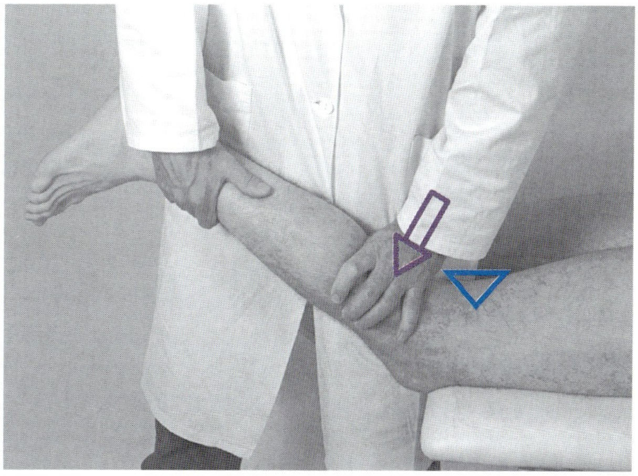

b

### Therapeutische Maßnahme

- Traktionsstufe I.
- Passive Mobilisation nach ventral (b) bzw. dorsal (c).

### Hinweise

Jede anguläre Komponente soll vermieden werden. Während der Behandlung kann sich die Ruhestellung verändern, was eine Neueinstellung erfordert.
Vorsicht: Bei Bandläsionen des Kniegelenkes, insbesondere der Kreuzbänder, sollen diese Techniken nicht oder nur sehr dosiert durchgeführt werden.

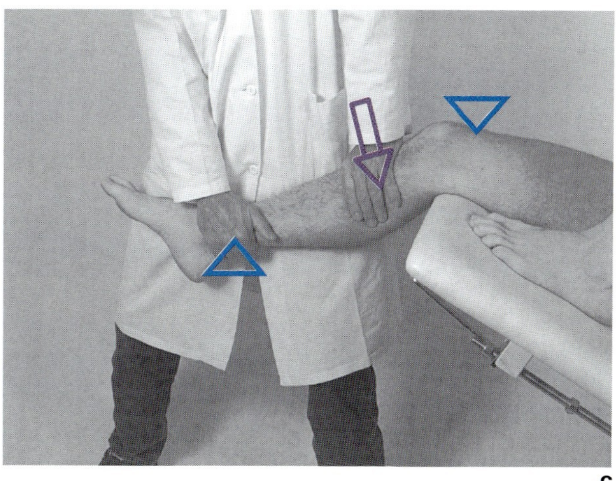

c

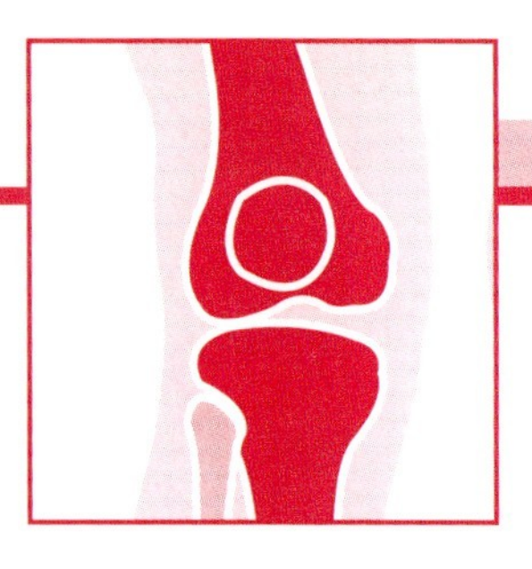



6

# Femoropatellares Gleitlager

## Mobilisation ohne Impuls: distal, medial oder lateral

### Indikationen

*Bewegungstest:* Vermindertes Gleiten der Patella, entsprechend verminderte Flexion im Kniegelenk.

*Schmerz:* Chronisch, retropatellär. Belastungsschmerz bei zunehmender Knieflexion.

*Muskeltest:* Verkürzung des M. rectus femoris und des M. tensor fasciae latae sowie Abschwächung des M. vastus medialis (a).

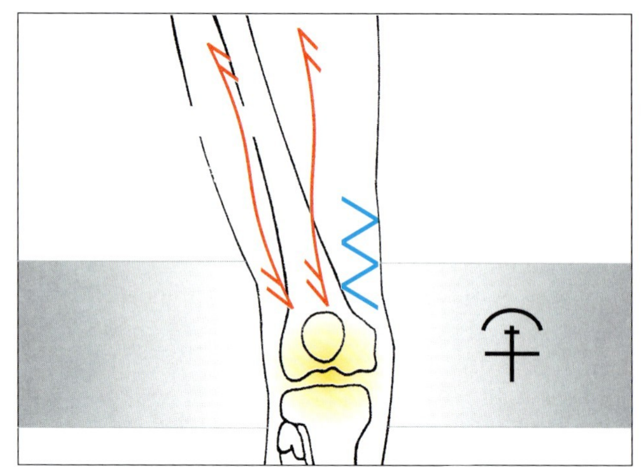

a

### Lagerung

- Patient in Rückenlage.
- Das Kniegelenk ist leicht gebeugt und mit einem Sandsack unterstützt.
- Flächig greift der Therapeut mit einer Hand um die Patella, wobei sein Unterarm auf dem Oberschenkel des Patienten zu liegen kommt.
- Die zweite Hand unterstützt die die Patella fixierende Hand (b).

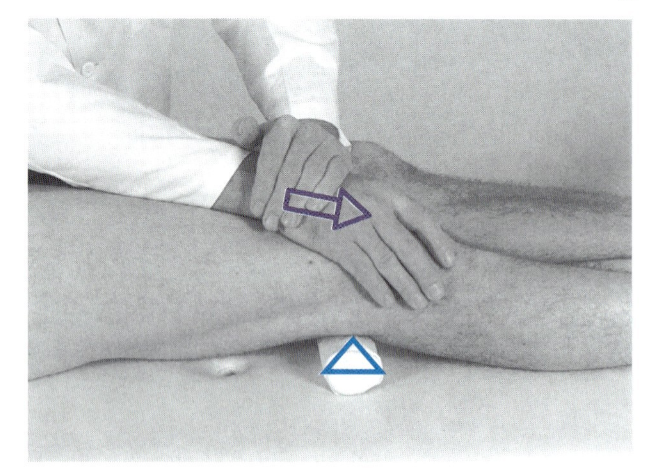

b

### Therapeutische Maßnahme

- Passive Mobilisation der Patella nach kaudal (b). Für die Mobilisation der Patella nach medial und lateral muß die Fassung der Patella entsprechend modifiziert werden.

  Während der Mobilisation ist darauf zu achten, daß die retropatelläre Kompression möglichst gering ist.

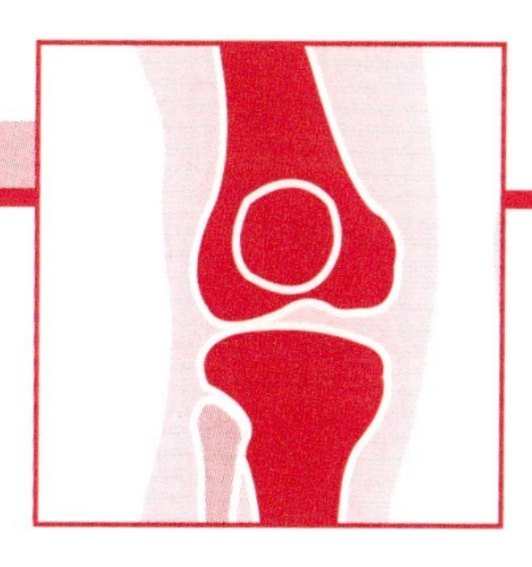



# Proximales Tibiofibulargelenk

## Mobilisation ohne Impuls: ventral oder dorsal

### Indikationen

*Bewegungstest:* Verminderte translatorische Bewegung nach ventral oder dorsal mit hartem Stopp.

*Schmerz:* Lateraler Kniegelenksschmerz. Endphasiger Bewegungsschmerz bei maximaler Supination.

*Muskeltest:* Verkürzung des M. biceps femoris (a).

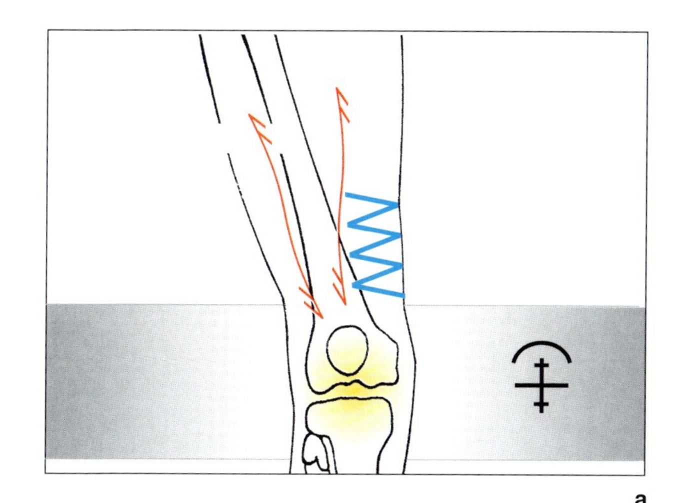

a

### Lagerung

- Der Patient steht neben dem Tisch und stützt den Unterschenkel auf der Unterlage ab.
- Der Therapeut legt einen Thenar flächig am Fibulaköpfchen an und unterstützt die Grifffassung mit der anderen Hand (b).
- Bei Mobilisation nach dorsal liegt der Patient auf dem Rücken, das Bein ist in leichter Hüft- und Knieflexion gelagert.

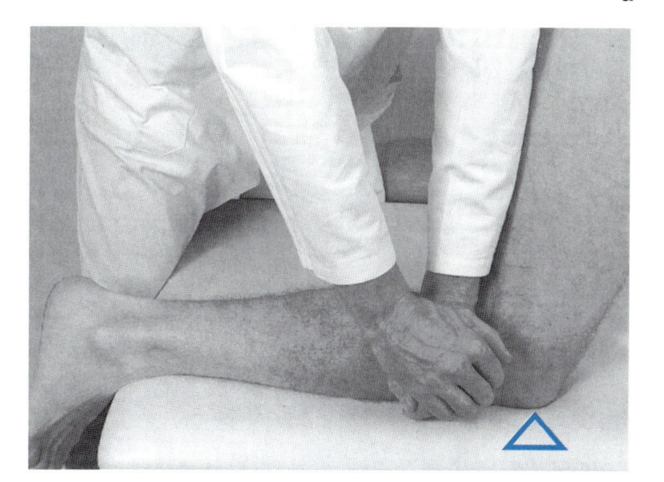

b

### Therapeutische Maßnahme

- Passive Mobilisation nach ventral (c) oder dorsal.

### Hinweise

Laterale Kniegelenksschmerzen werden häufig durch eine Affektion des proximalen Tibiofibulargelenkes verursacht.

Um Schmerzen sowie eine Kompression des N. fibularis zu vermeiden, ist eine flächige, weiche Fassung des Fibulaköpfchen wichtig.

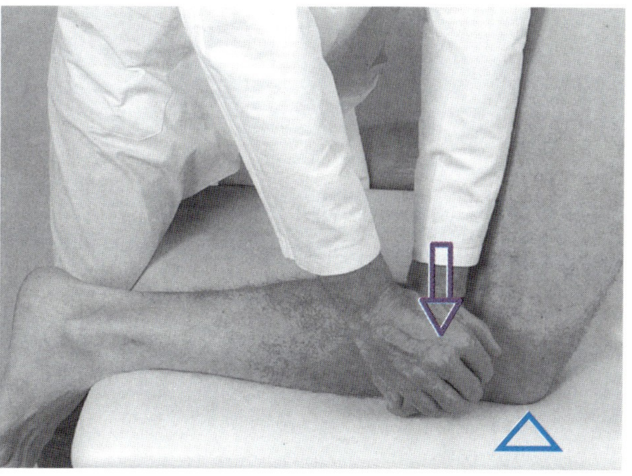

c

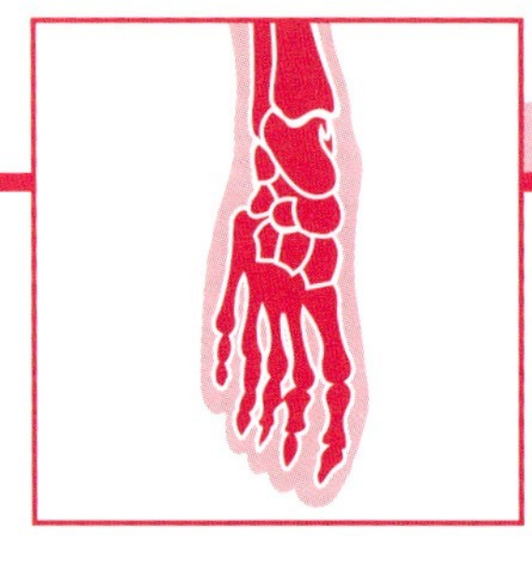



6

# Oberes Sprunggelenk

## Mobilisation ohne Impuls: Traktion

### Indikationen

*Bewegungstest:* Anguläre Bewegungseinschränkung der Dorsalextension oder Plantarflexion mit hartem Stopp. Verminderte translatorische Bewegung mit hartem Stopp.

*Schmerz:* Akut oder chronisch, meistens lokal. Endphasiger Bewegungsschmerz.

*Muskeltest:* Mögliche Verkürzung des M. triceps surae.

### Lagerung

- Patient in Rückenlage, wobei der Fuß das Tischende überragt.
- Der Unterschenkel wird mit einem Gurt fixiert.
- Zangengriffartig umfaßt der Therapeut den Fuß (b). Die Fassung soll flächig und möglichst gelenknahe sein.
- Einstellen der aktuellen Ruhestellung.

### Therapeutische Maßnahme

- Traktion in Richtung der Unterschenkelachse (c).

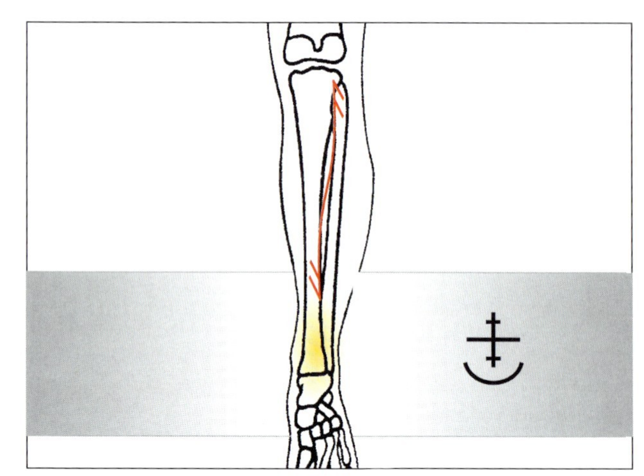

a

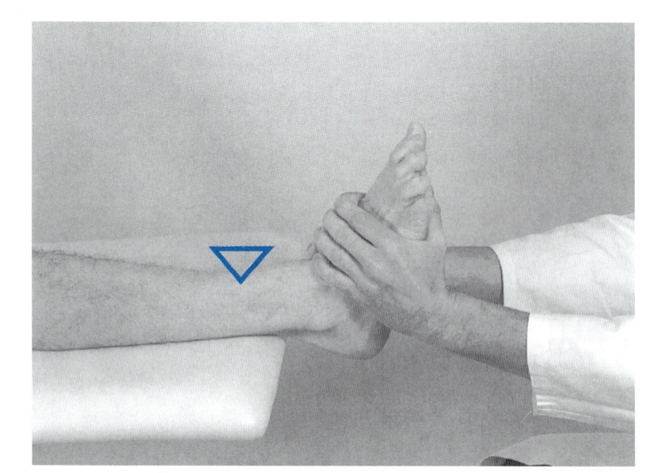

b

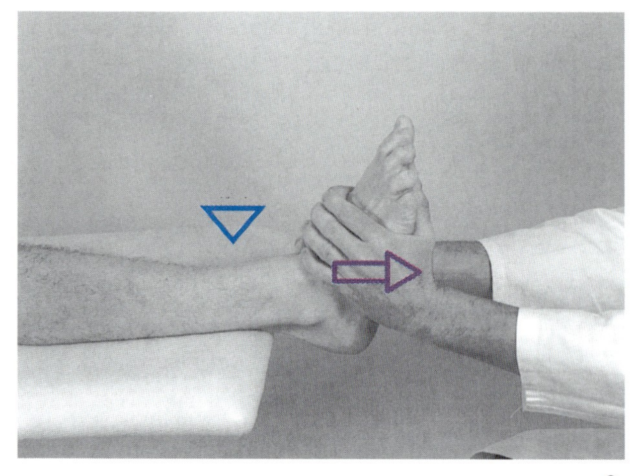

c

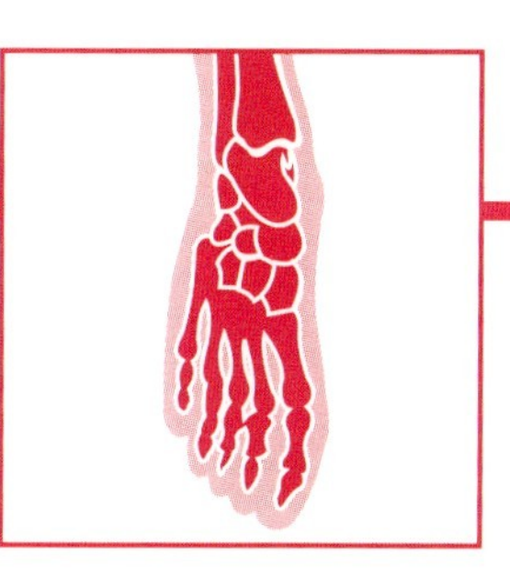

# Oberes Sprunggelenk

## Mobilisation ohne Impuls: ventral oder dorsal



### Indikationen

*Bewegungstest:* Anguläre Bewegungseinschränkung der Plantarflexion oder Dorsalextension mit hartem Stopp.
Verminderte translatorische Bewegung nach ventral oder dorsal mit hartem Stopp.

*Schmerz:* Chronisch, meistens lokal. Endphasiger Bewegungsschmerz.

*Muskeltest:* Mögliche Verkürzung des M. triceps surae (a).

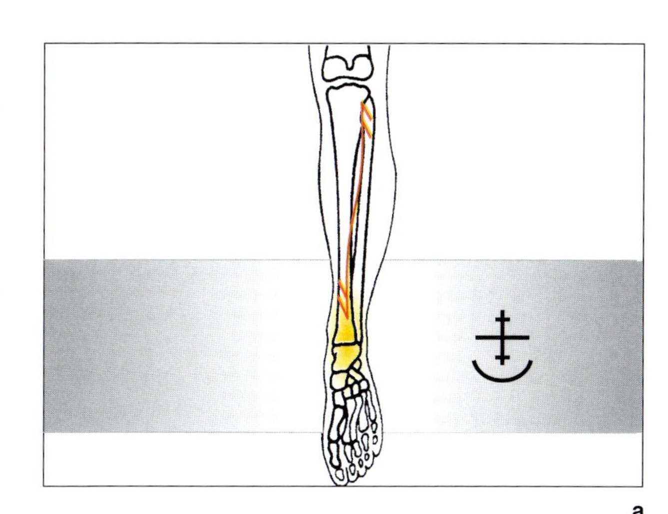

a

b

### Lagerung

- Patient in Bauchlage (b) oder Rückenlage (c), wobei der Fuß das Tischende überragt.
- In Bauchlage kann die Malleolengabel ventral auf einem Sandsack abgestützt werden.
- Der Therapeut legt eine Hand gabelgriffartig über den Talus, mit der anderen Hand umfaßt er den Vorfuß im Sinne einer Begleitfixation (b, c).
- Einstellen der aktuellen Ruhestellung.

### Therapeutische Maßnahme

- Traktionsstufe I.
- Passive Mobilisation des Talus nach ventral (b) / dorsal (c).

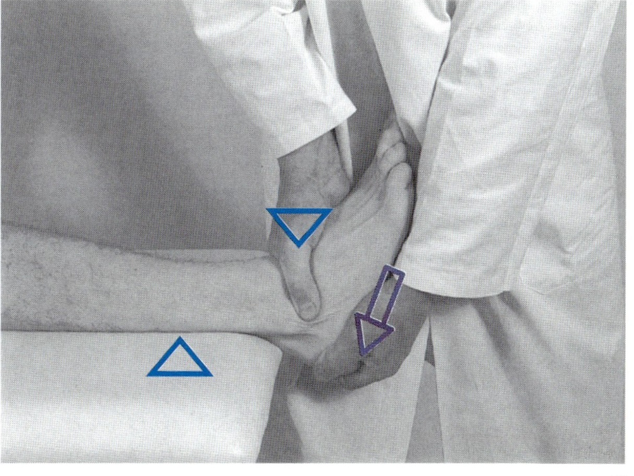

c

### Hinweise

Eine anguläre Komponente ist zu vermeiden.
Vorsicht: Bei erheblichen Läsionen des Bandapparates des oberen Sprunggelenkes soll diese Technik nicht oder nur sehr dosiert angewendet werden, um eine weitere Überdehnung der Bänder zu vermeiden.

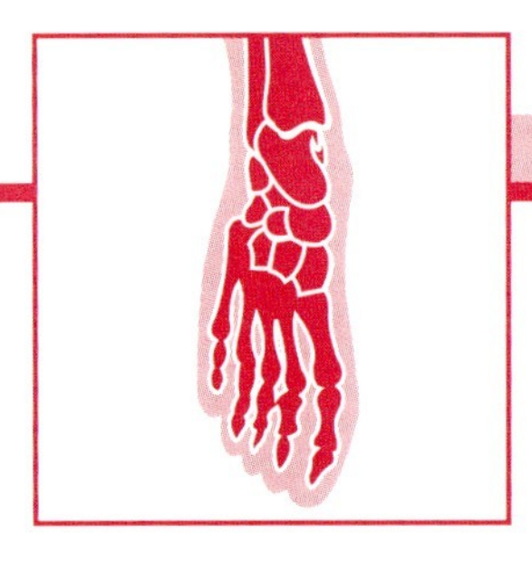



# Fußwurzelknochen und Tarsometatarsalgelenke

## Mobilisation ohne Impuls: plantar oder dorsal

### Indikationen

*Bewegungstest:* Verminderte translatorische Beweglichkeit nach dorsal und plantar mit hartem Stopp.

*Schmerz:* Statischer Fußschmerz, akut, chronisch.

*Muskeltest:* Meistens Abschwächung der kleinen Fußmuskulatur (a).

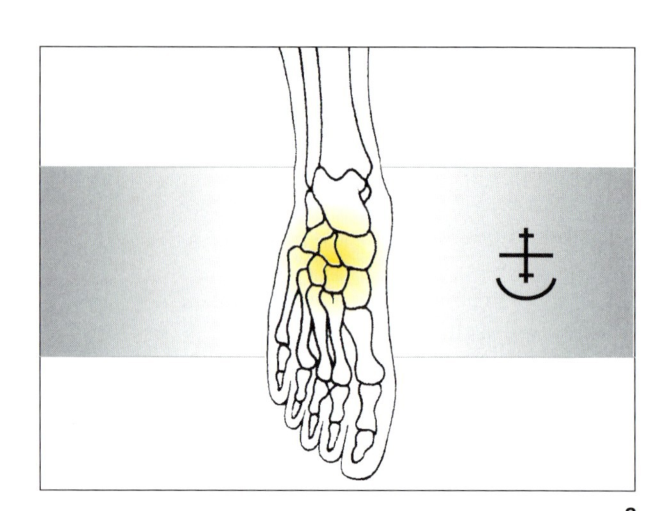

a

### Lagerung

- Patient in Rückenlage.
- Fixation des proximalen Fußwurzelknochens mit der einen Hand von der Medialseite für Metatarso-Kuneiforme-, für das Kuneiforme- Navikular- und für das Talo-Navikulargelenk. Fixation von lateral für Metatarso-Kuboid und Kalcaneo-Kuboid-Gelenk (b).

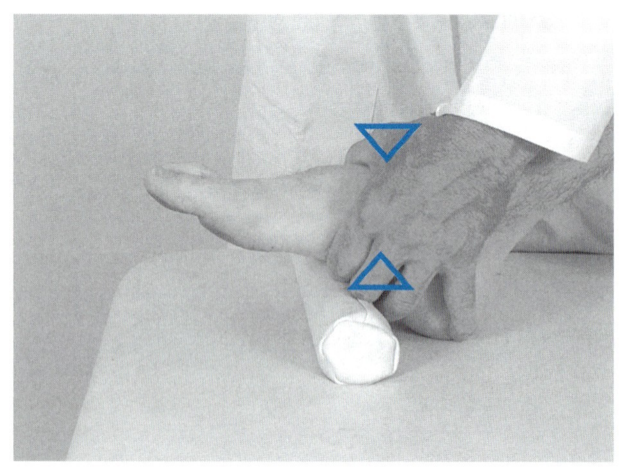

b

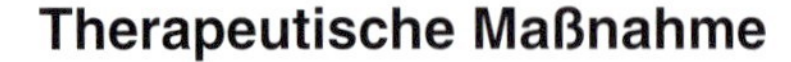

### Therapeutische Maßnahme

- Passive Mobilisation nach plantar (c) bzw. dorsal(d), parallel zur Gelenkebene .

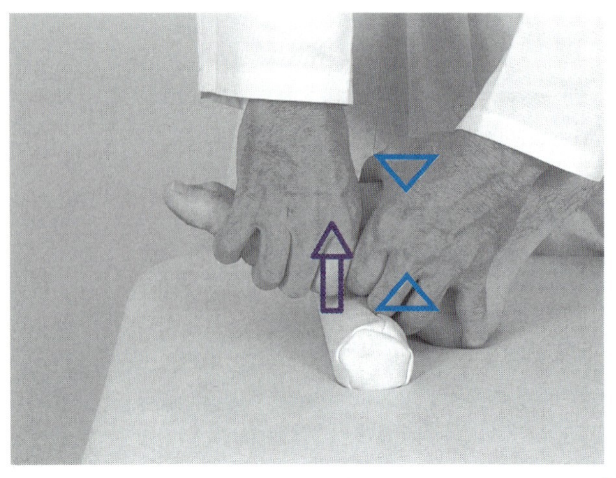

d

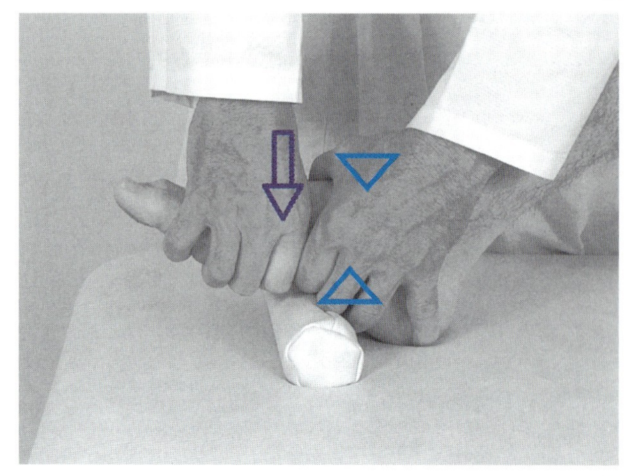

c

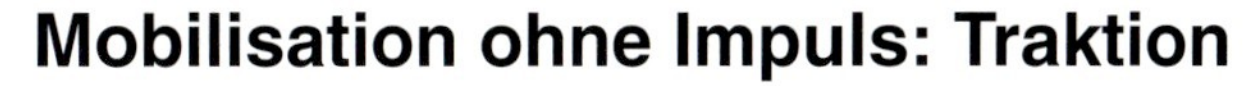

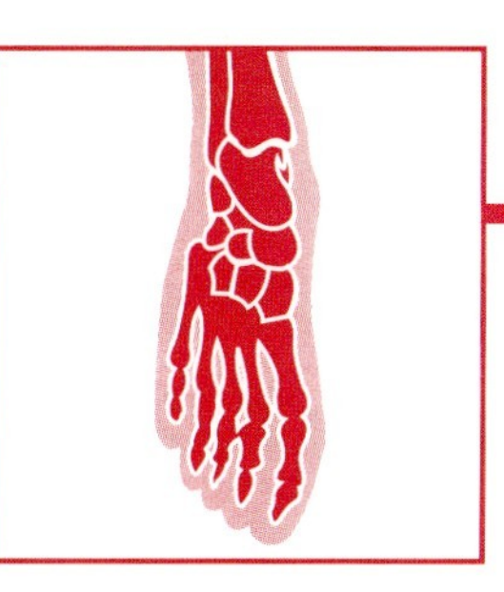



# Zehengelenke

## Mobilisation ohne Impuls: Traktion

### Indikationen

*Bewegungstest:* Anguläre Bewegungseinschränkung der Flexion/Extension mit hartem Stopp. Verminderte translatorische Bewegung mit hartem Stopp.

*Schmerz:* Akut, chronisch, meistens lokal. Belastungsschmerz.

### Lagerung

- Patient in Rückenlage.

- Der Therapeut fixiert mit Daumen und Zeigefinger distal des zu mobilisierenden Zehengelenkes. Mit dem Daumen und Zeigefinger der anderen Hand faßt er proximal des zu mobilisierenden Gelenkes (b).
Einstellen der aktuellen Ruhestellung.

### Therapeutische Maßnahme

- Traktion, senkrecht zur Behandlungsebene (c)

### Hinweise

Es ist auf eine weiche Fassung des zu mobilisierenden Gelenkes zu achten.

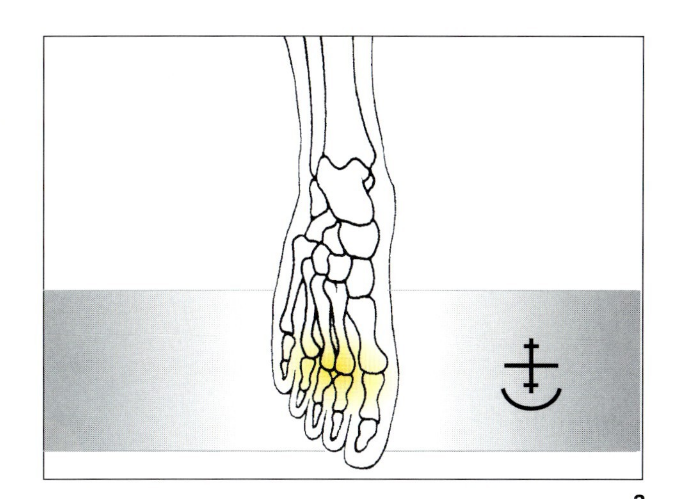

a

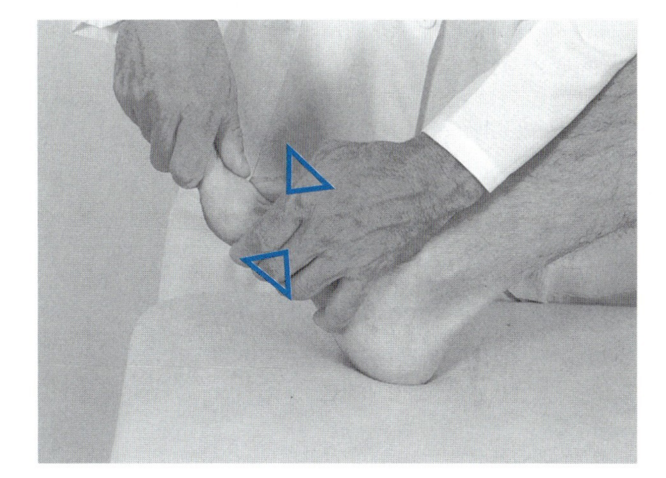

b

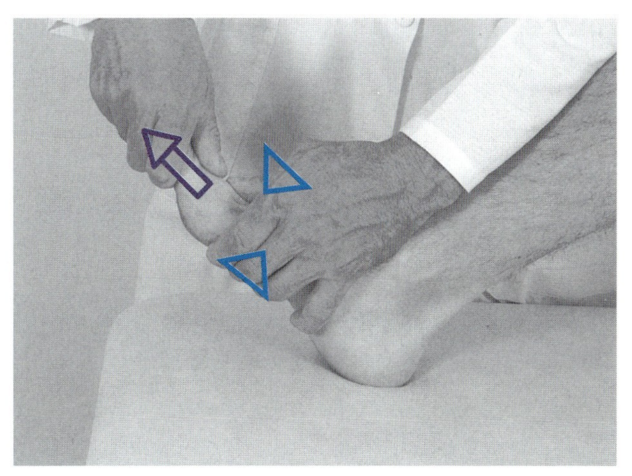

c

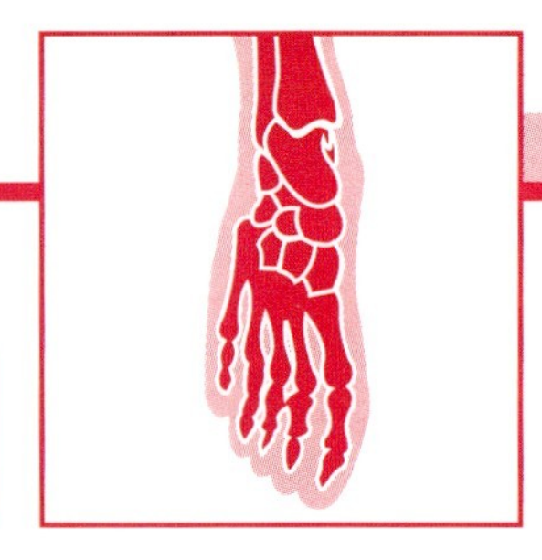



6

# Zehengelenke

## Mobilisation ohne Implus: plantar oder dorsal

### Indikationen

*Bewegungstest:* Anguläre Bewegungseinschränkung der Flexion oder Extension mit hartem Stopp. Verminderte translatorische Bewegung mit hartem Stopp.

*Schmerz:* Akut, chronisch, lokal. Belastungsschmerz (a).

### Lagerung

- Patient in Rückenlage (Bauchlage).
- Der Therapeut fixiert mit Daumen und Zeigefinger distal des zu mobilisierenden Zehengelenkes. Mit dem Daumen und Zeigefinger der anderen Hand faßt er proximal des zu mobilisierenden Gelenkes.
  Einstellen der aktuellen Ruhestellung.

### Therapeutische Maßnahme

- Passive Mobilisation nach plantar (b) bzw. dorsal (c), parallel zur Behandlungsebene.

### Hinweise

Es ist auf eine weiche Fassung des zu mobilisierenden Gelenkes zu achten.

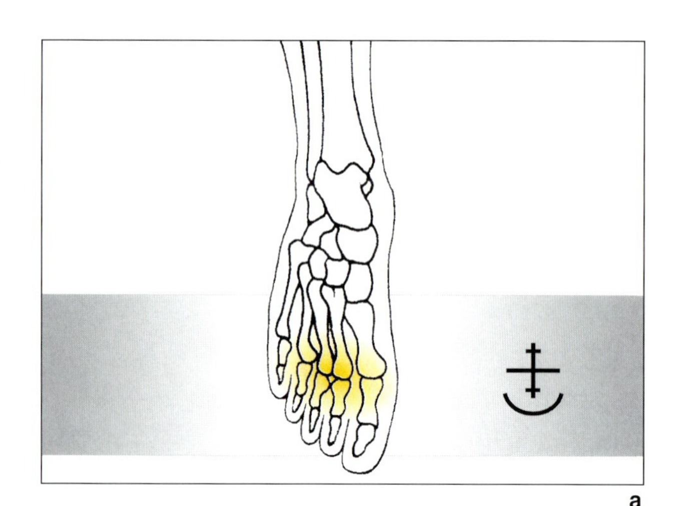

a

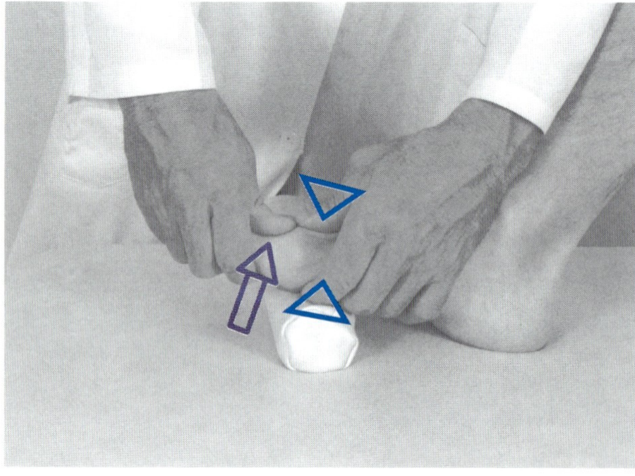

b

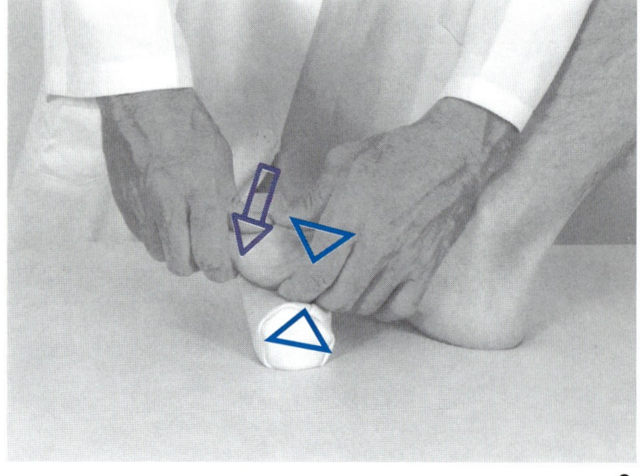

c

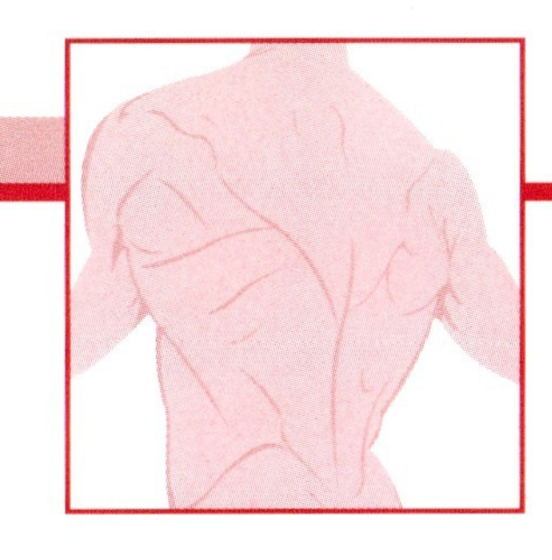



## 6.5 Behandlung und Dehnung der Muskulatur

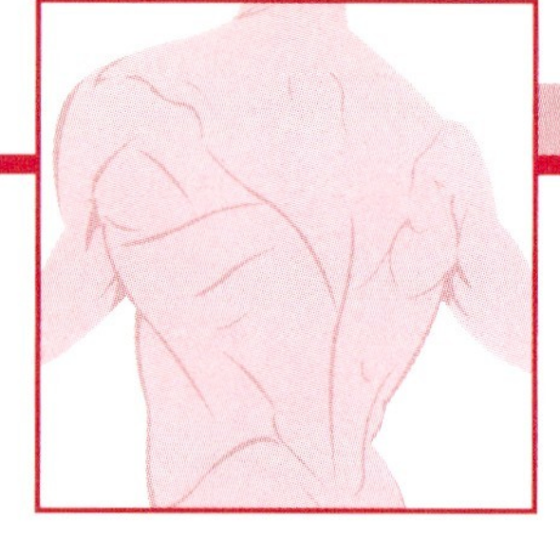



6

# M. sternocleidomastoideus
## NMT 2

### Indikationen

*Bewegungstest:* Verminderte Lateralflexion und Rotation der Halswirbelsäule mit weichem Stopp. Häufig eingeschränkte Thoraxbeweglichkeit in Form des sternalen Atmungstypes bei obstruktiven oder emphysematischen Lungenerkrankungen.

*Schmerz:* Gelegentlich diffuse Zervikobrachialgie (häufig in Verbindung mit segmentaler Dysfunktion der HWS und BWS).

*Muskeltest:* Verkürzung des M. sternocleidomastoideus. Häufig zusätzliche Verkürzung der Pars descendens des M. trapezius und der Mm. scaleni (a).

### Lagerung

- Patient in Rückenlage, der Kopf überragt die Unterlage und ist auf den Oberschenkeln des sitzenden Therapeuten gelagert.
- Einstellen der maximal möglichen Dehnlage durch passive Rotation und Lateralflexion der HWS zur Gegenseite (b).

### Therapeutische Maßnahme

- Optimale isometrische Anspannung (b) des verkürzten M. sternocleidomastoideus (Inspiration, Blick nach oben).
- Während der postisometrischen Relaxationsphase passive Dehnung durch Verstärkung der Lateralflexion, weniger der Rotation (Exspiration, Blick nach unten) (c).

### Hinweise

Die einzelnen Dehnschritte sind in der Regel sehr klein. Die Therapie muß abgebrochen werden, wenn als Zeichen eine möglichen Vertebraliskompression Schwindel, Übelkeit, und/oder Spontannystagmus auftreten. Diese Dehnungstechnik kann nur durchgeführt werden, wenn vorher segmentale Dysfunktionen mittels spezifischen Techniken so weit gebessert wurden, daß die Einstellung der HWS ohne hart reflektorischen Stopp möglich ist.

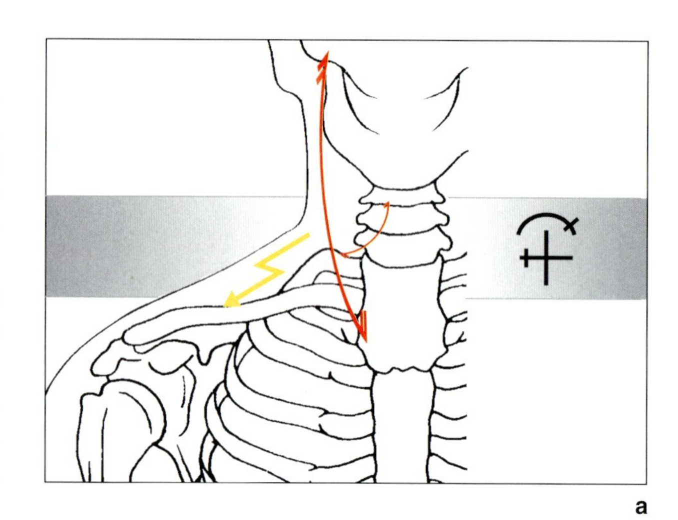

a

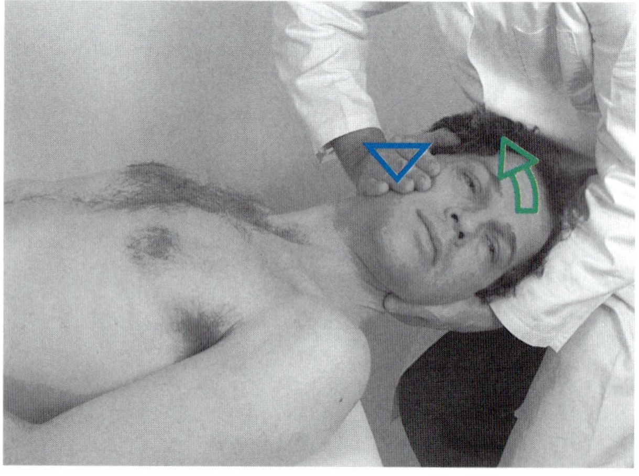

b

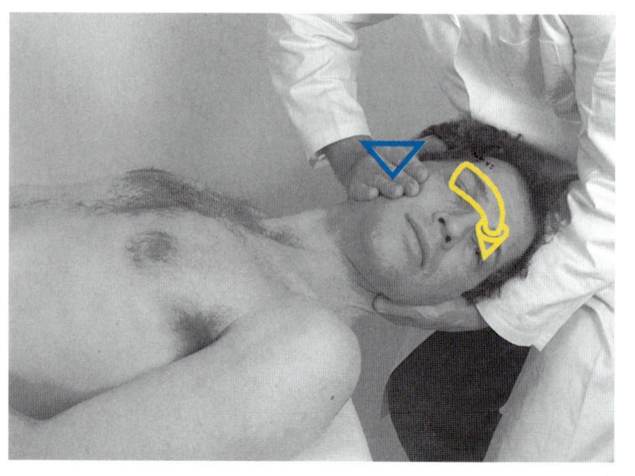

c

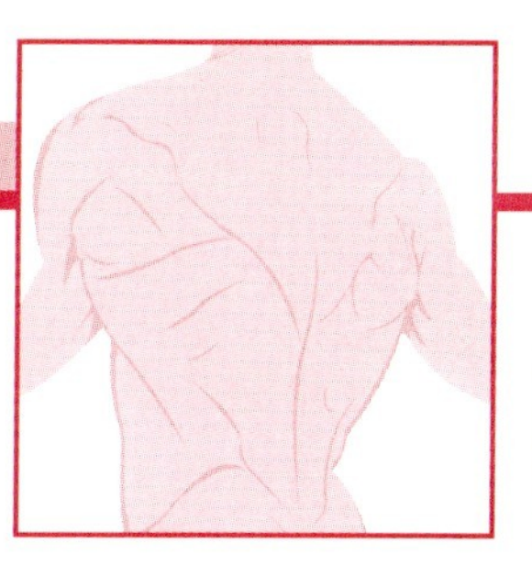



# Mm. scaleni

## NMT 2

## Indikationen

*Bewegungstest:* Verminderte Beweglichkeit der 1. Rippe und des oberen Thorax für Exspiration. Hypomobilität der unteren Halswirbelsäule für Extension und Lateralflexion mit weichem Stopp.

*Schmerz:* Chronische Zervikobrachialgie, häufig mit nächtlichen Parästhesien. Gelegentlich klassische Zeichen des Skalenuslückensyndromes (neurologisch und vaskulär). z.B. Addson Test.

*Muskeltest:* Verkürzung der Mm. scaleni. Häufig zusätzliche Verkürzung der Pars descendens des M. trapezius und des M. sternocleidomastoideus.

*Bemerkung:* In vielen Fällen steht die Sternalatmung im Vordergrund, kombiniert mit obstruktiven oder emphysematösen Lungenerkrankungen (a).

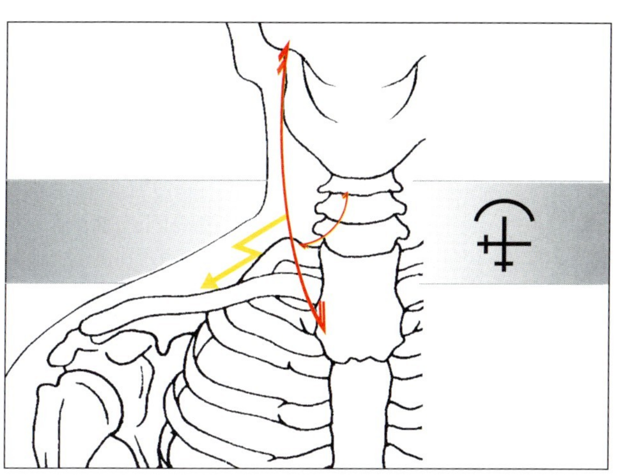

a

## Lagerung

- Patient in Rückenlage, der Kopf überragt die Unterlage und ist auf den Oberschenkeln des sitzenden Therapeuten gelagert.
- Einstellen der maximalen Dehnlage durch Lateralflexion, Extension und Rotation (b).

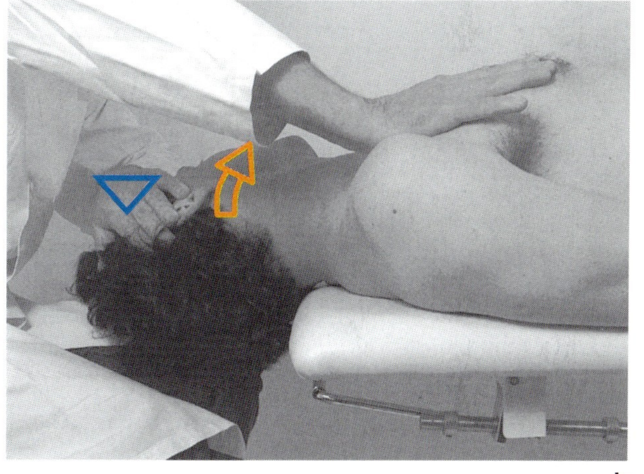

b

## Therapeutische Maßnahme

- Optimale isometrische Anspannung (b) der verkürzten Mm. scaleni (Inspiration, Blick nach oben).
- In der postisometrischen Relaxationsphase passive Dehnung durch kaudal gerichtete Verschiebung der 1. Rippe und der Klavikula bei fixierter HWS (Exspiration, Blick nach unten)(c).

  Während der Dehnung soll eine leichte Traktion auf die HWS ausgeübt werden.

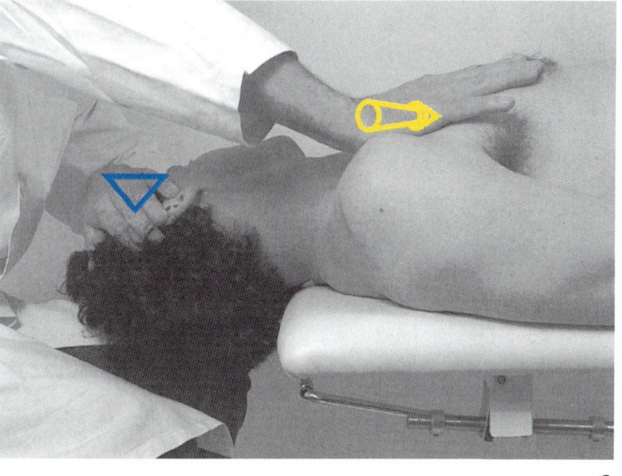

c

## Hinweise

Treten während der Lagerung oder Mobilisation als Zeichen einer möglichen Vertebraliskompression oder Irritation des Sympathikus Schwindel, Übelkeit oder Nystagmus auf, soll die Therapie abgebrochen werden.

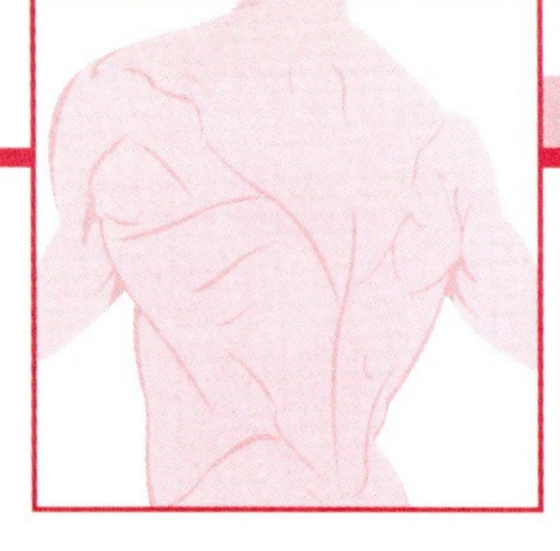





# Pars descendens des M. trapezius

## NMT 2

### Indikationen

*Bewegungstest:* Verminderte Lateralflexion der Halswirbelsäule mit weichem Stopp.

*Muskeltest:* Verkürzung der Pars descendens des M. trapezius mit typischem Dehnschmerz.
In den meisten Fällen findet sich zusätzlich eine Abschwächung der medialen Schulterblattfixatoren.

*Schmerz:* Chronisch im Nackenbereich, evtl. ausstrahlend gegen den Hinterkopf und in die Arme (a).

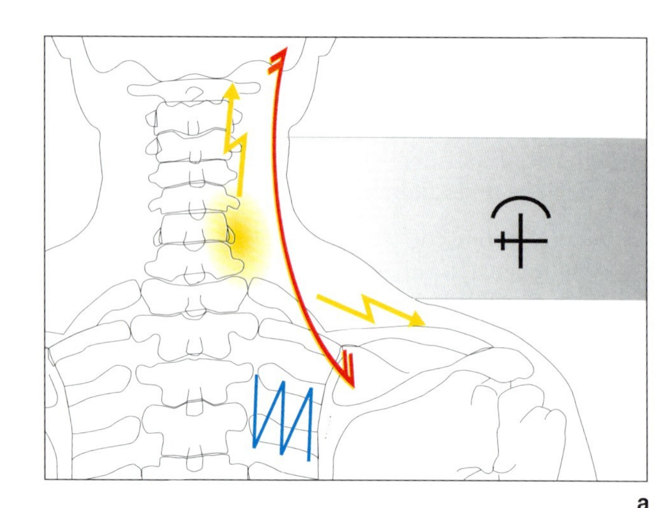

a

### Lagerung

- Patient in Rückenlage, der Kopf überragt den Tisch.
- Der Therapeut umfaßt mit einer Hand flächig das Okziput, während er die andere Hand ebenfalls flächig an der Schulter anlegt.
- Durch eine passive Lateralflexion und Rotation der HWS wird die maximal mögliche Dehnlage eingestellt (b).

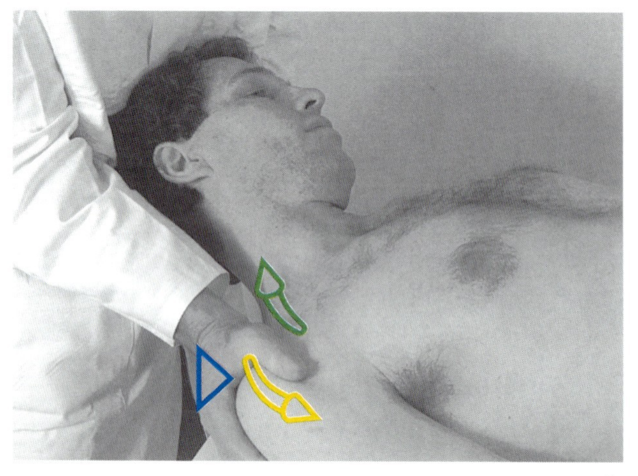

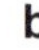

b

### Therapeutische Maßnahme

- Der Therapeut gibt Widerstand an der Schulter.
- Optimale isometrische Anspannung der Pars descendens des M. trapezius.
- In der postisometrischen Relaxationsphase passive Dehnung, indem der Schultergürtel nach kaudal-lateral mobilisiert wird (b).
- Durch eine Neueinstellung der HWS wird die Dehnung realisiert.

*Bemerkung:* Während des ganzen Vorganges soll eine leichte Traktion auf die HWS ausgeübt werden.
Die Dehnung kann auch im Sitzen durchgeführt werden (c).

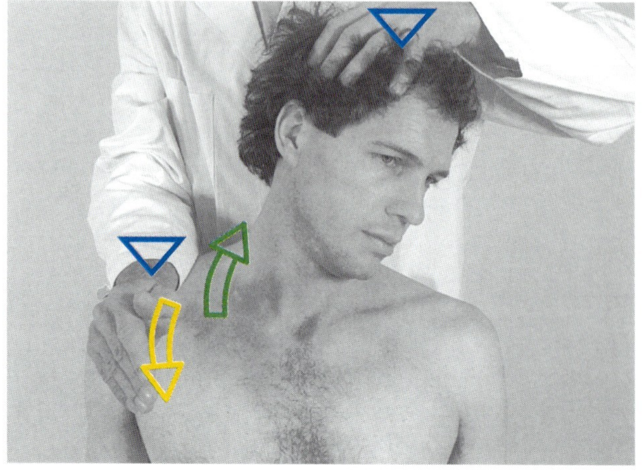

c

### Hinweise

Tritt in der Phase der Lagerung oder Dehnung Schmerz auf, ist die HWS sowie die 1. Rippe auf eine Dysfunktion hin zu untersuchen und gegebenenfalls zuerst zu behandeln.

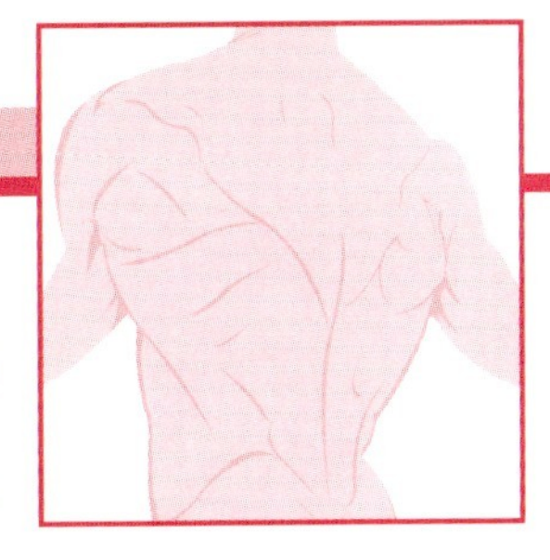



# M. levator scapulae

## NMT 2

### Indikationen

*Bewegungstest:* Verminderte Flexion der oberen Halswirbelsäule mit weichem Stopp.

*Muskeltest:* Verkürzung des M. levator scapulae mit typischem Dehnschmerz. Häufig kombiniert mit einer Verkürzung der subokzipitalen Muskulatur.

*Palpation:* Ein verkürzter M. levator scapulae zeichnet sich durch eine Veränderung der Konsistenz des Muskels einerseits sowie durch Krepitation bei der Palpation des distalen Muskelanteiles andererseits aus.

*Schmerz:* Chronisch im Nackenbereich. Häufig ausstrahlend gegen den Hinterkopf und in die Interskapulärregion (a).

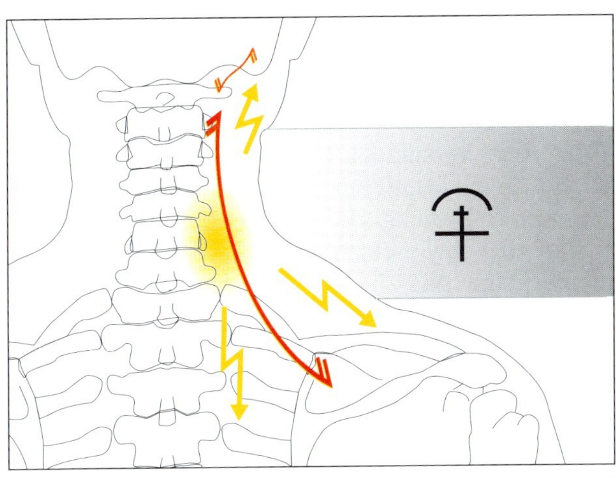

a

### Lagerung

- Patient in Rückenlage, der Kopf überragt den Tisch.
- Mit einer Hand umfaßt der Therapeut flächig den Hinterkopf. Mit der anderen Hand nimmt er Kontakt mit der Skapula auf, nachdem er durch eine Abduktion und Außenrotation des Armes das Schultergelenk weitgehend verriegelt hat.
- Durch eine Flexion und Inklination der HWS sowie eine Rotation zur Gegenseite wird die maximal mögliche Dehnlage eingestellt (b).

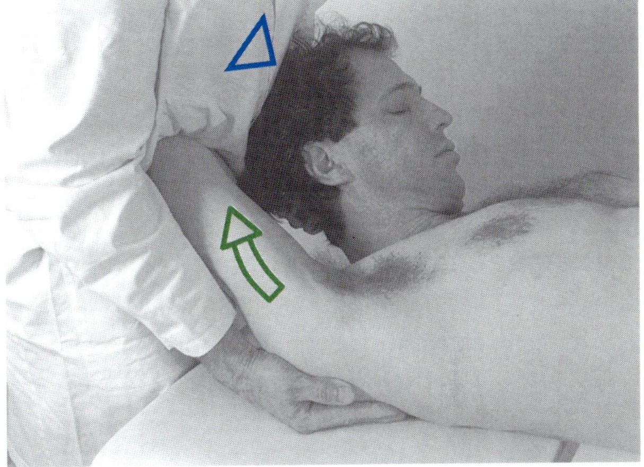

b

### Therapeutische Maßnahme

- Der Therapeut gibt Widerstand beim Ellbogen und an der Spina scapulae des Patienten.
- Optimale isometrische Anspannung des M. levator scapulae (b).
- In der postisometrischen Relaxationsphase passive Dehnung, indem die Skapula nach kaudal-lateral mobilisiert wird (c).
- Durch eine Neueinstellung der HWS wird die Dehnung realisiert .

*Bemerkung:* Während des ganzen Vorganges soll eine leichte Traktion auf die HWS ausgeübt werden. Wenn der Arm nicht in der Abduktion/Außenrotation gelagert werden kann, ist die Elevationsstellung des Armes zu vermeiden, und so die Skapula nach kaudal zu mobilisieren.

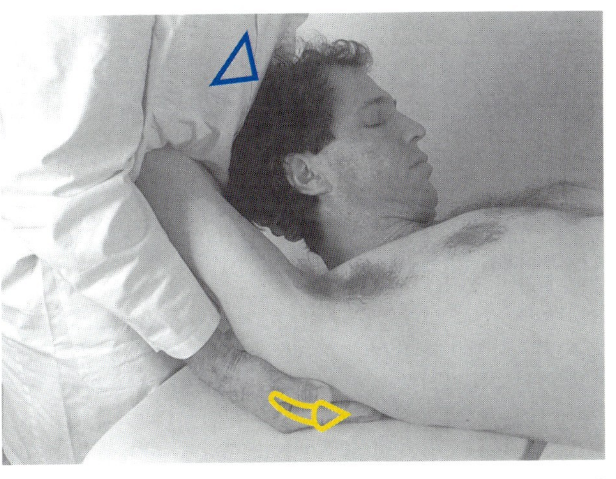

c

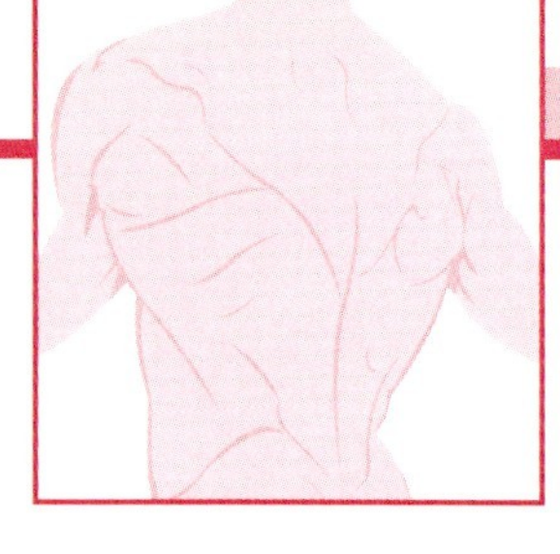

# M. pectoralis major

## NMT 2

### Indikationen

*Bewegungstest:* Verminderte Abduktion und Außenrotation des Armes mit weichem Stopp.

*Muskeltest:* Verkürzung des M. pectoralis major mit typischem Dehnschmerz. Häufig kombiniert mit einer Verkürzung der Pars descendens des M. trapezius sowie einer Abschwächung der medianen Schulterblattfixatoren.

*Schmerz:* Endphasiger Bewegungsschmerz im Bereich der Axilla bei Abduktion und Außenrotation des Armes. Druckdolente Insertionen an den Rippen (a).

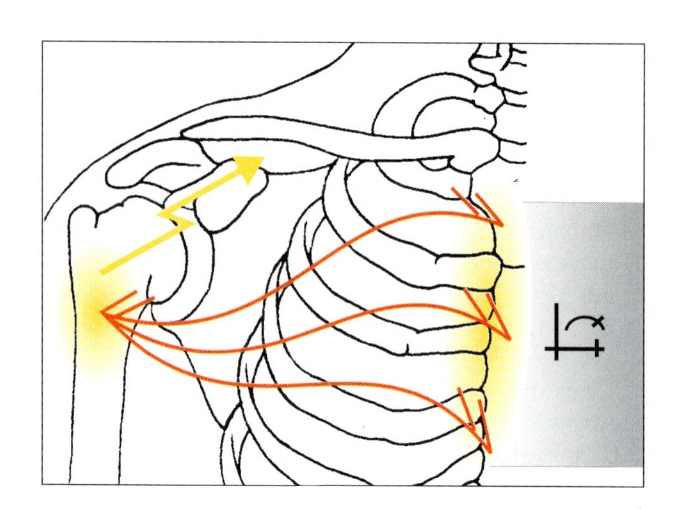

a

### Lagerung

- Patient in Rückenlage, nahe am Tischrand.
- Der Therapeut steht am Kopfende und fixiert den Thorax.
- Mit der anderen Hand umfaßt er den Oberarm des Patienten und stellt durch Abduktion und Außenrotation die maximal mögliche Dehnlage ein (b).

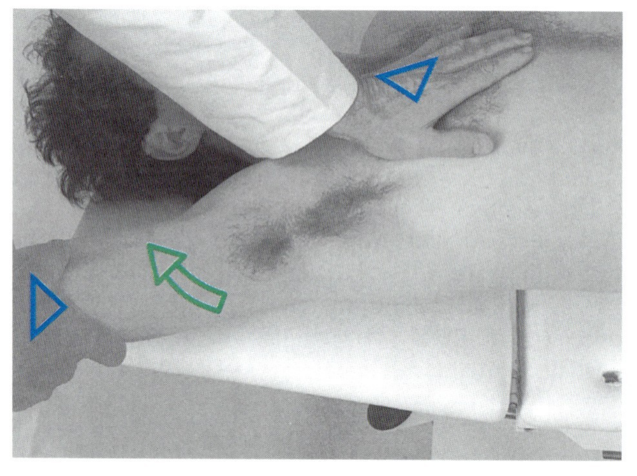

b

### Therapeutische Maßnahme

- Der Therapeut gibt Widerstand am Oberarm.
- Optimale aktive isometrische Anspannung des M. pectoralis major (b).
- In der postisometrischen Relaxationsphase passive Dehnung durch Verstärkung der Abduktion des Armes, die unter leichter Traktion durchgeführt wird. Der Weggewinn stellt gleichzeitig die neue Dehnlage dar (c).

### Hinweise

Liegt eine schmerzhafte Schultergelenkserkrankung vor, soll diese Technik erst in einer späteren Behandlungsphase angewendet werden.
Modifikation: Der Therapeut legt eine Hand flächig im Bereich des Muskelbauches an, der in der postisometrischen Relaxationsphase in Verlaufsrichtung gedehnt wird. Diese Technik widerspricht den Behandlungsprinzipien für NMT 2, ist jedoch bei schmerzhaftem Schultergelenk, neben einer NMT-3-Technik, oft die einzige Möglichkeit, den M. pectoralis major zu dehnen.

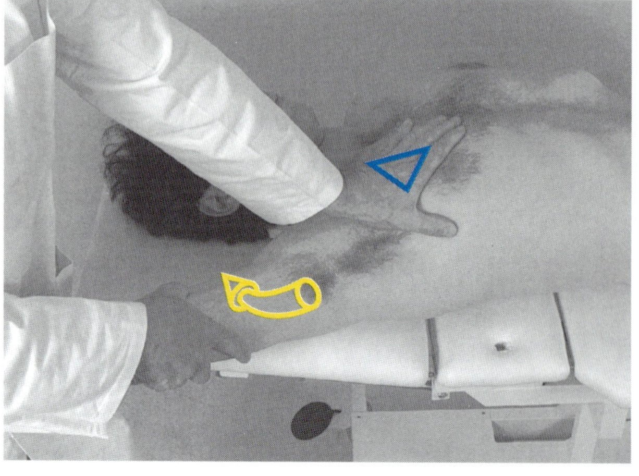

c

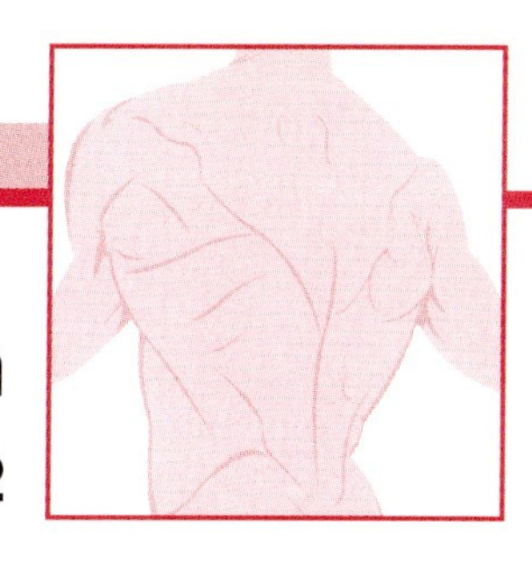



# Handgelenksextensoren

## NMT 2

### Indikationen

*Bewegungstest:* Bei gestrecktem Ellbogen verminderte Palmarflexion im Handgelenk (ver- minderte Flexion der Finger bei Palmarflexion im Handgelenk) mit weichem Stopp.

*Muskeltest:* Verkürzung der Handgelenksextensoren (Fingerextensoren) mit typischem Dehnschmerz.

*Schmerz:* Häufig Schmerzen im Bereich des Epicondylus radialis („Epicondylitis") bei Faustschluß oder belasteter Pronationsbewegung. Druckdolenz der Extensorenmuskulatur. Endphasiger Schmerz bei Palmarflexion (Finger- flexion) (a).

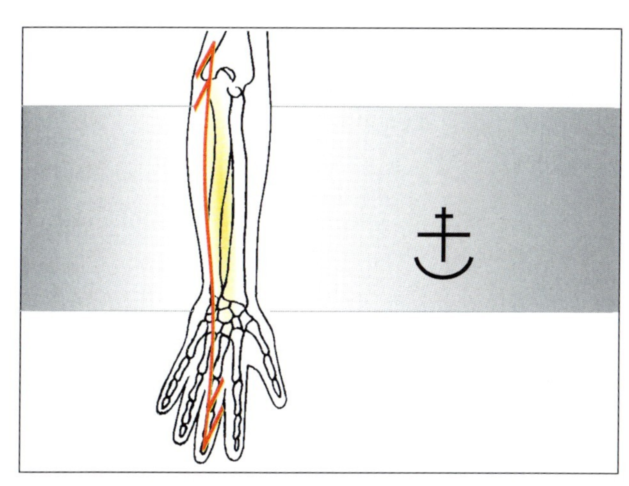

a

### Lagerung

- Patient sitzend, der Ellbogen ist ca. 90° flektiert.
- Der Therapeut umfaßt mit einer Hand den Ellbogen des Patienten, während er mit der anderen Hand durch passive Palmarflexion im Handgelenk die maximal mögliche Dehnlage einstellt (b).

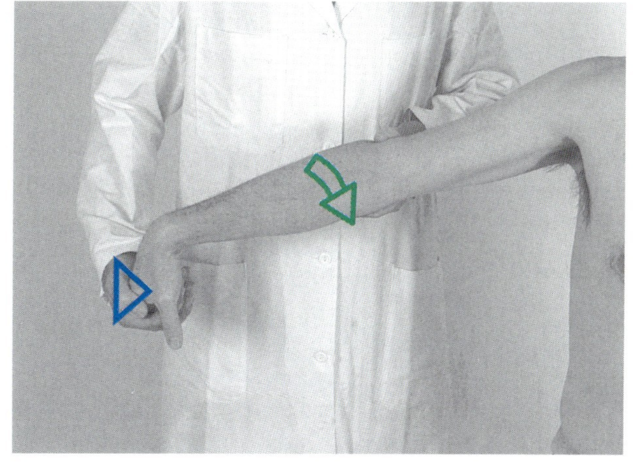

b

### Therapeutische Maßnahme

- Der Therapeut gibt Widerstand an der Hand (Hand, Finger).
- Optimale isometrische Anspannung der Handgelenksextensoren (b)
- In der postisometrischen Relaxationsphase Dehnung durch passive Extension des Ellbogengelenkes, unter Beibehaltung der Palmarflexion (c). Der Weggewinn wird durch eine Neueinstellung der Palmarflexion realisiert.

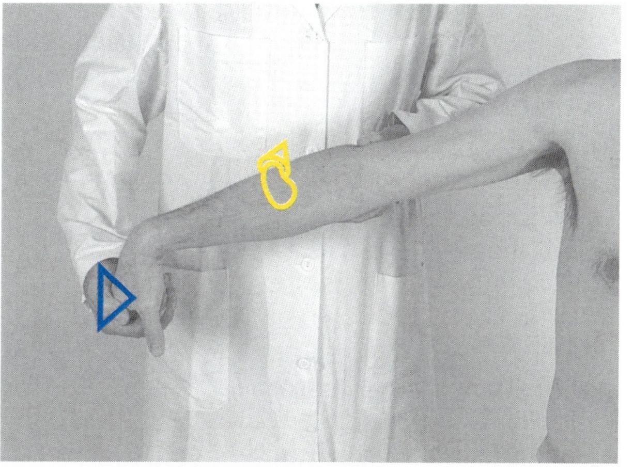

c

### Hinweise:

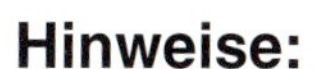

Sinngemäß wird die Behandlung der Handgelenksflexoren (Fingerflexoren) durchgeführt.

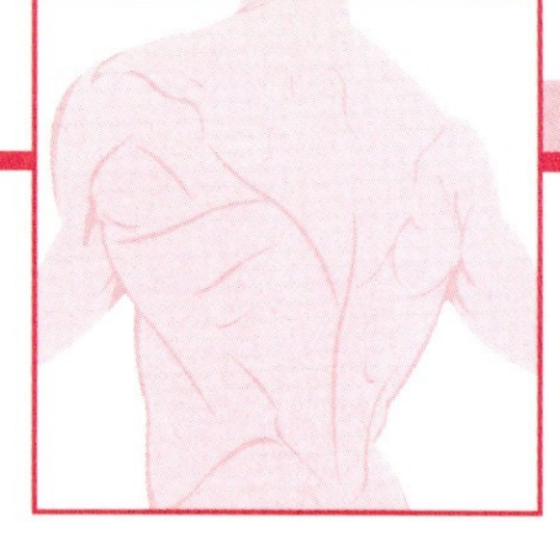

6

# M. erector spinae in Lumbalregion

## NMT 2

### Indikationen

*Bewegungstest:* Verminderte Flexion und Lateralflexion der Lendenwirbelsäule mit weichem Stopp.

*Schmerz:* Chronisch oder akut, lokal in lumbaler Region spondylogene Ausstrahlungen.

*Muskeltest:* Verkürzung des M. erector spinae, stark prominentes Muskelrelief. Häufig kombiniert mit einer Verkürzung des M. psoas major, des M. quadratus lumborum und einer Abschwächung der Bauchmuskulatur sowie mit einer segmentalen Dysfunktion der LWS, des Beckenringes oder mit einer Erkrankung des Hüftgelenkes (a).

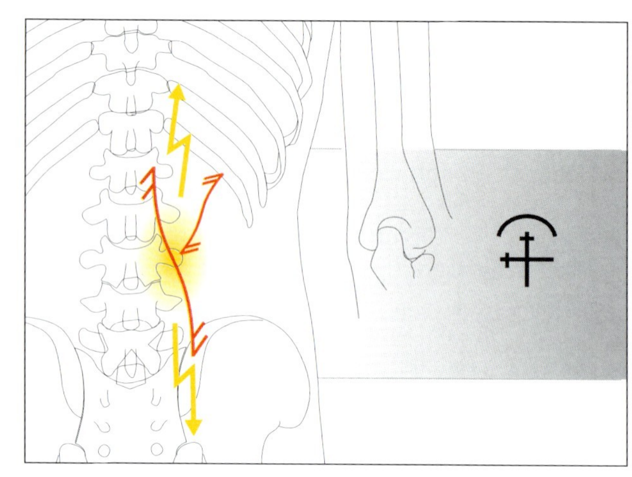

a

### Lagerung

- Patient in Seitenlage.
- Einstellen der maximalen Dehnlage durch Flexion der LWS, der Hüft- und Kniegelenke.
- Flächige Griffassung über dem Sakrum und über den Dornfortsätzen der mittleren LWS (b).

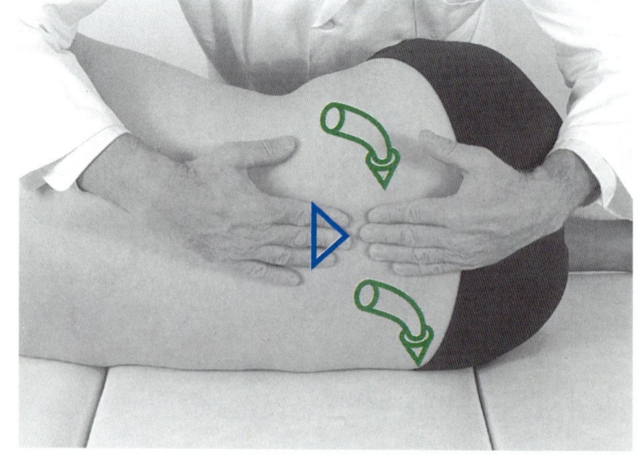

b

### Therapeutische Maßnahme

- Optimale isometrische Anspannung des M. erector spinae während Inspiration (b).
- In der postisometrischen Relaxationsphase während Exspiration passive Dehnung durch Verstärkung der Lendenwirbelsäulenflexion (durch Zug am Sakrum).
- Durch gleichzeitige Verstärkung der Flexion in den Hüftgelenken wird eine Beckenflexion und damit eine indirekte Dehnung erreicht (c).

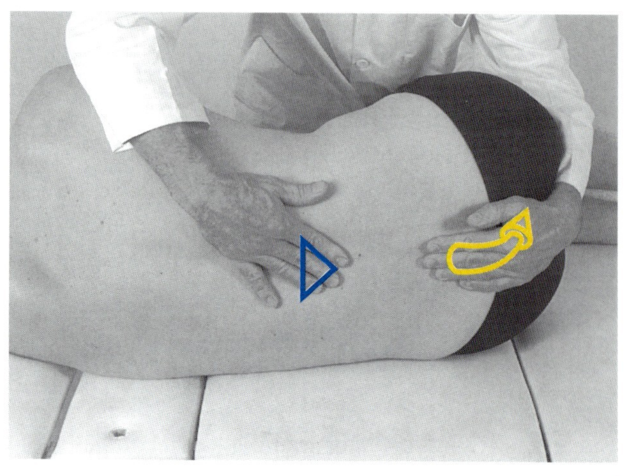

c

### Hinweise

Da die isometrische Anspannung des M. erector spinae vom Patienten ein hohes Maß an Bewegungsgefühl erfordert, muß diese vor der eigentlichen Dehnung eingeübt werden.

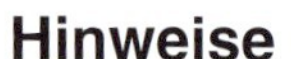

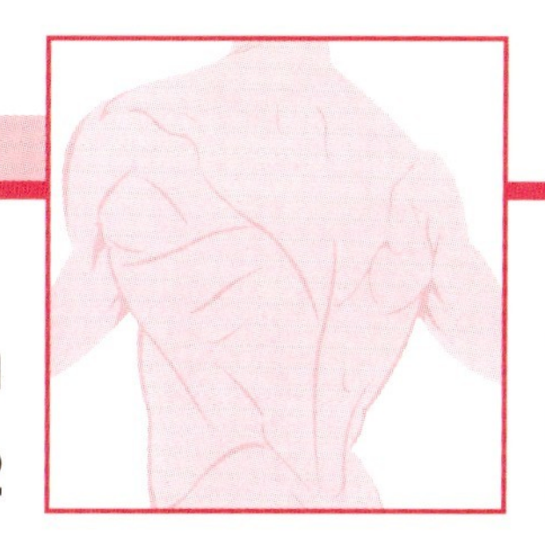



# M. quadratus lumborum

## NMT 2

### Indikationen

*Bewegungstest:* Verminderte Lateralflexion der Lendenwirbelsäule mit weichem Stopp.

*Schmerz:* Oft chronischer Flankenschmerz und Ausstrahlung kranialwärts gegen Thorax.

*Muskeltest:* Verkürzung des M. quadratus lumborum. Palpationsschmerz.
Häufig kombiniert mit einer Verkürzung des M. erector spinae im Lumbalbereich und mit einer segmentalen Dysfunktion der LWS, des Beckenringes oder mit Erkrankung der Hüftgelenke (a).

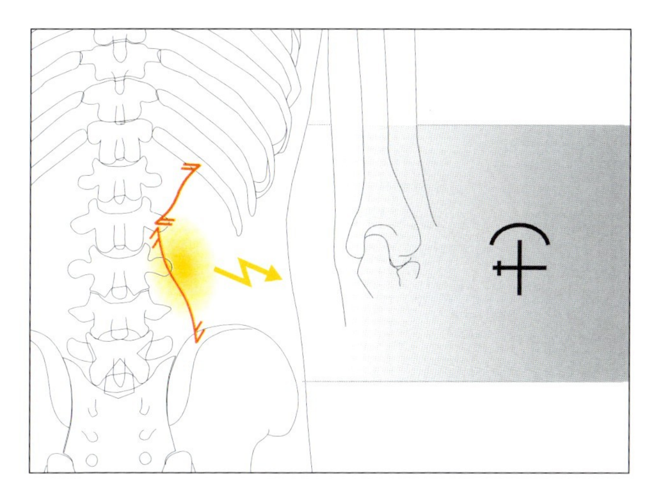

a

### Lagerung

- Patient liegt auf der nicht zu dehnenden Seite. Einstellen der maximalen Dehnlage durch passive Lateralflexion.
- Stabilisation des Beckens durch Flexion des tischnahen Beines.
- Flächige Griffassung am Beckenkamm und im Bereich der Rippen VI-X in der Axillarlinie (b).

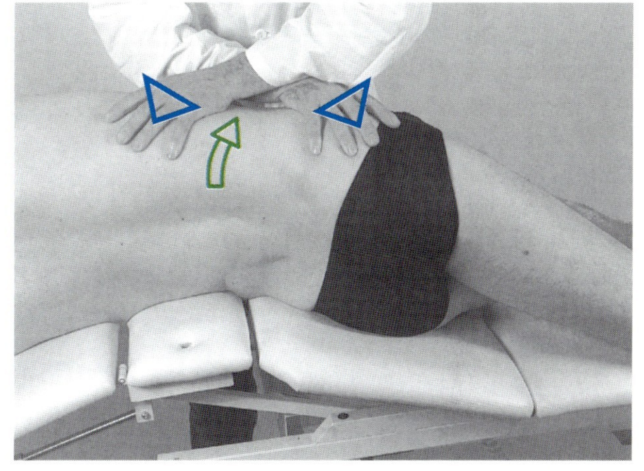

b

### Therapeutische Maßnahme

- Optimale aktive isometrische Anspannung des verkürzten Quadratus lumborum während tiefer Inspiration (b).
- In der postisometrischen Relaxationsphase passive Dehnung durch Schub am Beckenkamm und am Thorax während der Exspiration (c).
- Der dabei gewonnene Weg wird durch eine Neueinstellung der Lateralflexion realisiert.

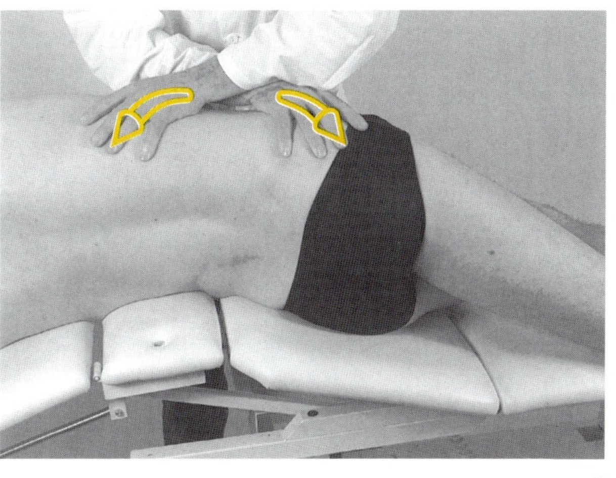

c

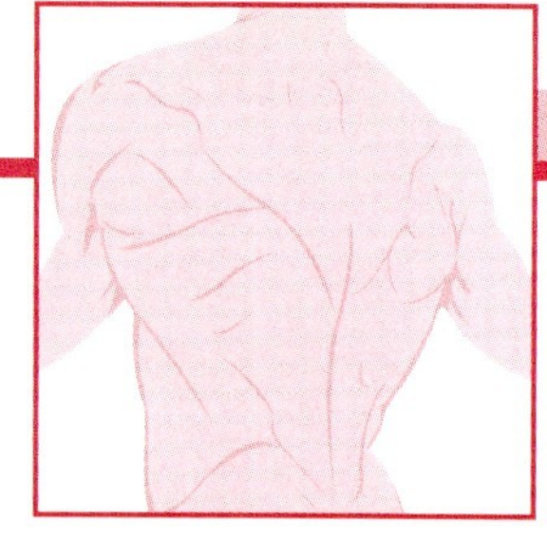



# M. iliopsoas
## NMT 2

### Indikationen

*Bewegungstest:* Bei ausgeglichener LWS-Lordose verminderte Hüftextension mit weichem Stopp.

*Muskeltest:* Verkürzung des M. iliopsoas mit typischem Dehnschmerz. Häufig kombiniert mit einer Verkürzung des M. erector spinae im Lumbalbereich sowie einer Abschwächung der Bauchmuskulatur.

*Schmerz:* Diffus in der Unterbauch-Leisten-Region (a).

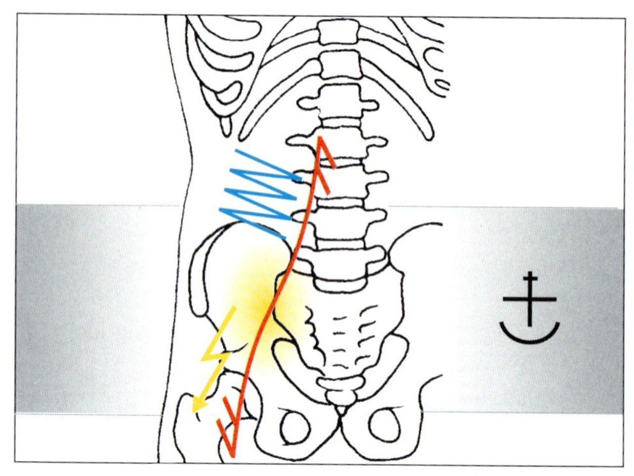

a

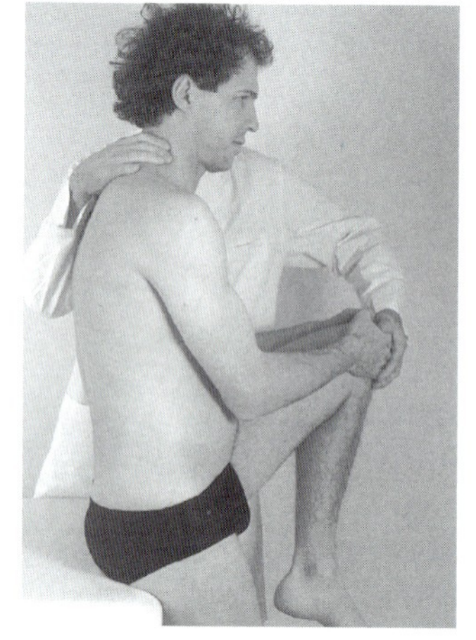

b

### Lagerung

- Patient steht am Tischende, die Höhe des Tisches wird exakt auf die Sitzbeinhöhe eingestellt.
- Das nicht zu behandelnde Bein wird maximal flektiert und vom Patienten mit beiden Händen fixiert. BWS-LWS hält er kyphosiert (b).
- Aus dieser Ausgangsstellung bringt der Therapeut durch Unterstützung im BWS-Bereich und am flektierten Bein den Patienten passiv in die Rückenlage.
- Obere BWS und HWS sind mit einer großen Rolle unterstützt, die BWS und LWS-Kyphose soll beibehalten werden.
- Nun fixiert der Therapeut das flektierte Bein des Patienten mit seinem Körper und legt eine Hand flächig im distalen Bereich des zu behandelnden Oberschenkels an.
- Einstellen der maximal möglichen Dehnlage durch passive Hüftextension (c).

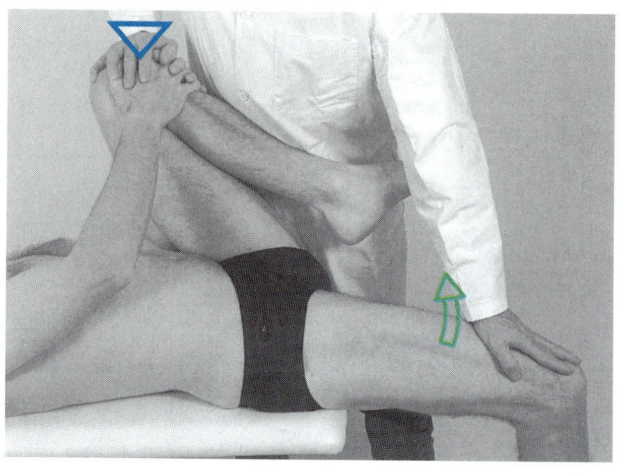

c

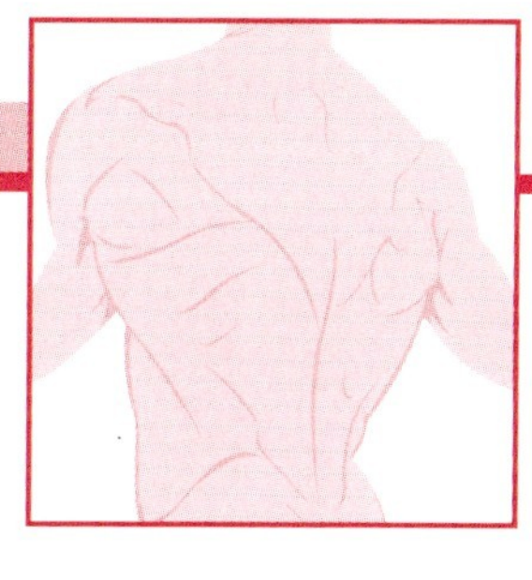



# M. iliopsoas

## NMT 2

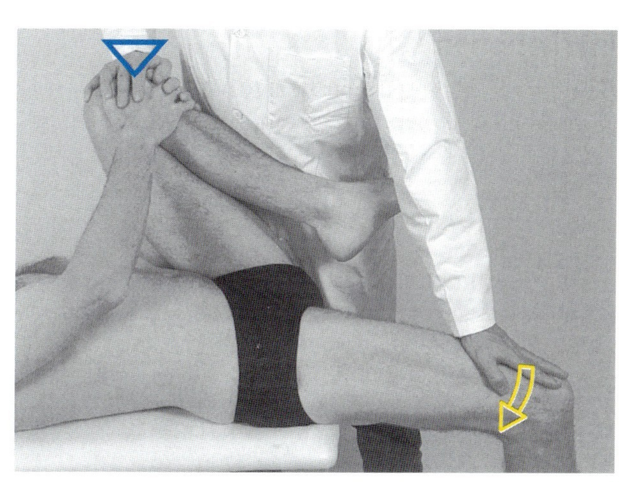

d

### Therapeutische Maßnahme

- Der Therapeut gibt Widerstand am Oberschenkel.
- Optimale isometrische Anspannung des M. iliopsoas (c).
- In der postisometrischen Relaxationsphase Dehnung durch Verstärkung der Hüftextension (d).
- Der Weggewinn stellt die neue Dehnlage dar.

### Hinweise

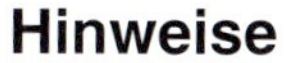

Treten während der Dehnung Schmerzen im Bereich der LWS auf, ist die Lagerung zu überprüfen oder die Dehnung in Bauchlage durchzuführen.

## Variante

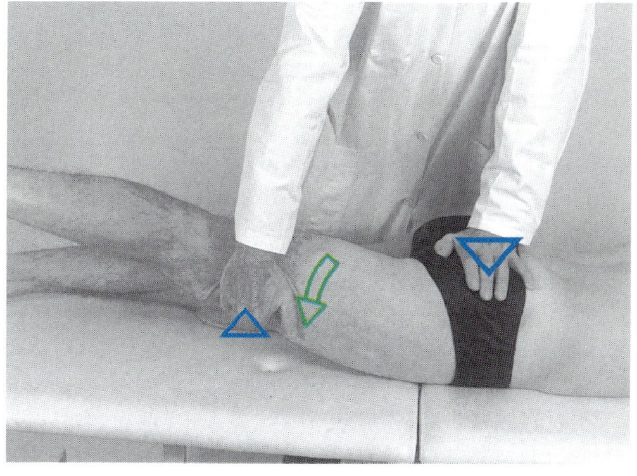

e

### Lagerung

- Patient in Bauchlage.
- Fixation des Beckens mittels Hand oder Gurt.
- Einstellen der maximalen Dehnlage durch passive Hüftextension (e).

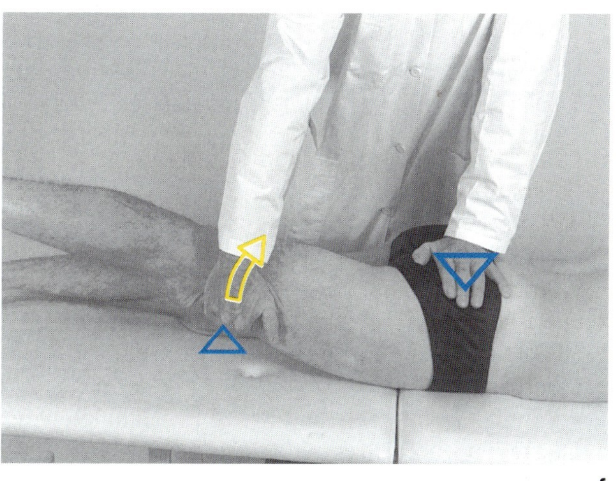

f

### Therapeutische Maßnahme

- Der Therapeut gibt Widerstand am Oberschenkel.
- Optimale isometrische Anspannung des M. iliopsoas (e).
- In der postisometrischen Relaxationsphase Dehnung durch Verstärkung der Hüftextension (f)

*Bemerkung:* Eine Verstärkung der LWS-Lordose ist durch adäquate Fixation zu vermeiden.

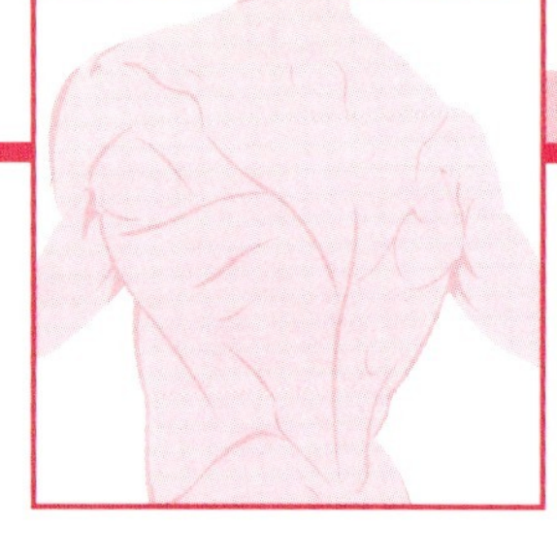



6

# M. piriformis

## NMT 2

### Indikationen

*Bewegungstest:* Bei Hüftflexion verminderte Adduktion des Oberschenkels mit weichem Stopp.

*Muskeltest:* Verkürzung des M. piriformis mit typischem Dehnschmerz.

*Schmerz:* Chronisch, lokal, eventuell ausstrahlend in die Oberschenkelhinterseite. Endphasiger Schmerz bei Adduktion und Innenrotation des Beines.

*Palpation:* Die Palpation des verkürzten M. piriformis löst Schmerzen aus (a).

a

### Lagerung

- Patient in Rückenlage, das Becken wird vom Therapeuten oder mit einem Gurt fixiert.
- Bei ca. 70° Hüftflexion wird durch eine Adduktion des Oberschenkels die maximal mögliche Dehnlage eingestellt (b).

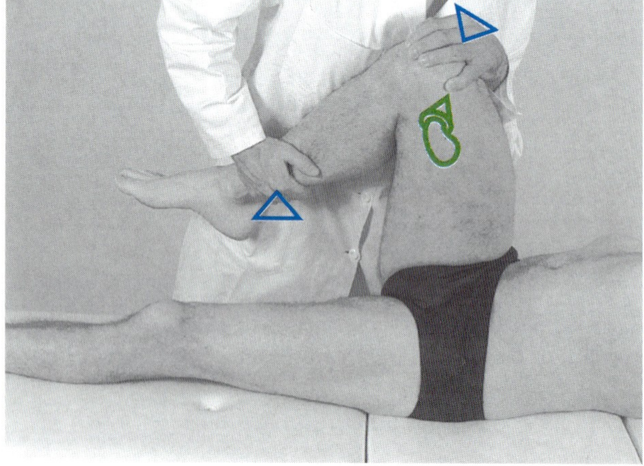

b

### Therapeutische Maßnahme

- Der Therapeut gibt Widerstand am Oberschenkel des Patienten.
- Optimale isometrische Anspannung des M. piriformis (b).
- In der postisometrischen Relaxationsphase passive Dehnung durch Verstärkung der Adduktion (c). Der Weggewinn stellt gleichzeitig die neue Dehnlage dar.

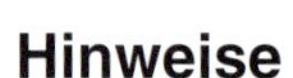

### Hinweise

Treten während der Dehnung Schmerzen in der Inguinalregion auf, soll die Hüftflexion verringert werden.
Bei Schmerzen im Bereich des Sakroiliakalgelenkes ist dieses zu untersuchen und evtl. vorher zu behandeln.

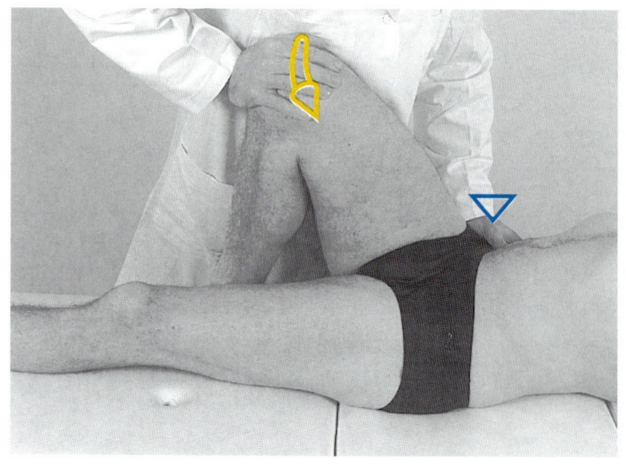

c

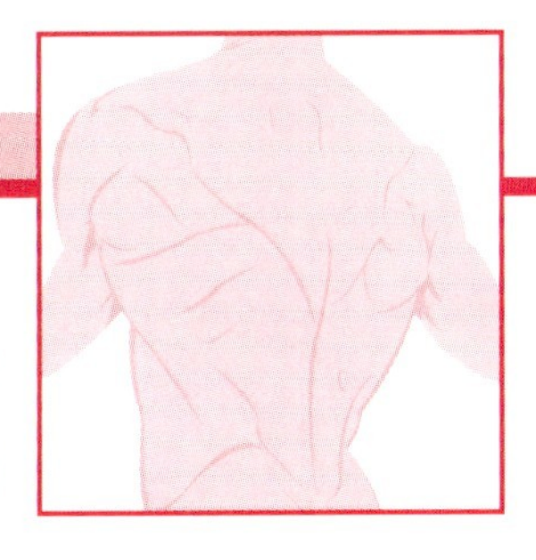



# M. tensor fasciae latae

## NMT 2

### Indikationen

Bewegungstest: Verminderte Adduktion des Beines mit weichem Stopp. (Zusätzliche Einziehung der Haut an der Oberschenkelaußenseite).

*Muskeltest:* Verkürzung des M. tensor fasciae latae mit typischem Dehnschmerz.

*Schmerz:* Ziehender Schmerz an der Oberschenkelaußenseite. Druckdolente Ansatztendinose (a).

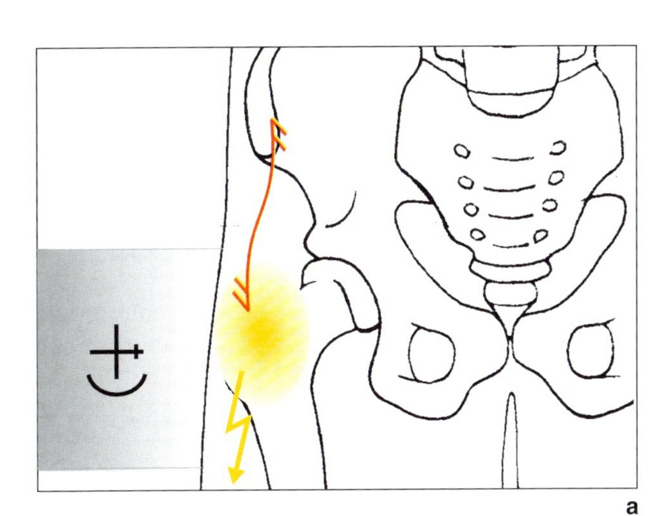

a

### Lagerung

- Der Patient liegt auf der zu behandelnden Seite.
- Durch Hüft- und Knieflexion des tischfernen Beines wird das Becken stabilisiert.
- Eine zusätzliche Stabilisation des Beckens mit einem Gurt ist empfehlenswert.
- Der Therapeut umfaßt mit beiden Händen das extendierte tischnahe Bein im distalen Bereich des Oberschenkels sowie im distalen Bereich des Unterschenkels.
- Einstellen der maximal möglichen Dehnlage durch passive Addukton (b).

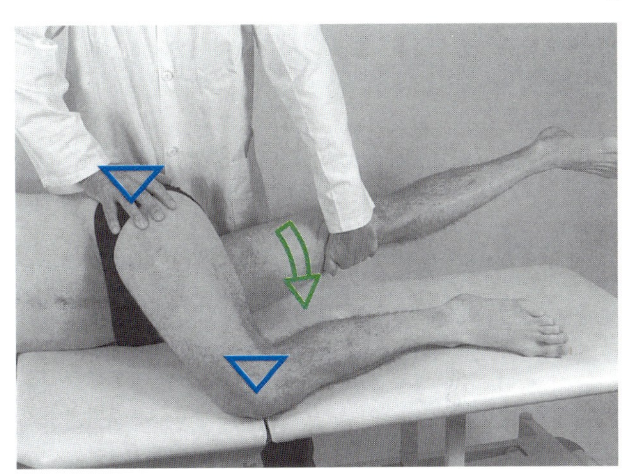

b

### Therapeutische Maßnahme

- Mit beiden Händen gibt der Therapeut Widerstand.
- Optimale isometrische Anspannung des M. tensor fasciae latae (b).
- In der postisometrischen Relaxionsphase passive Dehnung durch Verstärkung der Addukton (c).
- Der Weggewinn stellt gleichzeitig die neue Dehnlage dar.

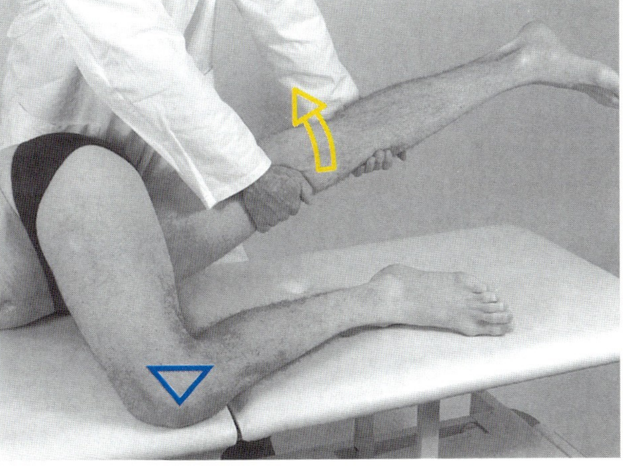

c

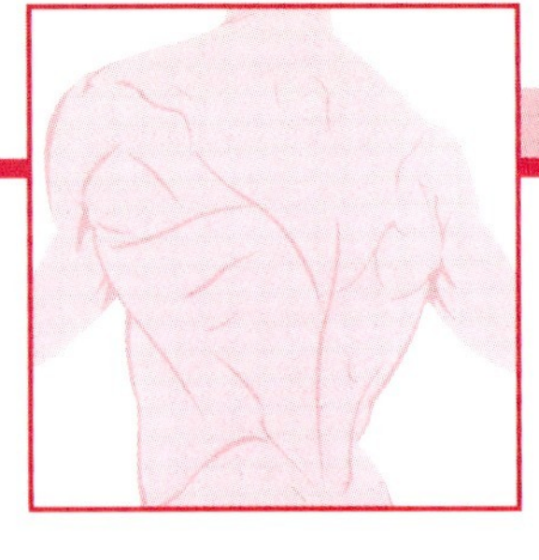



# M. rectus femoris

## NMT 2

### Indikationen

*Bewegungstest:* In Bauchlage verminderte Knieflexion bei maximal extendierten Hüftgelenken mit weichem Stopp oder zunehmende Beckenflexion bei passiver Knieflexion. (Ein hartreflektorischer Stopp deutet auf ein sog. umgekehrtes Lasègue-Phänomen hin).

*Muskeltest:* Verkürzung des M. rectus femoris mit typischem Dehnschmerz. Häufig kombiniert mit einer Abschwächung des M. vastus medialis sowie einer Verkürzung des M. erector spinae im Lumbalbereich und des M. psoas major.

*Schmerz:* Im Bereich der Ventralseite des Oberschenkels und/oder hinziehend zur Patella (a).

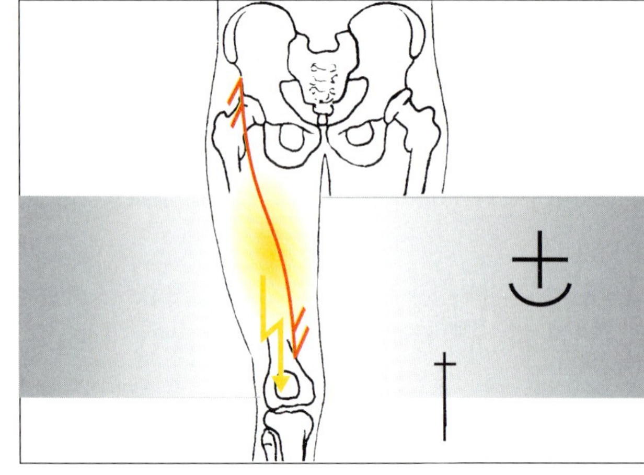

a

### Lagerung

- Das Becken kann mit einem Gurt fixiert werden.
- Der zu behandelnde Unterschenkel wird bis zu einer maximalen Dehnlage flektiert und gehalten.
- Die andere Hand des Therapeuten wird auf das Becken gelegt, um die Ausweichbewegungen zu kontrollieren.

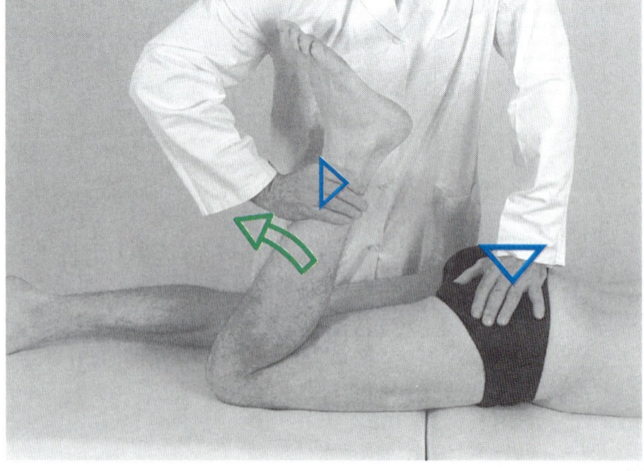

b

### Therapeutische Maßnahmen

- Der Patient wird aufgefordert, eine isometrische Knieextension gegen den Widerstand des Therapeuten auszuführen (b).
- In der Entspannungsphase wird die Dehnung durchgeführt, indem der Therapeut den Unterschenkel flektiert (c).

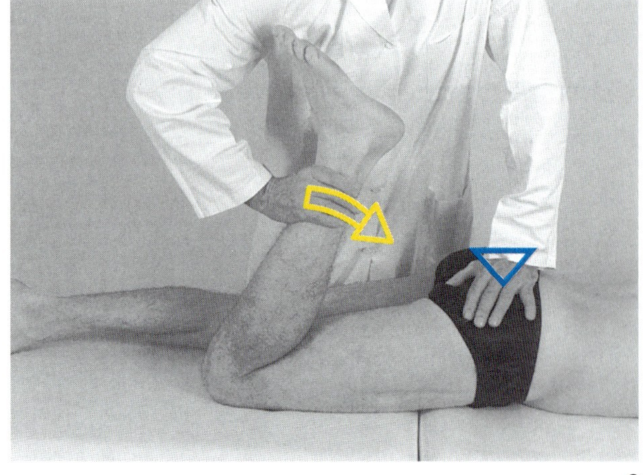

c

### Hinweise:

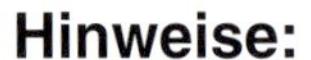

Treten während dieser Therapie retropatelläre Schmerzen auf, wird die Dehnung des M. rectus femoris durch eine Hyperextension im Hüftgelenk vorgenommen (Variante).

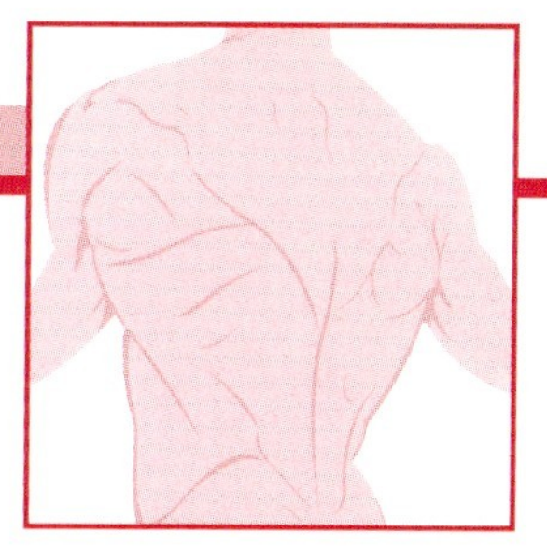



# M. rectus femoris

**NMT 2**

## Variante

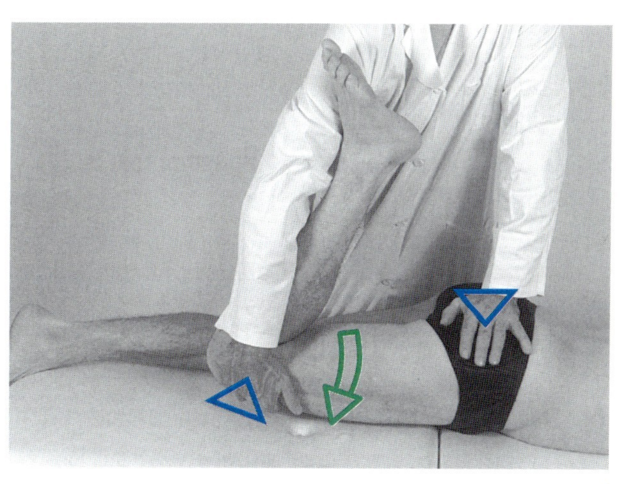

d

### Lagerung

- Patient in Bauchlage, das Becken kann mit einem Gurt fixiert werden.
- Durch eine passive Knieflexion wird die maximal mögliche Dehnlage eingestellt.
- Der Therapeut kontrolliert mit einer Hand die Ausweichbewegung des Beckens, während er mit der anderen Hand die Ventralseite des Oberschenkels umfaßt und gleichzeitig mit dem Arm den Unterschenkel und so die Flexion und Rotation stabilisiert (d).

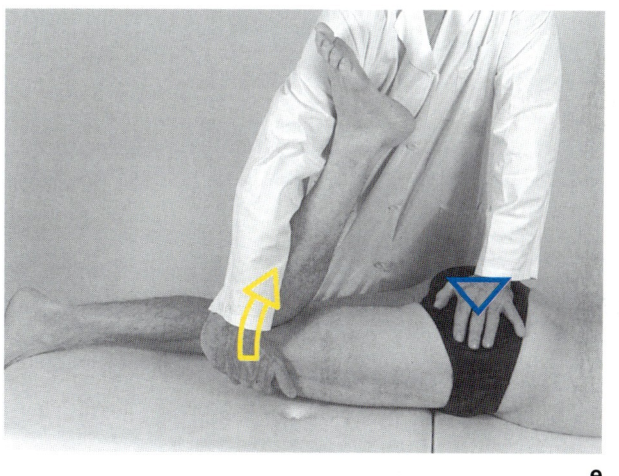

e

### Therapeutische Maßnahme

- Der Therapeut gibt Widerstand in Richtung Hüftflexion und Knieextension.
- Optimale isometrische Anspannung des M. rectus femoris (d).
- In der postisometrischen Relaxationsphase Dehnung durch passive Hüftextension (e).
- Der Weggewinn wird durch eine Neueinstellung der Knieflexion realisiert, wobei aber vorher die Hüftextension verringert werden soll.

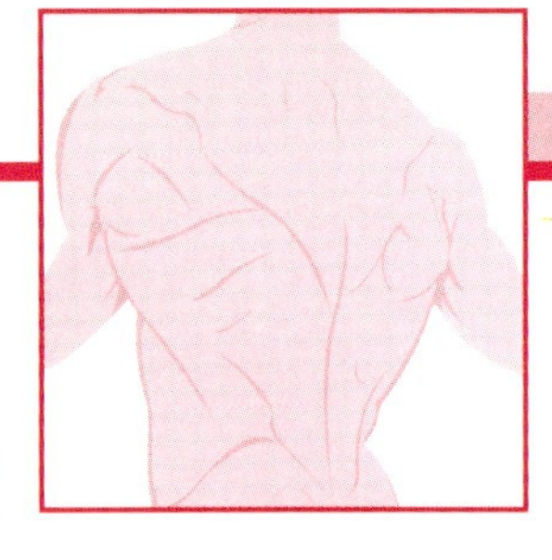



6

# M. adductor longus, M. adductor brevis, M. adductor magnus, M. gracilis

**NMT2**

## Indikationen

*Bewegungstest:* Verminderte Abduktion des Beines mit weichem Stopp.

*Muskeltest:* Verkürzung der Adduktorenmuskulatur mit typischem Dehnschmerz.

*Schmerz:* Ziehender Schmerz in der Leiste sowie an der Oberschenkelinnenseite. Druckdolente Insertionstendinose (a).

## Lagerung

- Der Patient liegt auf der nicht zu behandelnden Seite.
- Durch Flexion des tischnahen Beines wird das Becken stabilisiert.
- Der Therapeut fixiert mit einer Hand das Becken.
- Mit dem anderen Arm umfaßt er das tischferne Bein, welches in Hüft und Kniegelenk gestreckt ist (b).
- Einstellen der maximal möglichen Dehnlage durch passive Abduktion.

## Therapeutische Maßnahme

- Der Therapeut gibt Widerstand gegen die Adduktion des Beines.
- Optimale isometrische Anspannung der Adduktorenmuskulatur.
- In der postisometrischen Relaxationsphase passive Dehnung durch Verstärkung der Abduktion des Beines (b). Der Weggewinn stellt gleichzeitig die neue Dehnlage dar.

## Hinweise

Bei dieser Technik kommt es zu einer Dehnung der gesamten Adduktorenmuskulatur.
Wird die Dehnung mit gebeugtem Kniegelenk vorgenommen, wird der M. gracilis weitgehend ausgeschaltet, es werden lediglich die eingelenkigen Adduktoren gedehnt (c).

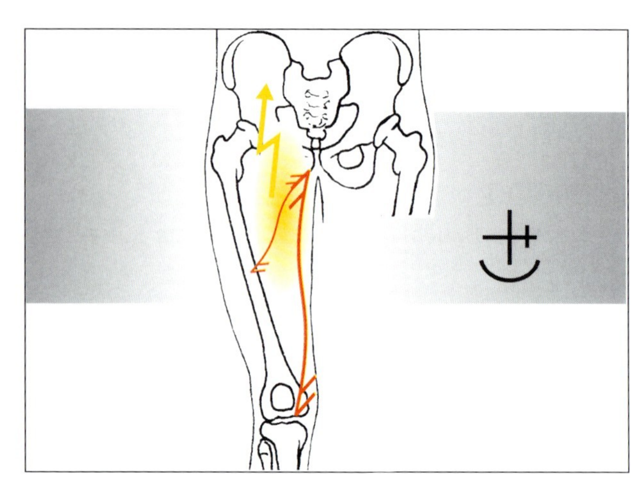

a

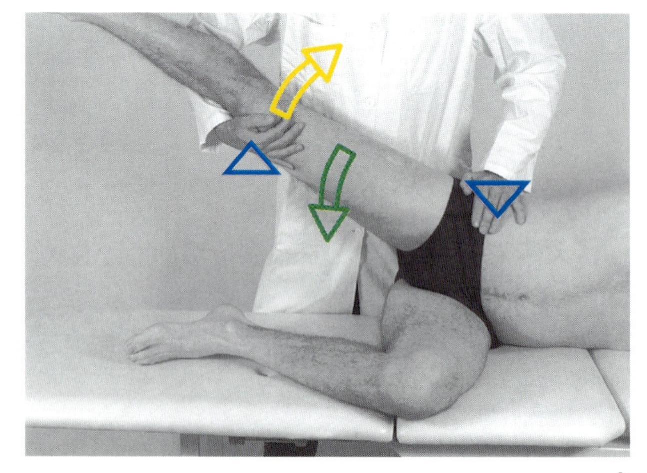

b

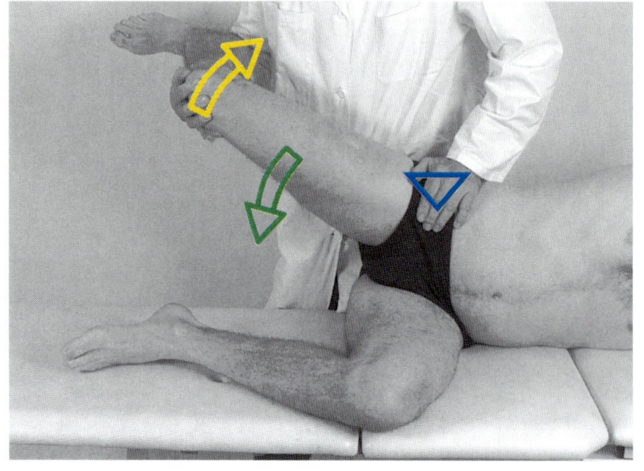

c

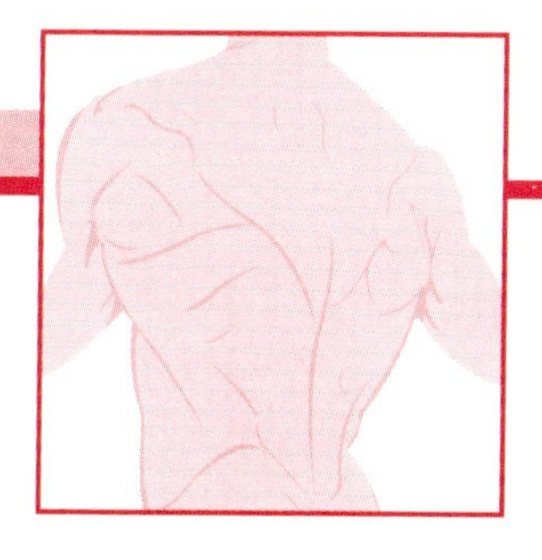



# M. biceps femoris, M. semitendinosus, M. semimembranosus

## NMT 2

### Indikationen

*Bewegungstest:* Verminderte Hüftflexion bei gestrecktem Knie mit weichem Stopp. (Ein hartreflektorischer Stopp kennzeichnet ein pathologisches Lasègue-Phänomen.)

*Schmerz:* In der Oberschenkelhinterseite.

*Muskeltest:* Verkürzung der ischiokruralen Muskulatur mit typischem Dehnschmerz.

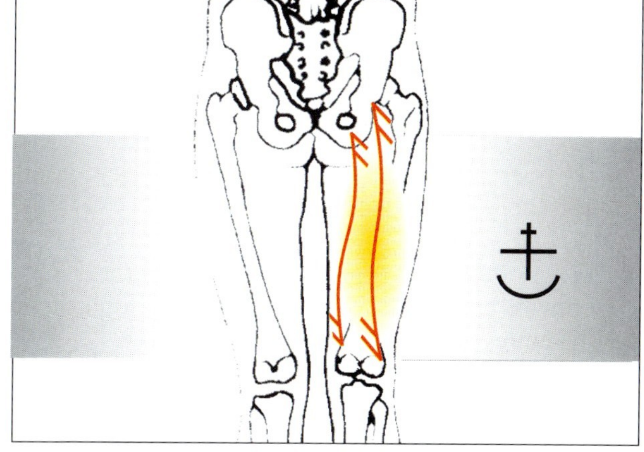

a

### Lagerung

- Patient in Rückenlage, das nicht zu behandelnde Bein wird mit einem Gurt oder durch den Therapeuten fixiert.
- Durch passive Hüftflexion wird die maximal mögliche Dehnlage eingenommen (b).

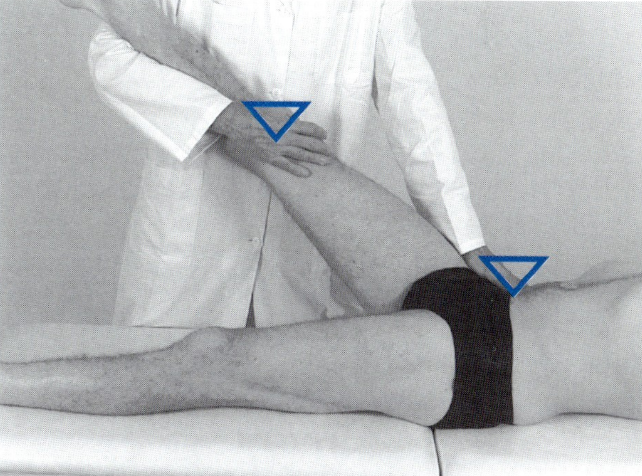

b

### Therapeutische Maßnahme

- Optimale isometrische Anspannung der ischiokruralen Muskulatur (b).
- In der postisometrischen Relaxationsphase passive Dehnung der ischiokruralen Muskulatur durch Verstärkung der Hüftflexion (c).

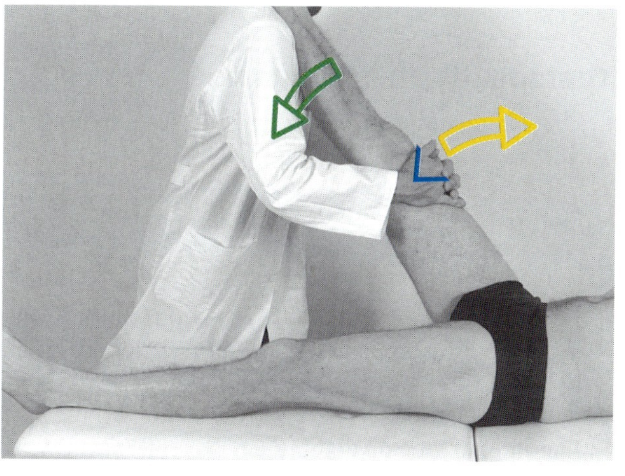

c

### Hinweise

Bei schmerzhaftem Hüftgelenk empfiehlt es sich, die Dehnung über das Kniegelenk vorzunehmen (c).

Tritt nach einem oder mehreren Dehnschritten ein schmerzhafter hartreflektorischer Stopp auf, so ist dies mit großer Wahrscheinlichkeit Ausdruck eines pathologischen Lasègue-Phänomens. Die Diagnose muß überprüft werden, insbesondere muß eine lumbale Diskushernie ausgeschlossen werden.

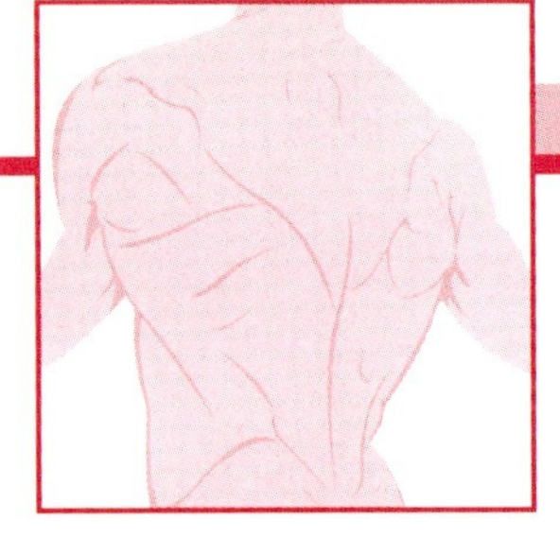

6

# M. triceps surae

## NMT 2

### Indikationen

*Bewegungstest:* Bei extendiertem Kniegelenk verminderte Dorsalflexion im oberen Sprunggelenk mit weichem Stopp.

*Muskeltest:* Verkürzung des M. triceps surae mit typischem Dehnschmerz.

*Schmerz:* Fersenschmerz und/oder hinterer Knieschmerz bei Belastung und in Ruhe. Endphasiger Bewegungsschmerz bei Dorsalflexion (a).

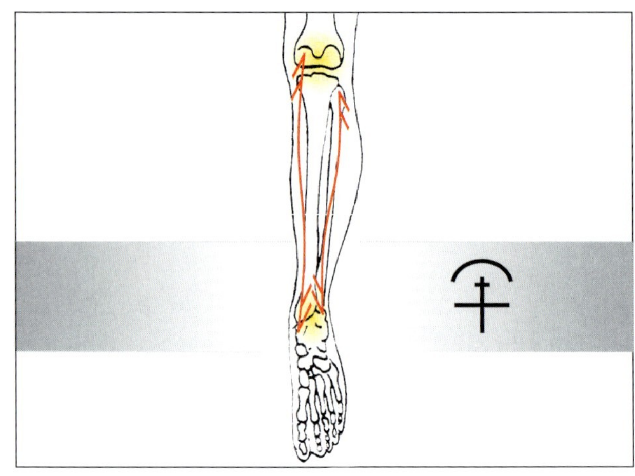

a

### Lagerung

- Patient in Rückenlage, das zu behandelnde Bein wird in Hüft- und Kniegelenk flektiert.
- Der Therapeut umfaßt mit einem Arm den Oberschenkel des Patienten.

- Mit der anderen Hand umfaßt er den Kalkaneus und stellt durch Dorsalflexion die maximal mögliche Dehnlage ein (b).

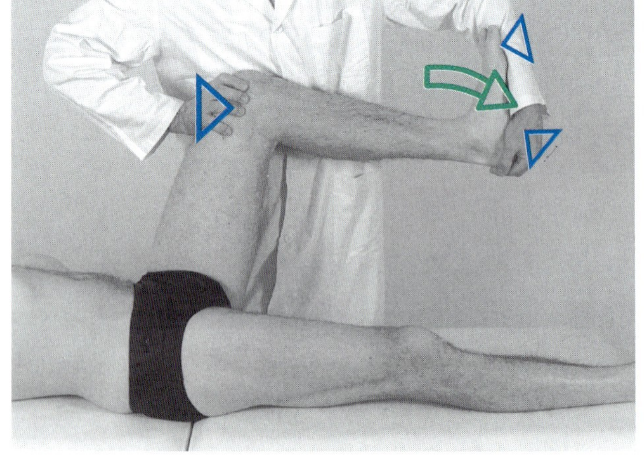

b

### Therapeutische Maßnahme

- Der Therapeut gibt Widerstand am Kalkaneus und Vorfuß.

- Optimale isometrische Anspannung des M. triceps surae (b).

- In der postisometrischen Relaxationsphase Dehnung durch passive Knieextension unter Beibehaltung der Dorsalflexion des Fußes (c).

- Durch eine Neueinstellung der Dorsalflexion wird der Weggewinn realisiert.

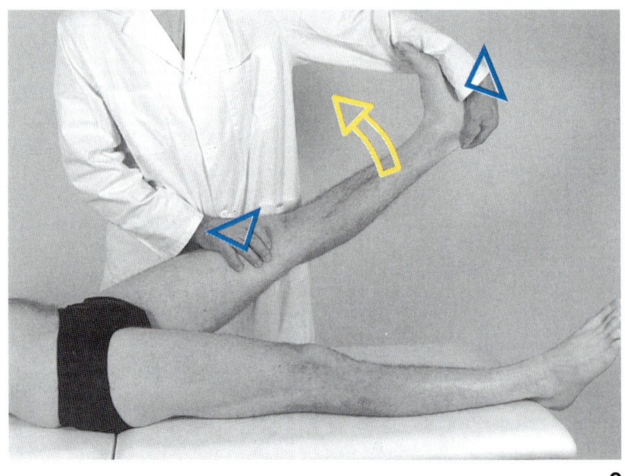

c

# 6.6 Behandlung der Triggerpunkte

**B. Dejung, D. Bühler, R. Weissmann**

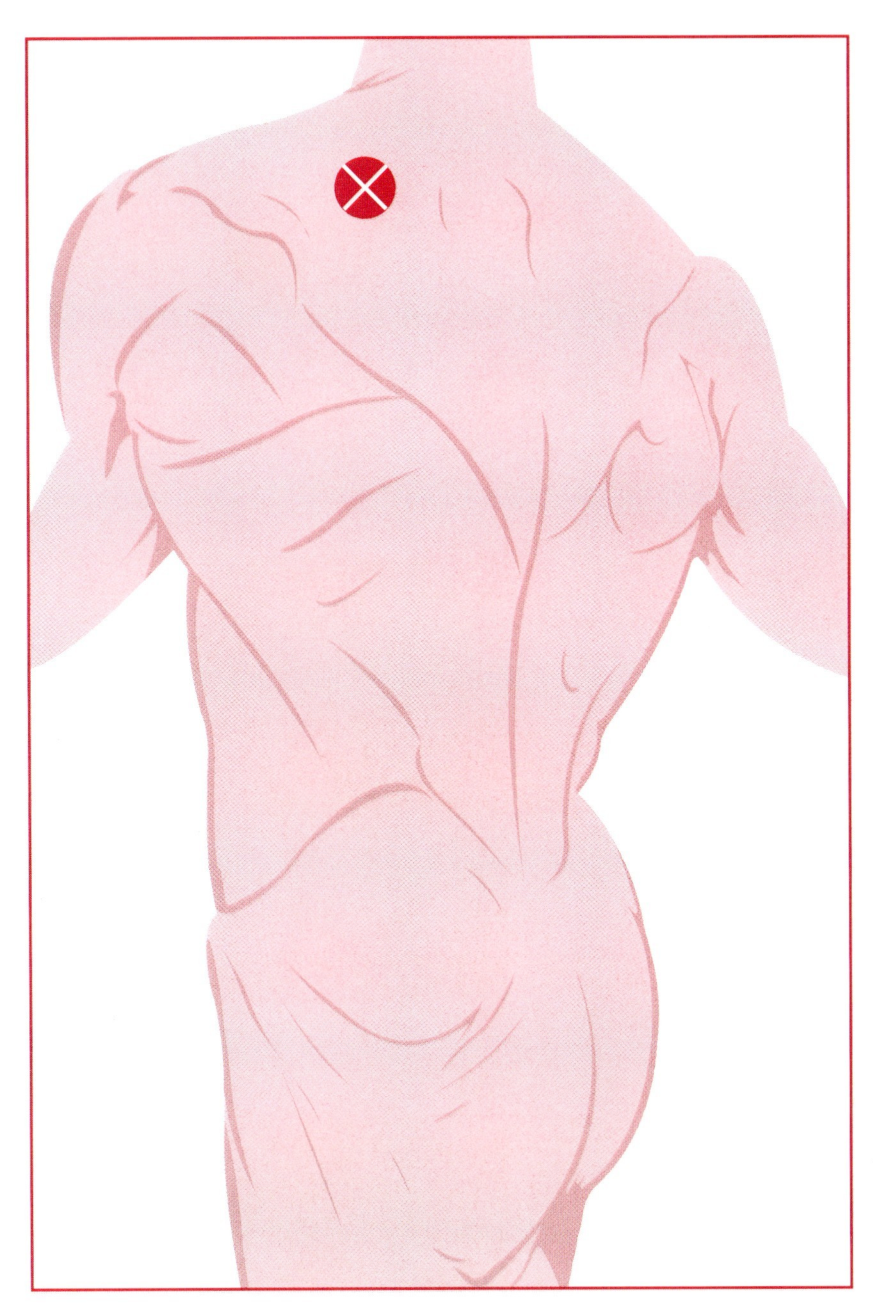

*Anmerkung:*
*Die physiologischen Grundlagen der folgend dargestellten Techniken I – IV sind auf Seite 26 und 27 beschrieben.*

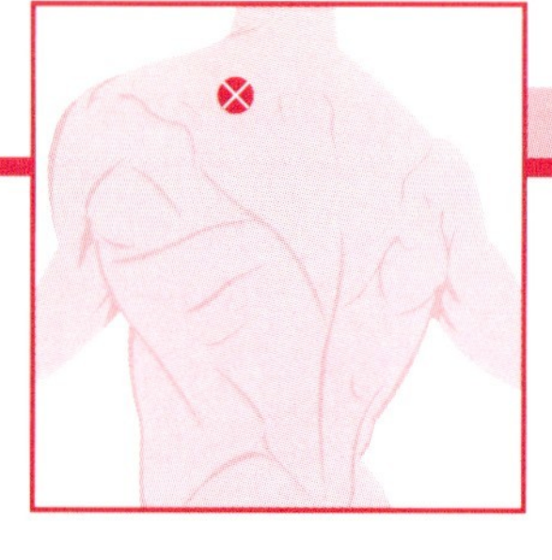



# M. rectus capitis major und minor

## Indikationen

*Schmerz:* Am Hinterkopf, in der Temporal- und der Parietalregion der gleichen Seite (a).

*Dehnungstest:* Maximale Inklination bei extendierter HWS.

*Palpation:* Die beiden Mm. rectus capitis major und minor sind nur durch die dünnen Schichten des M. trapezius und des M. splenius hindurch zu palpieren. Ihre Muskelbäuche sind voluminös. Die Triggerpunkte (TP) sind nur zu erahnen (b).

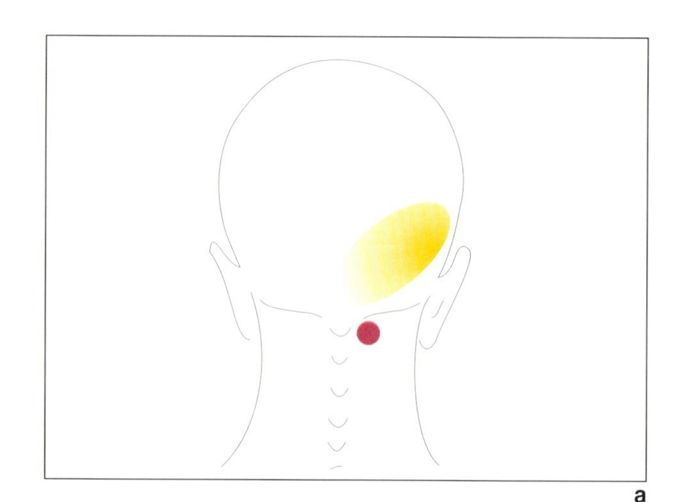

a

## Lagerung

Der Patient sitzt aufrecht. Der Therapeut steht hinter ihm und führt seinen Kopf.

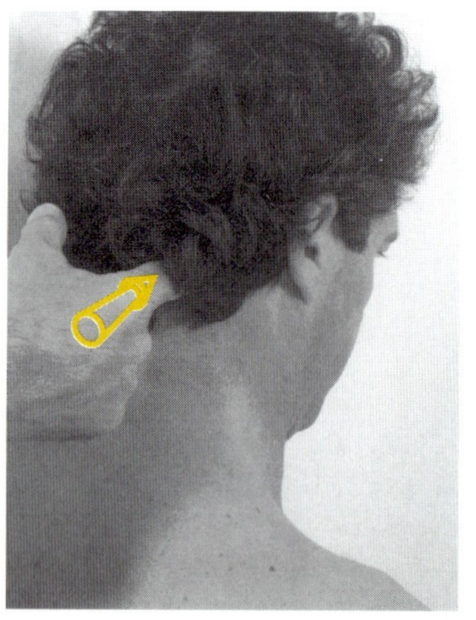

b

## Therapeutische Maßnahme

| | |
|---|---|
| Technik I | Kompression des Triggerpunktes (TP) unter kleinen Inklinationsbewegungen (b, c). |
| Technik II | Aufdehnung des TP (der schmerzhaften Stelle) in Faserrichtung. Die Vordehnung darf nicht zu stark sein, sonst erreicht man die TP in der Tiefe nicht. |
| Technik III | Queres Ausstreichen der Muskelbäuche kaudal der Linea nuchalis inferior. |
| Technik IV | Faszienlösung zwischen der Subokzipitalmuskulatur und dem M. semispinalis capitis medial davon und dem M. longissimus cervicis auf der lateralen Seite. |

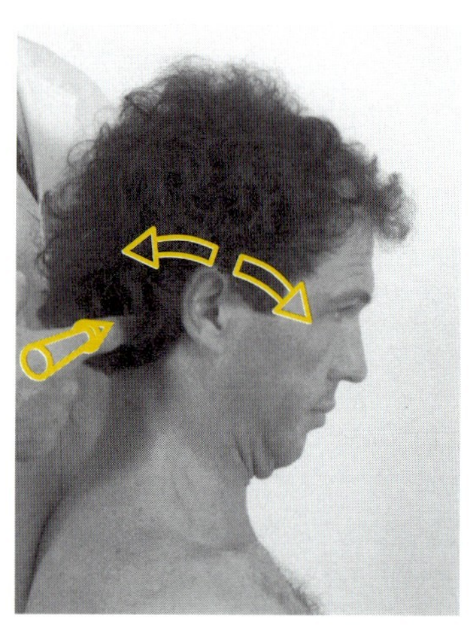

c

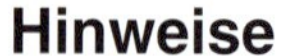

## Hinweise

Bei Blockierungen der Gelenke $C_0/C_1$ und $C_1/C_2$ empfiehlt sich vor manualtherapeutischen Handgriffen eine gründliche Behandlung der Subokzipitalmuskeln.

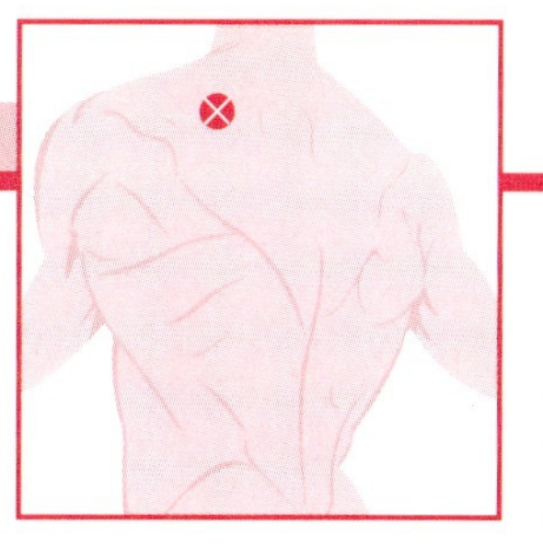



# M. obliquus capitis inferior

## Indikationen

*Schmerz:* Die Schmerzen werden subokzipital empfunden und strahlen oft über die Temporalregion bis zur Schläfe aus (a).

*Dehnungstest:* Rotation der HWS zur Gegenseite. Der Atlasquerfortsatz (Ansatz) wird dabei vom Dens (Ursprung) wegbewegt.

*Palpation:* Der Muskel ist palpatorisch nur identifizierbar, wenn er verspannt ist (b).

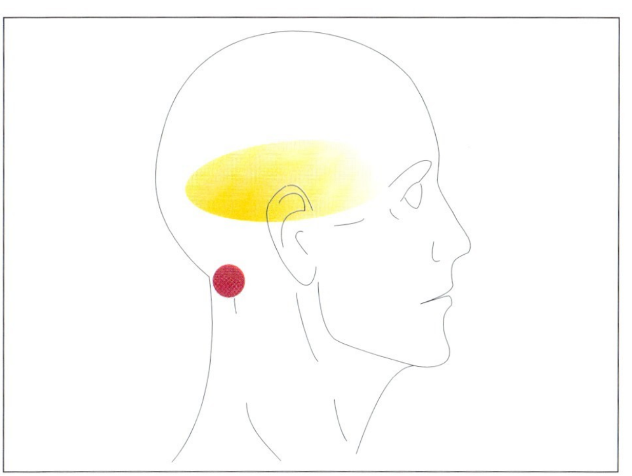

a

## Lagerung

Der Patient sitzt aufrecht, den Kopf leicht zur Gegenseite rotiert. Der Therapeut steht hinter dem Patienten und führt dessen Kopf.

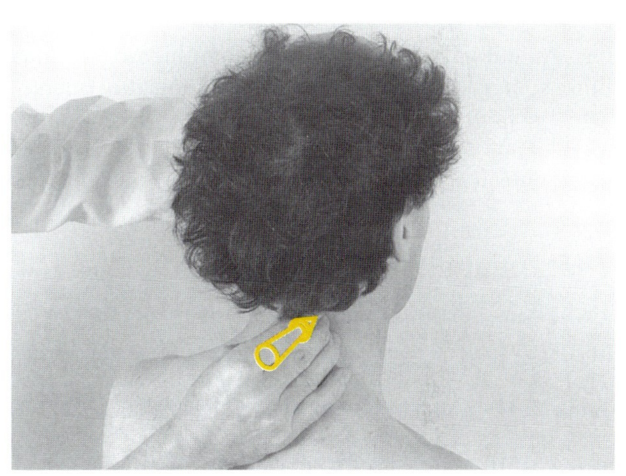

b

## Therapeutische Maßnahme

| | |
|---|---|
| Technik I | Kompression des TP durch den Trapezius und den Splenius hindurch unter wiederholter Rotation der HWS zur Gegenseite (b, c). |
| Technik II | Ausstreichen des TP unter Vordehnung. Haut mitnehmen, kein Weggewinn auf der Haut. |
| Technik III | Kaum möglich. |
| Technik IV | Kaum möglich. |

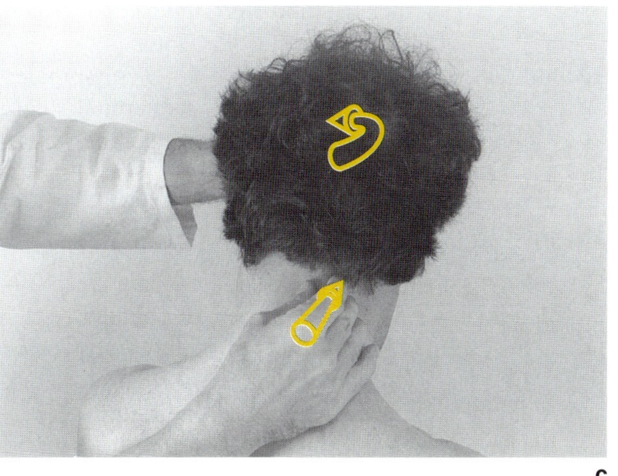

c

## Hinweise

Die TP-Behandlung des M. obliquus capitis inferior eignet sich gut als Vorbehandlung bei Mobilisations- oder Manipulationstechniken an den Gelenken $C_1/C_2$. Die Dehnung des Muskels kann durch eine NMT-2-Technik auf der Rotationsebene $C_1/C_2$ erfolgen.

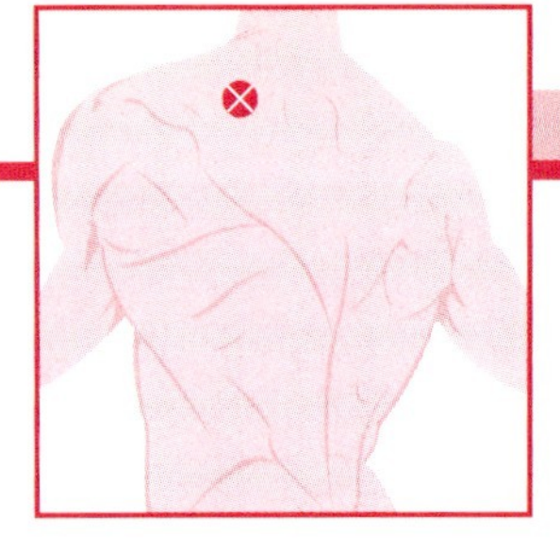



# Mm. semispinales capitis und cervicis

## Indikationen

*Schmerz:* Schmerzen am Hinterkopf und hinauf bis zum Vertex, manchmal dem Kopf entlang bis zur Schläfe. Der Patient verspürt im Nacken keinen Schmerz, oft aber einen Druck. Auch Druck von außen (z. B. durch das Kissen in der Nacht) ist kaum zu ertragen (a).

*Dehnungstest:* Flexion der HWS und Inklination des Kopfes.

*Palpation:* Entlang der HWS durch den M. trapezius descendens hindurch. Die TP liegen in der Regel neben den Dornfortsätzen $C_2$ bis $C_6$.

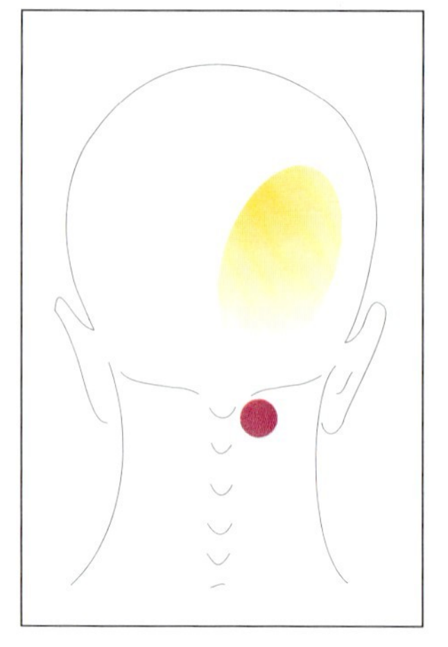

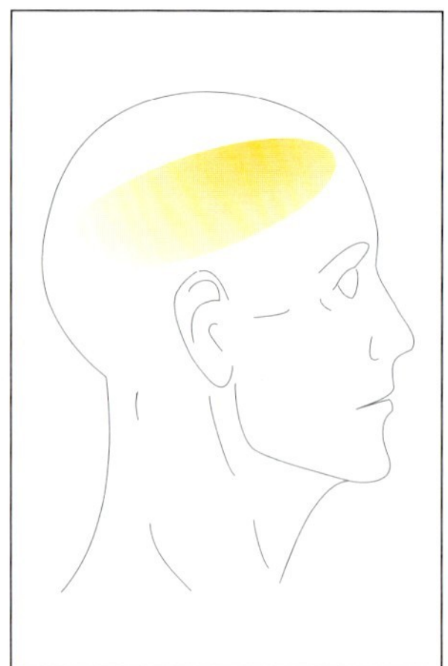

a

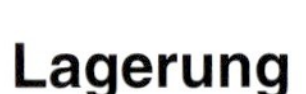

## Lagerung

Der Patient sitzt. Der Therapeut steht hinter ihm und führt seinen Kopf. Als Alternative kann die Bauchlage gewählt werden. Die Gegend des Kehlkopfes muß dann allerdings durch ein weiches Kissen gepolstert werden.

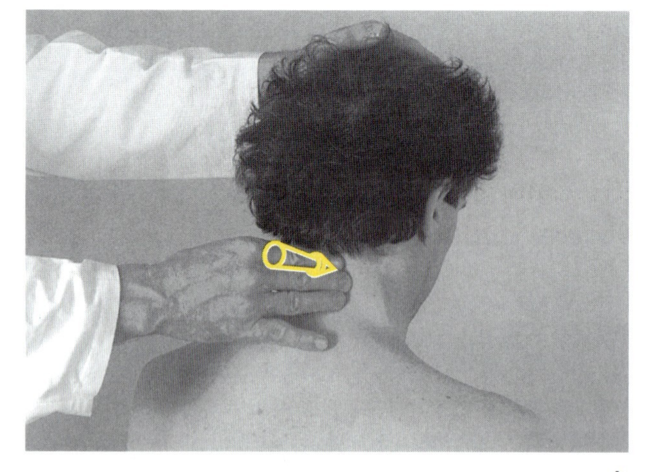

b

## Therapeutische Maßnahme

Technik I — Kompression durch den M. trapezius hindurch bei kleinen Inklinationsbewegungen (b, c).

Technik II — Ausstreichen des TP unter leichter Vordehnung.

Technik III — Mit den Fingerknöcheln unter Vordehnung der ganzen HWS entlang. Der Therapeut stabilisiert mit seiner freien Hand den Kopf des Patienten.

Technik IV — Zwischen den beiden Mm. semispinales und zwischen dem M. semispinalis cervicis und der Rotationsmuskulatur in der Tiefe.

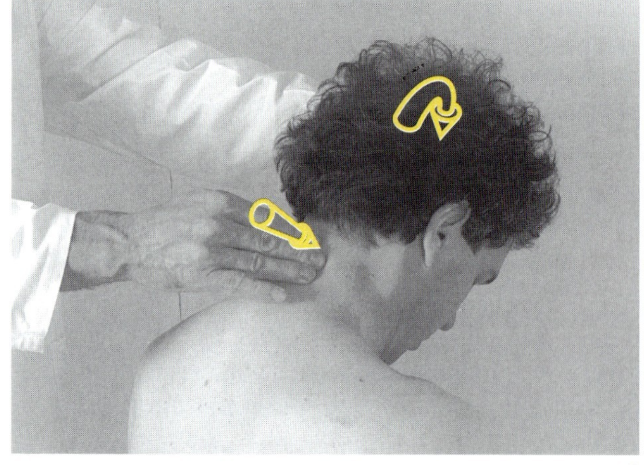

c

## Hinweise

Die Mm. semispinales werden oft bei Aufprallunfällen nach vorne überdehnt und geschädigt.
Die Mm. multifidi und die Mm. rotatores cervicales liegen in der Tiefe der Grube zwischen dem M. semispinalis capitis und dem M. longissimus cervicis. Sie lassen sich in gleicher Weise behandeln wie die obigen Muskeln.

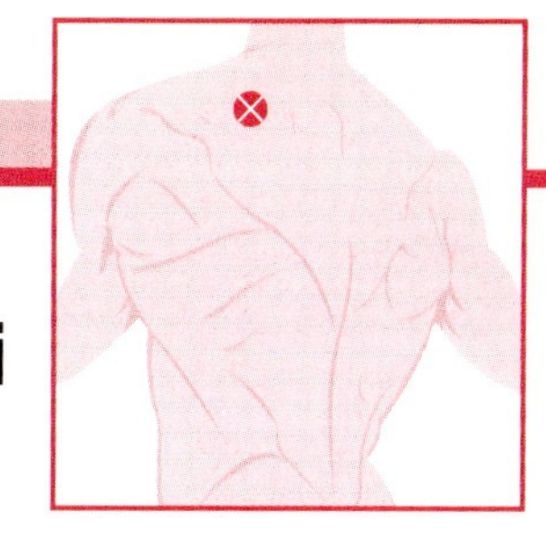

# Mm. scaleni



## Indikationen

*Schmerz:* Ausstrahlung in den ganzen Schultergürtelbereich bis hinunter zur Brust und bis in den Interskapulärraum. Manchmal auch über den lateralen Oberarm bis zur Hand (a).

*Dehnungstest:* Seitneigung zur Gegenseite, beim M. scalenus anterior, Extension und Rotation zur gleichen Seite. Beim M. scalenus posterior Flexion und Rotation zur Gegenseite.

*Palpation:* M. scalenus anterior von ventral oder von lateral um den M. sternocleidomastoideus herum. M. scalenus medius und M. scalenus posterior von lateral her.

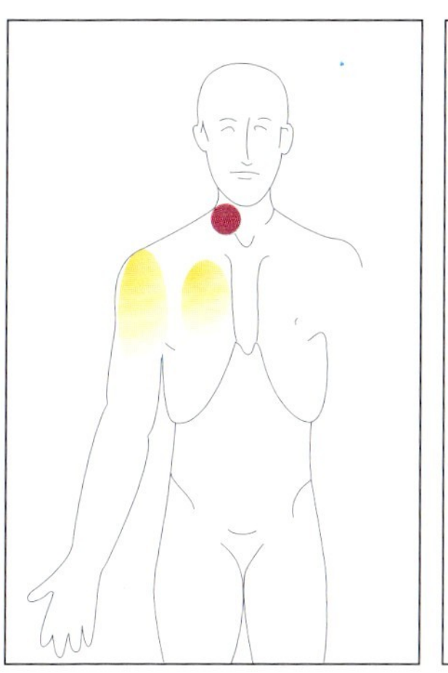

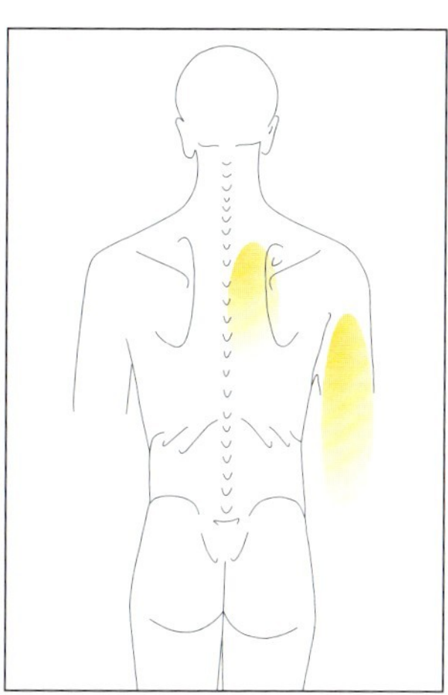

a

## Lagerung

Der Patient sitzt aufrecht, der Therapeut steht hinter ihm und führt seinen Kopf.

## Therapeutische Maßnahme

Technik I Druck auf den TP unter leichter Seitneigung zur Gegenseite (b, c).

Technik II Aufdehnung des TP unter leichter Vordehnung.

Technik III Der Patient liegt in Rückenlage und rotiert den Kopf langsam zur Gegenseite. Die Faust des Therapeuten gleitet langsam von ventral nach dorsal. Achtung: Kehlkopf nicht verletzen! Dieser Handgriff kann den Karotissinus reizen. Er darf daher nie gleichzeitig auf beiden Halsseiten angewandt werden!

Technik IV Ist möglich zwischen allen Muskeln im seitlichen Halsbereich.

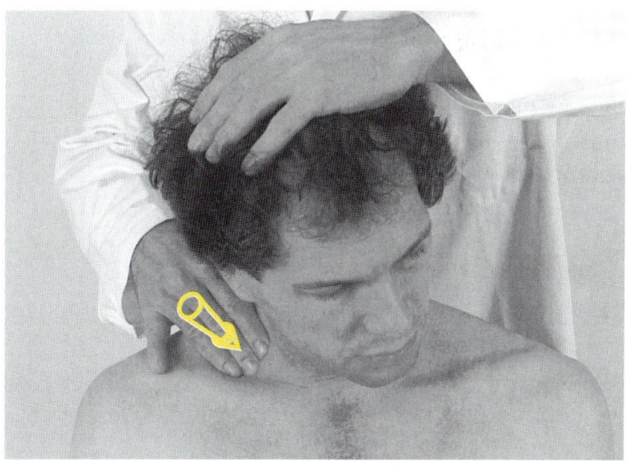

b

## Hinweise

Bei Verspannung der Mm. scalenus anterior und medius kann der Plexus brachialis eingeengt werden. Bei Kompression im Bereiche der vorderen Skalenuslücke kann die Schmerzausstrahlung eines Skalenus-TP mit derjenigen des gereizten Plexus brachialis verwechselt werden.

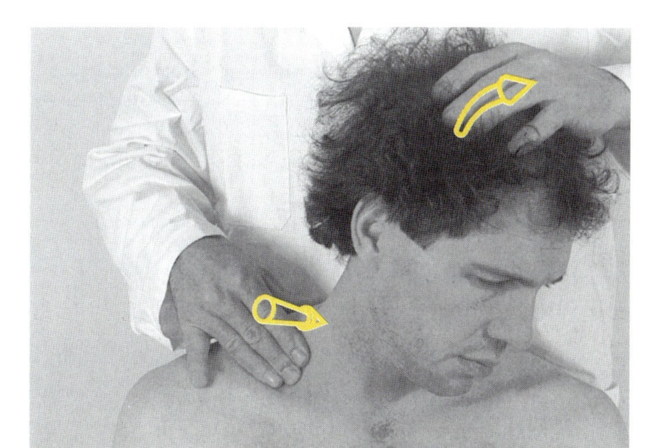

c

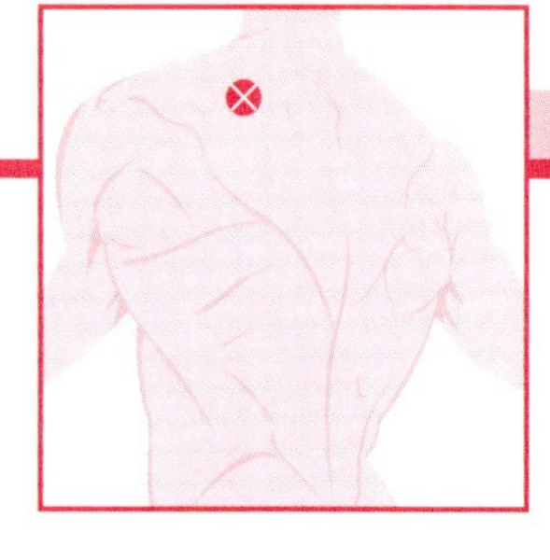

6

# M. sternocleidomastoideus

## Indikationen

*Schmerz:* Rund um das Mastoid in der Gehörmuschel, seitlich am Kopf bis zur Stirne und um das gleichseitige Auge.

*Dehnungstest:* Extension und Seitneigung zur Gegenseite mit Rotation zur gleichen Seite.

*Palpation:* Triggerpunkte (TP) in beiden Muskelsträngen des sternalen und klavikulären Anteils mit dem Pinzettengriff. Die TP im kranialen Bereich strahlen eher zum Hinterkopf und ins Ohr. Die TP in der kaudalen Hälfte strahlen zur Stirne und zum Auge aus.

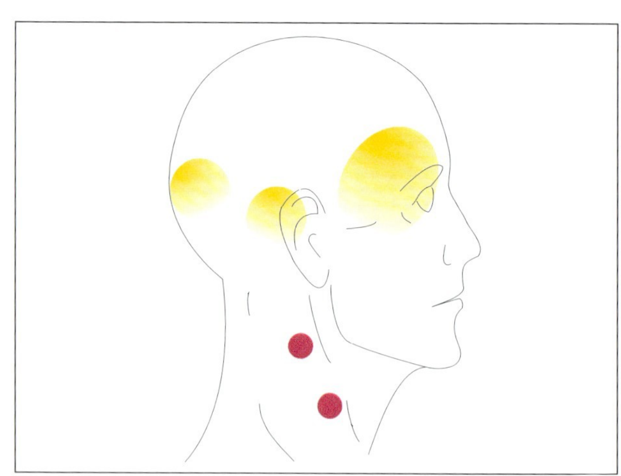

a

## Lagerung

Der Patient sitzt. Der Therapeut steht hinter ihm und führt den Kopf.

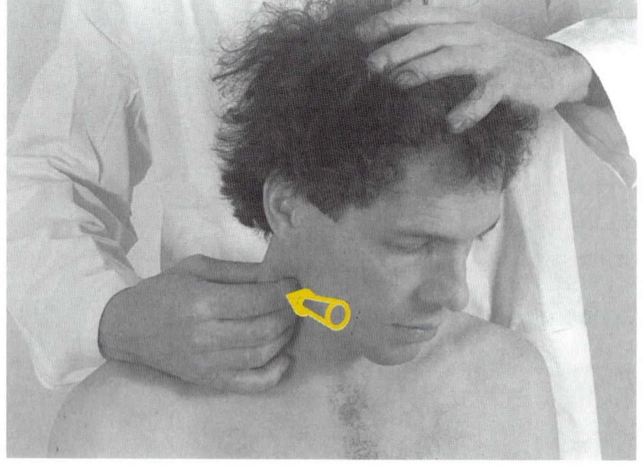

b

## Therapeutische Maßnahme

| | |
|---|---|
| Technik I | Kompression des TP mit Pinzettengriff um den Muskelbauch.<br>Wiederholt leichte Rotations- oder Extensionsbewegungen machen lassen (b). |
| Technik II | Den TP unter Vordehnung zwischen den Fingern ausstreichen (c). |
| Technik III | Mit zwei Fingern den ganzen Muskel bei extendierter HWS von kaudal nach kranial hochfahren . |
| Technik IV | Wie Technik III. |

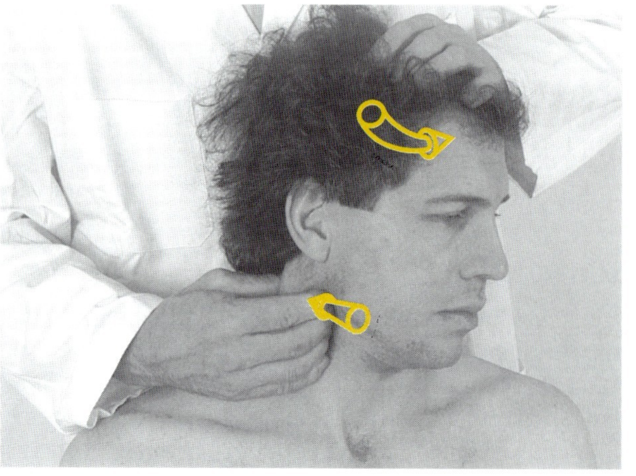

c

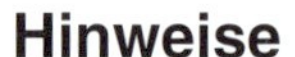

## Hinweise

Aktivierte TP im Sternokleidomastoideus sind häufig nach Distorsionstraumen der HWS. Während der Behandlung kann Schwindel oder Übelkeit auftreten. Die Behandlung beseitigt manchmal Augenprobleme (Flimmern) oder Tinnitus.

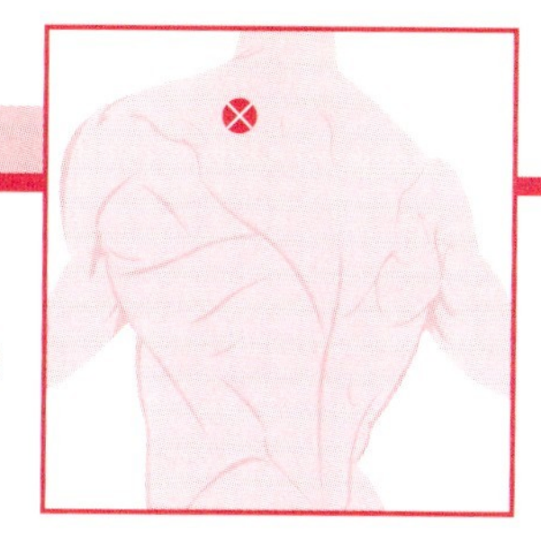



# M. levator scapulae

## Indikationen

*Schmerz:* Schmerzhaft steifer Nacken. Referred pain im Bereich des Angulus superior am medialen Skapularand sowie im dorsalen Schulterbereich (a).

*Dehnungstest:* Flexion der HWS und Seitneigung sowie Rotation zur Gegenseite.

*Palpation:* Im kaudalen Bereich des Muskels. Der Muskel und seine Triggerpunkte sind von ventral her unter dem M. trapezius descendens leicht zu ertasten (b).

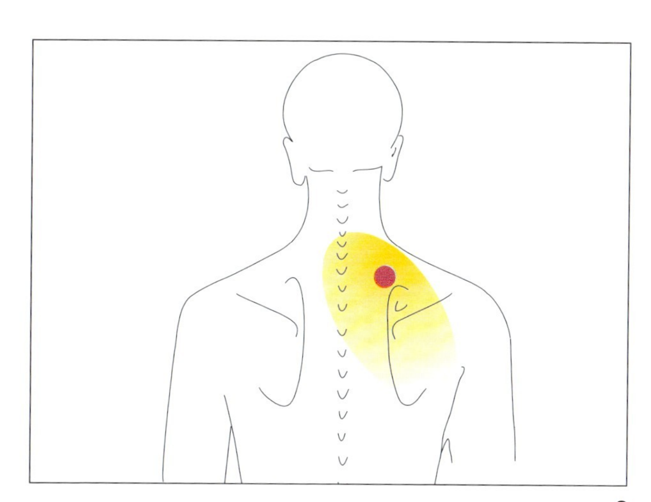

a

## Lagerung

Der Patient sitzt aufrecht. Der Therapeut steht hinter ihm und führt seinen Kopf.

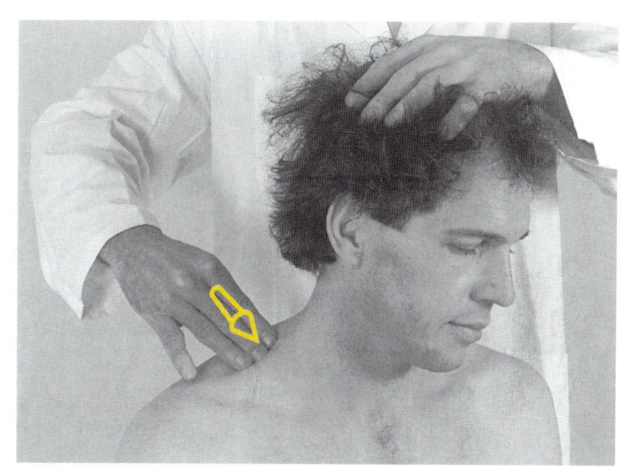

b

## Therapeutische Maßnahme

Technik I — Kompression des TP wie bei der Palpation beschrieben. Assistiert aktive Bewegungen wie beim Dehnungstest beschrieben (b).

Technik II — Ausstreichen des TP unter Vordehnung.

Technik III — Unter Vordehnung von kranial nach kaudal.

Technik IV — Ventral und dorsal des M. levator scapulae in die Tiefe bzw. unter Mithilfe von Rotationsbewegungen der HWS, während der Arm maximal eleviert gehalten wird (c).

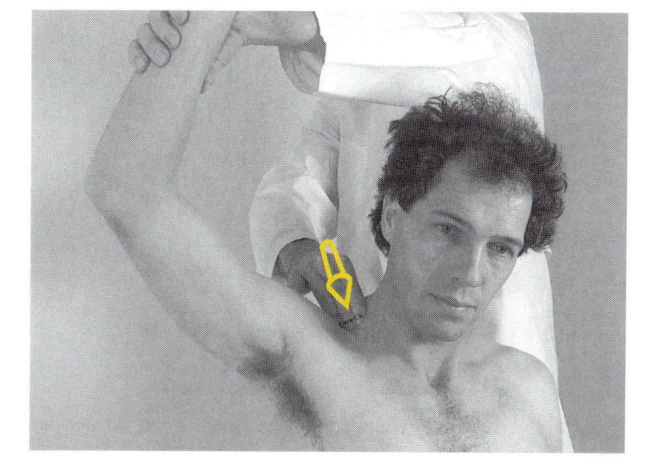

c

## Hinweise

Bei Problemen mit dem M. levator scapulae sollte man es nicht unterlassen, die Muskeln splenius capitis und cervicis zu untersuchen.

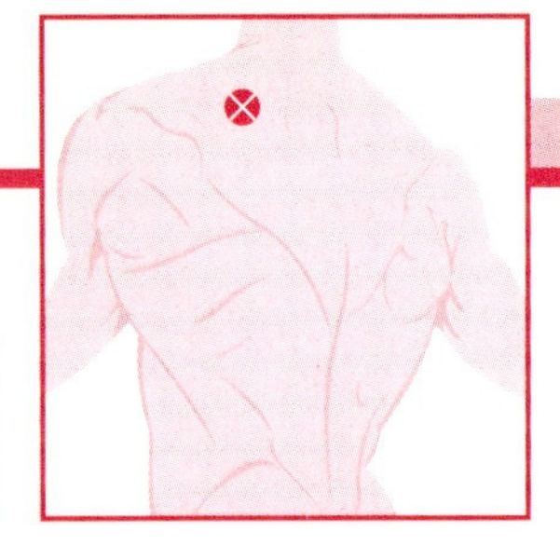





# Mm. trapezius descendens und ascendens

## Indikationen

*Schmerz:* M. trapezius descendens - Hauptursache für Spannungskopfweh posterolateral am Hals über lateralen Kopf bis zur Schläfengegend auf der gleichen Seite (a).

M. trapezius ascendens – Schmerzen im Ursprungsgebiet des M. trapezius descendens und am Mastoid. Oft Schmerz im dorsalen Schulterbereich. Manchmal schlecht lokalisierbarer Schmerz am medialen Skapularand und interskapulär.

*Dehnungstest:* M. trapezius descendens – Seitneigung zur Gegenseite, für die vorderen Fasern Rotation zur Gegenseite, für die hinteren Fasern Rotation zur gleichen Seite (b).

M. trapezius ascendens – Kreuzen der Arme vor dem Körper.

*Palpation:* M. trapezius descendens – Pinzettengriff in leicht entspannter Stellung. Die Triggerpunkte liegen meist lateral des M. levator scapulae und sind an dieser Stelle alltäglich. Oft strahlen sie in den Kopf aus (b).

M. trapezius ascendens – Medial des medialen Skapularandes, ein wenig höher als der Angulus inferior.

## Lagerung

M. trapezius descendens – Der Patient sitzt aufrecht. Der Therapeut steht hinter dem Patienten und führt den Kopf.

M. trapezius ascendens – Bauchlage, Arme 90° abduziert über den Liegenrand hängen lassen.

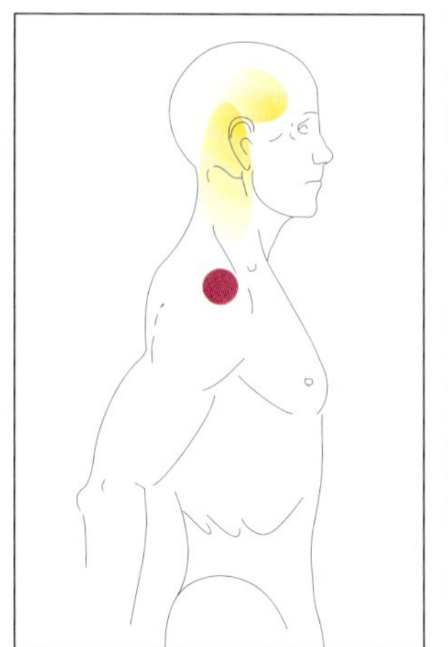

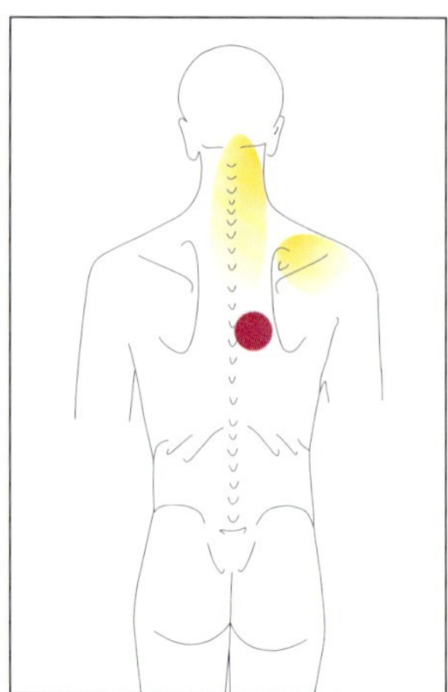

a

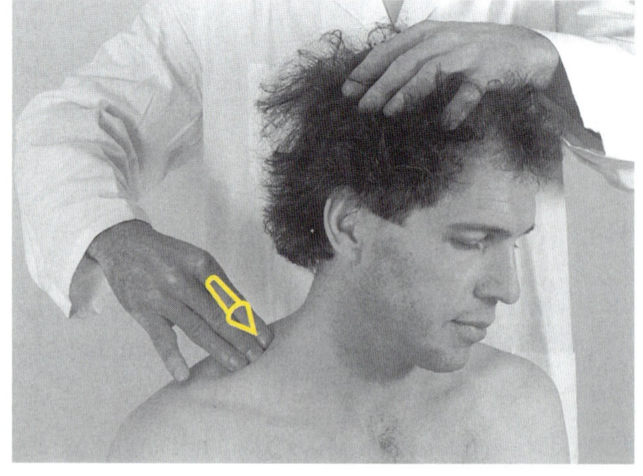

b

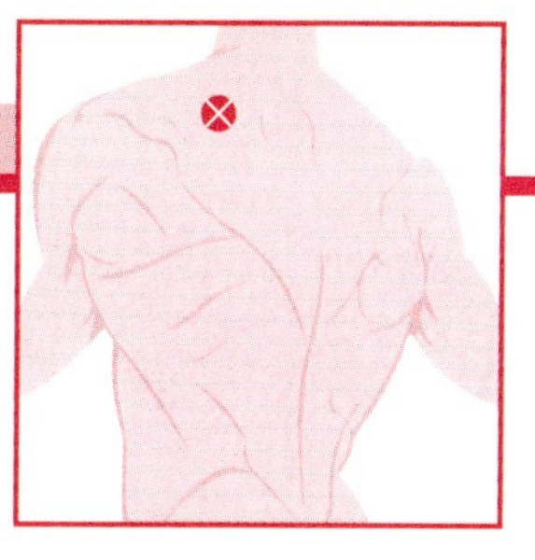



# Mm. trapezius descendens und ascendens

## Therapeutische Maßnahme

| | |
|---|---|
| Technik I | M. trapezius descendens: Kompression des TP bei repetierter Schulterelevation oder Kopfrotation (nur wenige Grade) (c).<br>M. trapezius ascendens: Druck auf den TP unter kleinen Schulter-Protraktions- und Retraktionsbewegungen . |
| Technik II | Ausstreichen des TP unter leichter Vordehnung. |
| Technik III | Aufdehnung der Muskelfaszien unter leichter Vordehnung. |
| Technik IV | M. trapezius descendens: Faszien lösen zwischen Trapezius descendens und allen darunter liegenden Muskeln.<br>M. trapezius ascendens: Faszien lösen zwischen dem Rand des Trapezius ascendens und dem darunterliegenden Gewebe (d). |

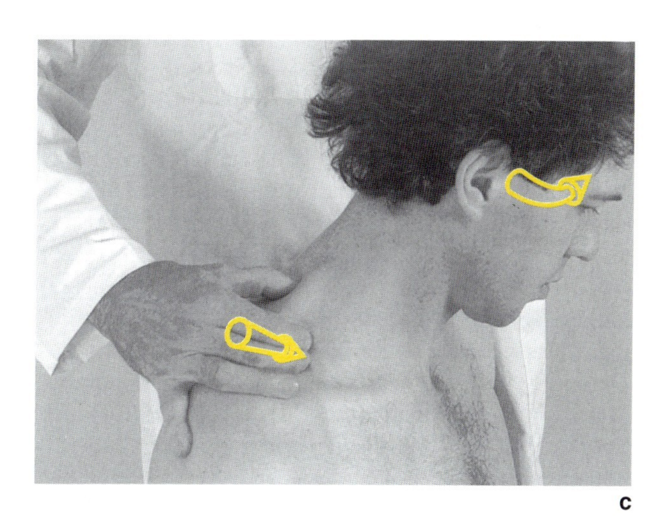

c

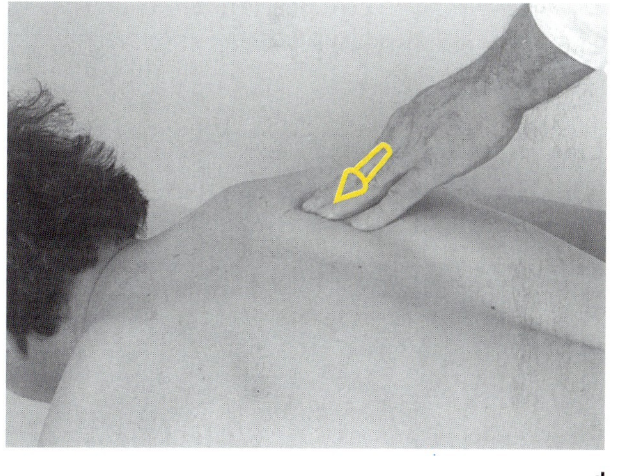

d

## Hinweise

M. trapezius descendens: Häufig bei Patienten mit Belastung durch Computer-Arbeit in schlechter Haltung. Manchmal bei isometrischer Haltearbeit der Arme über dem Kopf. Oft bei Patienten, die aus psychischen Gründen mit hochgezogenen Schultern leben.

M. trapezius ascendens: Oft bei hartnäckigen Schulter- und Nackenbeschwerden, wenn alle andern TP schon behandelt wurden.

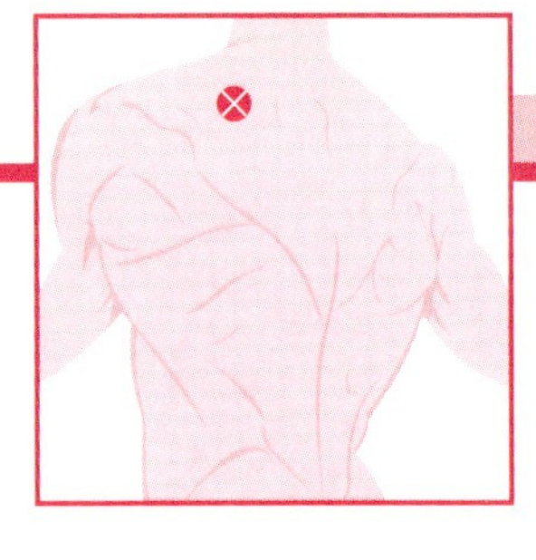

# M. serratus anterior

## Indikationen

*Schmerz:* In schwerwiegenden Fällen besteht Ruheschmerz. Der Patient verspürt Seitenstiche beim tiefen Einatmen und hat nachts Lagerungsprobleme, er kann nicht auf dem betroffenen Muskel liegen. Faszienverklebungen zwischen dem M. serratus anterior und dem M. subscapularis sind von großer Bedeutung. Fortgeleiteter Schmerz anterolateral auf halber Brustkorbhöhe und interskapulär vom Angulus inferior bis cervical (a).
*Dehnungstest:* Hyperabduktion oder Zusammenpressen der Ellbogen hinter dem Rücken löst den Schmerz oft aus. Oft Einschränkung der Skapulabeweglichkeit.
*Palpation:* TP auf den jeweiligen Rippenzacken und unter der Skapula. Zwischen Thorax und Skapula nach Faszienverklebungen suchen.

## Lagerung

Seitlage, betroffene Seite nach oben, der Therapeut steht hinter dem Patienten. Rückenlage, der Therapeut steht neben dem Patienten auf der betroffenen Seite und hält den Arm des Patienten.

## Therapeutische Maßnahme

| | |
|---|---|
| Technik I | Kompression des TP unter aktiver Schulterprotraktion. |
| Technik II | Ausstreichen des TP unter leichter Vordehnung auf der Rippe (b). |
| Technik III | Großflächige Fasziendehnung über die lateralen Muskelzacken. |
| Technik IV | Faszienlösung zwischen M. subscapularis und M. serratus anterior. Dabei macht der Patient geführt alle Schulterbewegungen, die bei der betreffenden Lagerung möglich sind. Trifft man dabei auf einen stark schmerzhaften TP, so gehe man zu Technik I über. |

## Hinweise

Technik IV ist eine sehr effiziente Möglichkeit, Skapulaverklebungen anzugehen. Der M. serratus anterior ist mit dem M. scalenus medius, den Mm. rotatores thoracis und der kranialen Bauchmuskulatur für die meisten hinteren Thoraxschmerzen verantwortlich.

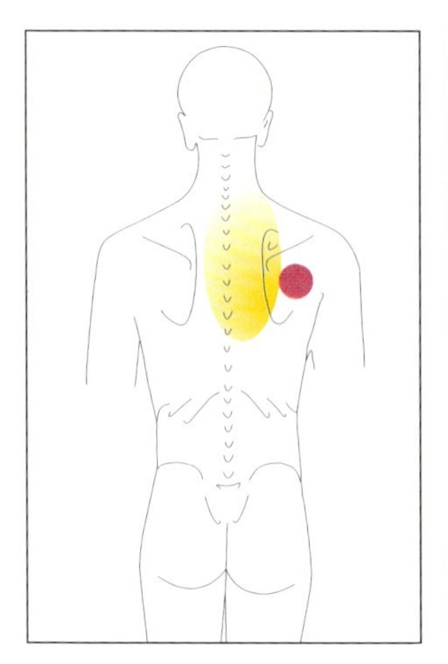

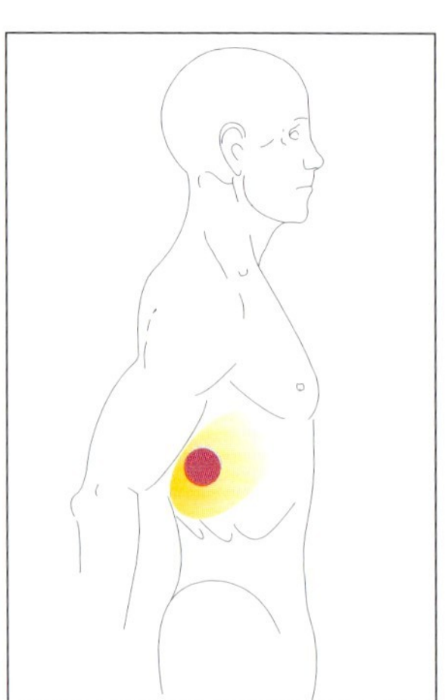

a

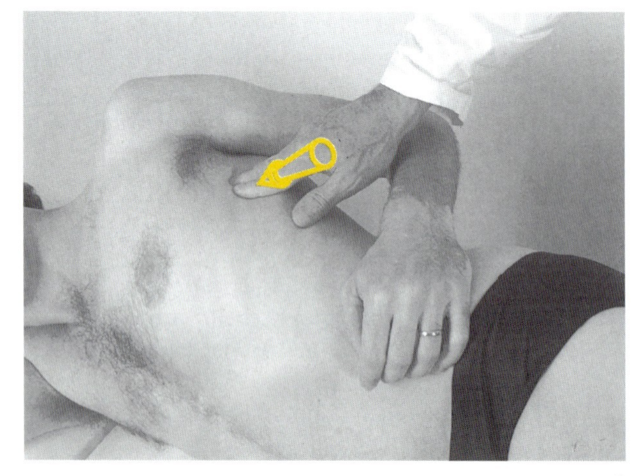

b

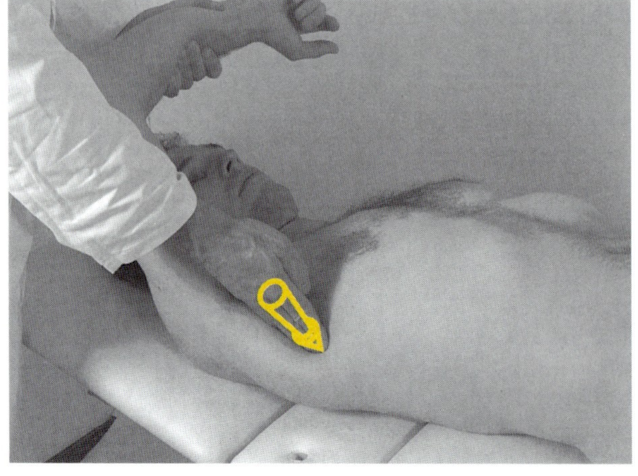

c

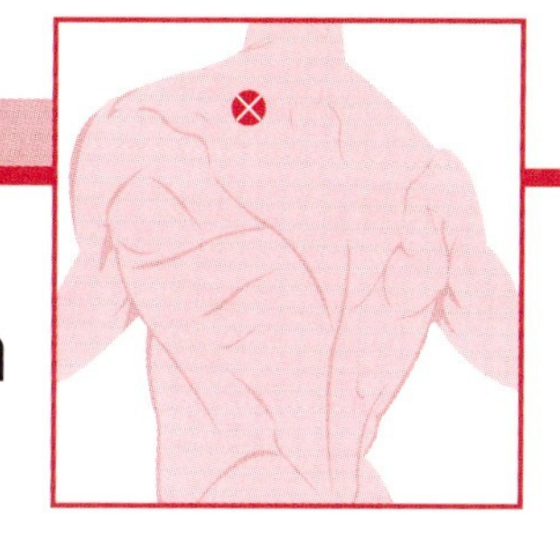



# M. quadratus lumborum

## Indikationen

*Schmerz:* Wird in der Tiefe empfunden. Die wirbelsäulennahen „tiefen" TP leiten den Schmerz eher nach kaudal (Sakrum, Tuber ischiadicum), die lateralen TP nach lateral (Crista iliaca, Trochanter major) (a).
*Dehnungstest:* Lateralflexion, aus Sitz oder aus dem Stand, auch Rotation und Flexion können Schmerzen provozieren.
*Palpation:* Ausgangsstellung: Sitzend, Untersucher sitzt hinter dem Patienten. Zugang: dorsolateral, lateral vom M. iliocostalis (evtl. unter einer leichten Lateralflexion). Die lateralen, oberflächlichen TP liegen kaudal der 12. Rippe oder unmittelbar über der Crista iliaca, während sich die tiefen Triggerpunkte nahe der LWS im Bereiche des lumbalen Processus costarii befinden (b).

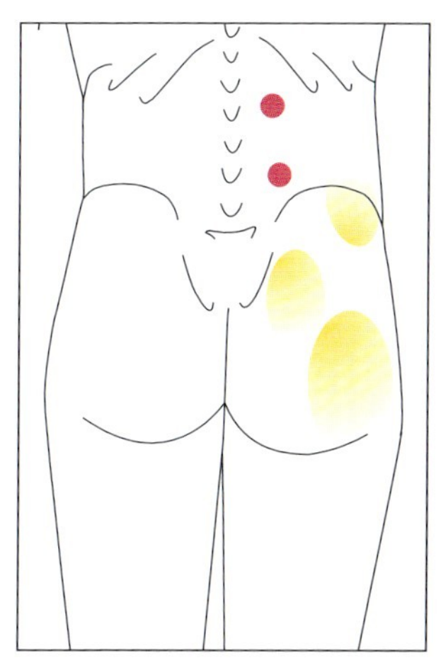

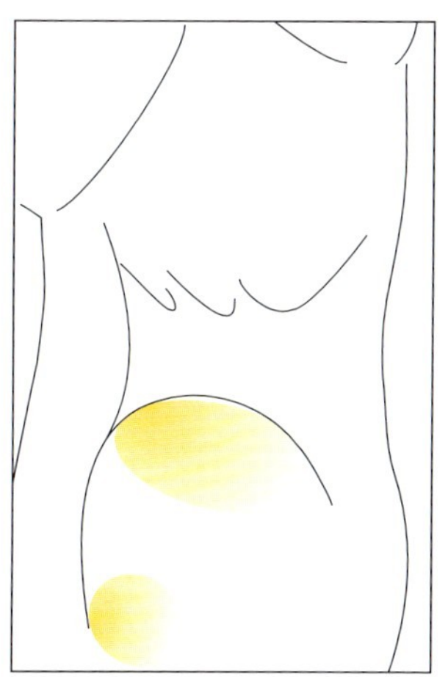

a

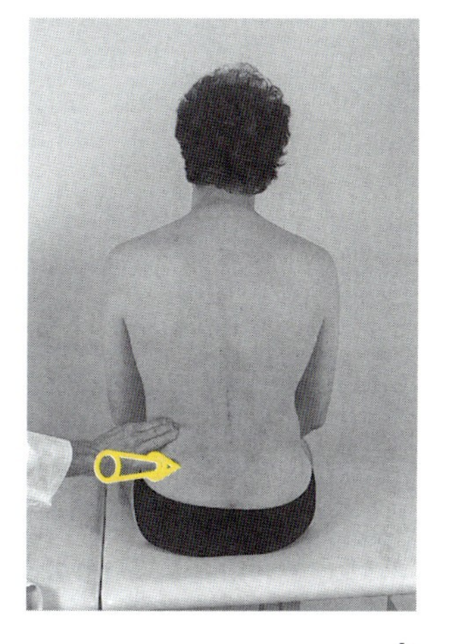

b

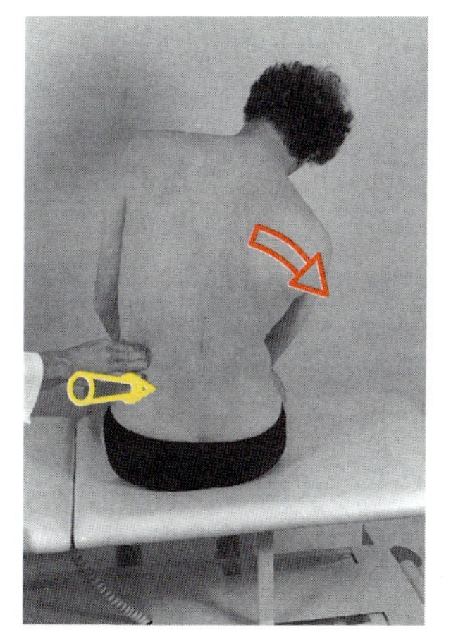

c

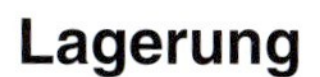

## Lagerung

Sitzend (z. B. rittlings auf dem Behandlungstisch) oder Bauchlage.

## Therapeutische Maßnahme

| | |
|---|---|
| Technik I | Kompression des TP unter leichten Lateralflexions-Bewegungen (c). |
| Technik II | Ausstreichen des Triggerpunktgebiets bei vorgedehntem Muskel (d. h. Lateralflexion). |
| Technik III | Nicht immer möglich, da der Zwischenraum zwischen der 12. Rippe und dem Beckenkamm oft zu eng ist. |
| Technik IV | Kann gegenüber dem M. iliocostalis versucht werden. |

## Hinweise

Der M. quadratus lumborum wird bei lumbosakralen Schmerzen oft übersehen. Er muß immer untersucht werden, wenn der Patient starke Schmerzen hat und jede Bewegung schmerzverstärkend wirkt.

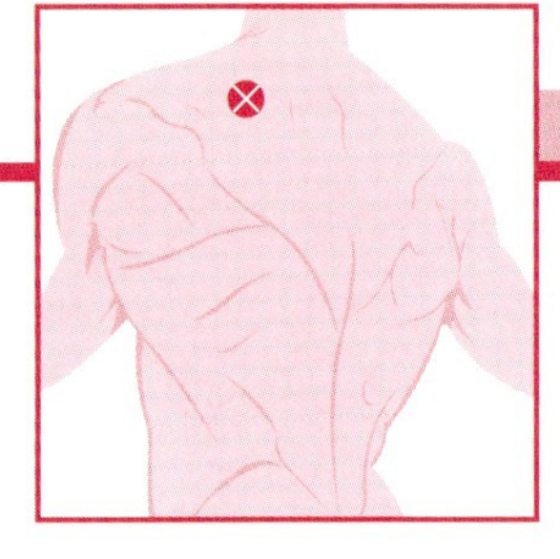



6

# M. obliquus externus abdominis

## Indikationen

*Schmerz:* Der M. obliquus externus abdominis kann einen tiefen epigastrischen Schmerz auslösen. Oft ist er verantwortlich für Schmerzen im lateralen Lumbalbereich und im unteren Thorakalbereich. Gelegentliche Ausstrahlung ins Scrotum (a).

*Dehnungstest:* Der Patient sitzt. Extension und Rotation zur Seite des zu testenden Muskels.

*Palpation:* Ideal aus einer Drehdehnlage, aus Sitzstellung. Die TP liegen meist lateral.

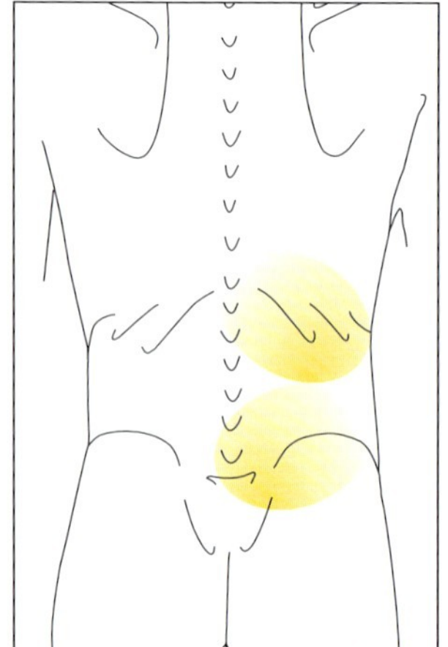

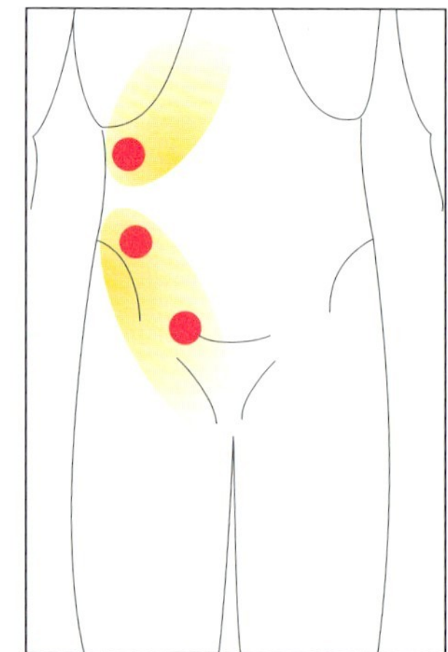

a

## Lagerung

Patient sitzend oder in Rückenlage, evtl. weiche Rolle unter die LWS legen, um die Bauchmuskulatur etwas vorzudehnen. Die Hände sind hinter dem Nacken (b).

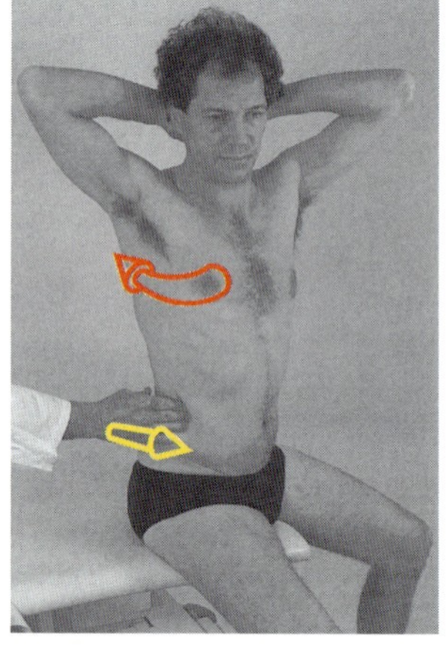

b

## Therapeutische Maßnahme

| | |
|---|---|
| Technik I | (im Sitzen) Kompression des TP kombiniert mit repetierender Seitneigung, Rotation oder Extension.<br>(in Rückenlage) Kompression des TP bei Rumpfflexion mit Rotation zur Gegenseite (Abheben von Kopf und Schultern). |
| Technik II | Ausstreichen des TP aus der Drehdehnlage mit den Fingerspitzen. |
| Technik III | Mit Fingerknöcheln oder Faust aus gleicher Ausgangsstellung. |
| Technik IV | Ist eher als Dehnhilfe zu verstehen; die Finger werden von kaudal unter die Rippen geschoben. |

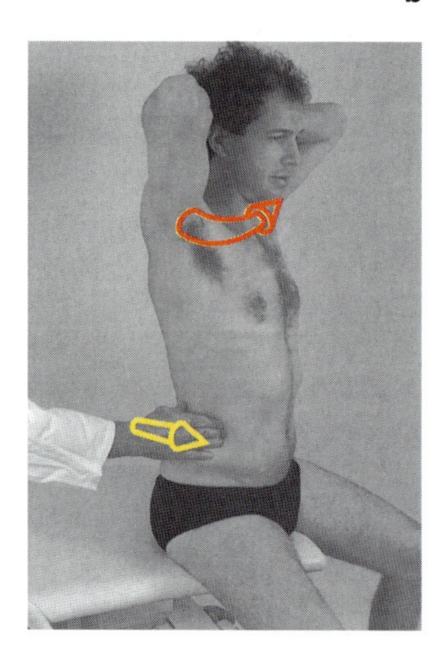

c

## Hinweise

Aktivierte TP im lateralen M. obliquus externus abdominis sind die häufigste Ursache einer akuten Lumbosakralgie (eines akuten Hexenschußes).

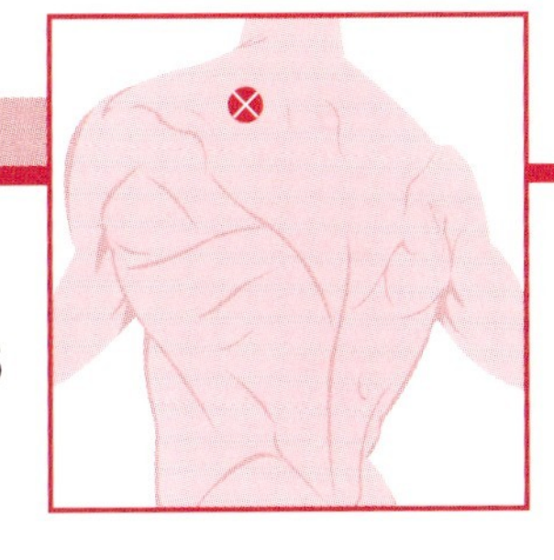



# M. rectus abdominis

## Indikationen

*Schmerz:* Lumbal breit (tief thorakal bei kranialem TP, tief lumbal bei kaudalem TP) oder ventral, lateral des TP in der unteren Hälfte des Abdomens (a).

*Dehnungstest:* Maximale Extension der LWS bei ausgeschalteter Hüftmuskulatur, z. B. aus dem Sitzen.

*Palpation:* Rückenlage. Die Triggerpunkte findet man nahe der Symphyse, neben dem Nabel oder proximal in der Nähe des Ursprungs (b).

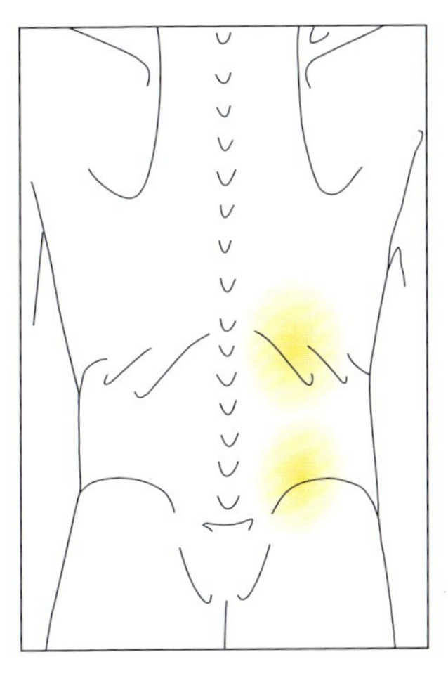

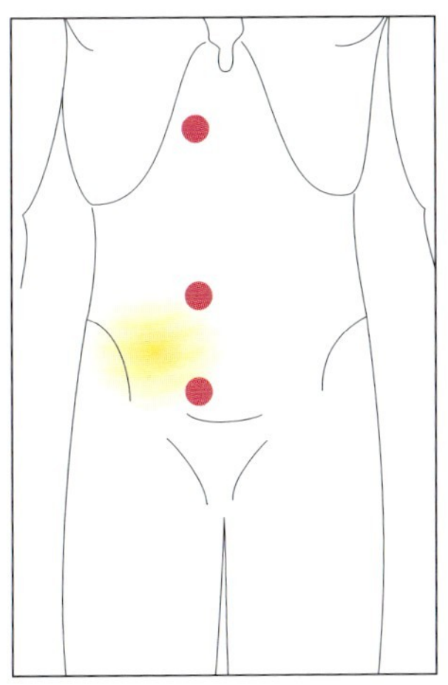

a

## Lagerung

Rückenlage, LWS oder BWS mit weicher Rolle unterlegt, Beine gestreckt, Hände im Nacken.

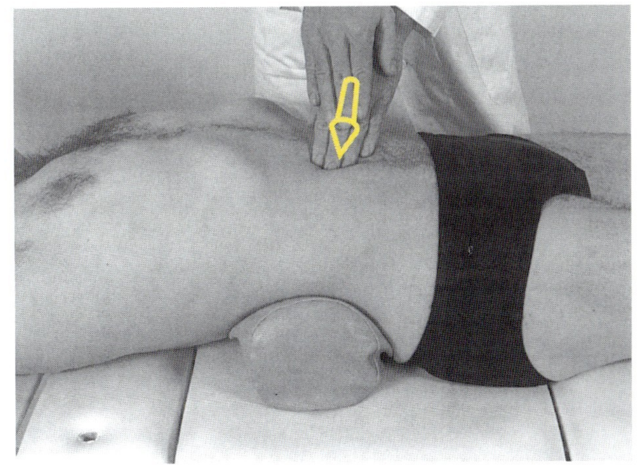

b

## Therapeutische Maßnahme

| | |
|---|---|
| Technik I | Kompression des TP während repetierendem Abheben von Schultern und Kopf. |
| Technik II | Lokales Ausstreichen des TP aus vorgedehnter Stellung. |
| Technik III | Langsame Fasziendehnung mit Fingerknöcheln entlang des Faserverlaufes (c). |
| Technik IV | Den M. rectus von der Seite her mit den Fingerspitzen unterfahren. |

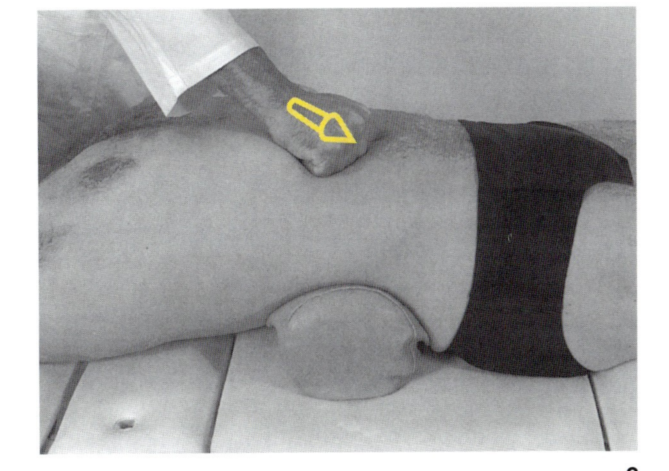

c

## Hinweise

Schmerzen aus dem M. rectus abdominis können Störungen innerer Organe vortäuschen.

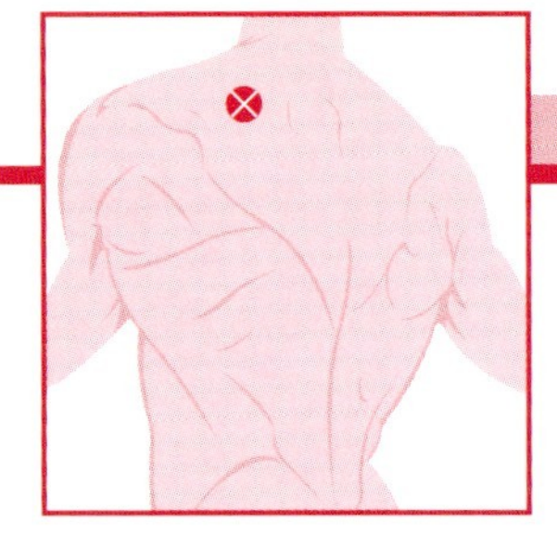

6

# M. erector trunci
## (M. iliocostalis und M. longissimus dorsi)

### Indikationen

*Schmerz:* M. iliocostalis thoracis: Referred-pain-Gebiet eher im Bereich der BWS in der ipsilateralen Rücken- und Schulterregion. Selten auch abdominaler Schmerz möglich (a).
M. iliocostalis lumbalis: Referred pain von der Lumbal- bis zur mittleren Glutäalregion der gleichen Seite, sodann am seitlichen Oberschenkel proximal. M. longissimus thoracis: Referred pain vom thorakolumbalen Übergang bis zur medialen Crista iliaca

*Dehnungstest:* Flexion des Rumpfes mit leichter Lateralflexion und Rotation zur Gegenseite.

*Palpation:* Bauchlage, Lordose durch Kissen ausgeglichen. Die TP sind vor allem von der mittleren Thorakalregion bis zur mittleren Lumbalregion zu finden, gehäuft von $Th_{11}$ bis $L_2$. Minutiöses Absuchen lohnt sich oft (b)!

### Lagerung

Der Patient legt sich mit dem Oberkörper über den Behandlungstisch, so daß die LWS flektiert ist. Es kann ein Kissen über die Tischkante gelegt werden.

### Therapeutische Maßnahme

| | |
|---|---|
| Technik I | Kompression des TP während der Patient sich wiederholt aufrichtet. |
| Technik II | Lokales Ausstreichen in etwas vorgedehnter Stellung. Auf Faserverlauf achten (b). |
| Technik III | Ausstreichen der Faszien über den ganzen Muskelbauch mit Fingerknöcheln oder Ellbogen. Für diese Technik empfiehlt sich eine sitzende Position des Patienten. Der Therapeut bearbeitet beidseitig die paravertebralen Muskelstränge, während sich der Patient langsam nach vorne beugt (c). |
| Technik IV | Lateral und medial entlang der Mm. erector trunci. |

### Hinweise

Oft Phasenschmerz zu Beginn der Flexionsbewegung, in der Endstellung dann schmerzfrei, da die dorsalen ligamentären Strukturen die Zugkräfte übernehmen.

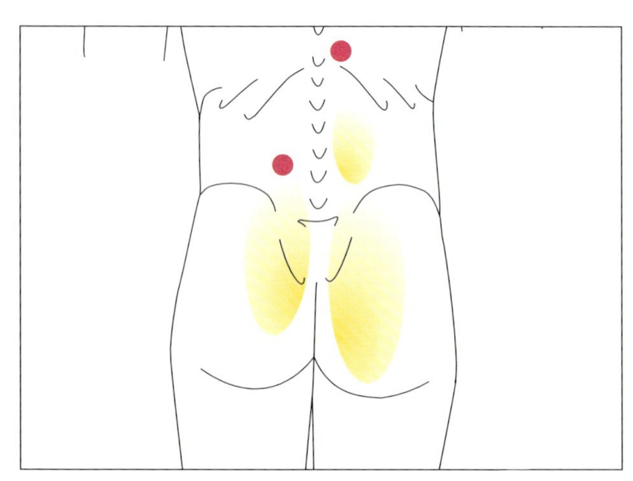

a

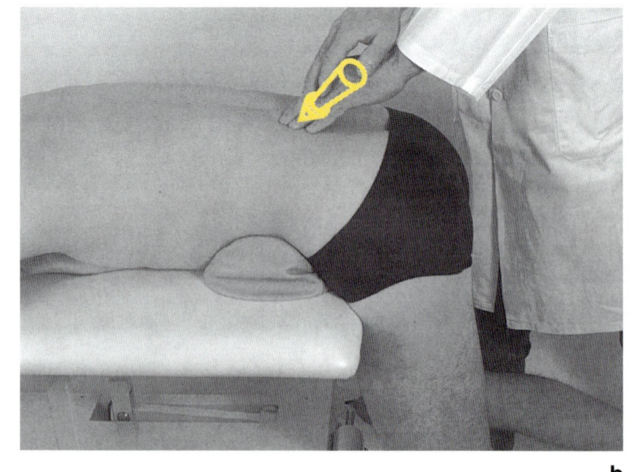

b

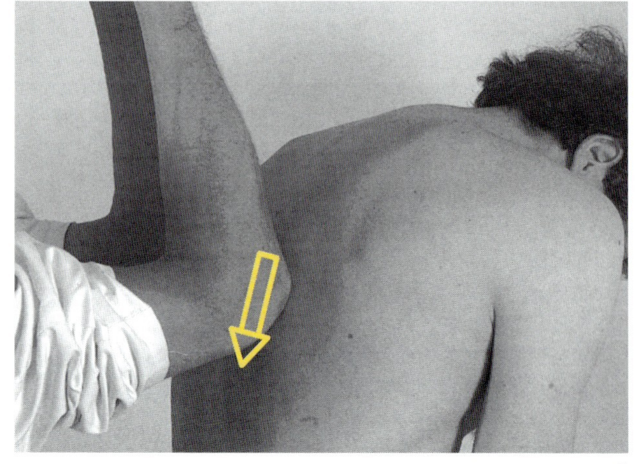

c

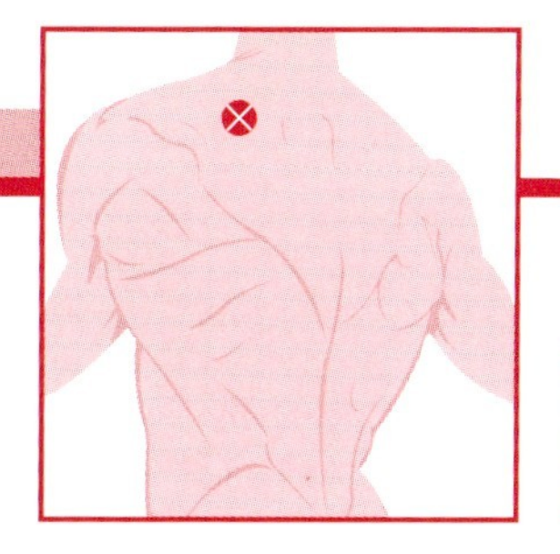

# Mm. multifidi und rotatores



## Indikationen

*Schmerz:* Im LWS- und BWS-Bereich findet man ein lokales, bis handtellergroßes, ipsilaterales Schmerzgebiet. Die Schmerzen werden vom Patienten als Skelettschmerzen beschrieben. Im Bereich des Sakrums sind neben den lokalen auch fortgeleitete Schmerzen bis in die unteren Extremitäten häufig (a).

*Dehnungstest:* Ein spezifischer Dehnungstest muß eigentlich segmental durchgeführt werden. Flexionsbewegungen kombiniert mit Rotation zur gleichen Seite können Hinweise auf TP in der Rotationsmuskulatur geben.

*Palpation:* Unmittelbar neben den Dornfortsätzen in der Tiefe. Der M. longissimus sollte möglichst entspannt sein. Die Muskeln des transverso-spinalen Systems sind nur dann einzeln palpierbar, wenn sie aktivierte Triggerpunkte enthalten.

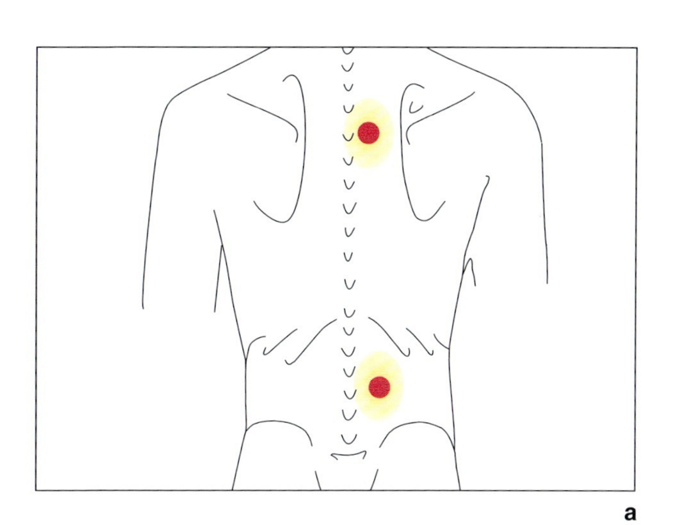

a

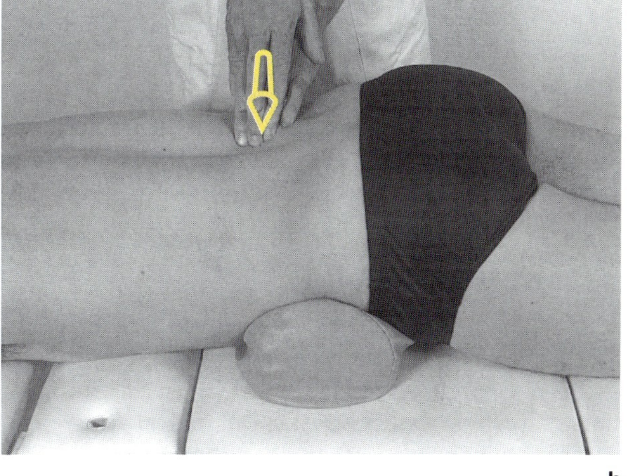

b

## Lagerung

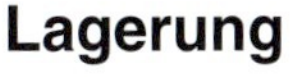

Bauchlage mit ausgeglichener Lordose (Kissen unter dem Bauch).

## Therapeutische Maßnahme

| | |
|---|---|
| Technik I | Ischämieerzeugende Kompression des TP unter kleinen Lateralflexionsbewegungen oder unter assistiert ausgeführten Rotationsbewegungen. |
| Technik II | Ausstreichen des TP im Faserverlauf im vorgedehnten Muskel (b). |
| Technik III<br>Technik IV | Für diese Techniken können die gleichen Handgriffe wie bei den Mm. erectores trunci verwendet werden. |

## Hinweise

Bei chronischen Lumbosakralschmerzen enthalten die Rotatoren der Lumbalregion praktisch immer aktivierte TP. Vor einer impulsierenden Manualtherapie behandle man immer die Rotatoren. Die Manipulation benötigt in der Folge wenig Kraft und gelingt leicht.

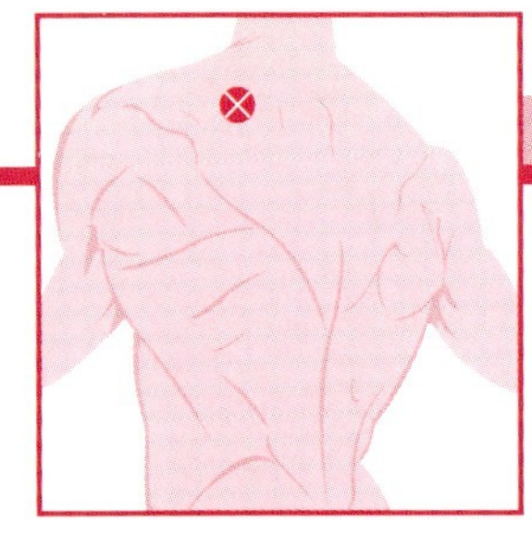

6

# M. psoas

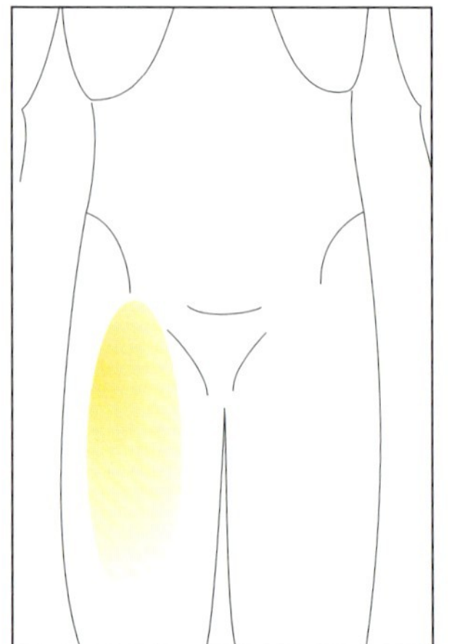

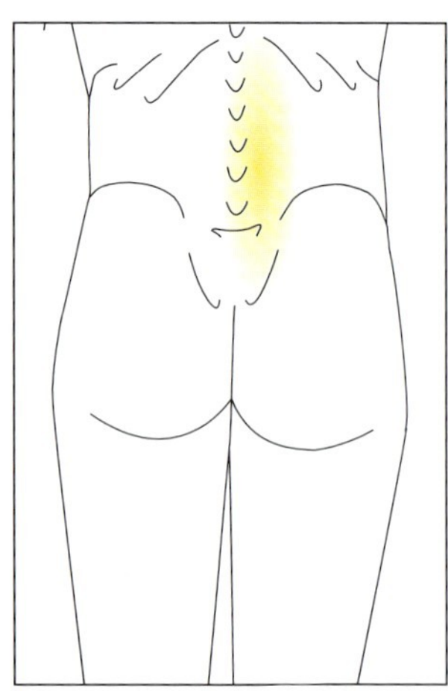

a

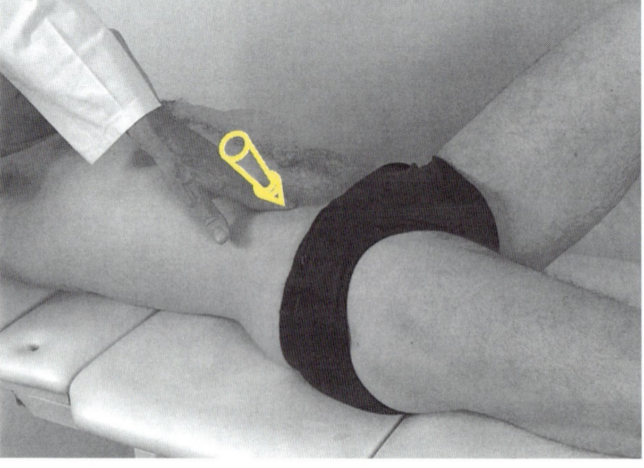

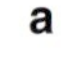

b

## Indikationen

*Schmerz:* Lumbosakral auf der Seite der TP. Oft schon beim aufrechten Stehen und beim ausgestreckten Liegen. Leiste und ventromedialer Oberschenkel. Der fortgeleitete Schmerz ist durch Palpation der TP nicht immer auslösbar. Oft ist eine Probebehandlung zur Bestätigung erforderlich (a).

*Dehnungstest:* Breitbeiniger Stand, Füße innenrotiert. Extension von LWS und Hüftgelenken. Der Schmerz wird stärker bei zusätzlicher Seitneigung zur Gegenseite der Schmerzregion. Der Schmerz verschwindet bei Hüftflexion auf der Problemseite (Differenzierung vom M. rectus abdominis).

*Palpation:* Rückenlage. Lateral des M. rectus abdominis mit sanftem Druck in die Tiefe gegen die Wirbelsäule. Zur Bestätigung gleichseitiges Bein leicht anheben lassen, Anspannung ertasten. Distal des Leistenbandes tastet man den M. iliopsoas bei leicht flektiertem, außenrotiertem Hüftgelenk zwischen M. sartorius, M. pectineus und dem Leistenband in der Tiefe.

## Lagerung

Rückenlage. Bei der Kontaktnahme gleichseitiges Hüftgelenk passiv beugen. Bei der Behandlung liegt das Bein ausgestreckt auf dem Tisch. Zur Vordehnung läßt man den Unterschenkel über die Tischkante hängen.

## Therapeutische Maßnahme

Technik I — Ischämieerzeugende Kompression mit Flexion und Extension des Hüftgelenks repetierend.

Technik II, III und IV sind am Abdomen verboten, damit keine inneren Organe verletzt werden. Distal des Leistenbandes können Technik II und IV mit den Fingerspitzen ausgeführt werden.

## Hinweise

Der nächtliche Schmerz bei ausgestrecktem Liegen (hervorgerufen durch Psoas-TP) führt manchmal zur Fehldiagnose einer Spondylitis ankylosans Bechterew. Bei der Psoas-Palpation links vermeide man, Druck auf die Aorta auszuüben. Cave Aortenaneurysma!

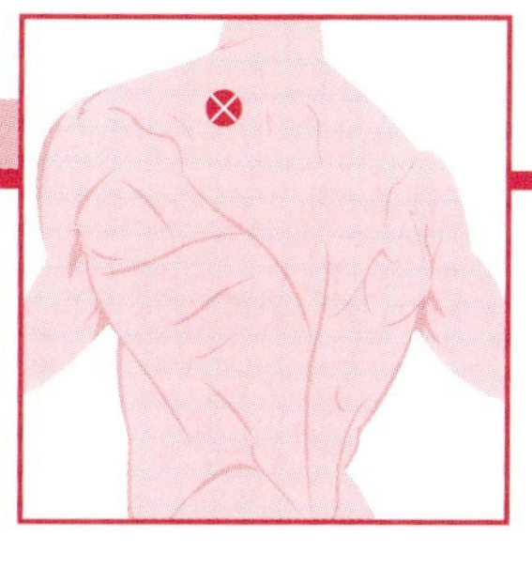

# M. iliacus



## Indikationen

*Schmerz:* Lumbosakral auf der Seite der Triggerpunkte und über der kranialen Gesäßhälfte. Leiste und ventraler Oberschenkel (a).

*Dehnungstest:* Breitbeiniger Stand, Füße innenrotiert. Extension von LWS und Hüftgelenken. Der Schmerz wird stärker bei zusätzlicher Seitneigung zur Seite der Schmerzregion. der Schmerz verschwindet bei Hüftlexion auf der Problemseite (Differenzierung vom M. rectus abdominis). Testung auch aus Bauchlage möglich.

*Palpation:* Rückenlage. Etwa die Hälfte des Muskels ist auf der Innenseite des Os ilium ertastbar (b). Distal des Leistenbandes wie beim M. psoas (c).

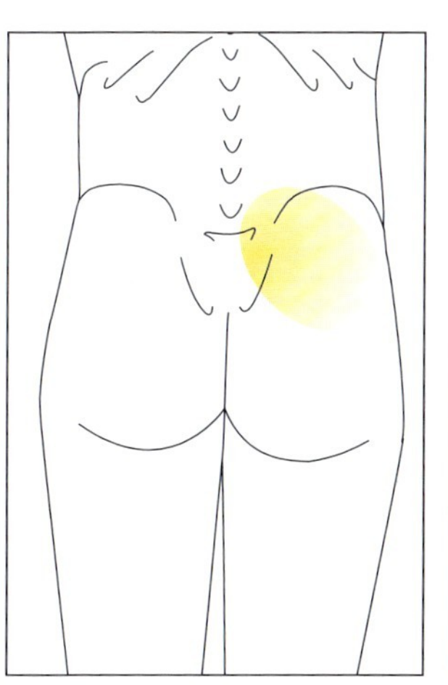
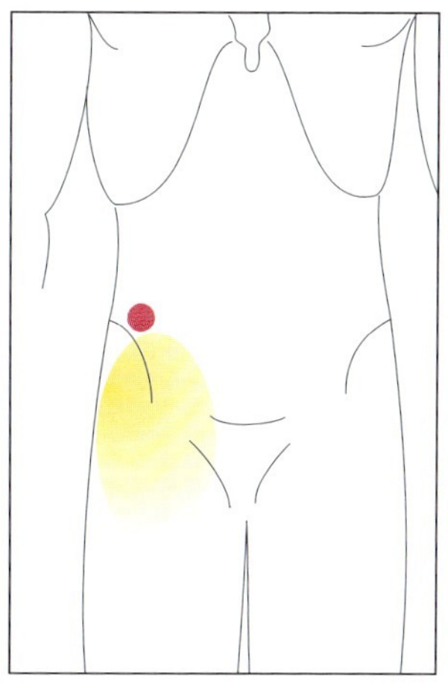

a

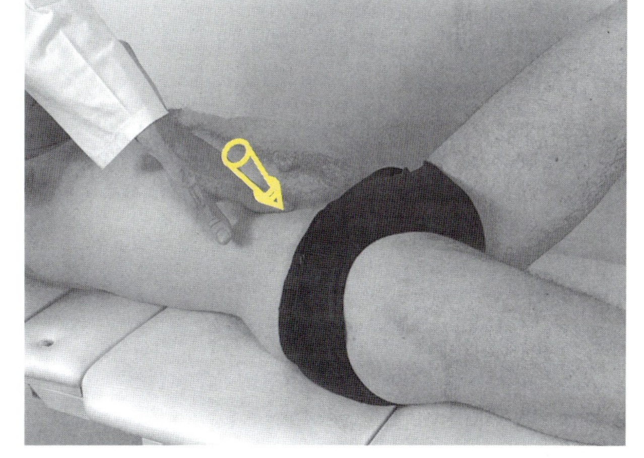

b

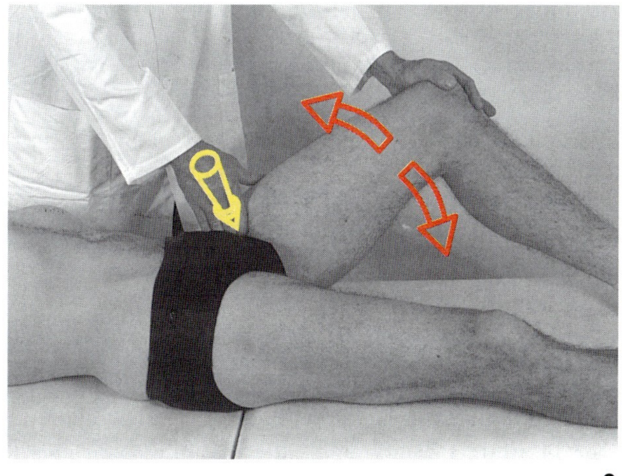

c

## Lagerung

Analog dem M. psoas.

## Therapeutische Maßnahme

Analog dem M. psoas.

## Hinweise

M. psoas und M. iliacus werden oft als ein Muskel betrachtet. Die Beeinträchtigung durch aktivierten TP kann bei ihnen aber sehr unterschiedlich sein.

Der M. iliacus ist als Antagonist immer involviert, wenn der M. glutaeus medius oder die Errektorgruppe TP enthalten. Er muß gründlich mitbehandelt werden, wenn die Therapie Erfolg haben soll. Manchmal ist der M. iliacus paradoxerweise für einen Flexionsschmerz verantwortlich.

Einem Patienten mit Problemen im M. psoas und im M. iliacus soll vom weitverbreiteten Bauchmuskeltraining abgeraten werden. Man vermittle nach jeder Behandlung ein gezieltes Stretching-Heimprogramm für den betreffenden Muskel.

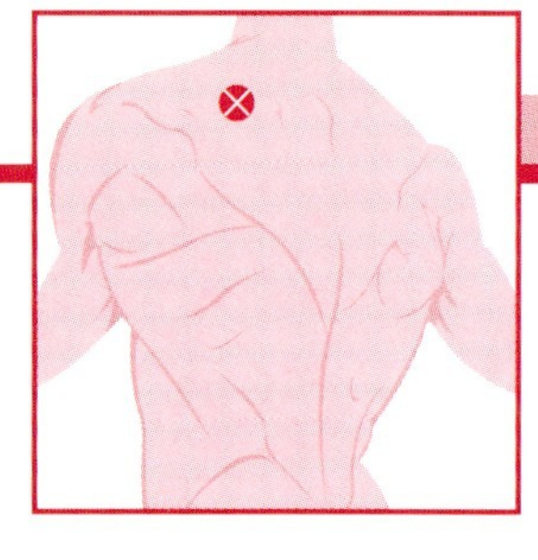

6

# M. glutaeus maximus

## Indikationen

*Schmerz:* Je nach Triggerpunkt über dem ganzen Glutäalgebiet, dem Sakrum und manchmal über dem dorsalen Oberschenkel (a).

*Dehnungstest:* Maximale Hüftflexion auch mit leichter Adduktion oder leichter Abduktion. Dehnungsschmerzen lassen sich im M. glutaeus maximus nur bei einwandfreier Hüftflexion auslösen.

*Palpation:* Die meisten Triggerpunkte findet man nahe des Sakrums sowie auch etwas kaudaler, im Bereich der Glutäalfalte (b).

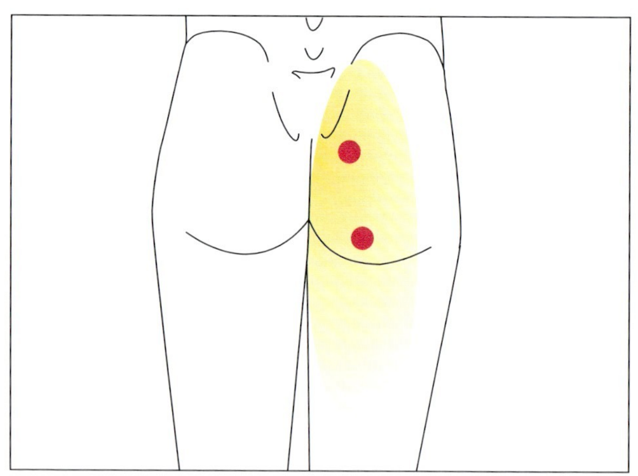

a

## Lagerung

Seitenlage, unteres Bein gestreckt, oberes (betroffenes) angewinkelt oder Oberkörper über Tisch gebeugt, Beine am Boden.

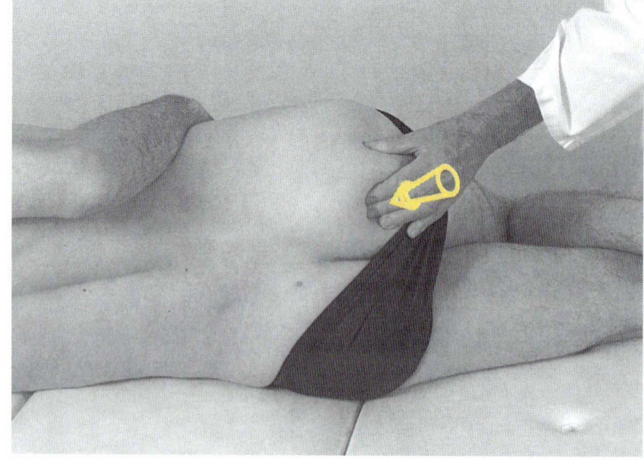

b

## Therapeutische Maßnahme

| | |
|---|---|
| Technik I | Kompression des TP während kleiner Hüftflexions- und Extensionsbewegungen (c). |
| Technik II | Ausstreichen in flektierter Hüftstellung. |
| Technik III | Langsam mit Fingerknöcheln oder mit dem Ellbogen entlang des Faserverlaufes. |
| Technik IV | Faszientrennung an der kaudalen Grenze gegen die „Hamstrings“. |

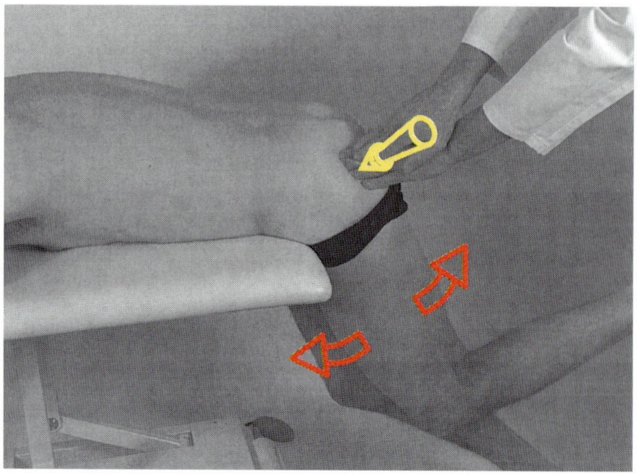

c

## Hinweise

Der Patient beschreibt häufig eine Ruhelosigkeit und einen anschwellenden Schmerz bei längerem Sitzen. Der M. glutaeus maximus soll bei Lumbosakralgien immer in die Untersuchung miteinbezogen werden.

# Mm. glutaeus medius und minimus

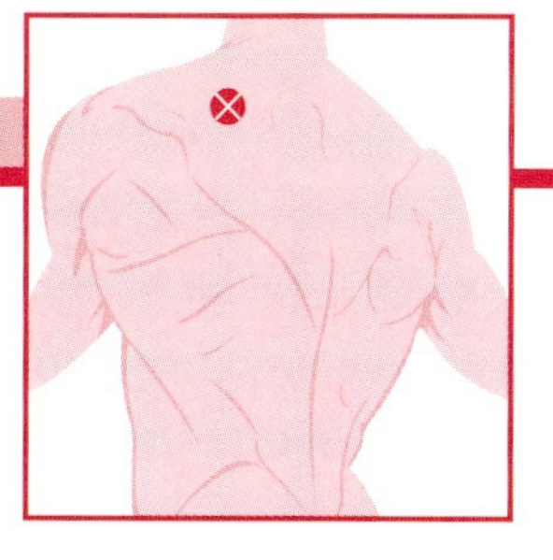



## Indikationen

*Schmerz:* Medius: Je nach TP am Beckenkamm, über dem Sakrum und tief lumbal. Manchmal Schmerz über dem lateralen Oberschenkel bis zum Knie. Patient hat dann Mühe beim Gehen (a). Minimus: Tief im Gesäß und lateral das Bein hinunter bis zum Knöchel (Pseudoischialgie). Hüftschmerzen bis zum Hinken.

*Dehnungstest:* Adduktion und Außenrotation der Hüfte.

*Palpation:* Medius: TP liegen am häufigsten unterhalb des Beckenkammes und ganz lateral. Minimus: TP liegen tief unter M. glutaeus maximus und medius.

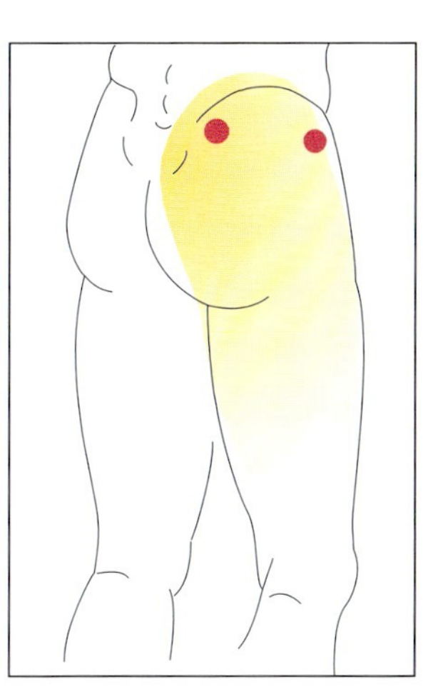

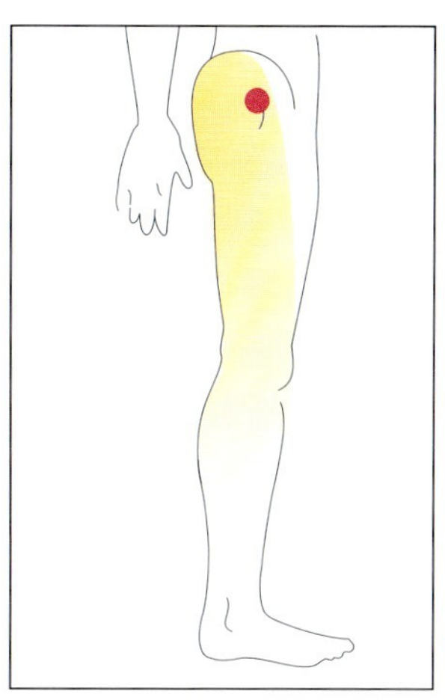

a

## Lagerung

Der Patient sitzt, der Therapeut sitzt hinter ihm.

## Therapeutische Maßnahme

Technik I *Medius:* Kompression des TP bei aktiver Hüftabduktion oder aktiver Hüftrotation (b,c).
*Minimus:* Kompression durch M. glutaeus medius hindurch bei aktiver Hüftabduktion oder aktiver Hüftrotation.

Technik II Ausstreichen des TP unter leichter Vordehnung.

Technik III *Medius:* Unter Vordehnung mit Knöcheln oder mit Ellbogen.
*Minimus:* Durch den M. glutaeus medius hindurch (schwierig).

Technik IV *Medius:* Trennung einzelner Stränge voneinander und Faszientrennung gegenüber dem M. glutaeus maximus.
*Minimus:* Faszienlösung gegenüber Tensor möglich, aber nur durch den M. glutaeus medius hindurch.

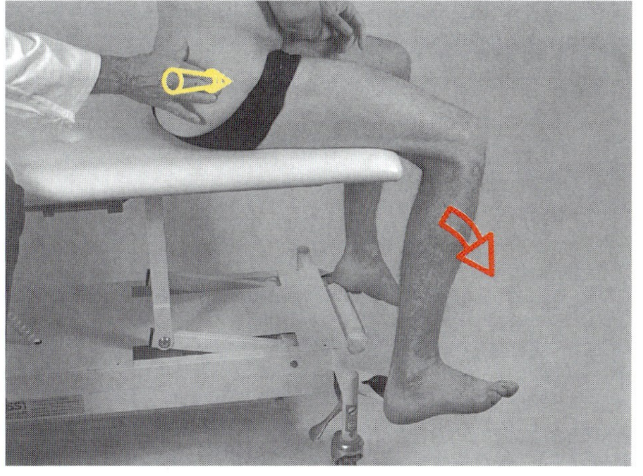

b

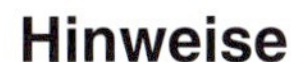

## Hinweise

M. gutaeus medius und minimus sind häufig für pseudoradikuläre Ausstrahlung verantwortlich. Der M. glutaeus medius ist am häufigsten Ursache für muskulär bedingte Lumbosakralgien.

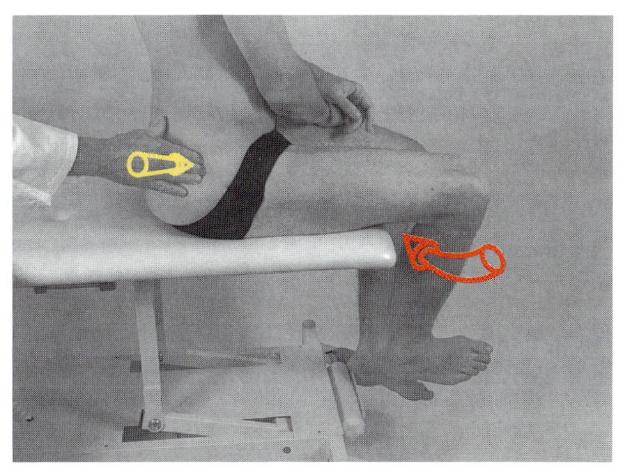

c

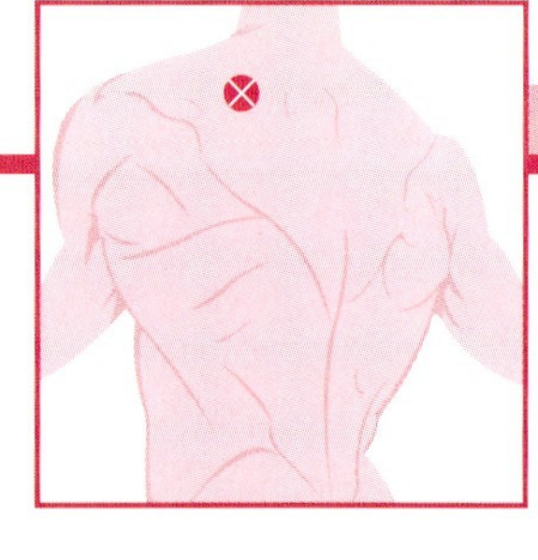





# M. piriformis

## Indikationen

*Schmerz:* Der Patient beklagt sich über Schmerzen im Bereiche des SIG, über dem Trochanter major oder dem Gesäß. Manchmal auch am dorsalen Oberschenkel, alles gleichseitig (a).

*Dehnungstest:* Außenrotation der Hüfte bei 90° Hüftflexion und Hüftabduktion (Schneidersitz). Knie kann nicht abgelegt werden.

*Palpation:* Etwa in der Mitte zwischen Trochanter und Sakrum durch den M. glutaeus maximus hindurch. Eine direkte Palpation des Muskels ist nicht möglich. Eine Entspannung des M. glutaeus maximus ist von Vorteil. Am größeren Winkel gegenüber der Vertikalen läßt sich der M. piriformis vom M. glutaeus maximus unterscheiden.

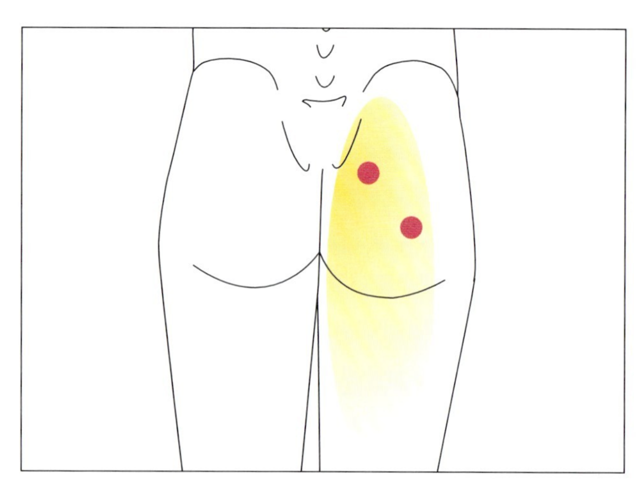

a

## Lagerung

Bauchlage, Knie auf der Behandlungsseite 90° flektiert, Oberschenkel mit leichter Innenrotation.
Der Therapeut steht neben dem Patienten und hält die Innenrotation über den Fuß des Patienten.

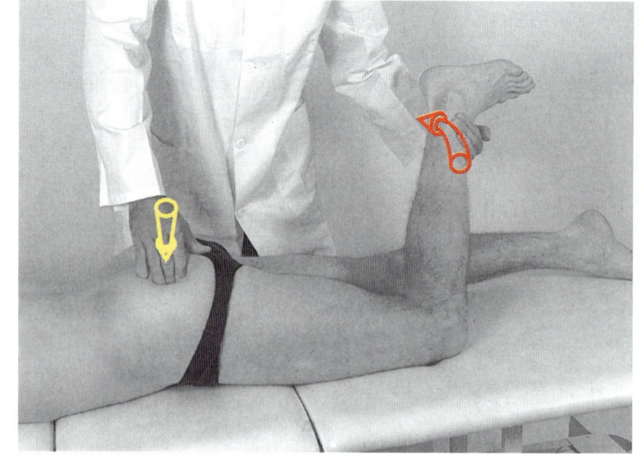

b

## Therapeutische Maßnahme

| | |
|---|---|
| Technik I | Relativ starker Druck durch den M. glutaeus maximus auf den Muskel bei kleinen Außenrotations- und Innenrotations-Bewegungen (b, c). |
| Technik II | Ausstreichen des TP unter leichter Vordehnung. Haut mitnehmen, kein Weggewinn auf der Haut. |
| Technik III | Nur als Modifikation der Technik II möglich. Behandlung mit den Fingerspitzen. |
| Technik IV | Schwierig, aber möglich zwischen dem M. piriformis und den umliegenden Muskelsträngen. |

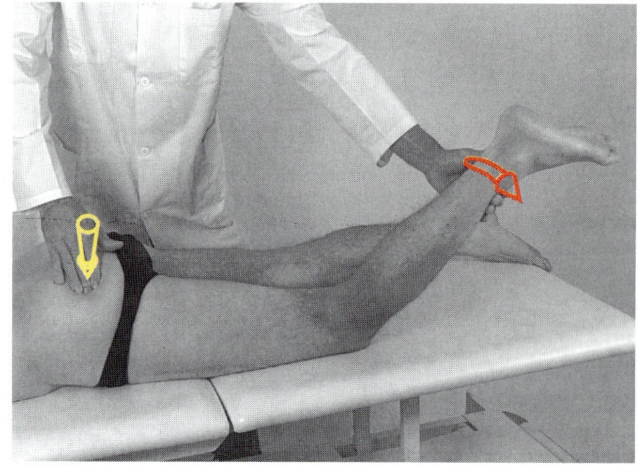

c

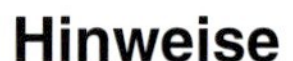

## Hinweise

Gute Erfolge bei rezidivierenden SIG-Blockierungen. Piriformis-TP sind seltener als man bis jetzt angenommen hat. Wichtig ist nach der TP-Behandlung die tägliche Dehnung durch den Patienten.

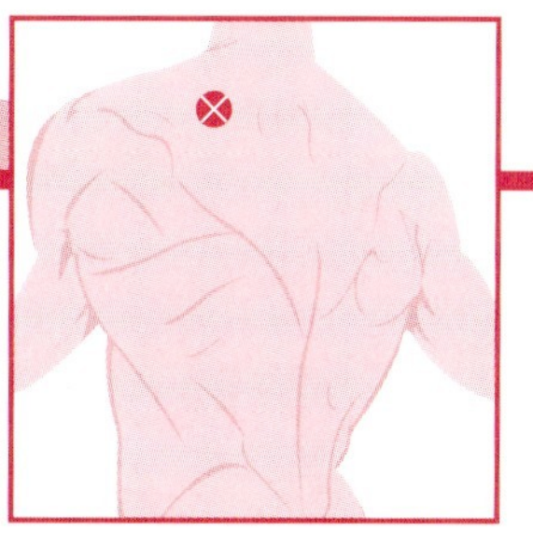



# M. tensor fasciae latae

## Indikationen

*Schmerz:* Im Bereich des Trochanter major und am lateralen Oberschenkel, manchmal bis zum Malleolus lateralis. Der Patient kann nachts weder auf der betroffenen, noch auf der Gegenseite längere Zeit liegen (Schmerzprovokation durch Druck und durch Dehnung). Beeinträchtigung des Gangbildes möglich (a).

*Dehnungstest:* Bauchlage, Becken fixiert; Der Oberschenkel wird in eine Extensions-Adduktions-Außenrotations-Stellung gebracht.

*Palpation:* Rückenlage, Hüftgelenk außenrotiert und etwas flektiert (so können die tiefen TP besser erreicht werden)
oder: Seitenlage, oberes Bein extendiert, evtl. unterlagert. TP vorwiegend im kranioventralen Anteil, lateral des M. sartorius (b).

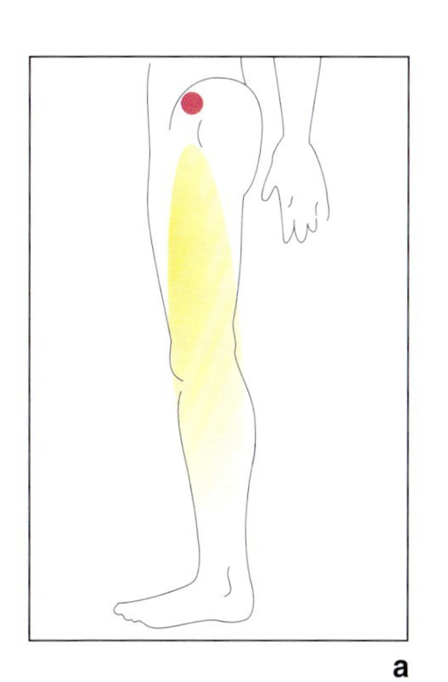

a

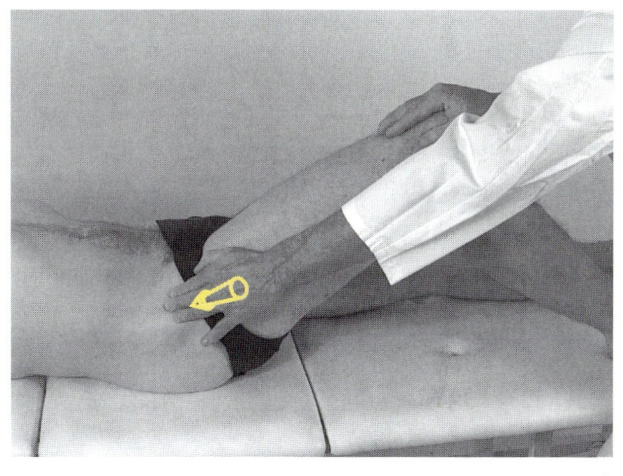

b

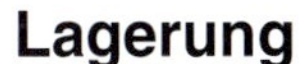

## Lagerung

Rückenlage, Bein außenrotiert (oder Seitenlage, oberes Bein extendiert).

## Therapeutische Maßnahme

Technik I  Kompression des TP bei Außenrotations- und Innenrotations-Bewegungen (b).

Technik II  Lokales Ausstreichen des TP mit den Fingerspitzen.

Technik III  Ausstreichen des ganzen Muskels mit den Fingerknöcheln oder dem Ellbogen.

Technik IV  Möglich zwischen dem M. tensor fasciae latae und dem M. sartorius.

## Hinweise

Bei eingeschränkter Außenrotation der Hüfte ist der M. tensor fasciae latae oft wesentlich beteiligt.

# 7 Qualitätssicherung, Risikoaufklärung und Dokumentation in der manuellen Medizin

**T. Graf-Baumann**

## 7.1 Komplikationshäufigkeit in den letzten Jahren

Die im Juli 1995 bekannt gewordene Zahl von 36 Behandlungszwischenfällen bei manualmedizinischen Eingriffen in 4 Jahren, insbesondere an der Halswirbelsäule, hat dazu beigetragen, daß die Qualitätssicherung in der manualmedizinischen Weiter- und Fortbildung zu einer zentralen Aufgabe der zuständigen Fachgesellschaften in Deutschland, Österreich und der Schweiz wurde.

Ist die einschlägige Literatur (Greenmann, 1993) noch im Jahr 1992 von einer Zwischenfallsquote von weniger als 0,01 % ausgegangen, so beurteilen vor allem Studien der Jahre 1994 und 1995 aus Deutschland die aktuelle Situation deutlich problematischer.

In der Zeitschrift „Physikalische Medizin-Rehabilitationsmedizin–Kurortmedizin" (4/94) wird die Arbeit „Frequency of complications of manipulation of the spine. A survey among the members of the Swiss Medical Society of Manual Medicine" (Dvořák et. al., 1993) kommentiert, die auf einer Fragebogenaktion im Jahr 1989 unter den damals 680 Mitgliedern der Schweizerischen Ärztegesellschaft für Manuelle Medizin basiert. Der Autor dieses Kommentars (Müller, 1994) kommt zu dem Ergebnis, daß „Nebenwirkungen und Komplikationen bei Manipulationen selten sind. Der kommentierten Studie zufolge begegnen einem Arzt, der manuelle Medizin praktiziert, Komplikationen, die auf die Manipulation der HWS zurückzuführen sind, einmal in 47 Jahren und Komplikationen, die auf die Manipulation der LWS zurückzuführen sind, einmal in 38 Jahren."

Die Studie hat nach Auffassung des Kommentators Schwachpunkte. Einer betrifft die fehlenden Angaben über die verwendeten Techniken, die jeweils zu den Komplikationen führten (7.1).
„Ganz prinzipiell sei auf den retrospektiven Charakter der Studie und auf die Selektion durch die notwendige Motivation zur Beantwortung des Fragebogens hingewiesen. Die Befürchtung, daß gerade diejenigen nicht geantwortet haben, die einen Zwischenfall hatten, ist nicht ohne weiteres von der Hand zu weisen. Aus Analysen von Gutachtenfällen ist bekannt, daß es nach Manipulationen an der HWS zumindest zu neurologischen Ausfällen kommen kann. Unbeantwortet muß dabei die Frage bleiben, ob entweder die Technik falsch war oder die richtige Technik am falschen Patienten angewendet wurde."

Der Kommentator kommt zu dem richtigen Schluß, daß die Methode nur so gut ist wie ihr Anwender. Die Weiterbildung bedarf demnach stets der Fortsetzung. **Damit wird die Verpflichtung zur laufenden Qualitätssicherung deutlich!**

Die Analyse von 36 gerichtsanhängigen Behandlungszwischenfällen mit nach manualmedizinischen (chirotherapeutischen) Eingriffen aufgetretenen Komplikationen aus dem Zeitraum vom März '91 bis März '95 in Deutschland (Graf-Baumann, 1995) vermittelt den Eindruck, daß die Komplikationsrate chirotherapeutischer Behandlungen doch höher ist als früher angenommen wurde (Dvořák et. al., 1993).

Seit dem sog. Memorandum der Deutschen Gesellschaft für Manuelle Medizin aus dem Jahr 1979 zur Verhütung von Zwischenfällen wurde erstmals wieder 1994 in dem Beitrag „Aufklärung und Arzthaftung bei chirotherapeutischen Eingriffen an der HWS" in der Zeitschrift Manuelle Medizin auf die Fragen der Komplikationsraten und -formen eingegangen (Bischoff, Graf-Baumann, 1994).

## 7.2 Forensische Aspekte

Ausgangspunkte für diese Arbeit waren neben der Feststellung zunehmender Behandlungszwischenfälle die drei zu diesem Zeitpunkt ergangenen und rechtskräftigen Urteile der Oberlandesgerichte Schleswig-Holstein (14. 12. 1988), Bremen (27. 9. 1989) und Düsseldorf (8. 7. 1993), in denen weitgehend übereinstimmend festgestellt wurde, daß „der Patient vor der Durchführung chiropraktischer Behandlungsmaßnahmen im Schulter- und Nackenbereich über das Risiko vaskulärer Komplikationen

### 7.1 *Zwischenfälle 1991–1995*

| Gesamtzahl | 36 Behandlungszwischenfälle an der HWS ( mit allerdings zweifelhafter Kausalität ) |
|---|---|
| Ursachen | |
| > 52 % | unzureichende Anamneseerhebung |
| > 36 % | mangelhafte Untersuchung zur Stellung der Behandlungsindikation und zum Ausschluß von Kontraindikationen |
| > 28 % | fehlende Röntgenaufnahmen von angemessener Aktualität oder fehlende Kenntnis des Röntgenbefundes |
| > 41 % | falsche Indikationsstellung für eine bestimmte Technik, vor allem die unkritische Anwendung veralteter und bereits als gefährlich eingestufter Manipulationstechniken |
| > 68 % | Mängel bei der Durchführung des manualmedizinischen Eingriffen |
| > 46,2 % | Kombination von mehreren Mängeln |

Qualifikationsbedingungen der betroffenen Ärzte:

Durchschnittlicher Zeitraum seit Absolvierung der manualmedizinischen bzw. chirotherapeutischen Weiterbildung 8,7 Jahre.

Durchschnittliche Häufigkeit manualmedizinischer Behandlungen in der betroffenen Praxis 21,5 % .

Keiner der betroffenen Ärzte hatte in den letzten 5 Jahren vor dem Zwischenfall an einer qualitätssichernden Maßnahme teilgenommen.

Betroffen waren Absolventen aller 3 Ärzteseminare der DGMM, wobei der geringste Anteil ( 2 von 36 ) die Chirotherapie-Weiterbildung noch in der ehem. DDR bei der Vorgängerinstitution der ÄMM durchgeführt haben.

*Merke:*
*Von besonderer Bedeutung hat sich die frühzeitige Information der Notärzte oder aufnehmenden Klinikärzte über die durchgeführte manualmedizinische Behandlung der HWS und deren mögliche Kausalität für die Stammhirnsymptomatik erwiesen.*

*In 52 % der Fälle waren entsprechend fehlende Informationen eindeutig mit ausschlaggebend für die schlechte Prognose der Stammhirnsymptomatik.*

(hier: Wallenberg-Syndrom) aufzuklären sei. Das sog. Wallenberg-Syndrom stelle nach den Ergebnissen der Beweisaufnahme eine zwar seltene, aber typische Komplikation bei einer chiropraktischen Maßnahme im zervikalen Bereich dar.“

Das Gericht bestätigte daher ein erstinstanzliches Urteil, mit dem der betroffenen Patientin Schmerzensgeld zugesprochen worden war (OLG Düsseldorf 8 U 302/91, MedR 2/1994).

Oder: „Bei einem Zervikalsyndrom ist eine chiropraktische Behandlung (hier: manuelle Therapie an den oberen Halswirbeln) an der HWS eine mögliche und als solche nicht fehlerhafte Behandlungsmethode. Sie ist häufig sogar die Methode der Wahl. Ob bei einer chiropraktischen Behandlung über das Risiko einer Schädigung der Arteria vertebralis, welches 1:1–2 Mio. beträgt, aufzuklären ist, bleibt offen, weil nachhaltige Schädigungen der Arteria vertebralis nach dem damaligen Wissensstand (1980) außerhalb aller Wahrscheinlichkeit lagen.“ (OLG Schleswig 4 U 87/86, Handbuch des Arztrechts 1993)

Oder: „Bei einer chiropraktischen Behandlung an der HWS besteht das typische (spezifische) Risiko für eine Intimaverletzung mit Basilaristhrombose und Ponssyndrom. Über die Aufklärungsbedürftigkeit entscheidet nicht die Komplikationsdichte eines trotz seiner Seltenheit spezifisch mit der Therapie verbundenen Risikos (hier etwa 1:400 000), sondern seine Bedeutung, die es für die Entschließung des Patienten haben kann.“ (OLG Bremen 1 U 2/89, Handbuch des Arztrechts 1993)

Die schriftlichen Urteilsbegründungen der drei OLG-Urteile lassen eine Fülle von Informations- und Kenntnismängeln bei den beteiligten Gutachtern und Juristen über die manuelle Medizin und ihre Verfahren erkennen. So ist regelmäßig die Rede von chiropraktischen Maßnahmen oder Manövern, obwohl ausschließlich manualmedizinische Eingriffe durch Ärzte zugrunde lagen.

Dieser Hinweis gewinnt besondere Bedeutung, weil es z.B. in der Schweiz diplomierte Chiropraktoren gibt, die ihre Ausbildung in den USA oder Kanada zum Doctor of Chiropractice absolviert haben und nach einer entsprechenden Prüfung in der Schweiz die Genehmigung zur Ausübung dieser heilkundlichen Tätigkeit erhalten. Sie sind keinesfalls gleichzusetzen mit den Heilpraktikern in Deutschland, die chiropraktische Maßnahmen durchführen, ohne daß dies eine öffentlich-rechtliche geregelte und überprüfte spezielle Qualifikation voraussetzt. Studien über Zwischenfälle nach chiropraktischen Behandlungen durch Heilpraktiker sind bis jetzt in Deutschland nicht veröffentlicht worden, was darauf schließen läßt, daß sie nicht zu vergleichbaren rechtlichen Konsequenzen führen, wie dies bei ärztlichen Maßnahmen der Fall ist.

Für die Schweiz sei hinsichtlich der Behandlungszwischenfälle durch diplomierte Chiropraktoren auf die Studien von Ladermann (1981) und Terret (1992) hingewiesen.

Die Urteilsbegründungen zeigen auch die Entwicklung des Kenntnisstandes über die Komplikationsraten und -formen, insbesondere aber den Wandel der höchstrichterlichen Rechtsprechung von der Inzidenzgrundlage eines mit einem bestimmten Eingriff verbundenen Risikos hin zur Spezifität und Typik eines Risikos für einen ganz bestimmten Eingriff als Grundlage für die Aufklärungspflicht.

## 7.3 Typische und spezifische Risiken, Risikoaufklärung

Daher mußte sich schließlich auch die manuelle Medizin mit der Frage auseinandersetzen, ob es für manualmedizinische Eingriffe typische und spezifische Risiken gibt, über die unabhängig von der Häufigkeit (Inzidenz) aufgeklärt werden muß.

Der Bundesgerichtshof hatte in mehreren Urteilen der zurückliegenden Jahre entschieden, daß über solche Risiken unabhängig von deren Häufigkeit aufgeklärt werden muß, wenn das Eintreten von Komplikationen für den Patienten überraschend ist und seine Lebensführung im Falle der Verwirklichung schwerwiegend beeinträchtigt werden kann.

Demzufolge mußten zunächst von seiten der Vertreter der manuellen Medizin mögliche Risiken definiert werden, die für eine bestimmte Behandlungstechnik typisch und spezifisch sind.

Die manuelle Medizin konnte sich einer Stellungnahme zur Frage der Risikoaufklärung nicht länger entziehen, wenn sie nicht Gefahr laufen wollte, daß einige ihrer ohne Zweifel effektiven Methoden grundsätzlich in Frage gestellt würden.

Alle Beteiligten waren sich dabei der Tatsache bewußt, daß eine obligatorische Risikoaufklärung mit dem praktischen Alltag nicht ohne weiteres zu vereinbaren ist. Diesen Anforderungen der täglichen Praxis mit den Besonderheiten einer Arzt-Patienten-Begegnung, bei der auf die Diagnose eine unmittelbare therapeutische Konsequenz ohne zeitlichen Zwischenraum für die Entscheidung und Einwilligung der Patienten folgt, mußte Rechnung getragen werden.

Einer der wesentlichsten Vorteile der manuellen Medizin liegt in der unmittelbaren Wirksamkeit der meisten therapeutischen Verfahren, was für viele Patienten mit schmerzhaften funktionellen Beeinträchtigungen des Bewegungssystems zur raschen und effektiven Schmerzlinderung führt. Langwierige und teure Behandlungsprozesse können dadurch des öfteren vermieden werden.

Eine Risikoaufklärung, die sich streng an die juristischen Vorgaben der Rechtzeitigkeit halten müßte, wäre mit den medizinischen Vorteilen dieser Behandlungsverfahren nicht vereinbar.

## 7.4 Risikovermeidung, Qualitätssicherung

Risiken generell, aber auch solche, die selbst bei größtmöglicher ärztlicher Sorgfalt nicht mit Sicherheit auszuschließen sind, benötigen strukturierte Risiko-Ausschlußkriterien, deren Einhaltung obligatorisch als Standard ärztlichen Handelns vorausgesetzt werden müßen.

Von größter Bedeutung ist in diesem Zusammenhang die ständige Qualitätssicherung der manualmedizinisch tätigen Ärzte und Physiotherapeuten durch entsprechende Angebote der führenden wissenschaftlichen Fachgesellschaften und ihren Weiterbildungsinstitutionen, z.B. regelmäßige Auffrischungskurse u.a.m. (Möhrle, 1995).

Einrichtungen wie die Deutsche Gesellschaft für Manuelle Medizin (DGMM), die Schweizerische Ärztegesellschaft für Manuelle Medizin (SAMM), die Österreichische Ärztegesellschaft für Manuelle Medizin (ÖÄGMM) und andere vergleichbare Fachgesellschaften auf Länderebene haben hier die besondere Verpflichtung, ihrem Qualitätssicherungsauftrag nachzukommen, aufgrund ihrer Zuständigkeit für die Standardsetzung in der manuellen Medizin bzw. Therapie.

In Deutschland ist die Qualitätssicherung darüber hinaus gesetzlich verpflichtend geregelt, und zwar im Sozialgesetzbuch V und den relevanten Verträgen zwischen der Bundesärztekammer, den gesetzlichen Krankenkassen und der Deutschen Krankenhausgesellschaft.

## 7.5 Die Bingener Empfehlungen

Auf der Basis dieser Tatsachen haben Experten der drei Ärzteseminare der Deutschen Gesellschaft für Manuelle Medizin Ende 1994 in Bingen am Rhein gemeinsam mit Vertretern der Schweizerischen Ärztegesellschaft für Manuelle Medizin, der Deutschen Gesellschaft für Medizinrecht und der Arbeitsgemeinschaft der Rechtsanwälte im Medizinrecht einen Workshop zum Thema „Qualitätssicherung, Aufklärung und Dokumentation in der Manuellen Medizin“ durchgeführt, dessen Ergebnis im folgenden dargestellt wird.

Die Empfehlungen der beteiligten Fachgesellschaften wurden in den einschlägigen medizinischen und juristischen Zeitschriften und Lehrbüchern veröffentlicht. Dies gibt ihnen den Charakter medizinischer und ärztlicher Standards, deren Einhaltung bei Behandlungszwischenfällen geprüft wird.

Sie unterliegen selbstverständlich der laufenden Diskussion, so wie sich der medizinische Fortschritt entwickelt.

### 7.5.1 Qualitätssicherung

Manualmedizinische Tätigkeit setzt hinreichende Weiterbildung, Übung und Fortbildung des Arztes voraus.

#### *Diagnostik*

Manualmedizinische Maßnahmen setzen voraus :

- Erhebung einer lückenlosen Anamnese.
- Gründliche allgemeine und gezielte manualmedizinische Untersuchung zur Stellung der Behandlungsindikation und zum Ausschluß von Kontraindikationen.
- Spezialuntersuchungen können erforderlich werden: Röntgenaufnahmen von angemessener Aktualität, in der Regel in zwei Ebenen.
- In Abhängigkeit vom Krankheitsbild weitere bildgebende Verfahren.
- Die Diagnostik an der Wirbelsäule erfordert zusätzlich eine diagnostische Probemobilisation (Probezug) vor einer Manipulation:

  Eine langsame Mobilisation in Richtung des vorgesehenen manipulativen Impulses, in Kraft und/oder Weg über ihn hinausgehend, weist durch das Auftreten nozireaktiver Spannung, radikulärer oder pseudoradikulärer Schmerzen oder vegetativer Reaktionen auf noch nicht erkannte Kontraindikationen hin und führt gegebenenfalls zum Abbruch des Behandlungsversuches.

Aufgrund der derzeitigen kontroversen Diskussion über die Notwendigkeit und Aussagekraft des de Kleijnschen Tests wird dieser nicht mehr im Rahmen des diagnostischen Mindeststandards genannt.

#### *Therapie*

Die Mobilisation mit Impuls an der Wirbelsäule darf nur am entspannt und korrekt gelagerten Patienten nach der Probemobilisation und nur aus gehaltenem Tiefenkontakt und gehaltener Vorspannung mit einem schnellen Impuls, geringer Kraft und kurzem Weg durchgeführt werden.
Eine sich verstärkende Nozireaktion und auftretender Schmerz müssen zum Abbruch des Behandlungsversuches führen.

#### *Kontraindikationen*

Fehlende Abwehrspannung des Patienten (z.B. in Narkose oder unmittelbar nach Lokalanästhesie). Die aus der aktuellen manualmedizinischen Literatur ersichtlichen absoluten Kontraindikationen sind zu beachten.

Bei den relativen Kontraindikationen müssen die Schwere des Problems, die Indikation für manualmedizinische Techniken, die Art der manuellen Behandlung sowie Erfahrung und Übung des ausführenden Arztes berücksichtigt werden. Eine schriftliche Einverständniserklärung des Patienten nach erfolgter Risikoaufklärung ist in solchen Situationen empfehlenswert.

#### *Delegation*

Die Durchführung einiger manueller Behandlungstechniken, besonders an den Extremitäten, wird häufig von Ärzten an Krankengymnasten oder Physiotherapeuten delegiert.

Diese Delegation setzt ausreichende Kenntnisse des verordnenden Arztes über die anzuwendenden Behandlungsverfahren voraus.

Nicht delegiert werden dürfen Maßnahmen, deren Durchführung ärztliche Kenntnisse und Erfahrungen erfordert.

Die Manipulation an der Wirbelsäule ist dem Arzt vorbehalten und somit nicht delegierbar (in Deutschland und Österreich). In der Schweiz besteht eine Regelung über die Delegation an Physiotherapeuten. Grundsätzlich können manuelle Behandlungsverfahren nur an dafür speziell weitergebildete Physiotherapeuten delegiert werden.

- Die Anordnungsverantwortung trägt der Arzt.
- Die Anordnung muß hinlänglich präzise sein.
- Die Durchführungsverantwortung trägt der Physiotherapeut.
- Überschreitet er die ärztliche Verordnung, so trägt er dafür im Fall einer Komplikation die rechtliche Verantwortung.
- Die Aufklärungspflicht obliegt dem verordnenden Arzt. Der verordnende Arzt hat die Behandlungsfähigkeit des Patienten (z.B. durch eine Probebehandlung) sowie den Behandlungserfolg zu überprüfen.

#### *Alternative Therapieverfahren*

Bei einem Teil der funktionellen Erkrankungen des Bewegungssystems kann es therapeutische Alternativen zum gezielten manualmedizinischen Eingriff geben. Über die ernsthaft in Betracht kommenden Alternativen ist der Patient zu informieren.

#### *Notfälle*

Überwachung der Vitalfunktionen und Beobachtung des Patienten. Wenn nötig, sofortige lebenserhaltende Maßnahmen (erforderliche Ausrüstung und Kenntnisse in deren Handhabung sind Voraussetzung). Verlegung unter ärztlicher Begleitung in die nächstgelegene Intensivstation, wenn möglich in eine neurologische oder neurochirurgische Klinik. Sofortige und umfangreiche Information an den weiterbehandelnden Arzt über die durchgeführten Behandlungsmaßnahmen, insbesondere die manualmedizinischen Eingriffe.

### 7.5.2 Risikoaufklärung

Bei manualmedizinischen Eingriffen ist unabhängig von der regelmäßig vorzunehmenden Verlaufs-, Prognose- und Sicherungsaufklärung insbesondere die Risikoaufklärung zu berücksichtigen.
Bei der manualmedizinischen Behandlung an den Extremitäten sind derzeit keine eingriffsspezifischen, typischen Risiken bekannt, die einer Risikoaufklärung bedürften.
Bei der manualmedizinischen Behandlung an der Wirbelsäule gibt es extrem seltene methodenspezifische, typische Risiken, die auch mit größtmöglicher ärztlicher Sorgfalt nicht restlos beherrschbar sind. Für den Patienten sind diese Risiken überraschend und können im Falle ihres Eintretens seine Lebensführung schwerwiegend beeinträchtigen.
Über die Risiken muß der Patient unabhängig von deren Häufigkeit entsprechend den Anforderungen der Rechtsprechung aufgeklärt werden.
An der Wirbelsäule kann es bei präformierten oder klinisch stummen Bandscheibenschäden durch den manualmedizinischen Eingriff zum Auftreten radikulärer Symptomatik kommen (Gelegenheitsursache).
Zu den extrem seltenen Risiken zählen bei Eingriffen an der Halswirbelsäule weiter Komplikationen im vertebrobasilären arteriellen System, die nach dem derzeitigen Stand der medizinischen Wissenschaften eine Komplikationsrate von 1:400 000 bis 2 000 000 aufweisen. Sie können zu bleibenden Hirnschäden führen. Die Aufklärung hat der Arzt zu beweisen. Dazu bedarf es in der Regel einer Dokumentation, weil der Zeugenbeweis zu unsicher ist. Verzichtet der Patient auf die Aufklärung, so sollte dies von ihm schriftlich bestätigt werden (siehe Kap. 7.5.4).
Die Kriterien der Rechtsprechung zur Rechtzeitigkeit der ärztlichen Aufklärung sind zu berücksichtigen. Bei der ambulanten Behandlung kann die Aufklärung am Behandlungstag genügen, wenn der Patient ausreichend überlegen und frei entscheiden kann.

#### *Merke:*

Das Ziel einer gut geführten Aufklärung muß es sein, den Patienten zu informieren, aber nicht zu verunsichern. Eine Aufklärung, die den Patienten ängstigt, führt zu einer Erhöhung des Muskeltonus, die eine manualmedizinische Behandlung erschweren kann.

### 7.5.3 Dokumentation der Behandlung

Die Dokumentation muß zeitnah, ausreichend, nachvollziehbar bezüglich einzelner Vorgänge und für andere Ärzte verständlich sein.

Verwendet werden können dabei Computerprogramme ebenso wie Karteikarten oder andere entsprechende schriftliche Dokumente.
Wenn mit Symbolen oder Abkürzungen gearbeitet wird, was unter dem Zeitdruck des Praxisalltages kaum zu umgehen ist, müssen in der Praxis oder Klinik Dokumente hinterlegt werden, aus denen die Volltexte erkennbar sind.

***Merke:***

Eine unterlassene oder unzureichende Dokumentation kann bei einem Behandlungszwischenfall zur Umkehr der Beweislast führen, die auf den behandelnden Arzt übergeht.

### 7.5.4 Aufklärungsformulare

Derartige standardisierte Formulare dienen der einfacheren Handhabung der Aufklärung und deren Dokumentation sowohl für die Patienten als auch für die Ärzte.
Sie können individuell gestaltet werden, solange sie alle notwendigen Angaben beinhalten.
Am besten ist eine kombinierte Fassung, deren einer Bestandteil der Information der Patienten dient, der andere der ärztlichen Dokumentation über die Aufklärung und die Einwilligung des unterzeichneten Patienten in den manualmedizinischen Eingriff (Weißauer, Graf-Baumann, 1995).

***Merke:***

Das Aufklärungsformular kann das erforderliche Aufklärungsgespräch nicht ersetzen.

# 8 Die Versorgungssituation der manuellen Medizin und manuellen Therapie in Deutschland

M. Psczolla

## 8.1 Entwicklung in Deutschland

Die manuelle Medizin hat sich seit den 50er Jahren in der Bundesrepublik Deutschland zu einem immer stärker werdenden Faktor in der Versorgungsstruktur der etablierten Medizin entwickelt.
Sie wurde 1951–1953 zunächst durch eine Gruppe von Ärzten verschiedener Fachgebiete aufgegriffen, die sich undogmatisch das Handwerk manueller Untersuchungs- und Behandlungstechniken von Osteopathen, als Heilpraktiker arbeitenden Chiropraktoren und anderen Nichtärzten zeigen ließen, Sie nahmen Phänomene und Wirkungen dieser Techniken aufmerksam wahr und versuchten, diese Methoden mit ihren allgemeinen ärztlichen Erfahrungen in Einklang zu bringen.
Allgemeinärzte, Orthopäden, Rheumatologen und auch Neurologen beschritten diesen neuen Weg abseits eingetretener Pfade und waren begeistert von dem Neuland, das sich hier auftat.
Fasziniert versuchten sie, durch gegenseitiges Vermitteln und Lehren die Erfahrung auch anderen Kollegen verfügbar zu machen, so daß sich hieraus schon bald ein kursartiges Lehrsystem entwickelte, aus dem zwei Fachgesellschaften hervorgingen, im Jahre 1953 die Forschungsgemeinschaft Arthrologie und Chirotherapie (FAC) in Hamm, heute Boppard, unter Dr. Gottfried Gutmann und 1956 das Ärzteseminar Neutrauchburg (MWE) in Isny unter Dr. Karl Sell. Beiden gelang es Mitte der 60er Jahre auch, die manuelle Medizin in entsprechenden Kliniken zu entwickeln. Die wissenschaftliche Auseinandersetzung mit der etablierten Medizin begann schon kurz nach der Gründung der Gesellschaften in der Schriftenreihe „Wirbelsäule in Forschung und Praxis“, die von Prof. Junghanns ins Leben gerufen wurde. Schon zu diesem Zeitpunkt ergab sich auch ein reger wissenschaftlicher Austausch mit den europäischen Nachbarn, der auf das sich entwickelnde Fach außerordentlich befruchtend wirkte.
Beide Gesellschaften gründeten schließlich 1966 als wissenschaftliche Dachorganisation die Deutsche Gesellschaft für Manuelle Medizin (DGMM). Bis zum Etablieren einer regulären Versorgungsstruktur der manuellen Medizin in Deutschland sollten jedoch noch mehrere Jahre vergehen.

## 8.2 Versorgungsstruktur und medizinischer Standard

Die Versorgungsstruktur ist eng mit der Entwicklung der medizinischen Fächer und der Bildung von Standards verknüpft. Beide beeinflussen und formen sich gegenseitig.

Die Beschäftigung mit den Stütz- und Bewegungsorganen obliegt in Deutschland weitgehend der Orthopädie, die ja historisch aus der Körperbehindertenfürsorge und Rehabilitation kam, sich mit dem Aufkommen der Narkose und der Asepsis jedoch mehr operativ orientiert hat. Die sich rasch erweiternden technischen Möglichkeiten des Faches haben das Augenmerk mehr auf diesen Teil gerichtet, der wiederum von der Unfallchirurgie mitbeansprucht wurde. So kann der gleiche Eingriff am Bewegungsapparat von verschiedenen operativen Fächern vorgenommen werden, eine Entwicklung, die andere Länder durch eine klügere Politik weitgehend vermeiden konnten und die sich sicher im Interesse des Patienten auswirkt. Auch die Rheumatologie war verschiedenen Fächern verfügbar und immer umkämpft. So gerieten bei den Orthopäden die konservativen Verfahren und die Physikalische Therapie ein wenig in den Hintergrund und verloren besonders in der Weiterbildung an Bedeutung, eine Tatsache, die sich andere Fächer jedoch nicht zunutze machen konnten. Weder gab es die Entwicklung des Faches Neuroorthopädie wie in anderen europäischen Ländern – die Neurologie war nicht wesentlich am Bewegungsapparat interessiert –, noch entwickelte sich die physikalische Therapie zum Hauptfach. Dies geschah erst nach der Vereinigung der beiden deutschen Staaten, da in der ehemaligen DDR ein Facharzt für Physikalische Medizin existierte, der übernommen wurde. Diese Gruppe von Ärzten hatte sich dort jedoch wesentlich intensiver um die manuelle Medizin gekümmert, da die Methode zum Standardrepertoire der Versorgung gehörte. So hatte die manuelle Medizin in den ersten Jahren zunächst einen interdisziplinären Ansatz bei ihren Protagonisten und wurde in Forschung, Diagnostik und Therapie von den verschiedenen Fächern befruchtet.

## 8.3 Zusatzbezeichnung Chirotherapie

Durch die Ausbildung von immer mehr Kollegen entwickelte sich dann in den folgenden Jahren das Bedürfnis, die manuelle Medizin als Standardverfahren auch in der Weiterbildungsordnung zu verankern, so daß der Deutsche Ärztetag im Jahre 1976 die Zusatzbezeichnung „Chirotherapie" beschloß.

Nach dem Curriculum, das die Fachgesellschaften aufgestellt hatten, war zunächst ein Informations- und Theoriekurs zu absolvieren, anschließend eine Weiterbildung für die Diagnostik und Therapie an den Extremitäten und der Wirbelsäule. Nichtorthopäden werden verpflichtet, eine Woche in einer orthopädischen Abteilung zu hospitieren, um einen Eindruck von der Binnenstruktur von Gelenken zu bekommen und die Integration in das orthopädische Fachgebiet zu erleben.
Auf die Einzelheiten der Weiterbildung wird in Kapitel 9 eingegangen.

## 8.4 Manuelle Medizin und Physikalische Therapie

Schon vor der Einführung der Zusatzbezeichnung war es vor allem das Bestreben der physikalischen Therapie und der Naturheilverfahren, sich die manuelle Medizin als eine Subspezialität ihres Faches einzuverleiben. Diesem Ansinnen widerstanden die Gesellschaften konsequent, da sie ihren Bereich in der interdisziplinären Einbettung als eigenständigen Faktor erhalten wollten und in der Weiterbildungsordnung die eigenständige Zusatzbezeichnung anstrebten. Berufspolitisch konnte man sich letztendlich durchsetzen, nur in der ehemaligen DDR war die Vereinigung manuelle Medizin eine Sektion der Gesellschaft für Physikalische Medizin.
Erst nach der Wende löste sich die ostdeutsche Gesellschaft auf und trat als Ärzteseminar Berlin (ÄMM) der DGMM bei.

## 8.5 Zusatzbezeichnung – Abrechnungsziffern

Die Zusatzbezeichnung „Chirotherapie", ein Synonym der „Manuellen Medizin", können heute Ärzte der Gebiete erwerben, die sich im Rahmen ihres Faches mit den Stütz- und Bewegungsorganen befassen. Nach Schätzungen der Bundesärztekammer üben momentan ca. 10 000 Ärzte die Chirotherapie aus. Davon sind 6300 in der Praxis niedergelassen, etwa 2400 im Krankenhaus, der Rest ist in sonstigen Funktionen tätig. Der Berufsverband der Orthopäden schätzt, daß von den ca. 7000 Orthopäden in Deutschland etwa 3000 die Zusatzbezeichnung besitzen.

Die FAC hat die Zahl ihrer Mitglieder, die sich weitgehend aus den Kursabsolventen rekrutieren, in den letzten Jahren kontinuierlich gesteigert.
Auch die MWE hat eine entsprechende Entwicklung vollzogen, hier beträgt die Mitgliederstärke etwa 3000 Ärztinnen und Ärzte.
Die ÄMM brachte aus den neuen Bundesländern ca. 1000 neue Kollegen mit, so daß momentan in der DGMM rund 8000 Manualmediziner organisiert sind (8.1)

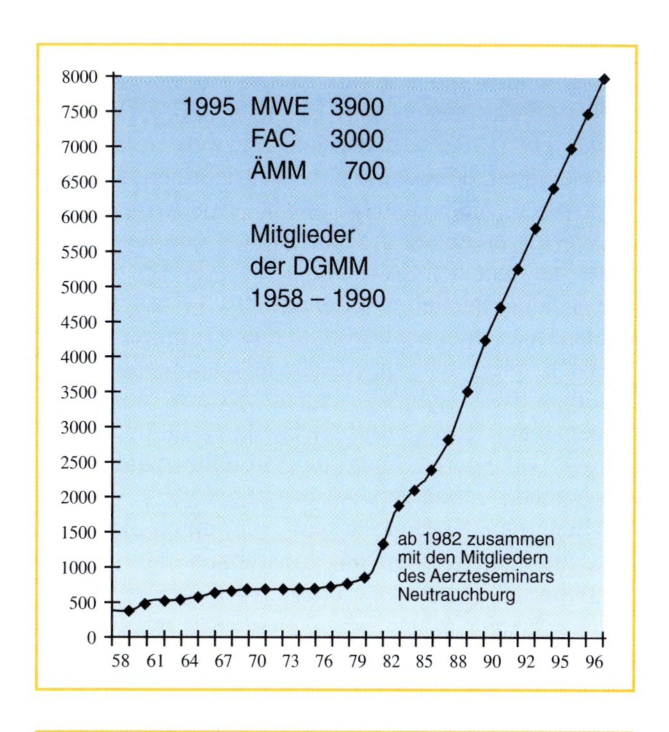


8.1 *Entwicklung der manuellen Medizin in Deutschland*

In den letzten Jahren wurden jedoch weit mehr Kollegen ausgebildet, so daß erkennbar wird, daß die Zusatzbezeichnung nicht von allen Absolventen der Kurse beantragt wurde und daher einige nur diagnostisch tätig sind.
Nur die erworbene Zusatzbezeichnung Chirotherapie berechtigt zur Abrechnung von eigenen Gebührenpositionen.
Neben dem manipulativen Eingriff, der zur Erfüllung der Leistungslegende einen spezifischen Impuls auf die Wirbelsäule oder das Extremitätengelenk zur Abrechnung fordert, ist auch der mobilisierende Eingriff abrechenbar.
Die Koppelung von Zusatzbezeichnung und Abrechnung war neben dem spezifisch fachlichen Interesse des einzelnen Kollegen sicherlich in den vergangenen Jahren ein wesentlicher Impuls zum Erlernen der Methode.
Zahlen aus anderen Ländern, die keine Gebührenposition für die manuelle Medizin haben, zeigen, daß dort wesentlich weniger Kollegen weitergebildet sind.

Allein im kassenärztlichen Bereich werden von den für die Honorierung zuständigen kassenärztlichen Vereinigungen, die das Geld der gesetzlichen Krankenversicherungen verteilen, für die therapeutischen Leistungen der spezifischen Mobilisation und Manipulation ca. 100 Millionen DM jährlich an die Ärzte als Honorar ausgeschüttet. Dieses Honorar verteilt sich auf ca. 5 Millionen chirotherapeutische Einzel- und Komplexbehandlungen. Hierbei entfallen 90% auf die spezifischen Eingriffe an der Wirbelsäule, etwa 10% der Leistungen werden an den Extremitäten erbracht. Zu berücksichtigen ist, daß wesentlich mehr therapeutische Eingriffe vorgenommen werden, da die Abrechnung der Gebührenziffer bei manchen Kassenarten auf zwei- bis dreimal pro Behandlungsfall beschränkt ist.
Nicht eingeschlossen ist das ärztliche Honorar für die vorher erforderliche spezifische manualdiagnostische Untersuchungstechnik, welche jedoch aus dem allgemeinen Honorartopf fließt, da es dafür derzeit keine besondere, über das übliche Maß hinausgehende Gebührenposition gibt.
Rechnet man das Honorar hinzu, das durch die Ärzte für die entsprechenden Leistungen bei privat versicherten Patienten erbracht wird – hier liegen keine exakten Zahlen vor – kann man in etwa die faktische und wirtschaftliche Bedeutung dieser Therapieform in Deutschland abschätzen.

So ist die manuelle Medizin eine feste Größe im diagnostischen und therapeutischen Standard der etablierten Medizin, sie beansprucht einen Teil der finanziellen Ressourcen für die Erkrankungen des Bewegungsapparates.
Berücksichtigt man jedoch, daß durch die Entwicklung der operativen Verfahren und deren Wertigkeit ein wesentlich größerer Teil der Ressourcen in diese Kanäle fließt, ist der Anteil der manuellen Medizin eher als gering einzustufen. Sie muß sich den „Kuchen" außerdem mit anderen konservativen Verfahren teilen, z.B. mit der Infiltrationstherapie, die jedoch wegen ihrer ausufernden Anwendung in neue Abrechnungspositionen mit Bildung von Komplexziffern für Therapiemodule einfließen wird.

Anders als diese Therapien wird die manuelle Medizin weiter als Einzelleistung vergütet werden, da sie eine spezifische Therapiemethode darstellt, die wegen ihres erschwerten Zugangs über die Zusatzbezeichnung nicht für alle Kollegen verfügbar ist und so kaum in Gefahr gerät, durch Mengenausweitung das finanzielle Gerüst zu gefährden. Zu erwarten ist allerdings – bei knapper werdenden Ressourcen im Gesundheitswesen, welche die fortschreitende Technisierung immer eingeschränkter finanzierbar machen –, daß die manuelle Medizin an Bedeutung gewinnen wird, da sie außer einer Weiterbildung und kontinuierlichen Fortbildung keine weiteren Investitionen seitens der Erbringer notwendig macht.

## 8.6 Versorgungsstruktur der Fachgebiete

Interessant ist, daß in Deutschland etwa 72% aller chirotherapeutischen Leistungen im kassenärztlichen Honorierungssystem von Orthopäden erbracht werden, ca. 25% von Allgemeinärzten, der Rest verteilt sich auf etwa 8 weitere Fächer und ist so ohne wesentliche Bedeutung.
Da Zahlen von privaten Krankenkassen nicht vorliegen, wird auch hier mit der gleichen Struktur gerechnet.

Durch die Einführung des Arztes für Physikalische Medizin und Rehabilitation, die jedoch noch nicht in allen Bundesländern umgesetzt ist, wird sich dieses Verhältnis in den nächsten Jahren noch verschieben.
Hierin unterscheiden wir uns von anderen europäischen Ländern, die einen wesentlich höheren Anteil der manuellen Medizin in der Grundversorgung der Allgemeinmedizin, Neuroorthopädie bzw. Rehabilitationsmedizin haben.

Andere Einflußfaktoren wie Weiterbildungssysteme, Honorarstruktur und medizinischer Standard, die unmittelbaren Einfluß auf die Versorgungsstruktur haben, kommen hinzu und lassen Rückschlüsse auf das jeweilige Gesundheitssystem zu.

## 8.7 Manuelle Medizin in der Orthopädie

Durch die operative Ausrichtung der Orthopädie sind Kolleginnen und Kollegen, die nach einer mehrjährigen Weiterbildung die Kliniken verlassen, überwiegend operativ geschult.
Nicht selten werden sie sogar gehindert, sich schon in diesem Weiterbildungsstadium mit der manuellen Medizin zu befassen, da vielen rein operativ tätigen Klinikchefs die manuelle Medizin suspekt erscheint, weil sie sie nicht beherrschen.
Unkritische Reflexionen über vermeintliche Zwischenfälle, Verwechslungen mit der „Chiropraxis" der Heilpraktiker, abstruse Vorstellungen über „Einrenkmanöver" sind selbst in aktuellen wissenschaftlichen Publikationen aus diesen Kreisen nicht selten.
Die nicht in der manuellen Medizin weitergebildeten Kolleginnen und Kollegen treffen dann nach der Niederlassung in ihrer Praxis auf ein Patientenklientel, das mit seinen teils chronischen Krankheitsbildern ein weitgehend konservatives Behandlungsmanagement benötigt.

Gerade diese Kollegen erfahren kraß das Diskrepanzerlebnis von Weiterbildungsinhalt und Wirklichkeit der täglichen Versorgungsmedizin und werden so animiert, ihre konservativen Wissenslücken zu füllen. Hier bietet sich vor allem die manuelle Medizin als Hilfe an, da sie einen vom finanziellen und investitionspflichtigem Volumen geringen Einsatz erfordert. Darüber hinaus müssen sie auch andere konservative Verfahren, die bis jetzt noch nicht zu ihrem Repertoire gehörten, erlernen, eine nicht unbeträchtliche Investition in finanzieller und zeitlicher Hinsicht. Erst in jüngster Zeit beginnen die orthopädischen Fachgesellschaften und Berufsverbände, sich dieser Problematik anzunehmen und ihr mittels neuer Weiterbildungskonzepte zu begegnen.

So wird im neuen „Memorandum Orthopädie" der Deutschen Gesellschaft für Orthopädie und Traumatologie ausdrücklich gefordert, die Chirotherapie vollständig in die Weiterbildung zum Arzt für Orthopädie zu integrieren und den Qualifikationsnachweis mit der Zusatzbezeichnung während der Weiterbildungszeit in der Klinik zu ermöglichen.
Die Weiterbildungsseminare begrüßen diesen überfälligen Schritt außerordentlich, setzen sie doch schon seit 20 Jahren durch Lehraufträge an verschiedenen deutschen Universitäten frühe Engramme bei den Medizinstudenten, um sie für die aktive Beschäftigung mit der manuellen Medizin zu gewinnen.
Neben den niedergelassenen Orthopäden, die die manuelle Medizin vor allem therapeutisch nutzen, ist die Rehabilitation eine Domäne der manuellen Medizin. Die Rehabilitation ist bis jetzt noch vorwiegend Sache der Orthopädie, bis sie vielleicht später durch die Ärzte für Rehabilitation übernommen wird.
Fast jede Ausschreibung für eine leitende ärztliche Stellung in Rehabilitationskliniken nennt als Voraussetzung die Qualifikation in Chirotherapie.

Die manuelle Therapie, die als der an Physiotherapeuten delegierbare Anteil der manuellen Medizin bezeichnet wird, ist parallel dazu bei dieser Berufsgruppe meistens Bedingung für eine Einstellung. Manuelle Medizin und Therapie werden im Rehabilitationsbereich und bei Kuren als Standardverfahren in die jeweiligen Konzepte eingebaut, speziell wenn eine Einzelbehandlung möglich und erforderlich ist. Da sie nicht apparativ ersetzt werden können und auch durch den Patienten nicht selbst durchführbar sind, wie zum Beispiel die medizinische Trainingstherapie, erfordern sie einen hohen personellen Einsatz durch den Arzt und den Physiotherapeuten.

## 8.8 Manuelle Medizin in den Fachgebieten

Aber nicht nur Orthopäden, sondern auch Allgemeinärzte und selbst Gynäkologen, Pädiater, HNO-Ärzte und Neurologen mit Interesse für die Schmerztherapie besuchen mit großem Engagement die Kurse.

Gerade die Allgemeinmedizin hat die manuelle Medizin als wesentliches diagnostisches Instrumentarium entdeckt, selbst wenn wegen oft fehlender Risikoausschlußdiagnostik die therapeutischen Möglichkeiten nur eingeschränkt genutzt werden, um das Risiko des spezifischen Eingriffs besonders an der HWS zu mindern.

So wird die manuelle Medizin einen festen Platz als Bestandteil der allgemeinmedizinischen Weiterbildung einnehmen, nachdem die FAC hier zusammen mit den Verbänden die entsprechenden Konzepte entwickelt hat.

In der Schmerztherapie wird mit entsprechenden Verfahren gearbeitet.

Fächer wie die Psychotherapie, vor allem die Verhaltenstherapie, entdecken die manuelle Diagnostik als Instrument in integrativen Konzepten. Diese beschäftigen sich wieder mehr mit den Bewegungsorganen, um die rein somatischen Therapiefälle besser erkennen und vermeiden zu können.

Die HNO-Heilkunde benötigt die manuelle Medizin für ihr Gebiet als ergänzendes Verfahren zur Differentialdiagnostik und -therapie, wenn man an Schwindel oder andere Störungen denkt, die in der multifaktoriellen Genese wesentlich durch die Kopfgelenke und die HWS bedingt sein können.

Die Gynäkologie lernt, daß Probleme des Beckenbodens eng mit dem arthromuskulären Gleichgewicht der Lenden-Becken-Hüftregion assoziiert sind und wendet die manuelle Medizin als ergänzendes Verfahren an.

So haben die chirotherapeutischen Weiterbildungsgesellschaften der DGMM in den vergangenen Jahren einen Boom von Kursanten der verschiedensten Fächer erlebt, was sich auch positiv auf wissenschaftliche Fragestellungen im interdisziplinären Ansatz ausgewirkt hat.

Neue Felder entwickeln sich momentan in der Pädiatrie, wo die manuelle Medizin als ergänzendes Verfahren zu anderen neurophysiologischen Methoden bei zerebralparetischen Bewegungsstörungen, sensomotorischen Integrationsstörungen, Hüftdysplasien, Schräglagedeformitäten, Skoliosen und kindlichen Schmerzsyndromen einen gewissen Stellenwert erlangt hat, der jedoch noch wissenschaftlich abgesichert werden muß. Hier sind weiter auch neue flächendeckende Versorgungsstrukturen zu entwickeln, da nicht jeder Manualmediziner dieses spezielle Gebiet beherrscht.

## 8.9 Begutachtung und manuelle Medizin

Ein besonderer Aspekt der Versorgungsstruktur durch die manuelle Medizin betrifft das Begutachtungswesen in Deutschland.

Anders als die klinischen Fächer mit ihrer empirischen Wahrnehmung der Therapieerfolge und der daraus entstandenen Bildung des Diagnose- und Therapiestandards hat sich die Begutachtung der manuellen Medizin nur unter großem Vorbehalt, manchmal geradezu abwehrend und feindlich genähert.
Ein entscheidender Aspekt ist hier sicherlich die problematische Dokumentierbarkeit eines manualmedizinischen Befundes bezüglich Meßgröße und Reproduzierbarkeit, da sich solche Befunde rasch ändern können.
Auch der Nachweis der Reliabilität zwischen verschiedenen Untersuchern ist schwer zu führen.
Nozireaktive Befunde, hyperalgetisch reflektorische Zeichen unterliegen außerordentlich verschiedenen Einschätzungen und Wertungen. Blockierungsbefunde, die sich nach Mobilisation oder Manipulation schon drastisch ändern, sind nicht metrisch festzulegen, sondern der momentan deskriptiven Dokumentation unterworfen, die der nächste Untersucher nicht mehr reproduzieren kann, wie dies bei einer Einschränkung eines Extremitätengelenkes leichter gelingt.
Der Schmerz als Ausdruck eines afferenten Summationspotentials einschließlich vegetativer Einflußfaktoren ist kaum gutachtlich zu verwerten.
Auch die Abgrenzung von Strukturzerstörung und Funktionsstörung, eine Domäne der manuellen Medizin, die den Körper in seiner Funktion als komplexes kybernetisches System betrachtet, gelingt in einer Begutachtung nur zögerlich. Diese muß sich bezüglich der prozentualen Einschätzung auf reproduzierbare Werte verlassen und haftet weitgehend einem strukturbezogenen Denkmodell an.
Hiervon ist die Unfallchirurgie mit der überwiegenden Zahl von Gutachten betroffen. Auch die operative Orthopädie negiert noch manchmal den segmentalen Befund der Wirbelsäule, da dieses manuelle Verfahren im Gegensatz zur konservativen Orthopädie noch nicht zum etablierten Untersuchungsstandard gehört.
Übertriebene prozentuale Forderungen für Schädigungen im Bereich der HWS-Beschleunigungsverletzungen durch Patienten – nicht selten unterstützt durch Manualmediziner – haben diesen Konflikt in den letzten Jahren verschärft.
Es zeichnet sich jedoch gerade in diesem Kontext eine Annäherung zwischen führenden Gutachtern und Manualmedizinern ab, die wissenschaftlich außerordentlich interessant ist und beide Kontrahenten zwingt, sich etwas genauer mit der Problemstellung der anderen Seite zu beschäftigen. Katalysiert wird dieser Prozeß durch die Unfallversicherer und

Krankenversicherer, die natürlich ein elementares Interesse daran haben, mit Hilfe einer effizienteren Gutachtenpraxis die oft quälend langen Gerichtsverfahren zu beschleunigen und zu besseren Ergebnissen auch im Sinne des Patienten zu kommen. Druck kommt hier auch von den entsprechenden Patientenschutzvereinigungen, die die Wertigkeit von spezifischen diagnostischen Methoden erkennen und dann vom Gutachter einfordern.

Nicht zuletzt erfährt die Entwicklung durch die Gerichte eine entsprechende Dynamik, welche sich mit den althergebrachten diagnostischen Verfahren nicht mehr zufrieden geben und eine Verfeinerung der Begutachtungspraxis fordern.
So ist momentan erkennbar, daß sich in der wißenschaftlichen Literatur die manuelle Diagnostik in der Begutachtung als Standard zu etablieren beginnt.
Die DGMM wird diese Entwicklung mitverfolgen und dazu beitragen, im Interesse der Patienten ihren wissenschaftlichen Input einzubringen.

## 8.10 Medizinischer Standard – Sorgfaltsmaßstab der Versorgung

Gehört die manuelle Medizin, die ja von den verschiedenen Fachrichtungen je nach diagnostischem oder therapeutischen Interesse unterschiedlich erlernt und ausgeübt wird, heute in Deutschland zum medizinischen Standard?
Dieser Frage ehrlich nachzugehen muß immer wieder der Ansatz eines Faches sein, das sich in seiner Entwicklung auf empirische Daten stützt und bis jetzt noch nicht Objekt großen wissenschaftlichen Eifers geworden ist, ganz im Gegensatz zu den operativ technischen Verfahren.
Es ist bei weitem noch nicht alles erforscht oder bewiesen, obwohl die Therapie wirkt.

Als Manualmediziner sind wir Partner des Patienten, der meistens keiner operativen Intervention bedarf, sondern der ständigen therapeutischen Begleitung eines Arztes bei seinem physiologischen Prozeß des Alterns. Hier ist der Begriff des diagnostisch-therapeutischen Repertoires und der ärztlichen Sorgfalt, auf die Bedürfnisse des Patienten bezogen, einzubringen.

Im ärztlichen Recht wird der Sorgfaltsmaßstab weitgehend durch den ärztlichen Standard bestimmt. Standard bedeutet, daß der durchschnittlich ausgebildete Arzt in seiner Versorgungsstufe und seinem jeweiligen Spezialgebiet einen bestimmten Maßstab anlegen muß.
Dieser Maßstab mißt sich daran, was sich objektiv in der wissenschaftlichen Forschung und praktischen Bewährung als gute und praktikable ärztliche Handlungsweise herausgebildet hat und in den beteiligten Fachkreisen als der gute und sichere Weg zum therapeutischen Erfolg anerkannt ist.
Ärztlicher Standard ist aber nicht in allen Fällen eine feststehende Größe. Er erfährt durch die Weiterentwicklung der Fachgebiete in Forschung und Erprobung im klinischen Alltag jeweils eine dynamische Veränderung.
Abhängig ist er auch von der jeweiligen Versorgungsstufe und den jeweiligen Ressourcen des Arztes. Ein Allgemeinarzt ohne die Möglichkeit der Röntgenuntersuchung oder von gefäßdiagnostischen Maßnahmen wird in der eigenen Praxis eine weniger risikobehaftete Therapie im Akutfall einsetzen als der klinische Orthopäde, der für Zwischenfälle jeder Art durch notfallmedizinische Ressourcen gewappnet ist.
So befindet sich der Standard der manuellen Medizin in einem variablen Prozeß, der wie in den anderen medizinischen Fächern vom jeweiligen Versorgungsstandard abhängt.
Bestimmt wird er momentan durch die in den Kursen vermittelten Techniken für den einzelnen Arzt, die an Physiotherapeuten delegierbaren Anteile und die Möglichkeit der Inanspruchname durch das Krankenversicherungssystem.
Abhängig ist er auch durch das System der Fortbildung, das den Arzt zwingt, sich jeweils auf der Höhe des Standards zu halten.
Möglichkeiten hierzu bieten entsprechende Publikationen der wissenschaftlichen Gesellschaften und ein breites Fortbildungsangebot. Eine Modifikation erfährt jedoch jeder medizinische Standard momentan durch die Verknappung der Ressourcen des Gesundheitssystems bei ansteigender Multimorbidität der Patienten.

Durch die Veränderung der Alterspyramide verschärft wird ein Umdenkungsprozeß in Gang gesetzt. Selbst im Haftungsrecht denkt man darüber nach, daß eine nach momentanem Standard maximierte Diagnostik und Therapie in Bereiche führt, die volkswirtschaftlich nicht zu vertreten sind.
Hier bietet die manuelle Medizin ein erprobtes Verfahren, welches die Ressourcen des Gesundheitssystems eher schont.
Weiterhin hat der Patient das Recht, über risikoarme Verfahren aufgeklärt zu werden und diese bewußt zu wählen, wenn sie eine Alternative bedeuten.

Gerade hierdurch hat der Standard von Diagnostik und Therapie in der manuellen Medizin in den letzten Jahren weiter an Bedeutung gewonnen, da die meisten Verfahren außerordentlich risikoarm sind. So ist die Frage nach der Bedeutung der manuellen Medizin im Versorgungsstandard dahingehend zu beantworten, daß sie heute eine feste, nicht zu unterschätzende Größe darstellt, die in Zukunft an Bedeutung gewinnen wird.

## 8.11 Manuelle Medizin in Forschung und Lehre

Es wird in anderen Kapiteln dieses Buches darauf eingegangen, wie schwierig Befunde zu dokumentieren und Wirksamkeitsnachweise zu führen sind, die Einfluß auf den wissenschaftlichen Standard haben.
Hier haben sich in den letzten Jahren Fortschritte ergeben. Grund ist eine wesentliche Erweiterung der Theoriebildung manualtherapeutischer Wirkungsweisen.
Aus der in den 50er Jahren mehr biomechanisch ausgeprägten Vorstellung von der Art der Blockierung nahm die Entwicklung besonders durch die Arbeiten von H.D. Wolff eine neurophysiologisch und biokybernetisch orientierte Richtung.
Den Blockierungsbegriff verlassend sprechen wir heute von der hypo- oder hypermobilen artikulären Dysfunktion, die insbesondere den Steuerungsvorgängen und energetischen Zusammenhängen neue Forschungsfelder eröffnen. Biomechanische Grundlagenforschung und klinische Erprobung haben einen Diagnostik- und Therapiestandard geschaffen, der im Jahre 1992 in einem gemeinsamen Konsensuspapier aller wesentlichen europäischen Fachgesellschaften niedergelegt wurde und jetzt die wissenschaftliche Grundlage für die verschiedenen Ausbildungssysteme bildet. Dieser wissenschaftliche Konsens formuliert auch die weiteren Fragestellungen in der Grundlagenforschung und klinischen Erprobung.
Diese Grundbegriffe der manuellen Medizin in Terminologie, Diagnostik und Therapie bilden das Fundament für die Curricula der beteiligten europäischen Schulen.

## 8.12 Manuelle Medizin und Physiotherapie

Parallel zur wissenschaftlichen Entwicklung der manuellen Medizin in Deutschland hat die Physiotherapie – Krankengymnastik ebenfalls wesentliche Entwicklungen in der manuellen Therapie vollzogen. manuelle Therapie bezeichnet den an diese Berufsgruppe delegierbaren Anteil der manuellen Medizin, der vor allem die therapeutisch mobilisierenden und stabilisierenden Maßnahmen und daneben die verschiedenen neuromuskulären Therapieverfahren umfaßt.
Diese überschneiden sich zum Teil mit anderen Standardverfahren der Krankengymnastik, die sich ebenfalls als neurophysiologische Verfahren entwickelt haben. Teilweise können sie auch miteinander kombiniert werden.
So hat die Verbindung von Schlingentischbehandlung oder propriozeptiver neuromuskulärer Fazilitation (PNF) mit manueller Therapie ausgezeichnete Effekte, selbst die Methoden der Trainingstherapie sind mit unseren Techniken gut zu verbinden.

Die heute bestehende Versorgungsstruktur im Rahmen der Physiotherapie, die einen erheblichen Umfang aufweist, ist das Ergebnis einer Entwicklung, die von der DGMM bereits in den achtziger Jahren nachhaltig gefördert wurde. Dem Arzt steht durch seine Diagnostik und Akuttherapie mit dem manipulativen oder mobilisierenden Eingriff, (der nicht immer ein Rezidiv ausschließt – gerade wenn die Erkrankung chronifiziert ist), ein rationelles Therapieverfahren zu Verfügung. Dieses Verfahren beansprucht nicht übermäßig Zeit, was bei einem einzelleistungsbezogenen Vergütungssystem bedeutsam ist. Daher delegierte man den therapeutischen Übungsteil mit der entsprechenden Fortführung der Mobilisation, Muskeldehnung und Stabilisation an den Physiotherapeuten. Schon bald wurde klar, daß die Qualität der Therapie im wesentlichen davon abhing, wie die Übernahme und Weiterführung der Behandlung durch diese Berufsgruppe erfolgte. So entwickelte sich eine einzigartige Kooperation, bei der die Physiotherapeuten für ihren Teil der manuellen Therapie zusammen mit den Ärzten in den Kursen durch die DGMM-Seminare unterrichtet werden. Der Effekt war, daß durch den gemeinsamen Unterricht von zwei eng zusammenarbeitenden Berufsgruppen das gegenseitige Verständnis und auch die spätere Kooperation im Sinne des Patienten schon früh gefördert wurde. Hinzu kam, daß sich der Einfluß physiotherapeutischer Lehrer speziell aus Skandinavien, die durch den höheren Stellenwert der manuellen Therapie in diesen Ländern einen großen Erfahrungsschatz einbrachten, sehr positiv auf das Lehrsystem unserer Seminare ausgewirkt hat. Bis heute trägt diese Kooperation Früchte und hat auch die manuelle Medizin wesentlich bereichert. Interessant ist in diesem Zusammenhang, daß in anderen Ländern, unter anderem auch in der früheren DDR,

der Umfang der rein ärztlichen manuellen Therapie wesentlich zeitintensiver möglich war, so daß der therapeutische Teil, der bei uns durch Physiotherapeuten erbracht wird, dort vom Arzt selber abgedeckt wurde. Hierfür sind Gründe ausschlaggebend, die ebenfalls viel mit Versorgungsstruktur zu tun haben und in unserem System mehr gefördert werden müßten, wenn die Vergütungssysteme dies ermöglichen würden.
So ist dort und bis heute vor allem in sozialistisch orientierten Gesundheitssystemen mit dem entsprechenden Gesundheitswesen der ärztliche Versorgungsstandard in manueller Medizin höher, der Standard der Physiotherapie bezogen auf die manuelle Therapie niedriger.

Nicht verschwiegen werden soll, daß die nur partielle Delegation an einen medizinischen Komplementärberuf, der in Deutschland nicht eigenständig, sondern nur auf ärztliche Verordnung tätig werden darf, diesen in Versuchung führt, sich auch manipulativer Techniken anzunehmen.
Diese Bestrebungen werden aus ärztlicher Sicht nicht unterstützt, sondern geradezu bekämpft, da dieser Berufsgruppe nur eine Befunderhebung möglich ist, nicht jedoch das breite Repertoire an diagnostischen Möglichkeiten zur Verfügung steht, die das Erkennen einer Kontraindikation notwendig macht. So stehen juristisch gesehen die fehlenden Möglichkeiten der Risikoausschlußdiagnostik und andere haftungsrechtlich relevante Kriterien diesem Wunsch entgegen.
Nicht vertretbar ist auch, daß ein ärztliches Therapieverfahren, das in unserem Abrechnungssystem an wissenschaftlich begründete strenge Begrenzungen gebunden ist, einem Physiotherapeuten zur freien und unkontrollierten Anwendung auf Rezept überlassen wird.

## 8.13 Manuelle Medizin und andere Leistungserbringer



Auch Masseure, denen wesentliche Teile der Krankheitslehre in der Ausbildung fehlten, versuchten in den letzten Jahren, manipulative und mobilisierende Techniken in ihr Repertoire zu integrieren. Hier haben jedoch die Kostenträger und neue Berufsgesetze einen Riegel vorgeschoben, wodurch diese Leistungen nicht mehr zu Lasten der Krankenversicherungen abzurechnen sind. So fehlt, abgesehen von den haftungsrechtlichen Problemen, auch der finanzielle Anreiz, sich die Methode anzueignen. Gemäß den deutschen Gesetzen können jedoch Heilpraktiker ihre Techniken ausüben, die unter der Bezeichnung „Chiropraktik“ laufen.

Es gibt keine verläßlichen Zahlen über die Häufigkeit der dort ausgeübten Techniken, da diese Behandlungen privat liquidiert werden. Die Erfahrung zeigt jedoch, daß gerade im Wirbel- säulenbereich der „Knochenflicker“ noch erheblichen Stellenwert zu haben scheint und einen Teil der „Versorgung“ in Deutschland übernimmt, obwohl dem Patienten gerade in der Verbindung von ärztlicher Behandlung und Physiotherapie inzwischen ein komplettes, meist wohnortnahes Versorgungssystem in manueller Medizin zur Verfügung steht.

# 9 Die manuelle Medizin in der Weiterbildung des Arztes in Deutschland

**M. Psczolla**

## 9.1 Kurssystem

Es wurde bereits beschrieben, wie sich die manuelle Medizin von ihren Anfängen bis zum heutigen Standard entwickelte. Sie fand schließlich Eingang in die Weiterbildung der Ärzte und erfolgte in einem Kurssystem.

Im Gegensatz zu anderen Zusatzbezeichnungen, die durch Absolvieren einer bestimmten Zeit bei einem dazu ermächtigten Arzt erworben werden konnten, war dies in der manuellen Medizin nicht möglich.

Bis heute hat sich dieses System als tragfähig erwiesen. Bestrebungen, die Weiterbildung durch einzeln ermächtigte Ärzte zuzulassen, haben die Fachgesellschaften aus verschiedenen Gründen nicht unterstützt, da zum einen die Qualität der Weiterbilder nicht mit den strengen Anforderungen der wissenschaftlichen Gesellschaften zu vereinbaren wäre und andererseits die Weiterbildungsordnung ein Kurssystem fordert.

Vorgeschrieben ist zunächst ein Theorie- und Informationskurs, bei dem neben den Grundlagen der Gelenkmechanik und der Neurophysiologie auch ein genereller Überblick über das gesamte Fach gegeben werden soll.

Es folgen zwei Extremitätenkurse von je 36 Stunden Dauer, schließlich fünf Wirbelsäulenkurse gleicher Stundenzahl.

Integriert ist ein Röntgenkurs, bei dem neben dem Erlernen der entsprechenden Einstelltechnik auch die röntgenologische Differentialdiagnostik, bezogen auf das Fach und die Risikoausschlußdiagnostik, erlernt wird.

Dieses Curriculum kann auch anders gestaltet werden, indem man die Kurse teilweise zusammenfaßt, so daß andere Schulen vier Kurse mit jeweils 60–70 Stunden anbieten.

Zwischen den Kursen wird ein Abstand von mindestens drei Monaten gefordert, um dem Teilnehmer die Möglichkeit zu geben, den Stoff im klinischen Alltag ausreichend einüben zu können, bevor die nächste Lehrstufe kommt. Andererseits kann die Gesamtausbildung so in einem vertretbaren Rahmen absolviert werden. Beide Formen der Curricula haben ihre Vor- und Nachteile. Teilweise unterrichten die Seminare in Kliniken am Patienten, andere nur mit ihren Kursteilnehmern, die so in ihrer Weiterbildung im Kurs noch nicht ausreichend mit der Pathologie konfrontiert werden.

Die unterschiedlichen Lehransätze der DGMM-Seminare haben auch bezüglich der Vermittlung des manipulativen Eingriffs, der ja eine entsprechende Technikfertigkeit erfordert, unterschiedliche Vorstellungen, die immer wieder zur Diskussion gestellt werden.

So ist für die FAC der langsame Aufbau von der Palpation zur diagnostischen Technik, über die Mobilisation zur Manipulation schlüssig. Anderen Seminaren ist es wichtig, von vornherein manipulative Techniken zu zeigen, um den Teilnehmern sofort praxisnahe Techniken zu vermitteln.

Das Kurssystem ist nach einem bestimmten Schema aufgebaut, in dem die Durchgängigkeit von Theorie und Praxis gewährleistet ist.

Nach der Theorie kann der Kursteilnehmer in den praktischen Modulen mit einem Partner an einer Übungsbank die entsprechenden Techniken erlernen.

In den letzten Jahren wurden steigende Zahlen von Kollegen beobachtet, die das Curriculum mit dem W5-Kurs abschließen.

In den anderen DGMM-Seminaren verläuft die Entwicklung parallel.

Rechnet man, daß allein in der FAC als größtem Seminar jährlich etwa 10.000 ärztliche und physiotherapeutische Kursteilnehmer unterrichtet werden (die Teilnehmer werden wegen des Kurssystems mit 2–4 Kursen pro Jahr hierbei natürlich summiert), kann unter Einbeziehung der anderen Seminare abgeschätzt werden, welch enormen Umfang die Weiterbildung in manueller Medizin bzw. Therapie inzwischen angenommen hat.

## 9.2 Ärztliche Lehrer – ärztliche Kursteilnehmer

Allen Lehrsystemen der verschiedenen Seminare ist gemeinsam, daß die Techniken der manuellen Medizin von Lehrern vermittelt werden, die als Ärzte und Manualmediziner weitergebildet sind. Sie

bringen jedoch zunächst wenig Erfahrung mit, mittels methodischer und didaktischer Fähigkeiten einen Kurs-Unterricht quasi im Nebenberuf an ihre Kollegen zu vermitteln.
Sie begegnen Kursteilnehmern, die auf der Universität zwar in den Organfächern theoretisch gut vorgebildet sind, in den praktischen Fertigkeiten manueller Untersuchungstechniken jedoch keinerlei Erfahrung hatten. Als günstig hat sich erwiesen, wenn der Lehrer schon durch operative oder sportliche Betätigung motorische Fähigkeiten und Vorerfahrungen erworben hat.
Bezogen auf die Vermittlung des Lehrstoffes ist zu berücksichtigen, daß der körperliche Kontakt zum Patienten bei kaum einer anderen Methode so eng und so frei von Hilfsmitteln wie in der manuellen Medizin ist. Er muß ebenfalls vorbereitet und vermittelt werden, was den praktischen Anteilen eines Weiterbildungscurriculums einen besonders umfangreichen Stellenwert gibt.
Das „Be*hand*eln" hat also eine Bedeutung im wörtlichen Sinne.

## 9.3 Aus- und Fortbildung der FAC-Lehrer

Die Weiterbildungsseminare haben für diese Problemkreise schon früh Handlungsbedarf gesehen, da man bemerkte, daß das Ergebnis der herkömmlichen Kursausbildung oft hinter den Erwartungen zurückblieb und einen Teilnehmer entließ, der trotz guter Grundfertigkeiten die Sicherheit im therapeutischen Bereich vermissen ließ, die zur Anwendung dieser differenzierten Technik erforderlich war.
Man stellte fest, daß es eben nicht reichte, durch reines Vorführen und Nachahmen, ergänzt durch eine systematische anatomische und biomechanische Theorievermittlung, die Inhalte zu erlernen. Behandlungszwischenfälle schon kurz nach der Weiterbildung und die Wahrnehmung persistierender Defizite bei Teilnehmern von Refresherkursen ließen besonders die FAC schon früh neue Wege suchen, um zunächst die Qualifikation ihrer etwa 150 Lehrer nachhaltig zu verbessern und diese auf einen einheitlichen Standard zu bringen, der am Lehrinhalt der FAC orientiert ist.
Hier bestand eine sehr enge Verbindung mit den Schweizer Kollegen, die methodisch-didaktisch auf hohem Niveau standen und uns dieses Know-how zur Verfügung stellen konnten.
So wurde ein kontinuierliches Aus- und Fortbildungssystem für unsere Lehrer entwickelt. Jeder, der für die manuelle Medizin Interesse zeigt und die entsprechenden fachlichen Voraussetzungen mitbringt, kann bei pädagogischer Eignung der Lehrergruppe angehören.
Nach einer Eingangsprüfung mindestens drei Jahre nach Abschluß der eigenen Weiterbildung, bei der der diagnostische und therapeutische Standard ermittelt wird, folgt ein Einführungsseminar mit speziellen methodischen und didaktischen Inhalten. In Lehrproben werden die theoretischen und praktischen Unterrichtsinhalte eingeübt. Gruppendynamische Grundlagen werden vermittelt, Krisenintervention wird geübt und das Zeitmanagement eines Kurses geprobt.
Der Lehrer muß wissen, daß er in einer manualmedizinischen Lerngruppe mit einem sehr inhomogenen Kursantentyp konfrontiert wird: Neben dem Facharzt – auch Universitätsprofessoren und Chefärzte werden unterrichtet – finden sich Ärzte, die am Anfang ihrer Weiterbildung stehen.
Kommen bei den ersten Kursen noch Physiotherapeuten hinzu, so bedarf schon die theoretische Aufarbeitung des Unterrichtsstoffes einer besonderen Qualität, um alle Teilnehmer zu motivieren und zufriedenzustellen.
Dies stellt an den jungen Lehrer für manuelle Medizin erhebliche Anforderungen, so daß dieser Einführungskurs dem Teilnehmer schon signalisieren kann, daß das Interesse allein zum Unterrichten eben nicht ausreicht.

Die Aneignung verschiedener Kompetenzen erfordert in den folgenden Jahren einen großen Einsatz, der in Übereinstimmung mit den sonstigen beruflichen und privaten Entwicklungsschritten stehen muß.
Auch die Fachgesellschaft kann während dieser Phase prüfen, ob Auftreten, Teamfähigkeit und Allgemeineindruck des Teilnehmers dem eigenen Leitbild und Anspruch genügt.
Nach der Grundausbildung wird der Lehrer dann zunächst Assistent im Kurssystem. Er kann sich frühestens nach drei bis fünf Kursen einer Supervision unterziehen, bei der verschiedene erworbene Kompetenzen während der Kursarbeit nach fachlichen und pädagogischen Kriterien geprüft werden.

Nach dieser Supervision, die durch den Kursleiter abgenommen wird, wird er Gruppenlehrer und kann eine Lerngruppe von 12–24 Teilnehmern selbständig praktisch unterrichten. Er wird dann neue Assistenten zur Ausbildung zugeordnet bekommen.
Auf diese Weise steigt man dann nach regelmäßigen Supervisionen in die höheren Kurse auf.
Kursleiter wird, wer rhetorisch geschickt ist und neben den praktischen Modulen die gesamte Theorie

des Faches beherrscht und mit eigenen Medien darstellen kann.
Physiotherapeutische Fachlehrer, die die praktischen Lehrinhalte ebenfalls vermitteln, durchlaufen ein entsprechendes Qualifikationssystem bis zum Gruppenlehrer. Regelmäßige Lehrerkurse mit Training der theoretischen und praktischen Unterrichtsinhalte gewährleisten die Durchgängigkeit des Lehrsystems. Bewußt wird darauf verzichtet, Lehrer zu beschäftigen, die keinen Bezug mehr zur Praxis haben, obwohl diese vielleicht didaktisch besser unterrichten würden.
Der Vorteil der Lehrer ist, daß sie den Lehrstoff unmittelbar in der Praxis umsetzen können, und daß neue Erfahrungen und Techniken so immer erprobt sind.
Untersuchungen, welche der in den Kursen vermittelten Techniken tatsächlich von unseren Lehrern in der Praxis durchgeführt werden, haben einen hohen Grad von Übereinstimmung ergeben. Die umfassende Lehrerschulung der FAC bedarf eines erheblichen Aufwandes und erfüllt die Forderungen einer internen Qualitätssicherung, wie sie von den Ärztekammern gefordert werden. Sie dient heute auch als Beispiel für andere in Kursform abgehaltenen Weiterbildungen.

## 9.4 Fremdanbieter

Bewußt soll durch diese hohen Qualitätsanforderungen der DGMM der teils ausufernde Weiterbildungsmarkt ausgetrocknet werden, in dem jeder nach Gutdünken in seiner eigenen Praxis Kurse anbietet, um zusätzliches Geld zu verdienen. Von den Ärztekammern überprüfte Absolventen solcher Kurse ohne interne Qualitätskontrolle zeigen durchgehend einen erschreckend geringen Standard, der den von der DGMM erstellten Qualitätssicherungsmaßnahmen nicht entspricht und bei der doch in einigen Teilen risikobehafteten Therapiemethode nicht zu vertreten ist. Auch auf dem Weiterbildungsmarkt für Physiotherapeuten außerhalb unserer Seminare konnten die Qualitätsstandards der DGMM durchgesetzt werden.
Für diesen Weiterbildungsträger bedarf es ärztlicher Leiter und Fachlehrer, die langjährige Erfahrung in der manuellen Medizin mitbringen müssen.
Da es für Ärzte schon entscheidend ist, welche Berufsgruppe die Weiterbehandlung mit welcher Qualität übernimmt, konnte auf diese Weise ein entscheidender Einfluß auf die Qualität der Weiterbildung genommen werden.
Auch hier ist zu erwarten, daß der ausufernden Expansion der Weiterbildungseinrichtungen, die von einigen physiotherapeutischen Verbänden bewußt unterstützt werden, eine Grenze gesetzt wird.
Masseure werden nicht in manueller Therapie ausgebildet, da sie von ihrer ausbildungsmäßigen Voraussetzung die Kriterien nicht erfüllen, um die Therapiemethode qualifiziert zu erbringen. Dies haben inzwischen auch die Kostenträger anerkannt, indem sie die Leistungsposition für manuelle Therapie für Masseure strichen.

## 9.5 Der Kursteilnehmer in der Weiterbildung

Nachdem die FAC die Qualitätssicherung der Lehrer angegangen und ihre Aus- und Fortbildung strukturiert hatte, nahm sie sich des anderen Problemfeldes an, dem des „Kunden", also des Arztes oder Physiotherapeuten, den es optimal auszubilden gilt.
Die Wahrnehmung, daß trotz guter Lehrer die Ergebnisse des Kurssystems oft als nicht zufriedenstellend zu bezeichnen waren, lenkte den Blick neben den Voraussetzungen und Fertigkeiten des Kursteilnehmers, die er für die Kurse mitbrachte, auch auf das Feld der Didaktik und Methodik.
Es ist schon erwähnt worden, daß in der universitären Ausbildung die Basiskompetenzen motorischer Fähigkeiten speziell in der Beschäftigung mit dem Bewegungsapparat und den Palpationstechniken grob vernachlässigt werden.
In der manuellen Medizin muß dann ein „Handwerk" von Grund auf erlernt werden, das durch die Mehrdimensionalität der Technik hohe Anforderungen an die Tiefensensibilität und die motorische Fertigkeit des Teilnehmers stellt. Bewegungslernen ist für ihn ein planmäßig zu erwerbender und bewußter Aufbau neuer sensomotorischer Komplexe außerhalb seiner bisherigen Bewegungsgewohnheiten – teils als Neubildung, teils aber auch als Dissoziation bestehender sensomotorischer Erfahrungen selbst, mit Veränderungen oder Abbau alter Koordinationen oder Bewegungsweisen.
Ein weiterer wesentlicher Faktor ist, daß das Erlernen dieser Fähigkeiten von einem Kursteilnehmer erwartet wird, der für diese Art von Fertigkeit schon ein relativ hohes Lernalter mitbringt. Üblicherweise sind wir nur als Kinder in der Lage, komplexe Bewegungsabläufe so zu erlernen, daß wir sie auch später beherrschen. Die Schwierigkeit, in höherem Alter Tennis oder Golf zu erlernen, führt dies drastisch vor Augen, wenn man die Ergebnisse solcher Anstrengungen betrachtet. So wurde erkennbar, daß verschiedene prädisponierende Faktoren den rein motorischen Teil der manualtherapeutischen Gesamtaus-

bildung entscheidend beeinflußten und auch hemmten, was die teils schlechten Ergebnisse der Weiterbildung deutlich machten.

## 9.6 Entwicklung neuer Kurssysteme

Dieses Problem wurde Anfang der 90er Jahre aktiv angegangen, indem uns Kommunikationswissenschaftler halfen, die notwendigen Fragestellungen zu konkretisieren.

Sie lauteten:
- Wie lernt ein angehender Manualmediziner oder Physiotherapeut möglichst rasch und dauerhaft den erfolgreichen Bewegungsablauf nach unseren Kriterien?
- Wie kann dieser Lernprozeß möglichst wirksam gestaltet werden?

Sichtbar wurde, daß ein exakter didaktischer und methodischer Ansatz entscheidend ist und wegen der fehlenden Voraussetzungen der Teilnehmer eine längere Lerndauer mit noch mehr Wiederholungen benötigt wird. Bis zum exakten Einschleifen des motorischen Prozesses sind mehr Korrekturen erforderlich.
Der jeweilige sehr komplexe Bewegungsablauf einer einzelnen Technik muß in seine Einzelschritte zerlegt werden. Nach erfolgreicher Einübung muß wieder eine Synthese dieser Bewegungsabschnitte zu einem fließenden Ganzen erreicht werden.
Da dieser Ansatz im Erwachsenenlernen vergleichbar mit dem Erlernen sportlicher motorischer Kompetenzen ist, wurden erfahrene Sportpädagogen zugezogen, die ihr System des Bewegungslernens für unsere Bedürfnisse modifizierten.
Die Lernstufen des motorischen Lernens wurden so definiert:

- Erwerben
- Verfeinern
- Festigen
- Anwenden
- Variables Verfügen.

Diese Kategorien bedeuten Lernstufen oder Lernstadien, die begrifflich voneinander abgegrenzt werden können, wobei es aber schwerfällt, tatsächliche Grenzlinien bezogen auf die Kursstruktur zu ziehen.
Wir stellten fest, daß in unserem Kurssystem sicher nur die beiden ersten Stufen erreichbar sind. Die Technik des motorischen Lernens selber bedurfte ebenfalls der Modifikation gegenüber früheren Vorstellungen.

Die didaktischen Konstruktionen:

- Vorzeigen und Nachmachen
- Verstehen und Verinnerlichen
- Automatisieren und Anwenden
- Transfer auf die Pathologie

mußten effizienter als früher gestaltet werden.

## 9.7 Mentales Training

Hier führten die Sportpädagogen „Mentales Training“ als Lehrmethode ein.

Der Begründungszusammenhang:
- Beim bewußten Bewegungslernen wird stets ein gedankliches Probehandeln (aufbauend mentales Überprüfen einer kognitiven Handlungsstruktur) dem Realisieren vorangehen.
- Der Bewegungsablauf wird sprachlich antizipiert.
- Das sprachorientierte mentale Training trägt dazu bei, Bewegungen gezielter zu gestalten, zu planen, zu koordinieren und zu bewerten.
- Die Kombination visueller und kinästhetischer Informationen wird zusammen mit den mentalen Vorstellungen Ziel unseres Lernprozesses (Verbindung von verbaler und kinästhetischer Information).

Diese Methode führt zu folgenden Lernstufen:

- Bewegungsablauf
- Bewegungsempfindung
- Mentales Training
- Feedback.

Hauptbegründung für das mentale Training ist: Nur wenn wir eine Technik sprachlich erklären und somit auch antizipieren können, werden wir eine Technik exakt durchführen können.

Ein weiterer, bereits oben erwähnter Faktor ist: Die manuellen Techniken stellen – bezogen auf die Gelenkeinstellung des Patienten durch den Therapeuten, die Bewegungsrichtung, den Behandlungsimpuls und die Zeitdauer dieses Impulses, abhängig von Mobilisation oder Manipulation – so viele verschiedene Einflußgrößen dar, daß diese in Einzelschritte zerlegt werden mußten, die mittels mentalem Training eingeübt und später wieder zum komplexen Bewegungsablauf zusammengesetzt werden konnten.
Insofern war der methodische Ansatz nahtlos aus der Sportpädagogik zu übernehmen, die komplexe motorische Abläufe bestimmter Disziplinen mit dem gleichen Vorgehen einübt.

Alle Hochleistungssportler benutzen teils augenfällig in den Medien das mentale Training, um Bewegungsabläufe zu antizipieren und zu vervollkommnen.
Zur Strukturierung eines solchen mentalen Trainingsprozesses wurden „Checklisten" erstellt, die die exakten Technikvorgaben in systematischer Form zusammenfassen. Diese Veränderung in Methodik und Didaktik führte zwangsläufig zu Änderungen der Kursbinnenstruktur, ja zur Entwicklung völlig neuer Kurstypen in der FAC, so daß man – weg von einer mehr systematischen Demonstration verschiedener Griffe – hin zum exemplarischen Lernen kam, das es dem Kursteilnehmer besser als früher ermöglichte, den Transfer auf das pathologische Substrat des Alltags selber zu bewältigen. Ein weiterer methodischer Schritt waren Modifikationen des anatomischen Lernens, die über induktive Methoden mit Erweiterung der Palpationserfahrung bessere Lehrresultate erbrachten als rein deduktives Lernen aus anatomischen Atlanten.
Resultat dieser Entwicklung, die auch in der Lehrerschaft zunächst intensiv eingeübt werden mußte, war, daß die Leistungs- und Lernbereitschaft der Kursteilnehmer durch bessere Motivation stieg, kognitive Prozesse gefördert wurden und auch das Ergebnis der vermittelten Kursinhalte deutlich besser war als früher.

## 9.8 Prüfung nach Abschluß der Weiterbildung

Überprüfbar war dies durch die Einführung einer obligaten Abschlußprüfung in der FAC, die die MWE schon vor vielen Jahren eingeführt hatte. Dabei gibt es neben den theoretischen Fragestellungen durch Multiple-choice-Verfahren auch eine praktische Prüfung des Griffstandards.
Auch diese Maßnahme der internen Qualitätssicherung hat zu besseren Resultaten der Weiterbildung geführt und zeigt nach außen, daß die interne Qualitätssicherung der Weiterbildungseinrichtungen Ernst macht mit dem Willen, sich offensiv diesen Anforderungen zu stellen. Eines Tages könnten wir sonst von den Ärztekammern oder Kostenträgern gezwungen werden, Maßnahmen vorgeschrieben zu bekommen, die wir nicht wollen. Daß unser Weg der internen Qualitätssicherung richtig ist, zeigt sich daran, daß auch andere Seminare in Europa diese Strukturen übernommen haben. Trotzdem darf nicht verschwiegen werden, daß es Teilnehmer gibt, die durch mangelhaft entwickelte motorische Fähigkeiten den komplexen Bewegungsabläufen in der manuellen Medizin nicht gewachsen sind und sich auf die diagnostischen Teile der Methode beschränken sollten. Dies zu vermitteln und den Teilnehmer in der Selbsteinschätzung zu unterstützen, ist Teil eines jeden Weiterbildungssystems.

Auch in Zukunft werden erhebliche Anstrengungen unseres Seminars unternommen werden müssen, mit modernen didaktisch-methodischen Konzepten zu arbeiten. Die rasante Entwicklung audiovisueller Möglichkeiten kann sicher dazu beitragen, ersetzt jedoch nicht das manuelle Lehren und Lernen.

## 9.9 Kontinuierliche Fortbildung des Kursteilnehmers – Refresherkurse

Nach bestandener Prüfung mußte der Kursteilnehmer früher in der Klinik oder Praxis die weiteren Schritte alleine gehen.
Nicht selten fand er sich isoliert, gerade wenn er keine Möglichkeit hatte, im klinischen Alltag die notwendigen Korrekturen von einem erfahrenen Kollegen zu erhalten. Um ihn dabei nicht allein zu lassen, wurde für uns sichtbar, daß es eben nicht damit getan war, den Kursteilnehmer nach erfolgter Weiterbildung in manueller Medizin in den Alltag zu entlassen, sondern daß auch nach erfolgtem Abschluß die Förderung der Lernstufen

- Verfeinern
- Festigen
- Anwenden
- Variables Verfügen im klinischen Alltag

Pflicht der FAC sind.
Es wurde daraus ein konsequentes Fortbildungsprogramm entwickelt, das es durch eintägige ortsnahe Refresherkurse, die für jedes Thema zweimal jährlich angeboten werden und so innerhalb von drei Jahren den gesamten diagnostischen und therapeutischen Lehrstandard der FAC wiederholen, dem Teilnehmer ermöglicht, Defizite in der täglichen Arbeit aufzuarbeiten, Wissenslücken zu schließen und so immer auf den aktuellen Diagnostik- und Therapiestandard der Gesellschaft zugreifen zu können.
Sie werden von Lehrern der FAC gehalten, die in ihren eigenen Kliniken oder Praxen auch für etwaige therapeutische Hilfen zur Verfügung stehen und so das Netzwerk von Manualmedizinern engmaschiger knüpfen. Seminarübergreifende Fortbildungskurse der DGMM-Landesverbände geben unserem Teilnehmer darüber hinaus die Möglichkeit, stets auf dem neuesten Stand des Wissens zu bleiben und auch die jeweiligen modifizierten Techniken der anderen Seminare zu erlernen und zu diskutieren.

## 9.10 Impulse – Physiotherapie

Eine neue Fortbildungsgesellschaft „IMPULSE“ in Hamburg, mitbegründet von der FAC, hat es sich zur Aufgabe gemacht, die enge Verzahnung der manuellen Medizin mit anderen gängigen, alten und neuen ärztlichen oder noch nicht ärztlichen Verfahren wie z. B. der Osteopathie zu lehren.

Klinische Kurse entwickeln neue Konzepte einer integrativen Sicht bestimmter komplexer Erkrankungsmuster.
So kann auch undogmatisch, wie von den Gründern unserer Gesellschaften realisiert, über den Horizont der etablierten Medizin hinausgeblickt werden, um später Erprobtes zu integrieren und zum Standard zu machen, wie dies unserer Methode gelungen ist.

Auch in dieser Hinsicht haben wir im Rahmen der ärztlichen internen Qualitätssicherung neue Modelle geschaffen, die richtungsweisend für den Weiterbildungsbereich sind.
Sie werden von den Seminaren der DGMM übernommen und finden auch in anderen Fachgesellschaften sowie international Beachtung.

Für die bei uns weitergebildeten Physiotherapeuten wurde vom Arbeitskreis Physiotherapie/manuelle Therapie (AKPT) in der DGMM ein umfangreiches Fortbildungsprogramm für diese Berufsgruppe kreiert, das ebenfalls in wohnortnahen Trainingsgruppen für Ärzte und Physiotherapeuten die Möglichkeit bietet, mit erfahrenen Lehrern Wissenslücken und tägliche klinische Problemfälle interdisziplinär zu besprechen und zu lösen.

Kurse, in denen andere physiotherapeutische Verfahren in Kombination mit manueller Therapie gelehrt werden, finden großes Echo.

## 9.11 Qualitätssicherung

Rückblickend wurde diese Entwicklung, die unseren Mitgliedern und Kursteilnehmern ein breites Fortbildungsangebot eröffnete, auch durch die Notwendigkeit gerechtfertigt, unseren Mitglieder bei Haftpflichtfällen fachliche Hilfestellung und juristische Unterstützung zu gewähren.

Es zeigt sich, daß die meisten Kollegen mit uns gemeldeten Haftpflichtfällen ihre Weiterbildung schon vor vielen Jahren beendet hatten und nicht mehr auf dem heutigen Technikstandard waren, der z.B. für den Bereich der Kopfgelenke keine groben rotatorischen Griffe mehr vorsieht.
Der Notwendigkeit zur ständigen Fortbildung ist keiner dieser Kollegen ausreichend nachgekommen. Daß diese Zwischenfälle natürlich nach außen die Methode selbst desavouieren, sei nur am Rande bemerkt und eine weitere Begründung für die Anstrengungen unserer Gesellschaft für eine qualifizierte Fortbildung und Qualitätssicherung.

Im Gegensatz zu früheren Zeiten haben sich so die Aufgaben der Weiterbildungsseminare in der DGMM erheblich erweitert, was auch seinen Niederschlag in einer Professionalisierung des Managements findet.
Durch die Besetzung der Verwaltung mit Managementfachleuten kann man sich als Arzt mehr auf die fachlichen Aufgaben und die Entwicklung der manuellen Medizin konzentrieren. Hilfestellung von außen läßt das Kurssystem effizienter werden. Zusammenfassend kann gesagt werden, daß die Weiterbildung in manueller Medizin in Deutschland auf einem hohen Niveau steht und richtungsweisend auch für andere in Kursform abgehaltene Weiterbildungen ist.

Damit auch in Zukunft Ärzte von Ärzten unterrichtet werden können, müssen fehlende methodische und didaktische Voraussetzungen des Kurssystems durch besondere Anstrengungen der Weiterbildungseinrichtungen wettgemacht und aufgefangen werden.
Dies bedeutet einen erheblichen Aufwand an personellen und finanziellen Ressourcen, der die Weiterbildung teuer macht, letztendlich aber einen nachvollziehbaren qualitätssichernden Effekt hat, der von „Billiganbietern“ nicht erbracht werden kann.

Aus diesem Grunde wird auch im internationalen Austausch des zusammenwachsenden Europas die Zusammenarbeit und der Austausch der wissenschaftlichen Fachgesellschaften und Weiterbildungsseminare seit Jahren vollzogen, um inhaltliche und methodisch-didaktische Synergieeffekte mitnehmen zu können, die der manuellen Medizin und letztendlich dem Patienten zugute kommen, für den wir dies alles tun.

# 10 Die manuelle Medizin in der Schweiz

B. Terrier

## 10.1 Die Schweizerische Ärztegesellschaft für manuelle Medizin (SAMM)

Die Schweizerische Ärztegesellschaft für Manuelle Medizin (SAMM) wurde 1959 gegründet. Von allem Anfang an wurde auf die interdisziplinäre Vertretung aller Fachspezialitäten, die sich mit dem Bewegungsapparat befassen, geachtet. Inzwischen zählt die SAMM 1070 Mitglieder (10.1).

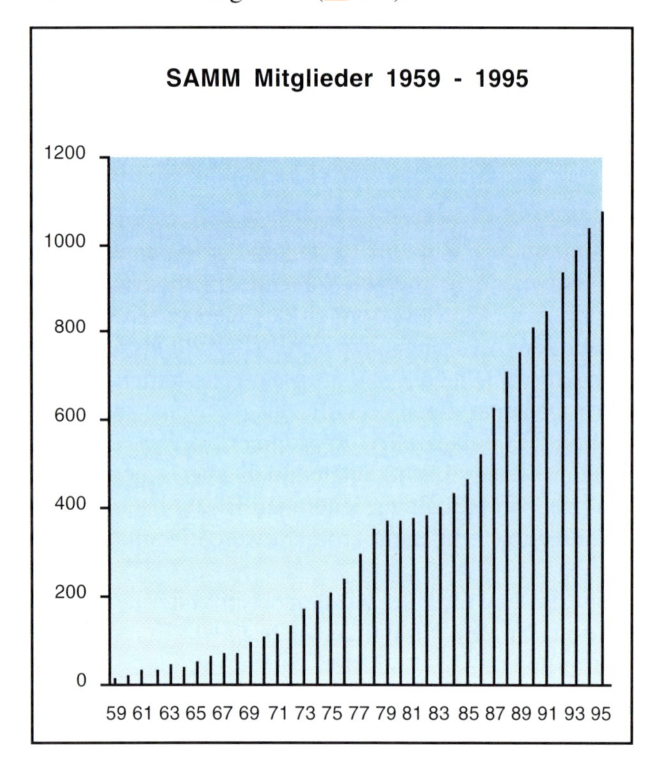


10.1. *Mitglieder der SAMM 1959 – 1995*

Die SAMM hat ganz von Beginn an Wert darauf gelegt, daß vorwiegend jene Kollegen und Kolleginnen zur Weiterbildung aufgenommen werden, die ihre fachärztliche Weiterbildung (FMH) bereits abgeschlossen haben oder kurz vor deren Abschluß stehen. Damit wollte man über die Jahre erreichen, daß die manuelle Medizin von gut ausgebildeten Ärzten erlernt und somit auch kritisch angewendet wird.

Die Ausbildung der SAMM basiert auf einer eingehenden klinischen Weiterbildung von 5 bis 7 Jahren, was in der Regel dem Ausbildungsstand eines FMH-Facharzttitels entspricht.

Der größte Teil der Mitglieder der SAMM sind Fachärzte für Allgemeine Medizin FMH, gefolgt von Fachärzten für Innere Medizin FMH, für Physikalische Medizin und Rehabilitation bzw. Rheumatologie FMH. Seit 1974 sind Kenntnisse in der manuellen Medizin zur Erlangen des FMH-Titels für orthopädische Chirurgie und seit kurzem für den FMH-Titel für Physikalische Medizin erforderlich (10.1).

Seit 1985, nachdem die Kreis- und Unfallärzte der Schweizerischen Unfallversicherungsanstalt (SUVA) einen gesonderten Kurs für manuelle Medizin im Inselspital in Bern absolvierten, besuchen die neu aufgenommenen Ärzte der SUVA regelmäßig die Basiskurse der SAMM.

## 10.2 Die Schweizerische Arbeitsgemeinschaft für Manuelle Therapie (SAMT)

Die Schweizerische Arbeitsgemeinschaft für Manuelle Therapie (SAMT) verbindet unter ihren Mitgliedern vor allem Physiotherapeuten, aber auch Ärzte, welche speziell in die Grundlagen der manuellen Diagnostik und Behandlung eingeführt werden. Die Weiterbildungsprogramme der SAMM und der SAMT sind aufeinander abgestimmt, so daß einheitliche diagnostische und therapeutische Methoden zum Einsatz kommen.

Das Hauptgewicht bei den Weiterbildungskursen der SAMT liegt auf der funktionellen Befundaufnahme und der manuellen Mobilisationstechniken ohne Impuls (10.2).

In Zusammenarbeit mit der SAMM führt die SAMT die „clinic days" durch. In diesen Kursen werden in gemischten Physiotherapeuten-Ärzte-Gruppen Patienten untersucht. Die SAMT besteht seit 1980 und hat zur Zeit (1994) 604 ordentliche Mitglieder.

10.1 *Mitglieder der SAMM nach Fachrichtung*

| FMH Titel | Anzahl Mitglieder SAMM |
|---|---|
| Allgemeine Medizin | 479 |
| Innere Medizin | 145 |
| Praktiker ohne FMH | 118 |
| Phys. Medizin spez. Rheumaerkrankungen | 88 |
| Innere Medizin spez. Rheumaerkrankungen | 70 |
| Spitalassistenten ohne FMH | 35 |
| Orthopädische Chirurgie | 26 |
| Chirurgie | 18 |
| Neurologie | 7 |
| Pädiatrie | 3 |
| Tropenkrankheit | 3 |
| Anästhesie | 1 |
| Kardiologie | 1 |
| Psychiatrie | 1 |
| Kieferchirurgie | 1 |
| Ausländische Ärzte | 30 |
| Physiotherapeuten* | 4 |

* Außerordentliche Mitglieder

10.2 *Ausbildungsinhalte der Kurse der SAMT*

**1. Funktionelle Befundaufnahme**
- Gelenkspiel
- Funktionelle Untersuchung
- Längentestung der Muskulatur
- Krafttestung der Muskulatur
- Palpationstechnik

**2. Manuelle Therapie**
- Mobilisation ohne Impuls
- Neuromuskuläre Therapie (NMT 1, NMT 2, NMT 3)

## 10.3 Kurssystem

Der Lehrgang in manueller Medizin ist in 6 Intensivkurse eingeteilt. Die Gesamtdauer der Weiterbildung beträgt ca. 320 Lektionen. Die Kurse sind eingeteilt in 5tägige und 4tägige Kurse, wobei zwischen den einzelnen Kursen Repetitionstage in kleineren Gruppen eingeschaltet werden. Die gesamte Weiterbildung erstreckt sich in der Regel über eine Zeitspanne von 3 Jahre, wobei sich das Klassensystem aus didaktischen und organisatorischen Gründen bewährt hat. Jedes Jahr können 60 Ärzte zur Weiterbildung aufgenommen werden.
Der fakultative Kurs 7 ist als Gesamtrepetition insbesondere für ältere Mitglieder gedacht.
Die Inhalte der einzelnen Kurse werden durch den Weiterbildungsleiter den aktuellen wissenschaftlichen Erkenntnissen angepaßt, wobei grundlegende Änderungen stets der Zustimmung des Lehrerkollegiums bedürfen. Die aktive Teilnahme des Weiterbildungsleiters sowie der Lehrer bei den internationalen Fachgesellschaften für Wirbelsäulenforschung gewährleistet den raschen Informationsfluß zwischen den Fachgruppen und der SAMM.

## 10.4 Lehrerkollegium

Das Lehrerkollegium der SAMM besteht gegenwärtig aus 27 Lehrern. Alle verfügen über jahrelange klinische Erfahrungen in der manuellen Medizin, wobei sämtliche Fachdisziplinen, die in Berührung mit dem Bewegungsapparat stehen, vertreten sind. Eine regelmäßige Fortbildung der Lehrer und der Dozenten ist gewährleistet, nicht nur durch die regelmäßigen internen Fortbildungen für das Lehrerkollegium, sondern auch durch die Teilnahme der Lehrer an internationalen wirbelsäulenorientierten Kongressen und Instructional Courses.

## 10.5 Weiterbildungsgang und Mitgliedschaft SAMM

Der Weiterbildungsgang bis zur ordentlichen Mitgliedschaft führt über zwei Phasen (10.2).

**Phase 1**
Die erste Phase umfaßt die diagnostisch ausgerichteten Kurse 1 und 2 mit einem Repetitionstag zwischen diesen Kursen sowie den Kurs 3, der die Mobilisationstechniken ohne Impulsbehandlungen beinhaltet. Im Anschluß an den Kurs 3 gibt es eine Teilprüfung. Die Motivation für eine Anmeldung zur

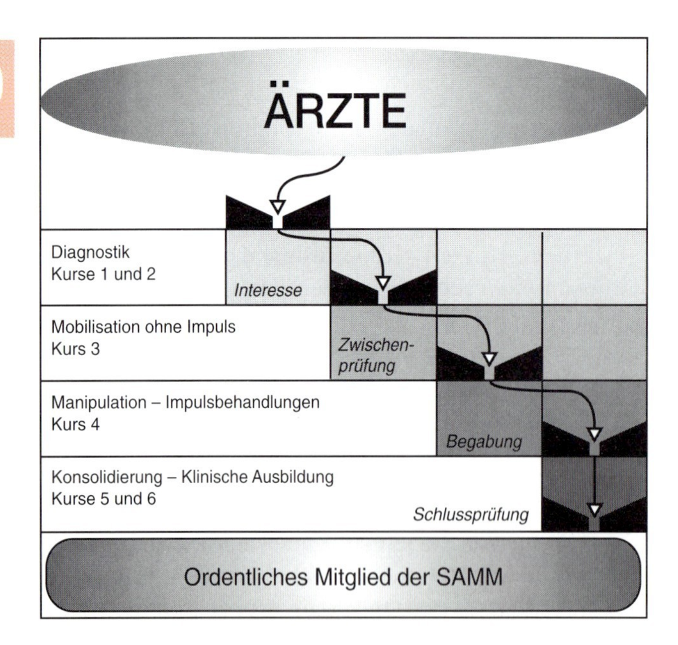


10.2 *Der Weiterbildungsgang zum ordentlichen Mitglied der SAMM*

Teilprüfung wird vorwiegend das *Interesse* eines Kandidaten an der manuellen Medizin sein. Mit einer erfolgreich bestandenen Teilprüfung weist sich der Absolvent über seine diagnostischen Fähigkeiten und theoretischen Kenntnisse in manueller Medizin aus und belegt, daß er die Mobilisationstechniken ohne Impulsbehandlungen und deren Indikationen kennt.

**Phase 2**
Die zweite Phase umfaßt den therapeutisch ausgerichteten Kurs 4 mit Schwergewicht auf den Impulsbehandlungen sowie den klinischen Kurs 5 und den Repetitionskurs 6. Im Anschluß an den Kurs 6 erfolgt die Schlußprüfung. Die Motivation für eine Anmeldung zur Schlußprüfung wird vorwiegend die *Begabung* und der Entschluß zur *klinischen Anwendung* der manuellen Medizin sein. Mit einer erfolgreich bestandenen Schlußprüfung weist sich der Absolvent sowohl über seine diagnostischen wie auch therapeutischen Fähigkeiten in manueller Medizin aus, und zwar sowohl was die Behandlungstechniken mit als auch ohne Impuls betrifft. Zudem kann belegt werden, daß er die Indikationen und Kontraindikationen der verschiedenen Mobilisationstechniken beherrscht (10.2)

**Mitgliedschaft**
Im Anschluß an eine erfolgreich bestandene Schlußprüfung kann die Aufnahme als ordentliches Mitglied der SAMM durch die Generalversammlung erfolgen.

## 10.6 Forschung

Seit jeher war die SAMM bemüht, einen aktiven Beitrag zur experimentellen und klinischen Forschung zu leisten. Mit Hilfe gezielt vorbereiteter Fragebogen und anhand prospektiv erfaßter manualmedizinischer Tätigkeiten werden laufend Daten über die Anwendung der manuellen Medizin in allgemeinen wie auch in fachärztlichen Praxen gewonnen, um Rückschlüsse auf Tätigkeit und Weiterbildung ziehen zu können.

10.3 *Forschungsfragen ersten Ranges*

- Die diagnostische Zuverlässigkeit der manuellen Diagnostik
- Die therapeutische Effizienz der manuellen Behandlung
- Der Einsatz in Ambulanz und Klinik

Fragestellungen ersten Ranges betreffen die diagnostische Zuverlässigkeit, die therapeutische Effizienz und die Praktikabilität manueller Techniken in Ambulanz und Klinik (10.3).

Fragestellungen zweiten Ranges, die zwar ebenso bedeutend sind, aber wegen des hohen technischen Aufwandes nur bedingt bearbeitet werden können, betreffen die Grundlagen der Biomechanik und der Neurophysiologie. Auf diesem Gebiet hat vor allem die Autoren-Arbeitsgruppe mit verschiedenen, international wichtigen Publikationen wiederholt die Aufmerksamkeit auf sich gelenkt.

Das Ziel vor allem der klinischen Forschung ist die Integration der manuellen Medizin in das diagnostische und therapeutische Konzept der Wirbelsäulenerkrankungen und somit die Integration der manuellen Medizin in das Ausbildungsprogramm der Medizinstudenten bzw. in das Weiterbildungsprogramm der ausgebildeten Ärzte im Sinne des „postgraduate teaching".

Die Fragestellungen für die klinischen Studien entspringen immer der manualmedizinischen Praxis. Die Anwendbarkeit der Resultate wird ebenfalls in der Praxis überprüft. In diesem Sinne soll die Forschung keinem Selbstzweck dienen. In diesem Konzept spielen die Arztpraxen der vorwiegend frei praktizierenden Mitglieder des Lehrerkollegiums der SAMM eine entscheidende Rolle.

## 10.7 Fähigkeitsausweis FMH für manuelle Medizin

Seit einiger Zeit sind intensive Bestrebungen im Gange, einen Fähigkeitsausweis im Rahmen der Weiterbildungsordnung der Verbindung der Schweizer Ärzte FMH zu schaffen. Nach Auffassung der Führungsgremien der FMH stellt das Gebiet der manuellen Medizin zweifelsohne eine geradezu ideale Grundlage für die Schaffung eines solchen Fähigkeitsausweises dar, denn die von Ärzten praktizierte manuelle Medizin entspricht einem dringenden Bedürfnis der Patienten und auch der Öffentlichkeit. Zudem stellt die Entwicklung der manuellen Medizin in den letzten 20 Jahren auf vorbildliche Weise dar, wie Positionen der Ärzteschaft verstärkt, bzw. nachdem sie ihnen entglitten waren wieder in ihren Verantwortungsbereich gebracht werden können.

10.4 *Fachkenntnisse nach Abschluß der Weiterbildung in manueller Medizin*

**Fertigkeiten**

Die Inhaber des Fähigkeitsausweises FMH für manuelle Medizin beherrschen:

- Die funktionellen und palpatorischen Untersuchungstechniken an der Wirbelsäule, am Beckenring und am Extremitätenskelett.
- Die technisch korrekte Anwendung der manualmedizinischen Behandlungen.

Die FMH bearbeitet deshalb im Moment im Rahmen der Vorbereitungen zur Schaffung von Fähigkeitsausweisen in der Weiterbildungsordnung das Gebiet der manuellen Medizin als Modellfall. Mit einer Entscheidung in dieser Hinsicht ist in Kürze zu rechnen, sofern die FMH und die Ärztekammer die Neuordnung der Facharzttitel genehmigen wird.

Die reglementarisch geforderte Weiterbildung zum Erwerb des Fähigkeitsausweises FMH Manuelle Medizin erfolgt in den von der SAMM durchgeführten Kursen. Sie gliedert sich in die 6 berufsbegleitenden Kurse des Weiterbildungsprogramms der SAMM, die jeweils 4 bis 5 Tage dauern. Nach dem Kurs 3 ist die Zwischenprüfung und nach dem Kurs 6 die Schlußprüfung zu bestehen. Der mit dem Bestehen der Schlußprüfung abgeschlossene Weiterbildungsgang wird den Arzt zur kompetenten und selbständigen Anwendung der manuellen Medizin in Diagnostik und Therapie befähigen (10.4, 10.5 und 10.6).

10.5 *Fähigkeiten nach Abschluß der Weiterbildung in manueller Medizin*

**Fähigkeiten**

Die Inhaber des Fähigkeitsausweises FMH für manuelle Medizin können:

- Einen Wirbelsäulenpatienten manualmedizinisch beurteilen, die Indikationen und Kontraindikationen zur Manualtherapie stellen und einen manualmedizinischen Behandlungsplan aufstellen und überprüfen.
- Die Indikationen für bildgebende, elektroneurophysiologische oder labortechnische Zusatzuntersuchungen stellen und deren Stellenwert in bezug zur manuellen Medizin beurteilen.
- Am Modell und am Patienten die topographische Anatomie der Wirbelsäule, des Beckenrings und des Extremitätenskeletts erkennen und die Grundsätze der Biomechanik erklären.

10.6 *Fertigkeiten nach Abschluß der Weiterbildung in manueller Medizin*

**Kenntnisse**

Die Inhaber des Fähigkeitsausweises FMH für manuelle Medizin haben:

- Kenntnisse über Anatomie und Funktion der Wirbelsäule, des Beckenrings und der Extremitäten.
- Kenntnisse über die Neuropathophysiologie der Muskulatur, der Gelenke und der Wirbelsäule.
- Kenntnisse über die Wirkungsmechanismen der neuromuskulären Mobilisationstechniken.
- Kenntnisse über die Klinik der Wirbelsäulenschmerzen.
- Kenntnisse über die Radiologie der Wirbelsäule, des Beckenrings und der Extremitätengelenke.
- Kenntnisse in der konservativen (nicht-manuellen) Behandlung der Wirbelsäule und Extremitätengelenke.
- Kenntnisse über die Chirurgie der Wirbelsäule und der Extremitätengelenke.

# Literatur


Anders, G., H. P. Bischoff et al. (1995). „Qualitätssicherung Aufklärung und Dokumentation in der Manuellen Medizin/Chirotherapie.“ Medizinrecht Med-R2 Manuelle Medizin.

Arkuszewski, Z. (1986). „The efficacy of manual treatment in low back pain: a clinical trial.“ Manual Medicine 2: 68–71.

Baumgartner, H., H. Bischoff et al. (1993). Grundbegriffe der manuellen Medizin. Terminologie, Diagnostik, Therapie. Berlin, Heidelberg, New York. Springer.

Bergquist-Ullman, M., U. Larsson (1977). „Acute low back pain in industry: a controlled prospective study with special reference to therapy and confounding factors.“ Acta Orthop Scand 170 (Suppl): 11–117.

Bischoff, P., T. Graf-Baumann (1994). „Aufklärung und Arzthaftung bei chirotherapeutischen Eingriffen an der HWS.“ Manuelle Medizin 4: XXI–XXVI.

Brodin, H. (1983). „Cervical pain and mobilization.“ Med Phys 6: 67–72.

Bronfort, G. D. C. (1989). „Chiropractic versus general medical treatment of low back pain: a small scale controlled clinical trial.“ Am J Chiropractic Med 2: 145–150.

Brunarski, D. J. (1984). „Clinical trials of spinal manipulation: A critical appraisal and review of the literature.“ J Manipul Physiol Ther 7, No 4(330): 243–249.

Buerger, A. A. (1980). „A controlled trial of rotational manipulation in low back pain.“ Manuelle Medizin 2(487): 17–26.

Bush, K., S. Hillier (1991). „A controlled study of caudal epidural injection of triamcinolone plus procaine for the management of intractable sciatica.“ Spine 16:5(2523): 572–575.

Cailliet, R. (1977). Soft tissue pain and disability. Philadelphia, F.A. Davies.

Coxhead, C. E., H. Inskip et al. (1981). „Multicentre trial of physiotherapy in the management of sciatic symptoms.“ Lancet 1: 1065–1068.

Cramer, A., J. Doering et al. (1990). „Geschichte der manuellen Medizin.“ Berlin, Heidelberg, New York, Springer.

Di Fabio, R. P. (1986). Clinical assessment of manipulation and mobilization of the lumbar spine. A critical review of the literature. J Am Phys Ther Ass 66, No 1: 51–54.

Doran, D. M. L., D. J. Newell (1975). „Manipulation in treatment of low back pain: a multicentre study.“ Brit Med J 2: 161–164.

Dvořák, J. (1983). Manual medicine in the United States and Europe in the year 1982. J Man Med 1:1–7.

Dvořák, J. (1991). „Inappropriate indications, contraindications of manual therapy.“ J Man Med 6: 85–88.

Dvořák, J., H. Baumgartner et al. (1991). „Consensus and recommendations as the side effects and complications of manual therapy of cervical spine.“ J Man Med 6: 117–118.

Dvořák, J., V. Dvořák (1990). Manual Medicine: Diagnostics, 2nd revised edition. Stuttgart, New York, Thieme.

Dvořák, J., V. Dvořák (1991). Checklist Manual Medicine. Stuttgart, New York, Thieme.

Dvořák, J., D. Fröhlich et al. (1988). „Functional radiographic diagnosis of the cervical spine: flexion/extension.“ Spine 13, No 7(7): 748–755.

Dvořák, J., T. Graf-Baumann et al. (1991). „Manuelle Medizin in den USA 1991.“ Manuelle Medizin. 29: 73–76.

Dvořák, J., T. Graf-Baumann et al. (1990). „Aerzteinformation über die Integration der Manuellen Medizin.“ .

Dvořák, J., P. Kränzlin et al. (1992). Principles and Practice of Chiropractic. Musculoskeletal Complications. S. Haldeman. Norwalk, Conn., Appleton & Lange: 549–577 (chapter 31).

Dvořák, J., D. Loustalot et al. (1993). „Frequency of complications of manipulation of the spine. A survey among the members of the Swiss Medical Society of Manual Medicine." Eur Spine J 2, No. 3: 136–139.

Dvořák, J., F. Von Orelli (1982). „Wie häufig sind Komplikationen nach Manipulation der Halswirbelsäule? Fallbericht und Ergebnisse einer Umfrage." Schweiz. Rundsch Med (Praxis) 71, No 2(1228): 64–69.

Dvořák, J., F. Von Orelli (1985). „How dangerous is manipulation to the cervical spine? Case report and results of a survey." Manual Medicine 2 (1224): 1–4.

Evans, D. P., M. S. Burke et al. (1978). „Lumbar spinal manipulation on trial. Part 1: Clinical assessment." Rheumatol. Rehab. 17: 46–53.

Farrell, J. P., L. T. Twomey (1982). „Acute low back pain: comparison of two conservative treatment approaches." Med J Aust 1: 160–164.

Franzki, H. (1995). „Welche Auswirkung hat das Gesunheisstrkturgesetz auf die Arbeit des leitenden Krankenhausarztes." Arzt und Krankenhaus...

George, P. E., H. T. Silverstein, et al. (1981). „Identification of the high risk pre-stroke patient." J Chiropr 15: 26–28.

Gibson, T., R. Grahame et al. (1985). „Controlled comparison of short-wave diathermy treatment with osteopathic treatment in non-specific low back pain." Lancet: 1258–1261.

Glover, J. R., J. G. Morris et al. (1974). „Back pain: a randomized clinical trial of rotational manipulation of the trunk." Br J Ind Med 31: 59–64.

Godfrey, C. M., P. P. Morgan et al. (1984). „A randomized trial of manipulation for low-back pain in a medical setting." Spine 9, No 3(449): 301–304.

Grob, D., J. Dvořák, et al. (1993). „Fixateur externe an der Halswirbelsäule – ein neues diagnostisches Mittel." Unfallchirurg 96: 416–421.

Hadler, N. M., P. Curtis et al. (1987). „A benefit of spinal manipulation as adjunctive therapy for acute low back pain: A stratified control trial." Spine 12, No 7(1041): 702–706.

Helliwell, P. S., G. Cunliffe (1987). „Manipulation in low back pain." The Physician April: 187–188.

Herzog, W., B. M. Nigg et al. (1988). „Quantifying the effects of spinal manipulations on gait using patients with low back pain." J Manip Physiol Ther 11, No 3(1417): 151–157.

Hoehler, F. K., J. S. Tobis (1987). „Appropriate statistical methods for clinical trials of spinal manipulation." Spine 12, No 4(1054): 409–412.

Hoehler, G. K., J. S. Tobis et al. (1981). „Spinal manipulation for low back pain." JAMA 245: 1835–1838.

Hoffmann, H. (1995). „Knappheit der Ressourcen." Arzt und Krankenhaus. 68.210.

Howe, D. H., R. Newcombe (1983). „Manipulation of the cervical spine." J R Coll Gen Pract 33: 574–579.

Hsieh, C.-Y. J., R. B. Phillips et al. (1992). „Functional outcomes of low back pain: comparision of four treatment groups in a randomized controlled trial." J Manip Physiol Ther 15, No 1: 4–9.

Janda, V. (1979). Muskelfunktionsdiagnostik. Leuven, Fischer.

Jayson, M. I. (1986). „A limited role for manipulation." Brit Med J 293(14).

Johnson, M. R., M. K. Schultz et al. (1989). „A comparison of chiropractic, medical and osteopathic care for work-related sprains and strains." J Manipul Physiol Ther 12, No 5(1918): 335–344.

Kinalski, R., W. Kuwik et al. (1989). „The comparison of the results of manual therapy versus physiotherapy methods used in treatment of patients with low back pain syndromes." J Man Med 4 (2062): 44–46.

Knott, M., D. E. Voss (1968). Proprioceptive neuromuscular fasciculation. New York, Harper and Row.

Koes, B. W. (1992). Efficacy of manual therapy and physiotherapy for back and neck complaints. NL-Maastricht.

Koes, B. W., W. J. Assendelft, et al. (1991). „Spinal manipulation and mobilisation for back and neck pain: a blinded review." Brit Med J 303: 1298–1303.

Koes, B. W., L. M. Boter et al. (1992). „Randomised clinical trial of manipulative therapy and physiotherapy for persistent back and neck complaints: results of one year follow-up.“ Brit Med J 304: 601–605.

Koes, B. W., L. M. Bouter et al. (1992). „A blinded randomized clinical trial of manual therapy and physiotherapy for chronic back and neck complaints: physical outcome measures.“ J Manipul Physiol Ther 15, No 1: 16–23.

Koes, B. W., L. M. Bouter et al. (1992). „The effectiveness of manual therapy, physiotherapy, and treatment by the general practitioner for nonspecific back and neck complaints: a randomized clinical trial.“ Spine 17:1: 28–35.

Krueger, B., H. Okazaki (1980). „Vertebral basilar distribution infarction following chiropractic cervical manipulation.“ Mayo Clin Proc 55 (695): 322–332.

Laban, M. M., R. S. Taylor (1992). „Manipulation: an objective analysis of the literature.“ The degenerative Neck 23, No 3: 451–459.

Ladermann, J. P. (1981). „Accidents of spinal manipulation.“ Ann Swiss Chiropractors 7: 161–208.

Leach, R. A. (1983). „An evalutation of the effect of chiropractic manipulative therapy on hypolordosis of the cervical spine.“ J Manipul Physiol Ther 6, No 1 (523): 17–23.

Leboeuf, C. (1990). A review of data reports published in the Journal of Manipulative and Physiological Therapeutics from 1986 to 1988. Journal of Manipulative and Physiological Therapeutics. 13, No 2: 89–95.

Lewit, K. (1981). „Muskelfazilitations-und Inhibitionstechniken in der Manuellen Medizin. Teil II: Postisometrische Muskelrelaxation.“ Manuelle Medizin 19 (952): 12–22.

Lewit, K. (1987). Manuelle Medizin, 5. Aufl., Urban & Schwarzenberg, München.

Lichter, R. L., J. K. Hewson et al. (1984). „Treatment of chronic low-back pain. A community-based comprehensive return-to-work physical rehabilitation program.“ Clinic Orthopaed Rel Res 190 (238): 115–123.

MacDonald, R. S., C. M. Bell (1990). „An open controlled assessment of osteopathic manipulation in nonspecific low-back pain.“ Spine 15: 364–370.

Mathews, J. A., S. B. Mills et al. (1987). „Back pain and sciatica: controlled trials of manipulation, traction, sclerosant and epidural injections.“ Br J Rheumatol. 26: 416–423.

Meade, T. W., S. Dyer et al. (1990). „Low back pain of mechanical origin: randomised comparison of chiropractic and hospital outpatient treatment.“ Brit Med J 300 (2390): 1431–1437.

Mealy, K., H. Brennan et al. (1986). „Early mobilisation of acute whiplash injuries.“ Brit Med J [Clin Res] 292(6521): 656–657.

Menninger, H. (1985). „Manuelle Medizin: Wertigkeit für die Rheumatologie.“ Akt. Rheumatol. 10 (55): 172.

Mierau, D., J. D. Cassidy et al. (1987). „A comparison of the effectiveness of spinal manipulative therapy for low back pain patients with and without spondylolisthesis.“ J Manipul Physiol Ther 10, No 2 (575): 49–55.

Möhrle, A. (1995). „Qualitätssicherung in der Manuellen medizin.“ Manuelle Medizin 2.

Müller, K. (1994). „Zahlen zur Häufigkeit von Nebenwirkungen beim Manipulieren.“ Physikalische Medizin – Rehabilitationsmedizin – Kurortmedizin 4.

Nordemar, R., C. Thörner (1980). „Treatment of acute cervical pain: a comparative group study.“ Pain 10: 93–101.

Nwuga, V. C. B. (1982). „Relative therapeutic efficacy of vertebral manipulation and conventional treatment in back pain management.“ Amer J Phys Med 61, No 6 (632): 273–278.

Ongley, M. J., R. G. Klein et al. (1987). „A new approach to the treatment of chronic low back pain.“ Lancet 18(1969): 143–146.

Ottenbacher, K., R. P. Di Fabio (1985). „Efficacy of spinal manipulation/mobilization therapy. A meta-analysis.“ Spine 10, No 9 (830): 833–837.

Panjabi, M. M., C. Lydon et al. (1994). „On the understanding of clinical instability.“ Spine 19, No 23: 2642 –2650.

Patijn, J., L. L. J. M. van Deursen et al. (1989). Computerized registration system for manual medicine (abstr 86). 9th International Congress of the FIMM. GB-London.

Patijn, J., J. R. Durinck (1991). „Effects of manual medicine on absenteeism.“ J Manual Med 6, No 2: 49–53.

Postacchini, F., M. Facchini et al. (1988). „Efficacy of various forms of conservative treatment in low back pain: a comparative study.“ Neuro-Orthopedics 6: 28–35.

Prudden, B. (1980). Pain erasure. The bonnie prudden way. New York, M. Evans & Co.

Psczolla, M. (1994). „Die Manuelle Medizin 1993 – Gegenwart und Perspektiven.“ Manuelle Medizin 32:119.

Rasmussen, G. G. (1979). „Manipulation in treatment of low back pain: a randomized clinical trial.“ Manual Medicine 1: 8–10.

Rasmussen, G. G., P. Greenman et al. (1983). „Study to evaluate manipulation therapy.“ JAMA 249, No 23(621): 3148–3150.

Rubin, D. (1981). „An approach to the management of myofascial trigger point syndromes.“ Arch Phys Med Rehabil 62: 107–110.

Rupert, R. L., R. Wagnon et al. (1985). „Chiropractic adjustments: Results of a controlled clinical trial in Egypt.“ ICA Int Review of Chiropractic Winter: 58–60.

Schmitt, H. P. (1976). „Rupturen und Thrombosen der Arteria vertebralis nach gedeckten mechanischen Insulten.“ Schweiz Arch Neurol, Neurochir Psychiat 119: 363–369.

Schmitt, H. P, H. D. Wolff (1979). Memorandum zur Verhütung von Zwischenfällen bei gezielter Handgriff-Therapie an der Halswirbelsäule. Deutsche Gesellschaft für Manuelle Medizin.

Schneider, W., J. Dvořák, et al. (1988). Manual Medicine–Therapy. Stuttgart, Thieme.

Schulte, K. P. (1994). „Rechtsprechung Aktuell–Aufklärung.“ Medizinrecht, Teil Rechtsprechung aktuell 2: 67–68.

Shekelle, P. G. (1994). „Spine update. Spinal manipulation.“ Spine 19, No 7: 858–861.

Shekelle, P. G., A. H. Adams et al. (1992). Spinal manipulation for low-back pain. Ann Intern Med. 117, No 7: 590–598.

Siehl, D., D. R. Olson et al. (1971). „Manipulation of the lumbar spine with the patient under general anaesthesia: Evaluation by electromyography and clinical neurologic examination of its use for lumbar nerve root compression syndrome.“ J Am Osteopath Assoc 70: 433–450.

Simmons, J. W., W. S. Avant et al. (1988). „Determining successful pain clinic treatment through validation of cost effectiveness.“ Spine 13, No 3(1327): 342–344.

Sims-Williams, H., M. I. V. Jayson et al. (1978). „Controlled trial of mobilisation and manipulation for patients with low back pain in general practice.“ Brit Med J 2: 1338–1340.

Sims-Williams, H., M. I. V. Jayson et al. (1979). „Controlled trial of mobilisation and manipulation for low back pain: hospital patients.“ Brit Med J 2: 1318–1320.

Sloop, P. R., D. S. Smith et al. (1982). „Manipulation for chronic neck pain. A double-blind controlled study.“ Spine 7, No 6 (598): 532–535.

Terrett, A., A. Kleynhans (1992). Principles and practice of chiropractic. Cerebrovascular complications of manipulation. S. Haldeman. Norwalk, Conn., Appleton & Lange: 579–598 (chapter 32).

Terrett, A. G. J., A. M. Kleynhans (1992). Cerebrovascular complications of manipulation. Principles and practice of chiropractic. S. Haldeman. Norwalk, Connecticut/San Mateo, California, USA., Appleton & Lange: 579–598.

Tobis, J. S., F. K. Hoehler (1983). „Musculoskeletal manipulation in the treatment of low back pain.“ Bull NY Acad Med 7: 660–668.

Travell, J. G., D. G. Simons (1983). Myofascial pain and dysfunction. The trigger point manual. The upper extremities. Baltimore, London, Los Angeles, Sydney, Williams & Wilkins.

Travell, J. G., D. G. Simons (1992). Myofascial pain and dysfunction. The trigger point manual. The lower extremities. Baltimore, London, Los Angeles, Sydney, Williams & Wilkins.

Triano, J. J., M. A. Hondras et al. (1992). „Differences in treatment history with manipulation for acute, subacute, chronic and recurrent spine pain.“ J Manipul Physiol Ther 15, No 1: 24–30.

Triano, J. J., M. McGregor et al. (1995). „Manipulative therapy vs. education programs in chronic low-back pain.“ Submitted: 1–19.

Vautravers, P., J. Lecocq (1993). Spinal manipulations in common low back pain. A reappraisal evaluation. Revue du Rhumatisme (English Ed.). 60 (7–8): 428–433.

Waagen, G. N., S. Haldeman et al. (1986). „Short term trial of chiropractic adjustments for the relief of chronic low back pain.“ Manual Medicine 2: 63–67.

Waterworth, R. F., I. A. Hunter (1985). „An open study of diflunisal, conservative and manipulative therapy in the management of acute mechanical low back pain.“ N Z J Physiother 13, No 2 (119): 12–14.

Wolff, H. (1978). „Neurophysiologische Asprekte der Manuellen Medizin.“ Heidelberg,Verlag für Medizin.

Wolff, H. D. (1980). „Kontra-Indikationen gezielter Handgrifftherapie an der Wirbelsäule.“ Manuelle Medizin 18: 39–49.

Yates, R. G., D. L. Lamping et al. (1988). „Effects of chiropractic treatment on blood pressure and anxiety. A randomized, controlled trial.“ J Manipul Physiol Ther 11, No 6 (1625): 484–488.

Zylbergold, R. S., M. C. Piper (1981). „Lumbar disc disease: comparative analysis of physical therapy treatments.“ Arch Phys Med Rehabil 62(614): 176–179.

# Sachverzeichnis

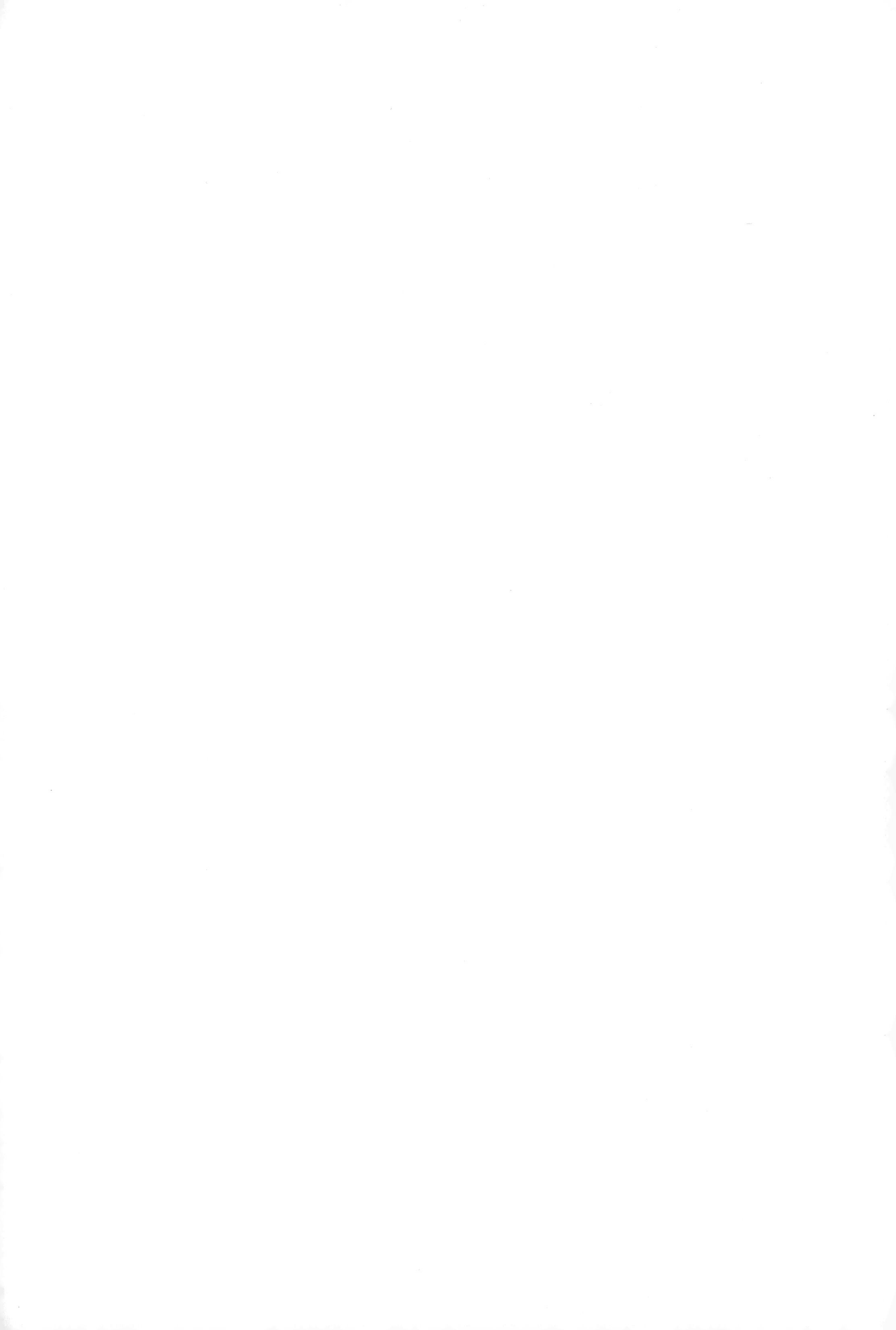